天然药物学

（供药学类、中药学类专业用）

主　编　郑小吉　孙　玲

副主编　胡娟娟　刘海红　刘　杨　刘大伟　鞠　康

编　者　（以姓氏笔画为序）

厉　妲　（北京城市学院）

刘　杨　（江苏省连云港中医药高等职业技术学校）

刘大伟　（白城医学高等专科学校）

刘海红　（通辽职业学院）

孙　玲　（江苏医药职业学院）

李丽娟　（红河卫生职业学院）

李淑琴　（江门市药品检验所）

吴国荣　（抚州市南丰县中医院）

吴春德　[敬德堂健康咨询（广东）集团公司]

余　香　（江门市新会区中医院）

欧阳霄妮　（广东江门中医药职业学院）

周　媛　（广西农业职业技术大学）

郑小吉　（广东江门中医药职业学院）

胡奕勤　（抚州市检验检测认证中心）

胡娟娟　（重庆医药高等专科学校）

饶　军　（东华理工大学）

郭富礼　（广州东华职业学院）

龚小娇　（赣南卫生健康职业学院）

靳　淼　（杨凌职业技术学院）

熊厚溪　（毕节医学高等专科学校）

鞠　康　（亳州职业技术学院）

中国健康传媒集团

中国医药科技出版社

内 容 提 要

　　本教材是"全国高职高专院校药学类专业核心教材"之一。本教材共设 19 章，涵盖植物的形态、显微、分类基础知识及 280 种天然药物的来源、产地、性状鉴别、理化鉴别、显微鉴别、功效应用等内容，附录有实训指导等，并选录 300 多张全国历年中药技能竞赛中药品种的彩色照片。本教材为书网融合教材，即纸质教材有机融合电子教材、教学配套资源（PPT、微课、视频、图片等）、题库系统、数字化教学服务（在线教学、在线作业、在线考试），使教学资源更加多样化、立体化，以便"学生好学、老师好用"符合当今高等职业教育课程改革需要。本教材供高等职业院校药学类、中药学类专业师生使用，也可作为相关从业人员的培训教材。

图书在版编目（CIP）数据

天然药物学/郑小吉，孙玲主编. —北京：中国医药科技出版社，2021.12
全国高职高专院校药学类专业核心教材
ISBN 978 - 7 - 5214 - 2884 - 1

Ⅰ. ①天…　Ⅱ. ①郑…　②孙…　Ⅲ. ①生药学 - 高等职业教育 - 教材　Ⅳ. ①R93

中国版本图书馆 CIP 数据核字（2021）第 253599 号

美术编辑　陈君杞
版式设计　友全图文

出版　**中国健康传媒集团** | 中国医药科技出版社
地址　北京市海淀区文慧园北路甲 22 号
邮编　100082
电话　发行：010 - 62227427　邮购：010 - 62236938
网址　www.cmstp.com
规格　889mm×1194mm $\frac{1}{16}$
印张　23
字数　678 千字
版次　2021 年 12 月第 1 版
印次　2024 年 1 月第 2 次印刷
印刷　大厂回族自治县彩虹印刷有限公司
经销　全国各地新华书店
书号　ISBN 978 - 7 - 5214 - 2884 - 1
定价　**88.00 元**

获取新书信息、投稿、为图书纠错，请扫码联系我们。

为了贯彻党的十九大精神，落实国务院《国家职业教育改革实施方案》文件精神，将"落实立德树人根本任务，发展素质教育"的战略部署要求贯穿教材编写全过程，充分体现教材育人功能，深入推动教学教材改革，中国医药科技出版社在院校调研的基础上，于2020年启动"全国高职高专院校护理类、药学类专业核心教材"的编写工作。在教育部、国家药品监督管理局的领导和指导下，在本套教材建设指导委员会和评审委员会等专家的指导和顶层设计下，根据教育部《职业教育专业目录（2021年）》要求，中国医药科技出版社组织全国高职高专院校及其附属机构历时1年精心编撰，现该套教材即将付梓出版。

本套教材包括护理类专业教材共计32门，主要供全国高职高专院校护理、助产专业教学使用；药学类专业教材33门，主要供药学类、中药学类、药品与医疗器械类专业师生教学使用。其中，为适应教学改革需要，部分教材建设为活页式教材。本套教材定位清晰、特色鲜明，主要体现在以下几个方面。

1. 体现职业核心能力培养，落实立德树人

教材应将价值塑造、知识传授和能力培养三者融为一体，融入思想道德教育、文化知识教育、社会实践教育，落实思想政治工作贯穿教育教学全过程。通过优化模块，精选内容，着力培养学生职业核心能力，同时融入企业忠诚度、责任心、执行力、积极适应、主动学习、创新能力、沟通交流、团队合作能力等方面的理念，培养具有职业核心能力的高素质技能型人才。

2. 体现高职教育核心特点，明确教材定位

坚持"以就业为导向，以全面素质为基础，以能力为本位"的现代职业教育教学改革方向，体现高职教育的核心特点，根据《高等职业学校专业教学标准》要求，培养满足岗位需求、教学需求和社会需求的高素质技术技能型人才，同时做到有序衔接中职、高职、高职本科，对接产业体系，服务产业基础高级化、产业链现代化。

3. 体现核心课程核心内容，突出必需够用

教材编写应能促进职业教育教学的科学化、标准化、规范化，以满足经济社会发展、产业升级对职业人才培养的需求，做到科学规划教材标准体系、准确定位教材核心内容，精炼基础理论知识，内容适度；突出技术应用能力，体现岗位需求；紧密结合各类职业资格认证要求。

4. 体现数字资源核心价值，丰富教学资源

提倡校企"双元"合作开发教材，积极吸纳企业、行业人员加入编写团队，引入一些岗位微课或者视频，实现岗位情景再现；提升知识性内容数字资源的含金量，激发学生学习兴趣。免费配套的"医药大学堂"数字平台，可展现数字教材、教学课件、视频、动画及习题库等丰富多样、立体化的教学资源，帮助老师提升教学手段，促进师生互动，满足教学管理需要，为提高教育教学水平和质量提供支撑。

编写出版本套高质量教材，得到了全国知名专家的精心指导和各有关院校领导与编者的大力支持，在此一并表示衷心感谢。出版发行本套教材，希望得到广大师生的欢迎，对促进我国高等职业教育护理类和药学类相关专业教学改革和人才培养做出积极贡献。希望广大师生在教学中积极使用本套教材并提出宝贵意见，以便修订完善，共同打造精品教材。

数字化教材编委会

主　编　郑小吉　胡奕勤　欧阳霄妮
副主编　张英祥　万　颂　黄永昌　吴国荣　龚小娇　饶　军
编　者　(以姓氏笔画为序)
　　　　万　颂 (广州市花都区人民医院)
　　　　厉　妲 (北京城市学院)
　　　　刘　杨 (江苏省连云港中医药高等职业技术学校)
　　　　刘大伟 (白城医学高等专科学校)
　　　　刘海红 (通辽职业学院)
　　　　孙　玲 (江苏医药职业学院)
　　　　张伟星 (广东江门中医药职业学院)
　　　　张英祥 (江门市江海区中西医结合医院)
　　　　李丽娟 (红河卫生职业学院)
　　　　李淑琴 (江门市药品检验所)
　　　　吴国荣 (抚州市南丰县中医院)
　　　　吴春德 [敬德堂健康咨询 (广东) 集团公司]
　　　　余　香 (江门市新会区中医院)
　　　　欧阳霄妮 (广东江门中医药职业学院)
　　　　周　媛 (广西农业职业技术大学)
　　　　郑小吉 (广东江门中医药职业学院)
　　　　郑敏娟 (广东江门中医药职业学院)
　　　　胡奕勤 (抚州市检验检测认证中心)
　　　　胡娟娟 (重庆医药高等专科学校)
　　　　饶　军 (东华理工大学)
　　　　黄永昌 (广东江门中医药职业学院)
　　　　郭富礼 (广州东华职业学院)
　　　　龚小娇 (赣南卫生健康职业学院)
　　　　靳　森 (杨凌职业技术学院)
　　　　熊厚溪 (毕节医学高等专科学校)
　　　　鞠　康 (亳州职业技术学院)

前　言

《天然药物学》是药学类专业的一门主干专业课程，主要是使学生在具有一定科学文化素养的基础上，掌握药用植物的辨认、天然药物的鉴别技术、天然药物的功效等基本知识和基本技能，为从事药学工作奠定坚实的基础。

本教材具有以下特点：

1. 顶层设计高标准，强化课程思政内容贯穿整本教材　针对药学人才成长的规律，正本清源，强化"课程思政"，将药学科学家、药学工匠的爱国信仰、无私奉献等内容设计为每章"药爱生命"模块，把价值观培育和塑造爱党爱国思想融入课程，润物无声，立德树人。

2. 精选编写队伍，汇集各岗位专家智慧　教材汇集教学、医院、药检所、医药企业等行业专家智慧，编写团队有全国首届优秀教材获奖的主编，有教学名师、一线教师、学科带头人及来自医药企业、药检所、医院等天然药物专业技术人员，教材融入实际岗位的理论与技能，做到与岗位零距离融合。

3. 体例新颖，纸质与数字相融合　每章设计有"学习目标""导学情景""看一看""练一练""药爱生命""目标检测"等模块，并附有实训指导、常见药用植物图谱选及全国历年中药技能竞赛中药品种300多张彩色照片。本教材搭配有医药大学堂数字化教学资源（PPT、微课、视频、题库、天然药物电子图谱等），使内容更加丰富多彩，增加了趣味性、拓展性和可读性。而且扫描第一章章末二维码可获取《天然药物学》教学大纲。本教材可供高职高专院校药学类、中药类专业教学使用，也可作为其他从事药学教学、科研、生产工作者的参考用书。

本教材由21位来自院校或相关单位的一线人员编写而成。编写分工：郑小吉编写第一章、第十二章、教学大纲等，孙玲编写第十一章，厉姐编写第十八章，刘大伟编写第三章的第三、第四、第五节，刘杨编写第三章的第一、第二节，刘海红编写第十五章、第十六章，李丽娟编写第九章，吴国荣编写第五章，吴春德编写第十七章，余香编写第六章，欧阳霄妮编写第四章，周媛编写第二章，胡奕勤编写第十四章，胡娟娟编写实训指导，郭富礼编写第十九章，龚小娇编写第十三章，靳淼编写第十章，熊厚溪编写第七章，鞠康编写第八章，饶军、李淑琴编辑本教材所有照片。

本教材是编写团队智慧的结晶与辛勤劳动的结果。编写过程中，参阅了许多专家、学者的研究成果和论著，并得到广东江门市药品检验所、广东新会区中医院提供的标本材料，得到了各编者单位领导的大力支持与鼓励，在此一并致谢！

由于编写时间和编者水平有限，虽经反复审阅、校正，但疏漏之处在所难免，恳请各校师生和读者在使用过程中提出宝贵意见，以便修订和完善。

编　者
2021 年 10 月

目 录

第一章　绪　论

PPT

学习目标

知识目标：
1. **掌握**　天然药物学的基本概念。
2. **熟悉**　天然药物学的学习目的和学习方法。
3. **了解**　天然药物学的发展。

技能目标：
掌握天然药物学的范围。

素质目标：
培养学生爱护花草树木、爱护药用植物自然资源的意识。

导学情景

情景描述： 1972 年长沙发现马王堆汉墓，被世人誉为"20 世纪中国与世界最重大的考古发现之一"。在马王堆汉墓中发现墓葬有 11 种是古医书，计有：《足臂十一脉灸经》《阴阳十一脉灸经》甲本、《脉法》《阴阳脉死候》《五十二病方》《却谷食气》《阴阳十一脉灸经》乙本、《导引图》《养生方》《杂疗方》《胎产书》等，并有数种天然药物等遗物。

情景分析： 天然药物由于经过 2000 多年的漫长时间，这些药物出土时外观干瘪、质地疏脆易碎，色泽暗褐，难以识别。

讨论： 如何辨认 2000 多年前汉墓的天然药物呢？

学前导语： 当时出土的中药材共有二十多种，出土后，有些药物和陪葬品已经混合在一起，部分碳化，但是植物细胞的特征有的还保留，天然药物科学家徐国钧教授运用显微鉴定方法，成功地从中鉴别出茅香、高良姜、桂皮、花椒、辛夷、藁本、姜、杜衡、佩兰 9 种药材，这在药物考古史上尚属首次。

一、天然药物的基本概念　微课1　微课2

1. 天然药物　是指来源于自然界、具有药物作用的植物、动物或矿物。在种植、经营、生产、科研等行业中，又称中药材、生药、药材、中草药。

2. 药用植物　凡具有预防、治疗疾病作用和对人体有保健功能的植物统称为药用植物。

? 想一想

水稻、小麦、杏、桃树、芥菜、萝卜、龙眼、荔枝、冬瓜、南瓜 10 种植物是药用植物吗？

答案解析

3. 中药　是指在中医药理论指导下应用的防治疾病和医疗保健的药物，包括中药材、中药饮片和中成药。

4. 中药饮片　广义是指用于中医临床调配处方或中成药生产用的所有中药。狭义是指根据药材的性质和医疗的需要，把药材切成薄片、厚片、斜片、丝状、段状、块状等一定的规格的药材。

5. 中成药　是以中药饮片为原料，在中医药理论指导下，按规定处方和标准制成一定剂型的中药制品，如各种丸剂、散剂、膏剂、冲剂等。

6. 草药　是指民间医生根据经验用以治病，具有地域性特征的天然药物。随着研究的不断深入，一些疗效较好的草药演变成中药，如穿心莲等。

7. 民族药　各民族使用的、以本民族传统医药理论和实践为指导的药物，称为民族药。如苗药中的铁筷子、百金条、白龙须等。

8. 道地药材　是指经过中医临床长期应用优选出来的，产在特定地域，与其他地区所产同种中药材相比，品质和疗效更好，且质量稳定，具有较高知名度的中药材，如广陈皮、川芎、云木香、广藿香、浙贝母、川贝母、怀地黄等。

👁 **看一看**

著名植物学家胡先骕

胡先骕（1894—1968 年），江西南昌人，植物学家、教育家，中国植物分类学的奠基人。1912 年进入美国加利福尼亚大学和哈佛大学，1916 年学业有成，报着科学救国思想回国，创办了庐山森林植物园、云南农林植物研究所。1948 年入选中央研究院院士。在教育上，倡导"科学救国、学以致用；独立创建、不仰外人"的教育思想。与钱崇澍、邹秉文合编我国第一部中文《高等植物学》。首次鉴定并与郑万钧联合命名"水杉"和建立"水杉科"。提出并发表中国植物分类学家首次创立的"被子植物分类的一个多元系统"和被子植物亲缘关系系统图。

二、学习天然药物学的目的　📱微课3　📱微课4

1. 鉴定天然药物的真、伪、优、劣，确保用药安全有效　"真"即正品，凡是国家药品标准所收载的中药均为正品。"伪"即伪品，凡是不符合国家药品标准规定该中药的品种以及以非药品冒充中药或以他种药品冒充正品的均为伪品。"优"是指质量符合国家药品标准质量规定的各项指标的中药。"劣"是指质量低劣，虽品种正确，但质量不符合国家药品标准质量规定的中药。伪品产生的原因主要如下。①形态相似，误种误采：由于缺乏专业知识，误将非正品药材或非药用物质当作正品药材种植、收购、销售和使用，如党参（桔梗科）误种为迷果芹（伞形科），金钱草（过路黄）误采为风寒草（聚花过路黄）等；②以假充真，冒名顶替：由于受利益驱动，一些不法人员有意以非药材伪充药材，以价值低的药材伪充价值高的药材，如以淀粉、石膏等非药材伪充冬虫夏草，以商陆伪充人参，以人参伪充西洋参；③正品短缺，乘虚而入：如以海南假砂仁伪充砂仁，以中华大蟾蜍雌蛙的输卵管伪充哈蟆油，以藤杜仲、红杜仲、金丝杜仲伪充杜仲；④变质或被污染：由于加工、贮藏方法不当，出现虫蛀、霉变、变色、走油等变质现象，或被微生物、重金属、农药等有害物质污染，不再符合药品标准规定，应按假药论处。

一些名贵的中药材，如冬虫夏草、天麻、西洋参、麝香、牛黄等，市场上普遍存在伪品。中药品种不真或质量低劣，不仅有损中医药的信誉，更使一切研究成果、生产、制药、临床疗效都以失败告终，轻则造成经济损失，重则误病害人。李时珍有云："一物有谬，便性命及之。"

2. 合理利用及开发药物　2005 年出版的《药用植物词典》记载中外药用植物 22000 余种，许多名贵天然药物都取自这些植物的野生品或栽培品。东北地区，主要分布有人参、五味子、细辛等；内蒙古有防风、黄芪、甘草等；河南的地黄、山药、牛膝、菊花质量为全国之冠，被称为"四大怀药"；四川不仅药用植物种类多，而且产量大，如黄连、川贝母、川芎等；云南植物种类最多，素有"植物王国"之称，著名的药用植物有三七、木香、云南马钱等；广东有花植物就有千种，许多重要药用植物都分布在这一地区，如广陈皮、广藿香、阳春砂、槟榔等。另外，浙江的浙贝母、安徽的芍药、福建的泽泻、甘肃的当归、山西的党参、宁夏的枸杞、青海的大黄、西藏的冬虫夏草、山东的珊瑚菜、江西的酸橙、贵州的杜仲、江苏的薄荷等，都是全国著名的药用植物。

本草、民间药和民族药是我国珍贵的医药遗产。医药工作者几十年来，从本草记载的多品种来源天然药物，如黄芩、贝母、细辛、柴胡等中发现同属多种，具有相同疗效的药用植物。从本草记载治疗疟疾的黄花蒿 *Artemisia annua* L. 中分离到高效抗疟成分青蒿素。运用系统学方法通过资源普查，50年代找到了降压药萝芙木 *Rauvolfia verticillata*（Lour.）Baill.，取代了进口蛇根木 *R. serpentina* Benth. 生产降压灵。从红豆杉科红豆杉属多种植物的茎皮、根皮及枝叶中得到紫杉醇，发现具有很好的抗肿瘤作用等。在当今社会经济飞速发展时期，世界各地都在利用植物资源开发研制新药、保健品和食品。自然界现有 50 余万种的植物资源，许多没有得到开发利用。运用现代科学技术，发挥中医药优势，更好地合理利用我国特有植物资源，发现新的药源、新的活性成分，进而研制出高效新药，以满足人民医疗、保健需要，促进经济发展。

♥ 药爱生命

2020 年 9 月 8 日上午 10 时，全国抗击新冠肺炎疫情表彰大会在北京人民大会堂隆重举行。宋超药师受到表彰。作为一名专业药师，他全力协助医疗队做好各种应急状况的处理，各类生活及防控物资、药品、设备等的筹备。据统计，宋超的医疗队应用中医药等手段累计救治患者 599 人、转出患者 291人、出院患者 308 人、死亡 0 人，圆满完成舱内患者"零死亡"、医务人员"零感染"、出院患者"零返舱"的目标。

他用实际行动践行了"生命至上、举国同心、舍生忘死、尊重科学、命运与共"的伟大精神，是全国卫生医疗战线的杰出代表。

三、天然药物学的发展简史 ⓔ 微课5　ⓔ 微课6

我国天然药物学的发展有着悠久的历史，早在 3000 多年前的《诗经》和《尔雅》中就记载了天然药物。我国历代本草类著作有 400 多部，记载了大量药物知识，可以说天然药物学的发展与本草学的发展紧密相连。我国现存的第一部记载药物的专著《神农本草经》，收载药物 365 种，其中植物药 237种。梁代陶弘景的《本草经集注》载药 730 种，多数为植物药。唐代李勣、苏敬等编写的《新修本草》（又称《唐本草》），是以政府名义编修并颁布的，被认为是我国第一部国家药典。该书载药 844 种，并附有药物图谱，是第一本具有图文对照的本草著作，其中不少是外来药用植物，如郁金、诃子、胡椒等。宋代唐慎微编著的《经史证类备急本草》收载药物 1746 种，为我国现存最早的一部完整本草。明代李时珍经过 30 多年努力于 1578 年完成了《本草纲目》的编纂，全书载药 1892 种，其中植物药 1100多种。《本草纲目》有严密的系统性、科学性，首先试用生态学分类，是本草史上的一部巨著，被翻译成多种文字，曾被外国人称为中国植物志。清代吴其濬著《植物名实图考》及《植物名实图考长编》共记载植物 2552 种，是一部论述植物的专著。该书记述详实，插图精美，是研究和鉴定药用植物的重要文献。

新中国成立以后，党中央十分重视中医药的发展，在各地陆续成立了多所中医药大学、天然药物和药用植物研究机构，培养了大量药用植物研究人才。几十年来，在药用植物工作者与相关科学技术人才共同努力下，做了大量卓有成效的工作，开发了许多新药，出版了一大批重要著作。如《全国中草药汇编》《新华本草纲要》《中华本草》《中国植物志》《中华人民共和国药典》等，这些专著是我国天然药物和药用植物研究成果的代表。除以上著作外，还创办了大量学术期刊，如《中国中药杂志》《中草药》等。

练一练

一、单项选择题

1. 下列既是常用农作物又是药用植物的植物是（　　）

A. 水稻　　　　B. 柳树　　　　C. 夏枯草　　　　D. 李树　　　　E. 枫树

2. 我国现存的第一部记载药物的专著是（　　）

A. 《神农本草经》　　　　B. 《中华本草》　　　　C. 《本草纲目》

D. 《新修本草》　　　　E. 《本草经集注》

二、多项选择题

3. 被称为"四大怀药"的中药是（　　）

A. 地黄　　　　B. 山药　　　　C. 牛膝　　　　D. 菊花　　　　E. 红花

答案解析

四、天然药物学的学习方法　📱微课7　📱微课8

天然药物学是一门实践性很强的学科，学习时必须理论联系实际，多进行野外采集，观察辨认，多参观植物园，虚心向民间医生、老药工、种植者学习。走进大自然，花草树木、农作物等许多都是天然药物，通过系统观察，增强对药用植物形态结构和生活习性的全面认识，结合理论知识，加深对药用植物的理解。随着社会的发展，计算机、数码相机、智能手机、数码显微镜等已得到普及，必须学会借助这新技术、新设备，上网浏览各医药院校、科研机构等植物数字标本馆，学会植物照片拍摄技能，制作自己的电子天然药物图谱，并作为自己从事药学工作、学习天然药物的开始和兴趣爱好。数字天然药物图谱，可以参阅目前各出版社中草药图谱，也可以借阅各大专院校中草药数字标本馆材料。学习过程要抓住重点、难点，带动一般，如科的主要特征，可以通过观察代表植物来掌握。野外采集标本是学习天然药物的重要过程，但进行野外观察时必须注意安全、保护资源、保护环境。

目标检测

答案解析

一、单项选择题

1. 下列不属于天然药物范围的是（　　）

A. 中药　　　　B. 草药　　　　C. 生药　　　　D. 生物制品　　　　E. 民族药

2. 在中医药理论指导下，按照中医治疗原则使用的药物是（　　）

A. 天然药物　　　　B. 生药　　　　C. 中药　　　　D. 草药　　　　E. 民族药

3. 《新修本草》共收载药物（　　）

A. 844种　　　　B. 805种　　　　C. 850种　　　　D. 921种　　　　E. 1746种

4. 《本草纲目》共收载药物（　　）

A. 1714种　　　　B. 1746种　　　　C. 1892种　　　　D. 1896种　　　　E. 1982种

二、多项选择题

1. 内蒙古有天然药物的是（　　）

A. 防风　　　　B. 黄芪　　　　C. 甘草　　　　D. 人参　　　　E. 五味子

2. 关于《本草纲目》的叙述，正确的是（　　）

A. 成书于明代

B. 载药 1892 种

C. 分 16 部 60 类

D. 世界上第一部药典

E. 作者李时珍

书网融合……

| 重点回顾 | 微课 1 | 微课 2 | 微课 3 | 微课 4 | 微课 5 |

| 微课 6 | 微课 7 | 微课 8 | 习题 | 天然药物图谱相册 | 教学大纲 |

第二章　植物器官的形态

学习目标

知识目标：

1. **掌握**　根、茎、叶的外部形态特征；花的组成；果实、种子的结构。
2. **熟悉**　根、茎、叶的变态现象及其类型；花、果实。
3. **了解**　花序、雌蕊、雄蕊的类型；果实的发育；胎座、胚珠及种子的类型。

技能目标：

学会正确识别植物器官的技能。

素质目标：

培养正确的世界观、人生观、价值观，增强"四个自信"；培养良好的沟通能力，具有团队协作精神。

📖 导学情景

情景描述：韩愈《答李翊书》中的一句典故：根之茂者其实遂，膏之沃者其光晔。

情景分析：这句话的意思是说做事要打好基础，种树若深植其根，久而久之，树木就枝叶峻茂，硕果累累；点燃灯烛，只要加满膏油，灯光就会非常明亮。

讨论：请说说你对"根之茂者其实遂，膏之沃者其光晔"这句典故的理解。

学前导语："种树，深植其根，久而久之，树木就枝叶峻茂，硕果累累"原因是什么呢？需要我们首先学习了解植物器官的形态。

药用植物种类繁多，形态各异，其中大多数属于种子植物。本章植物器官的形态学习也以种子植物为重点。植物的多种组织形成了具有一定的外部形态和内部结构，并执行一定生理功能的组成部分，称为器官。种子植物的器官由根、茎、叶、花、果实和种子六个部分组成。按功能可分为两大类型。一类是营养器官，与植物的营养生长有关，包括根、茎、叶，它们起着吸收、制造和供给植物体所需要营养物质的作用；另一类是繁殖器官，与植物的繁殖有关，包括花、果实、种子，它们起着繁殖后代、延续种族的作用。

在植物的生命活动中，植物的六大器官相互依存，在生理功能和形态结构上都有着密切的联系。

第一节　根

根通常是植物体生长在地下的营养器官，具有向地性、向湿性和背光性，起到吸收、输导、固着、合成、贮藏等作用。

一、根的类型和根系

根通常呈圆柱形，没有节和节间之分，一般不着生叶、花和芽，不含有叶绿体。生长在土壤中的根往往越向下越细，并向四周分枝，形成复杂的根系。

（一）根的类型

1. 主根、侧根和纤维根

（1）主根 由种子的胚根直接发育来的根成为主根，它通常不断向下生长，常呈圆柱形或圆锥形。

（2）侧根 主根不断向下生长到一定长度后，在侧面生长出来的分枝，称为侧根。

（3）纤维根 侧根达到一定的长度时，又能生出细小的分枝，称为纤维根。

2. 定根和不定根

（1）定根 主根、侧根和纤维根都是直接或间接由胚根发育形成，具有固定的生长部位，称为定根，如人参、甘草、蒲公英等的根。

（2）不定根 有些植物的根是从茎、叶或其他部位生长出来，没有固定生长部位，称为不定根。如玉米、稻、麦、薏苡的种子萌发后，胚根发育成的主根不久就枯萎，而从茎的基部节上生长出许多大小、长短相似的须根来，这些根就是不定根。杨、柳的枝条和落地生根的叶插入土中可长出不定根。在栽培上常利用此特性进行插条繁殖。

（二）根系的类型

一株植物地下部分所有根的总和称为根系。按其形态的不同可分为直根系和须根系（图2-1）。

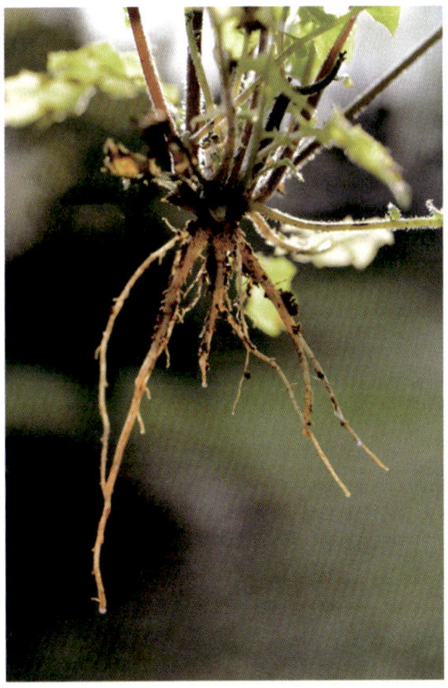

直根系（风毛菊） 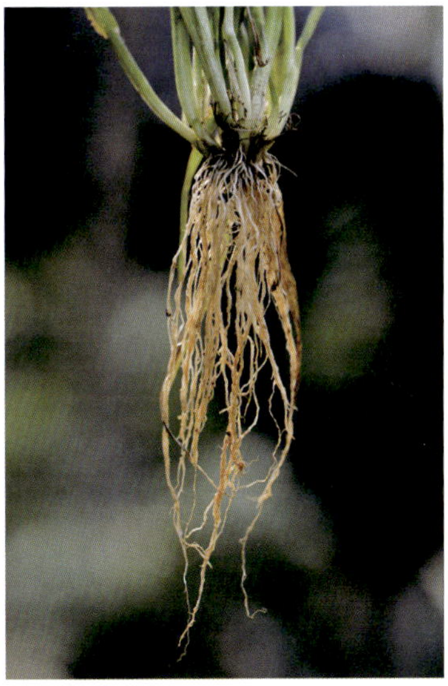　　　须根系（草熟禾）

图 2-1　直根系和须根系

1. 直根系 主根发达，粗而长，有明显的主根和侧根的界限，一般垂直向下生长，而侧根较细小，与主根形成一定的角度，向四周伸展。一般双子叶植物的根系都是直根系，如丹参、白芷、桔梗等的根系。

2. 须根系 主根不发达，或早期死亡，而从茎的基部节上生长出许多大小、长短相仿的不定根，密集呈胡须状，没有主根与侧根的区别。一般单子叶植物的根系是须根系，如麦冬、百合、龙胆等的根系。

二、根的变态 🔲 微课1

在长期的历史发展过程中，由于适应生活环境的变化，有些植物的根，其形态、构造和生理功能发生了许多变异，称为变态根。常见的变态根有以下几种类型（图2-2、图2-3）。

（一）贮藏根

根的一部分或全部形成肉质肥大状，贮藏了大量的营养物质，称为贮藏根。依形态不同分为以下两种。

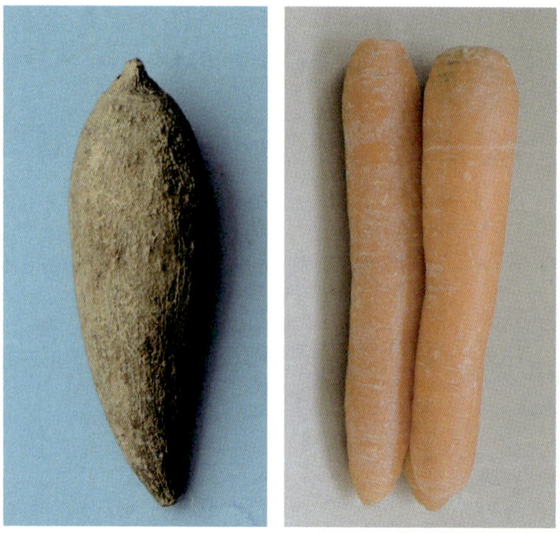

a.块根（郁金）　　　b.肉质直根（胡萝卜）

图 2 – 2　变态根类型（地下部分）

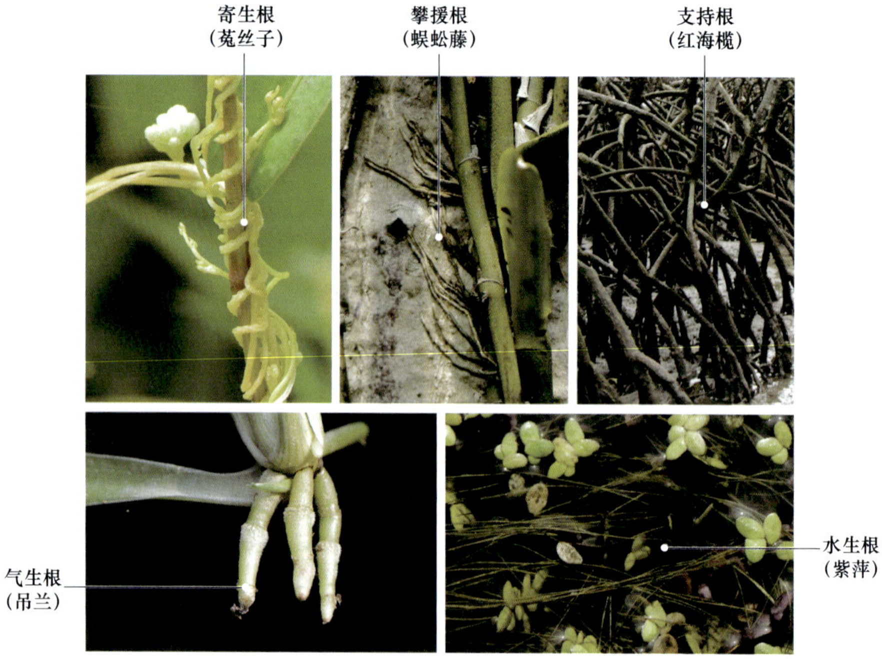

寄生根（菟丝子）　　攀援根（蜈蚣藤）　　支持根（红海榄）

气生根（吊兰）　　　　　　水生根（紫萍）

图 2 – 3　变态根类型（地上部分）

1. 块根　由侧根或不定根肥大而成，一株植物可形成多个块根，在外形上往往不规则，并且其上部没有胚轴和茎的部分，如郁金、何首乌、麦冬等。

2. 肉质直根　由主根发育而成，一株植物上只有一个肉质直根，其上部是胚轴和节间很短的茎。依形态不同可分为以下几种。

（1）圆锥根　主根肥大呈圆锥形，如胡萝卜、桔梗等。

（2）圆柱根　主根肥大呈圆柱状，如黄芪、菘蓝等。

（3）圆球根　主根肥大呈圆球状，如芜菁、圆白萝卜等。

（二）支持根

支持根为不定根，自茎上产生并伸入土中，帮助茎干起到支撑的作用，如甘蔗、薏苡等在接近地面的茎节上所生出的不定根。

（三）攀援根

攀援植物的茎上产生的不定根，能攀附树干、墙壁或其他物体上，使其茎向上生长，称为攀援根，如爬山虎、常春藤、络石藤等。

（四）气生根

气生根为不定根，由茎上产生，不伸入土里，暴露在空气中，能吸收和贮藏空气中的水分，如小叶榕、石斛、吊兰等。

（五）水生根

水生植物的根漂浮在水中呈须状，称为水生根，如浮萍、睡莲等。

（六）寄生根

寄生植物产生的不定根插入寄主植物体内，吸收水分和营养物质，以维持自身生活，称为寄生根，如槲寄生、菟丝子、桑寄生等。

第二节　茎

PPT

茎是种子植物重要的营养器官，常生长在地上，但有些茎生长在地下，称为地下茎，如贝母、黄精、藕等。有些植物的茎极短，叶由茎生出呈莲座状，如蒲公英、车前等。当种子萌发成幼苗时，其主茎是由胚芽连同胚轴开始发育，经过顶芽和腋芽的背地生长，重复产生分枝，使得植物不断长高、长大，最终发展为植物的地上系统。

茎有输导、支持、贮藏和繁殖的功能。根部吸收的水分和无机盐以及叶光合作用产生的有机物质，通过茎输送到植物体各部分，以供给各部分器官生活的需要。有些植物的茎，有贮藏水分和营养物质的作用，如仙人掌贮存水分，甘蔗茎贮存蔗糖，半夏茎贮存淀粉。此外，有些植物能产生不定根和不定芽，如马铃薯、柳、川芎等，可用茎来进行繁殖。

许多植物的茎可供药用，如麻黄、钩藤、黄连、天麻、山药等。　微课2　　微课3

一、茎的形态

茎一般呈圆柱形；有的呈方形，如薄荷、紫苏的茎；有的呈三角形，如香附、莎草的茎；有的呈扁平形，如仙人掌的茎。茎一般为实心，但有些植物的茎是空心的，如芹菜、连翘、南瓜的茎。禾本科植物，如稻、麦、竹等的茎有明显的节，节间中空，称为秆（图2-4）。

1. 顶芽和腋芽　生长在茎枝顶端的芽称为顶芽。在叶着生处，叶柄和茎之间的夹角处称叶腋，生长在叶腋的芽称为腋芽。

2. 叶痕、维管束痕　木本植物茎枝上的叶脱落后留下的痕迹称为叶痕；托叶脱落后留下的痕迹称为托叶痕；叶痕中常常有点状小突起，称为维管束痕。这些痕迹的形态和分布方式以为植物不同而存在差异，可作为鉴别植物种类、植物生长年龄等的依据。

3. 皮孔　茎枝表面隆起的浅褐色的呈裂隙状的小孔，是茎与外界气体交换的通道，常呈圆形或椭圆形等多种形态，称为皮孔。

4. 节和节间　茎枝上着生叶和腋芽的部位称为节，节与节之间称为节间。节与节间是茎的形态主要特征，而根无节和节间之分，且根上不生叶，这是根和茎在外形上的主要区别。一般植物的茎节仅在叶着生的部位稍膨大，并不太明显，而有些植物茎节特别明显，如牛膝的节膨大如牛膝状，玉米、甘蔗的节膨大呈环状；也有些植物茎节处特别细缩，如藕的节呈环状缢缩。不同植物节间长短不一，长的可达几十厘米以上，如竹、南瓜；短的还不到一厘米，如蒲公英。着生叶和芽的茎称为枝条。有些木本植物有两种枝条。一种节间较长，称为长枝，另一种节间较短，称为短枝，一般短枝能开花，故又称为果枝，如银杏、梨、苹果等。

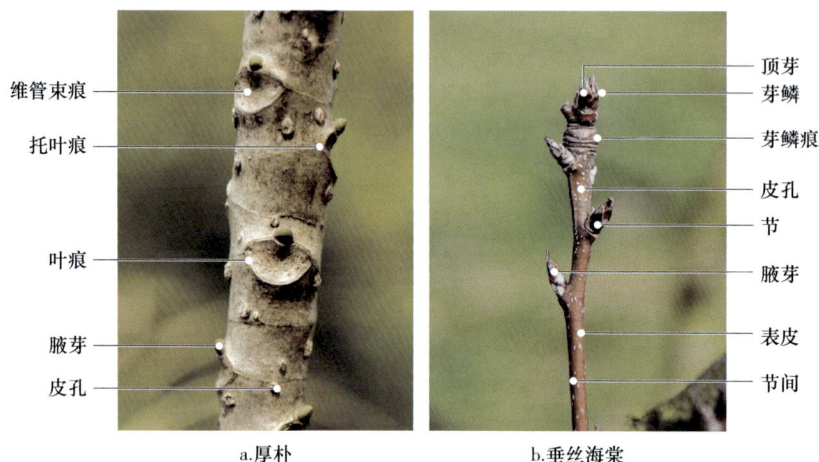

a.厚朴　　　　　　　　　　　　b.垂丝海棠

图 2 - 4　茎的外形

二、茎的类型

（一）按茎的质地分类

1. 木质茎　质地坚硬，木质部发达的茎称木质茎。具木质茎的植物称为木本植物。常分为乔木、灌木和木质藤本等。

（1）乔木　植株高大，高度常在 5 米以上，主干明显，下部分枝少，如厚朴、肉桂、杜仲等。

（2）灌木　植株矮小，高度常在 5 米以下，无明显主干，在近基部处生出数个丛生的枝干，如酸枣、夹竹桃等。若介于木本和草本之间，上部草质、基部木质化的称亚灌木或半灌木，如草麻黄、草珊瑚等。

（3）木质藤本　植株茎细长，木质坚硬，常缠绕或攀附他物生长，如葡萄、忍冬、鸡血藤等。

2. 草质茎　质地柔软，木质部不发达的茎称草质茎。具草质茎的植物称为草本植物。依据生长周期不同，可分为一年生草本植物、二年生草本植物、多年生草本植物。

（1）一年生草本植物　生活周期从种子萌发到死亡在一年内完成，如红花、紫苏、薄荷等。

（2）二年生草本植物　种子在第一年萌发，到第二年才死亡，生长发育过程在二年内完成，如菘蓝、萝卜、白菜等。

（3）多年生草本植物　生长发育周期超过两年。一种为常绿草本，保持常绿若干年不枯死，如麦冬、万年青等；另一种为宿根草本，地上部分每年都枯萎，而地下部分仍保持生命力，如桔梗、黄连、人参等。

3. 肉质茎　质地柔软，肉质肥厚多汁，如仙人掌、芦荟、马齿苋等。

（二）按茎的生长习性分类

1. 直立茎　茎不依附他物，直立生长于地面的茎，如紫苏、杜仲、厚朴等。

2. 缠绕茎　茎细长不能直立，常缠绕他物作螺旋状生长的茎，如五味子、忍冬、马兜铃、何首乌等。

3. 攀援茎　茎细长不能直立，而依靠卷须、不定根、吸盘或其他特有的攀援结构攀附他物向上生长，如葡萄、豌豆、栝楼等借助于茎或叶形成的卷须攀援他物；常春藤、络石等借助于不定根攀援他物；爬山虎借助短枝形成的吸盘攀援他物。

4. 匍匐茎　茎细长柔弱，不能直立，平卧地面，沿地面方向蔓延生长，节上生有不定根的茎，如积雪草、连钱草等。

5. 平卧茎　茎细长柔弱，不能直立，平卧地面，沿地面方向蔓延生长，节上无不定根，如蒺藜、马齿苋等（图2–5）。

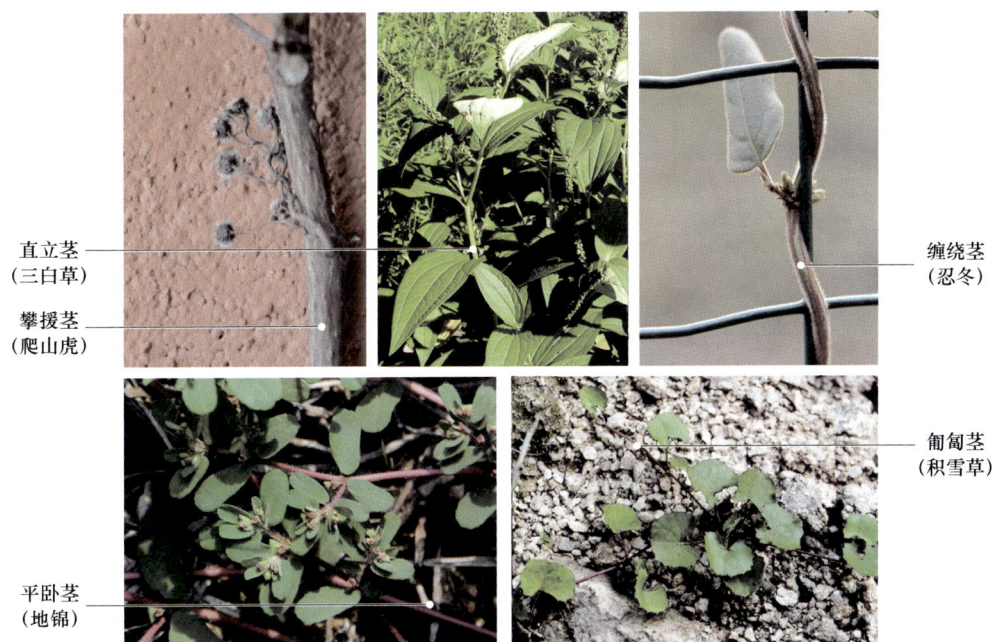

直立茎（三白草）
攀援茎（爬山虎）
缠绕茎（忍冬）
平卧茎（地锦）
匍匐茎（积雪草）

图 2–5　茎的类型

三、茎的变态

植物的茎在长期适应环境变化中，也可发生形态变化，茎的变态类型较多，依据部位的不同，分为地上茎的变态和地下茎的变态两大类。

（一）地上茎的变态

1. 叶状茎或叶状枝　植物的茎或枝变为绿色扁平或针形叶状，具有叶的功能，易被误认为叶，如仙人掌、天门冬、竹节蓼等。

2. 刺状茎（枝刺或棘刺）　植物的枝条变成刺状，常粗短坚硬不分枝，如山楂、酸橙等。而皂荚的刺常分枝。枝刺生于叶腋，可由生长位置与叶刺相区别。月季、花椒茎上的刺由表皮细胞突起形成，无固定的生长位置，易脱落，称皮刺，与刺状茎不同。

3. 钩状茎　由茎的侧枝变态而成，呈钩状，短粗，坚硬无分枝，位于叶腋，如钩藤。

4. 卷须茎　常见于攀援生长的藤本植物，其枝条变成卷须，柔软卷曲，多生于叶腋，可缠绕他物帮助植物体向上生长，如冬瓜、栝楼等。葡萄的顶芽变成卷须茎后，其腋芽代替顶芽继续发育，使茎成为合轴式生长，而卷须茎被挤到叶柄对侧。

5. 小块茎和小鳞茎　有些植物的腋芽常形成小块茎，形态与块茎相似，如山药的零余子（珠芽）（图2–6）。

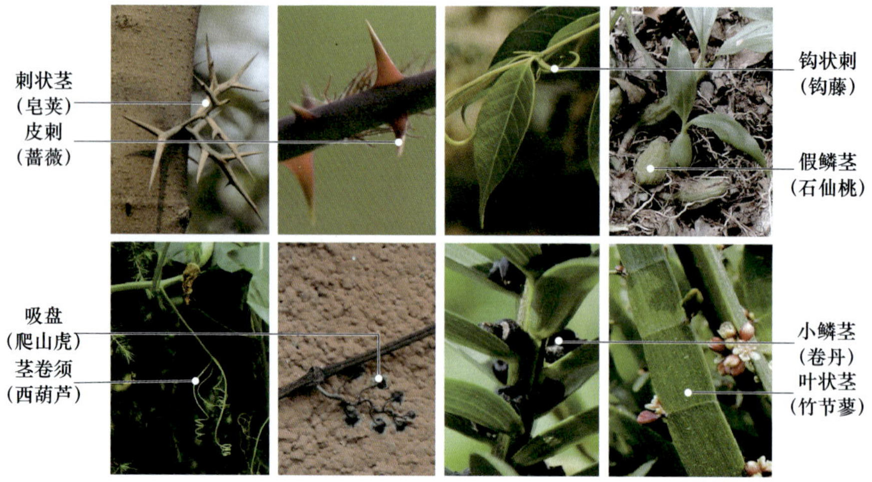

刺状茎
（皂荚）
皮刺
（蔷薇）

钩状刺
（钩藤）

假鳞茎
（石仙桃）

吸盘
（爬山虎）
茎卷须
（西葫芦）

小鳞茎
（卷丹）
叶状茎
（竹节蓼）

图 2-6 地上茎的变态

（二）地下茎的变态

生长于地面以下的茎称为地下茎。地下茎和根类似，但仍具有茎的特征，其上有节和节间，退化的鳞叶及顶芽、侧芽等，可与根区别。变态地下茎往往贮藏大量的营养物质。常见的类型如下。

1. 根状茎（根茎） 地下茎外形似根状，有明显的节和节间，节上有不定根和退化的鳞叶，顶端有顶芽，节上有腋芽，常横卧地下，如藕、黄连、三七、鱼腥草、姜、苍术等。

2. 块茎 地下茎似块根，肉质，短而肥大，呈不规则块状，节间很短或不明显，节上有芽，叶退化成鳞片状或早期枯萎脱落，如马铃薯、天南星、半夏等。

3. 球茎 地下茎肉质肥大呈球形或扁球形，顶芽发达，其上半部具有明显的节和缩短的节间，节上有腋芽和较大的膜质鳞片叶，基部具不定根，如荸荠、泽泻等。

4. 鳞茎 地下茎极度缩短成盘状，称为鳞茎盘，盘上生有肉质肥厚的鳞叶，顶端有顶芽，鳞叶内生有腋芽，鳞茎盘基部具不定根，呈球形或扁球形，如百合、贝母、洋葱、大蒜等（图 2-7）。

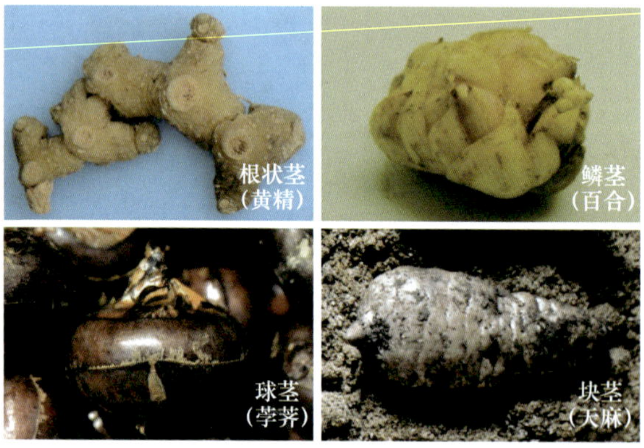

根状茎
（黄精）

鳞茎
（百合）

球茎
（荸荠）

块茎
（天麻）

图 2-7 地下茎的变态

第三节 叶

叶源于精简的叶原基，着生于植物茎节上，是植物进行光合作用、制造营养物质的营养器官。叶中含有大量叶绿体，故常为绿色的扁平状，具有向光性。叶的主要功能是光合作用、呼吸作用和蒸腾作用，少数植物叶还有吸收、贮藏和繁殖的功能。药用的叶有枇杷叶、大青叶、番泻叶、艾叶、桑叶等。

一、叶的组成和形态

（一）叶的组成

叶通常由叶片、叶柄和托叶三部分组成（图2-8）。三部分俱全的叶称为完全叶，如桃、梨、月季的叶。缺少其中之一或两个部分的叶称为不完全叶，如丁香、柴胡的叶无托叶；莴苣、荠菜的叶无叶柄；台湾相思树的叶缺少叶片，仅有由叶柄扩展成的叶状柄。

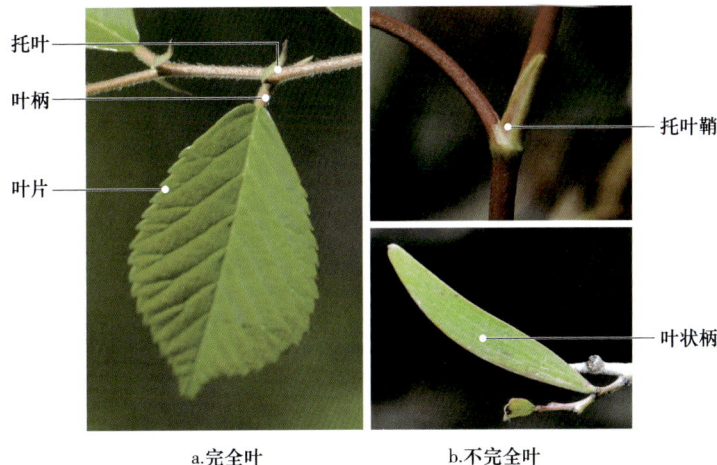

a.完全叶　　　　　　b.不完全叶

图2-8　叶的组成

1. 叶片　叶片是叶的主要部分，一般为绿色扁平体，分上表面（腹面）和下表面（背面）。叶片的全形称为叶形，顶端称为叶端，基部称为叶基，周边称为叶缘，叶片内分布有叶脉。同一种植物的叶片形状基本相同，不同植物的叶片有区别。

2. 叶柄　叶柄是连接叶片与茎的部分，常为圆柱形、半圆柱形或稍扁平，腹面多有沟槽，主要起到支持作用，使叶片在最佳空间接受最多的阳光，输导叶片与茎之间水分、无机盐和营养物质等。

叶柄的形状随植物种类的不同有较大的差异。有些植物叶柄基部具有膨大的关节，称为叶枕，能调节叶片的位置和休眠运动，如含羞草。有些植物的叶柄基部或叶柄全部扩大成鞘状，称为叶鞘，常存在于伞形科、禾本科等植物中。有些植物的叶不具有叶柄，称为无柄叶。有些无柄叶的叶片基部包围在茎上，称为抱茎叶，如苦荬菜；有的无柄叶的叶片基部彼此愈合，并被茎所贯穿，称为贯穿叶，如元宝草。

3. 托叶　托叶是着生于叶柄基部的附属物，一般成对存在。托叶具有多种形状，作用也各异。

（二）叶的形态

叶片具有多样的形态，随植物种类不同而异，一般同一种植物叶的形态是比较稳定的，有时也有差异，在分类上常为鉴别植物的依据。

1. 叶形　叶片的形状是依据叶片的长度和宽度的比例以及最宽处的位置来确定（图2-9）。在分类学上常作为鉴别植物的依据。

除了以上叶片的基本形状以外，有些植物的叶片还有一些较特殊的形状，如心形、三角形、针形、肾形、箭形、戟形、匙形、镰形、提琴形、扇形等（图2-10）。

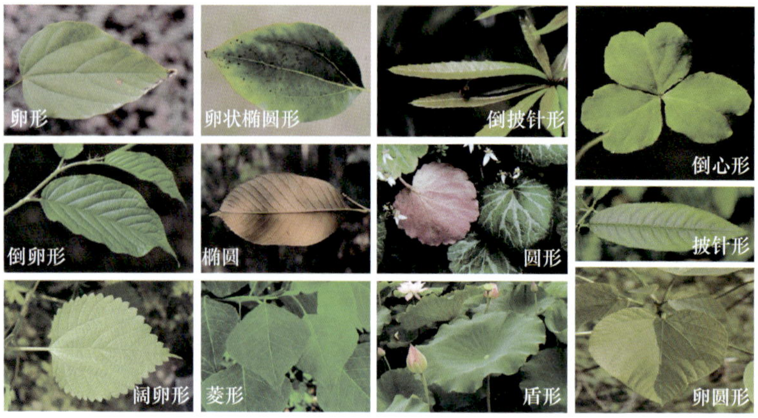

图 2 - 9 叶片的形状

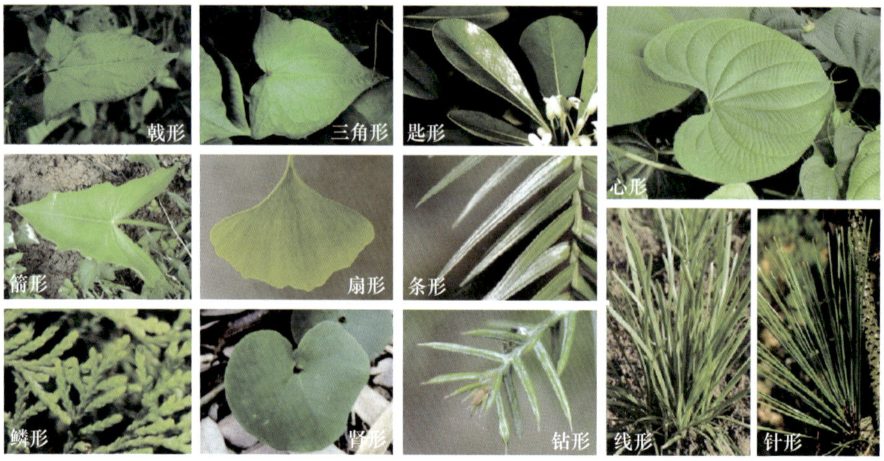

图 2 - 10 叶片的全形

2. 叶端 叶片的尖端称为叶端或叶尖。常见的叶端形状有卷须形、芒尖、尾尖、渐尖、钝形、凸尖等（图 2 - 11）。

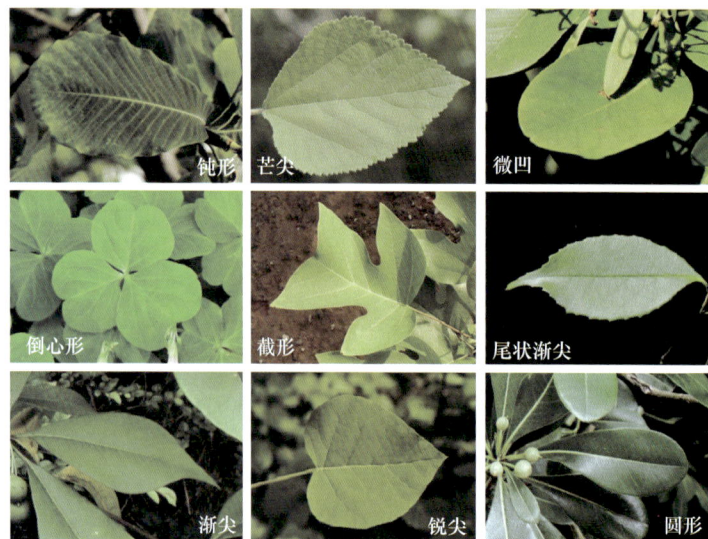

图 2 - 11 叶端的形状

3. 叶基 叶片的基部称为叶基。常见的叶基形状有心形、耳形、箭形、楔形、戟形、钝形、歪形、穿茎、抱茎等（图 2－12）。

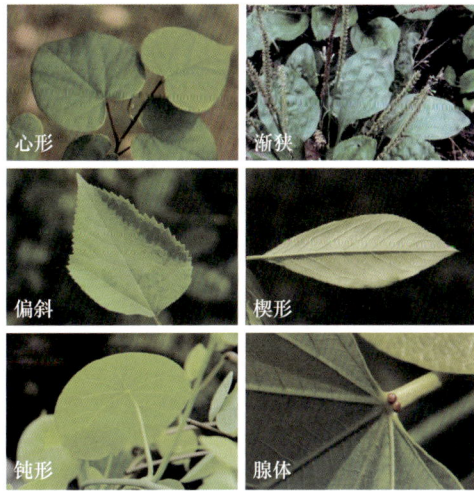

图 2－12 叶基的形状

4. 叶缘 叶片的边缘称为叶缘。常见的叶缘形状有全缘、波状、锯齿状、牙齿状、睫毛状等（图 2－13）。

5. 叶脉 叶脉是贯穿在叶肉内的维管束，是叶内起输导和支持作用的复合组织。其中最大的叶脉称为主脉，一般由叶基发出；主脉的分枝称为侧脉；侧脉的分枝称为细脉。叶脉在叶片中的分布及排列形式称为脉序。常见的脉序有以下三种类型（图 2－14）。

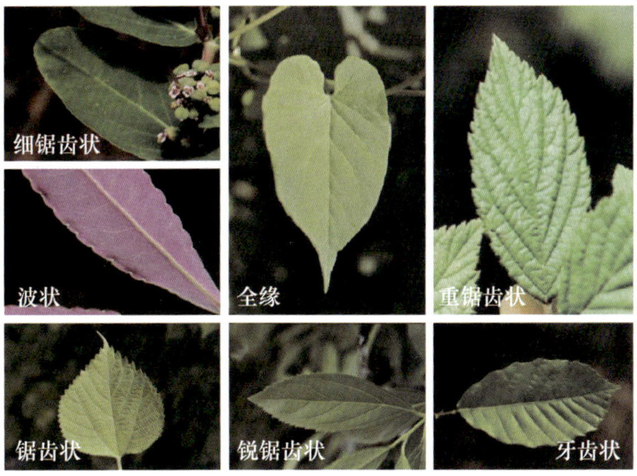

图 2－13 叶缘的形状

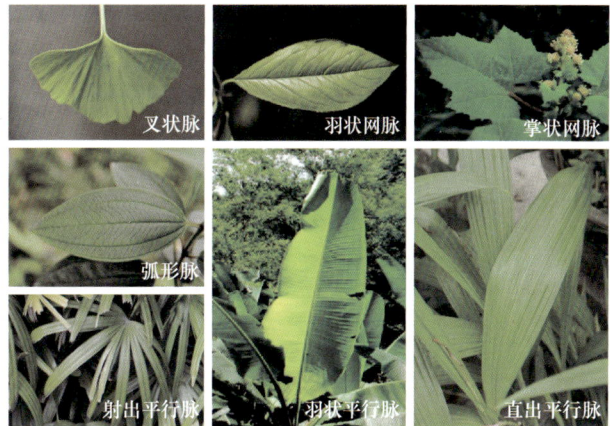

图 2－14 叶脉类型

（1）**分叉脉序** 从叶基发出的每条叶脉均呈多级二叉状分枝，是比较原始的一种脉序，在蕨类植物中普遍存在，而种子植物中少见，如银杏。

（2）**平行脉序** 各条叶脉近似于平行分布，多数单子叶植物具有平行脉序。又分为：①射出平行脉，多条叶脉均从叶基呈辐射状发出，如棕榈、蒲葵等；②直出平行脉，叶脉从叶基发出，各脉相互平行，直达叶端，如淡竹叶、麦冬等；③横出平行脉，又称侧出平行脉或羽状平行脉，中央主脉明显，侧脉垂直于主脉向两侧发出，各侧脉相互平行，直达叶缘，如芭蕉、美人蕉等；④弧形脉，多条叶脉从叶基发出，中部弯曲形成弧形，直达叶端，如车前、黄精等。

（3）**网状脉序** 有明显的主脉，较粗大，侧脉和细脉分枝形成网状，是双子叶植物叶脉的特征。网状脉序又因侧脉分枝的不同，分为①羽状网脉，叶片上具有一条明显的主脉，其两侧分出许多侧脉呈羽状排列，如桂花、枇杷叶、夹竹桃叶等；②掌状网脉，叶片上的主脉数条，由叶基处呈掌状发出伸向叶缘，如南瓜、葡萄等。

6. 叶的质地 一般常见的有以下几种类型。

（1）膜质叶 叶片薄而半透明，如半夏、生姜、麻黄。

（2）草质叶 叶片薄而柔软，如薄荷、藿香。

（3）革质叶 叶片坚韧而较厚，略似皮革，上表面常有光泽，如厚朴、肉桂。

（4）肉质叶 肥厚而有浆汁，如芦荟、景天。

7. 叶片的分裂 植物的叶片常是完整的或仅叶缘具齿或细小缺刻，但有些植物的叶片叶缘缺刻深而大，形成分裂状态，依据分裂状态不同，分为羽状分裂、掌状分裂和三出分裂三种。依据分裂的深度不公，又可分为浅裂（叶裂深不超过或接近叶片宽度的1/4）、深裂（叶裂深超过叶片宽度的1/4）和全裂（叶裂深达到主脉或叶基部位）三种类型（图2-15）。

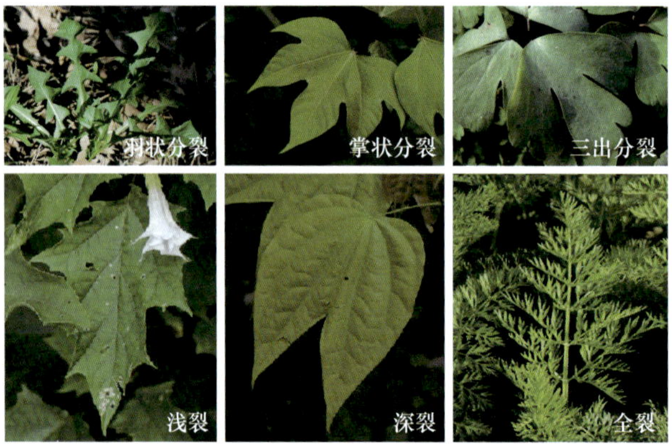

图2-15 叶片的分裂类型

二、叶的类型

根据植物叶柄上叶片的数量，可将叶分为单叶和复叶。

（一）单叶

一个叶柄上只生一叶片，称为单叶，如厚朴、枇杷、蓖麻等。

（二）复叶

一个叶柄上生两片以上叶片的叶，称为复叶。复叶的叶柄称为总叶柄，总叶柄上着生叶片的轴状部分称为叶轴，复叶上的每片叶称为小叶，其叶柄称为小叶柄。从来源来看，复叶是由单叶的叶片分裂而成的，即当叶片的裂片深达主脉或叶基并具小叶柄时，便形成了复叶。根据小叶的数目和在叶轴上排列的方式，复叶有以下四种（图2-16）。

1. 三出复叶 叶轴上着生三片小叶，称为三出复叶。若顶生小叶具有柄的，称为羽状三出复叶，如大豆、胡枝子叶等。若顶生小叶无柄的，称为掌状三出复叶，如草莓、酢浆草等。

2. 掌状复叶 叶轴顶端着生三片以上小叶，呈掌状展开，称为掌状复叶，如五加、人参等。

3. 羽状复叶 叶轴两侧着生多数小叶，并呈羽毛状排列，称为羽状复叶。

（1）奇数羽状复叶 指叶轴顶部只具一片小叶的羽状复叶，如槐、蔷薇等。

（2）偶数羽状复叶 指叶轴顶部具有两片小叶的羽状复叶，如落花生、蚕豆、决明等。

（3）二回羽状复叶 若叶轴作一次羽状分枝，形成许多侧生小叶轴，在每一小叶轴上又形成羽状复叶，称为二回羽状复叶，其小叶轴称羽轴，如云实、合欢等。

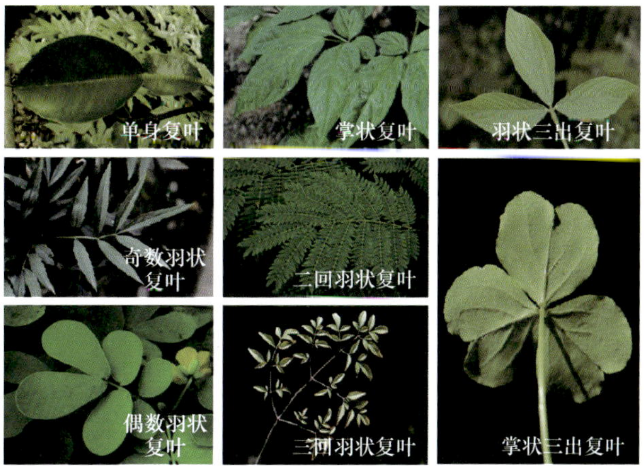

图 2-16 复叶的类型

（4）三回羽状复叶 若叶轴作二次羽状分枝，第二级分枝上又形成羽状复叶的，称三回羽状复叶，如南天竹、苦楝等。

4. 单身复叶 叶轴的顶端具有一片发达的小叶，两侧的小叶退化与叶轴合生称翼状，顶生小叶与翼叶连接处有一明显的关节，是一种特殊的复叶，如柑橘、柠檬、柚等芸香科植物的叶。

练一练

请说出单叶与复叶的区别。

答案解析

三、叶序

叶在茎枝上的排列方式称为叶序。常见的叶序有四种类型，即互生、对生、轮生和簇生（图 2-17）。

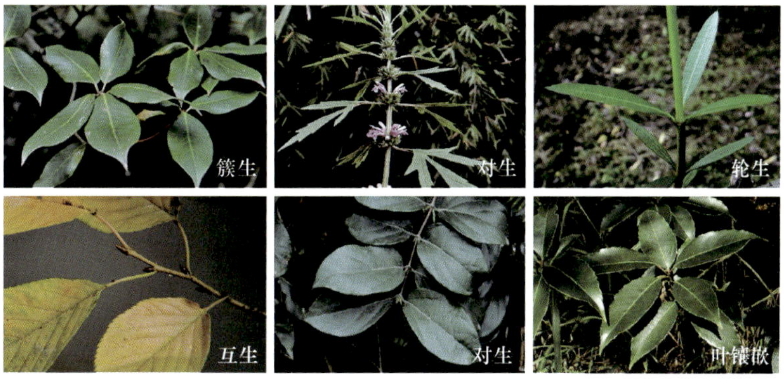

图 2-17 叶序类型

1. 互生叶序 指在茎枝的每个节上只生一片叶子，各叶交互而生，它们常沿茎枝作螺旋状排列，如桑、桃、柳等。

2. 对生叶序 指茎枝的每个节上着生相对两片叶。有的与相邻的两叶成十字排列成交互对生，如薄荷、忍冬、龙胆等；有的对生叶排列于茎的两侧成二列状对生，如女贞、水杉等。

3. 轮生叶序　指茎枝的每个节上着生三片或三片以上的叶，并呈轮状排列，如夹竹桃、益母草等。

4. 簇生叶序　两片或两片以上的叶着生在节间极度缩短的茎枝顶端，密集成簇，如银杏、落叶松、枸杞等。此外，有些植物的茎极为缩短，节间不明显，其叶看似从根上生出而成莲座状，称为基生叶，如蒲公英、车前等。

四、叶的变态

叶易受环境条件的影响而出现各种变态，常见的变态叶类型有以下几种。

1. 苞片　生于花序或花柄下面的变态叶，称为苞片。苞片常较小，绿色，形状多与普通叶不同。

2. 鳞叶　叶特化或退化成鳞片状，称为鳞叶。肥厚多汁的是肉质鳞叶，能贮藏营养物质，如百合、洋葱、大蒜、贝母等；薄而半透明的是膜质鳞叶，常干脆而不成绿色，如麻黄的鳞叶呈褐色，大蒜肉质鳞叶外层的包被、荸荠球茎上的鳞叶等。

3. 叶刺　叶片或托叶变态成坚硬的刺状，称为叶刺，如仙人掌的刺是叶片变态而成；刺槐、酸枣的刺是由托叶变态而成。

4. 叶卷　为叶片或托叶变态成纤细的卷须，称为叶卷须，可借以攀援他物，如豌豆的卷须是由复叶顶端的小叶片变态而成；菝葜的卷须是由托叶变态而成。

5. 捕虫叶　食虫植物的叶片形成囊状、盘状或瓶状等捕虫结构，上有许多能分泌消化液的腺毛或腺体，当昆虫触及时，立即自动闭合，将昆虫捕获，再被消化液所消化，如捕蝇草、猪笼草等。

第四节　花　ｅ 微课4　ｅ 微课5

PPT

花是种子植物特有的繁殖器官。种子植物通过传粉、受精作用，形成果实和种子，繁衍后代延续种族。所以种子植物又称为显花植物。在种子植物中，裸子植物的花较为原始和简单，无花被、单性；被子植物的花则高度进化，构造较为复杂。一般所述的花，就是指被子植物的花。

花由花芽发育而成。花是节间极度缩短、不分枝的、适应生殖的变态枝。花梗和花托是枝条的部分，着生在花托上的花被、雄蕊和雌蕊均是变态叶。花的形态和构造随植物种类而异，但其形态构造特征较其他器官稳定，变异较小，故对研究植物分类、药材的原植物鉴别和花类药材的鉴定等都有重要意义。

👁 看一看

中国传统十大名花

1986 年由上海园林学会、《园林》杂志、上海电视台、上海文化出版社联合举办的"中国传统十大名花评选"活动，参评名花共 22 种。这次评选标准以栽培历史悠久、观赏价值特高、富有民族特色为三个基本条件，参评人群涵盖了各行各业、各年龄段以及国际人士的关注。中国十大名花分别是："花中之魁"—梅花、"花中之王"—牡丹花、"凌霜绽妍"—菊花、"君子之花"—兰花、"花中皇后"—月季花、"繁花似锦"—杜鹃花、"花中娇客"—茶花、"水中芙蓉"—荷花、"十里飘香"—桂花、"凌波仙子"—水仙花。

这十种花分别包含中国不同层面的精神文化底蕴，有着深厚而浓重的历史内涵，各自在花卉界独树一帜，表现出中国传统文化的非凡意义。

一、花的组成及形态

花一般由花梗、花托、花被、雄蕊群和雌蕊群等部分组成（图2－18）。

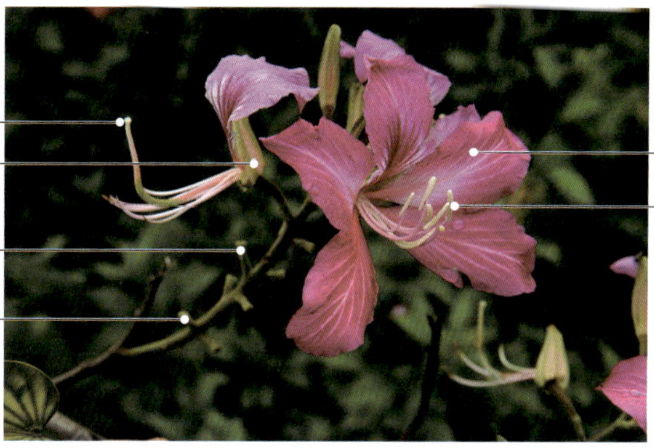

红花羊蹄甲

图2－18　花的组成

（一）花梗

花梗又称花柄，通常呈绿色圆柱形，是花与茎的连接部分，使花处于一定的空间位置，并有输导作用。花梗的有无、长短、粗细等因植物的种类而异。果实形成时，花梗便成为果柄。

（二）花托

花托是花梗顶端稍膨大的部分，花被、雄蕊群、雌蕊群均着生在上面。花托的形状随植物种类而异。一般植物的花托呈平坦或稍凸起的圆顶状；有的呈圆柱状，如木兰、厚朴；有的呈圆锥状，如草莓；有的呈倒圆锥状，如莲；有的呈瓶状，如金樱子。有的花托顶部形成肉质增厚部分，呈扁平状或垫状的盘状体，可分泌蜜汁，称为花盘，如柑桔、枣等植物。

（三）花被

花被是花萼和花冠的总称。多数植物具有分化明显的花萼和花冠，也有一些植物的花萼和花冠形态相似不易区分，可统称为花被，如厚朴、五味子、百合等。

1. 花萼　一朵花中所有萼片的总称，位于花的最外层。萼片一般呈绿色的叶片状，其形态和构造与叶片相似。萼片彼此分离的成为离萼，如菘蓝、毛茛等；萼片相互连合的成为合萼，如洋金花、丹参、丁香，其连合的部分称为萼筒。有些植物的萼筒呈距状，如旱金莲、凤仙花等。花萼在开花前就脱落称为早落萼，如延胡索、虞美人等。果期花萼随果实长大而增大称为宿存萼，如番茄、柿子等。有些植物的花萼之外有一层萼状物，称为副萼，如棉花、草莓等。

2. 花冠　一朵花中所有花瓣的总称，位于花萼的内侧，并与其交互排列，大多具有鲜艳的颜色。有的花瓣基部具有能分泌蜜汁的腺体，使花具有香味，有助于招引昆虫传播花粉。花瓣彼此分离的称为离瓣花，如梨、甘草、仙鹤草等；花瓣全部或部分合生的称为合瓣花，如牵牛、杜鹃等，下部连合的部分称为花冠筒，上部不连合的部分超过那位花冠裂片。有些植物的花瓣基部延长成管状或囊状也称距，如延胡索、紫花地丁等。还有少数植物的花冠上或花被上生有瓣状的附属物，称副花冠或副冠，如水仙、徐长卿等。

花冠有多种形态，可为某类植物特有的特征。常见的花冠类型有以下几种（图2－19）。

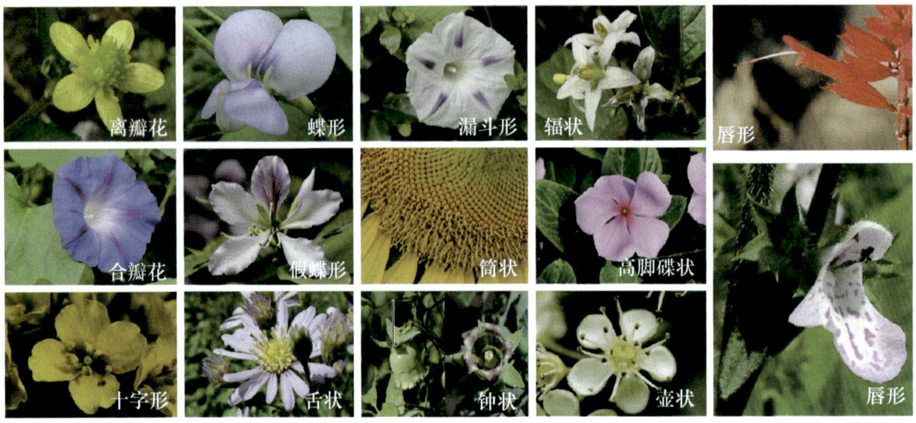

图 2 - 19　花冠常见的类型

（1）十字形花冠　花瓣四枚，分离，上部外展呈十字形，其花称十字花，如菘蓝、白菜、油菜等十字花科植物。

（2）蝶形花冠　花瓣五枚，分离，排列似蝴蝶，上面的一枚在最外面，常较宽大，称为旗瓣；侧面的两片较小称为翼瓣；最下面的两片上部常相互连接，并弯曲呈龙骨状，称龙骨瓣。具有蝶形花冠的花称蝶形花，如黄芪、甘草等。

（3）唇形花冠　花冠合生成二唇形，下部筒状，上唇二裂，下唇三裂，如益母草、薄荷等唇形科植物。

（4）管状花冠　花冠合生，花冠管细长，如大蓟、红花等菊科植物。

（5）舌状花　花冠合生，花冠基部合生成短筒状，下部连合成短管，上部开裂，并向一侧延伸成扁平舌状，如向日葵、菊花、蒲公英等菊科植物。

（6）漏斗状花冠　花冠合生，花冠筒较长，自下向上逐渐扩大成漏斗状，常见于旋花科和茄科植物中，如牵牛、曼陀罗等。

（7）钟状花冠　花冠合生，花冠筒宽而较短，上部裂片外展，形如古钟，如党参、桔梗等桔梗科植物。

（8）坛（壶）状花　花冠合生，下部膨大成圆形或椭圆形，上部收缩成一短颈，顶部裂片向外展，如君迁子、石楠等。

（9）辐状或轮状花冠　花冠筒甚短而广展，裂片由基部呈水平状展开，形似车轮，如枸杞、龙葵等茄科植物。

（10）高脚碟状花冠　花冠下部合生成细长管状，上部水平展开呈碟状，形似高脚碟子，如水仙、长春花等。

3. 花被卷叠式　指花被各片的排列方式，在花蕾即将绽开时特别明显。常见的有镊合状、旋转状、覆瓦状、重覆瓦状（图 2 - 20）。

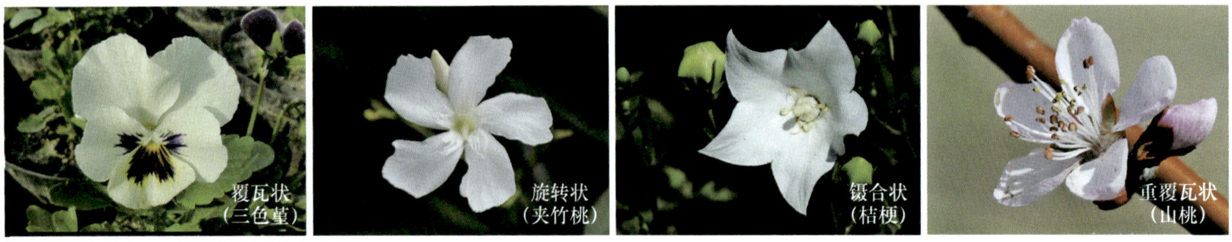

图 2 - 20　花被卷叠式

（四）雄蕊群

雄蕊群是一朵花中所有雄蕊的总称，常生于花托或花冠筒上。雄蕊的数目一般与花瓣同数或为其倍数，最少的只有一枚雄蕊，有的为花瓣数的两倍以上，多达数十或百枚以上。

1. 雄蕊的组成 典型的雄蕊由花丝和花药两部分组成。

（1）花丝 为雄蕊下部细长的柄状部分，其基部着生于花托上，上部承托花药。花丝的粗细、长短随植物种类而异。

（2）花药 为花丝顶端膨大的囊状体，是雄蕊的主要部分。花药常由四个或两个花粉囊组成，分称左右两半，中间由药隔相连。雄蕊成熟后，花粉囊自行裂开，花粉粒散出。

2. 雄蕊的类型 植物种类不同，花中雄蕊的数目、形态及排列等也不同，雄蕊常可分为以下类型（图2-21）。

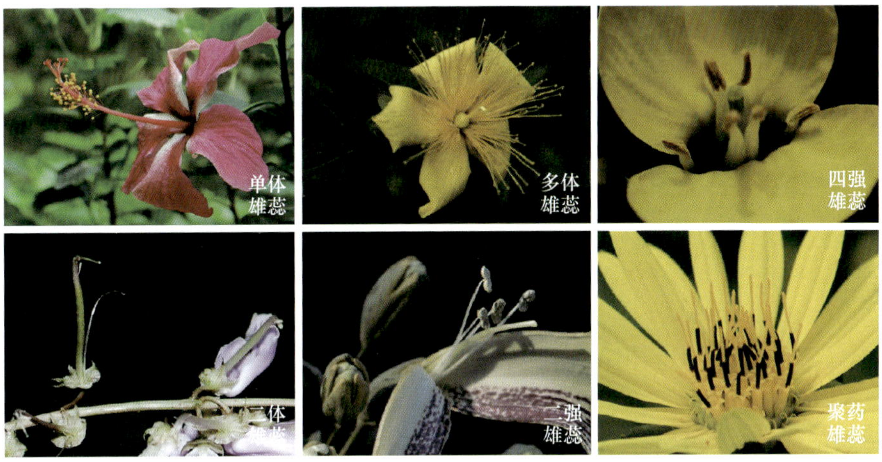

图 2-21 雄蕊的类型

（1）合丝雄蕊 雄蕊花丝连合，花药分离。有以下三种情况。①单体雄蕊：雄蕊的花丝连合成一束，呈筒状，花药完全分离，如远志、瓜子金等远志科植物。②二体雄蕊：雄蕊的花丝连合成两束，如甘草、野葛等豆科植物。③多体雄蕊：雄蕊多数，花丝连合成数束，如桔、酸橙等部分芸香科植物。

（2）离生雄蕊 雄蕊彼此分离，花丝近等长，大多数植物具有此种类型的雄蕊。较为特殊的离生雄蕊有以下两种情况。①二强雄蕊：雄蕊四枚，分离，两长两短，如益母草、薄荷等唇形科植物。②四强雄蕊：雄蕊六枚，分离，四长两短，如菘蓝、独行菜等十字花科植物。

（3）聚药雄蕊 雄蕊的花药连合成筒状，而花丝分离，如蒲公英、白术、红花、向日葵等菊科植物。

（五）雌蕊群

雌蕊群是一朵花中全部雌蕊的总称，位于花的中央，数目可由一到多数，多数植物花中只有一枚，也有的植物花有两枚甚至多枚。

1. 雌蕊的组成 雌蕊由子房、花柱和柱头三部分组成。

（1）子房 是雌蕊基部膨大的部分，常成椭圆形、卵形等，内含胚珠，子房是雌蕊最重要的部分。

（2）花柱 是位于子房与柱头之间的细长部分，起支持柱头的作用，也是花粉进入子房的通道。花柱的粗细、长短及有无随植物种类而异。

（3）柱头 是雌蕊顶部梢膨大的部分，为承受花粉的部位。柱头常成圆盘状、羽毛状、星状等多种形状，其上带有乳头状突起，并能分泌黏液，有利于花粉的附着和萌发。

2. 雌蕊的类型　雌蕊是由心皮构成，心皮是适应生殖的变态叶。心皮的边缘相当于叶缘部分，当心皮卷合成雌蕊时，其边缘的合缝线称为腹缝线，心皮的背部相当于叶的中脉部分称为背缝线，胚珠常着生在腹缝线上。依据组成雌蕊的心皮数目不同，雌蕊可分为三种类型（图2-22）。

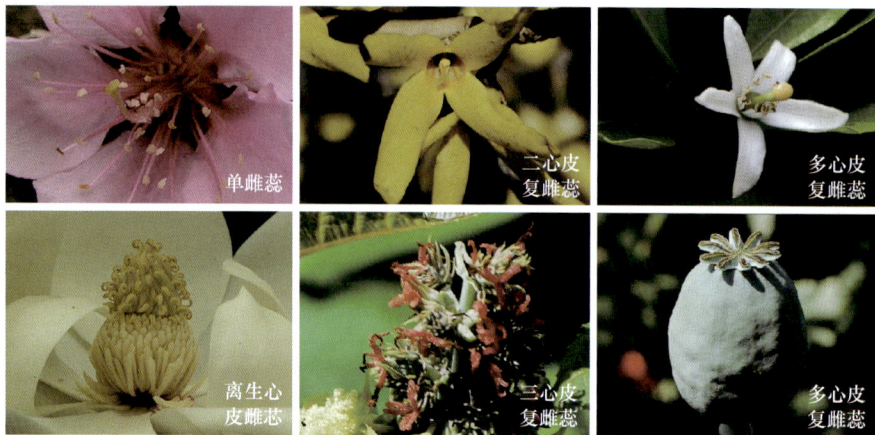

图2-22　雌蕊的类型

（1）单雌蕊　由一个心皮构成的雌蕊，如桃、杏、黄芪等。

（2）离生心皮雌蕊　有一朵花内心皮多数，每个心皮构成一个雌蕊，从而集合成雌蕊群，如八角茴香、五味子等。

（3）复雌蕊（合生心皮雌蕊）　由两个以上心皮彼此连合构成的雌蕊群，如龙胆、连翘（二心皮），百合、石斛（三心皮），柑、枸杞（多心皮）。组成复雌蕊的心皮数，一般可根据柱头或花柱分裂的数目、子房上的主脉数以及子房室数来判断。

3. 子房着生的位置　子房着生在花托上，花托的形式不同，子房在花托上着生的位置就不同。常见的有以下类型（图2-23）。

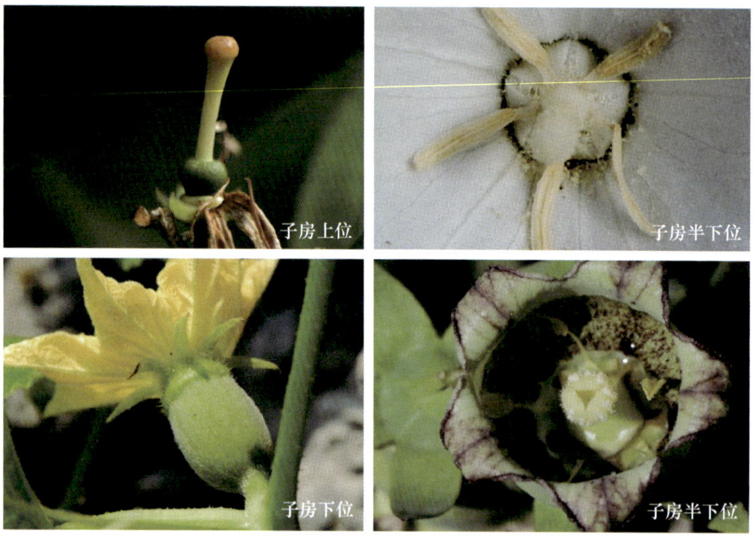

图2-23　子房的位置

（1）子房上位　花托凸起或扁平，子房仅底部与花托相连，花萼、花冠和雄蕊均着生于子房下方的花托上，称为子房上位，这种花称为下位花，如油菜、百合等。若花托下陷，子房着生于凹陷花托中央而不与花托愈合，花被、雄蕊群着生于花托上缘的子房周围，称为子房上位，这种花称为周位花，如杏、桃等。

（2）子房下位　子房全部生于凹陷的花托内，并与花托完全愈合，花被和雄蕊群生于子房上部的花托边缘，称为子房下位，这种花称为上位花，如梨、苹果等。

（3）子房半下位 子房下半部生于凹陷的花托中并与花托愈合，上半部外露，花被、雄蕊均着生于花托的边缘，称为子房半下位，这种花称为周位花，如桔梗、党参等。

4. 胎座的类型 胚珠在子房内着生的部位称为胎座。因雌蕊的心皮数目及心皮连合的方式不同，常形成不同的胎座类型。常见的胎座类型有以下类型（图2-24）。

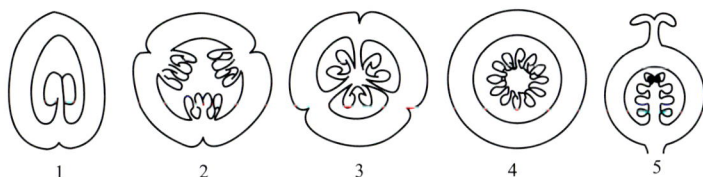

图2-24 胎座的类型

1. 边缘胎座 2. 侧膜胎座 3. 中轴胎座 4. 特立中央胎座（横切） 5. 特立中央胎座（纵切）

（1）边缘胎座 有单心皮雌蕊形成，子房一室，胚珠沿腹缝线的边缘着生，如野葛、决明等豆科植物。

（2）侧膜胎座 由合生心皮雌蕊形成，子房一室，胚珠着生在相邻两心皮的腹缝线着生，如栝楼、罂粟、延胡索、紫花地丁等。

（3）中轴胎座 由合生心皮雌蕊形成，子房多室，胚珠着生于心皮边缘向子房中央愈合的中轴上，其子房数常与心皮数相等，如百合、贝母、玄参、地黄等。

（4）特立中央胎座 由合生心皮雌蕊形成，但子房的隔膜和中轴上部消失，形成一子房，胚珠着生在残留子房中央的中轴周围，如石竹、太子参等。

（5）基生胎座 由单心皮或合生心皮雌蕊形成，子房一室，一枚胚珠着生在子房室基部，如大黄、何首乌等。

（6）顶生胎座 由单心皮或合生心皮雌蕊形成，子房一室，一枚胚珠着生在子房室顶部，如桑、草珊瑚等。

5. 胚珠 胚珠是着生在胎座上的卵形小体，受精后发育成种子，其数目、类型随植物种类而异。胚珠由珠被、珠孔、珠柄、珠心组成。胚珠最外面由珠被包围，珠被的顶端留有一小孔成珠孔，胚珠基部连接胚珠和胎座的短兵称为珠柄，珠心由薄壁细胞组成，是胚珠的重要组成部分。珠心中央发育形成胚囊，成熟胚囊有八个细胞，靠近珠孔有一个卵细胞和两个助细胞；与另一端有三个反足细胞，中央有两个极细胞。珠被、珠心基部和珠柄汇合处称为合点，是维管束进入胚囊的通道。

由于胚珠各部分的生长速度不同，胚珠常形成以下几种类型（图2-25）。

（1）直生胚珠 胚珠各部分生长速度均匀，配置直立，珠孔在上，合点、珠柄在下，三者在一直线上，如大黄、胡椒、核桃等。

（2）横生胚珠 胚珠一侧生长快，另一侧生长慢，胚珠横向弯曲，合点、珠孔形成的一直线与珠柄垂直，如毛茛、玄参等。

（3）弯生胚珠 胚珠的下半部生长速度均匀，上半部的一侧生长速度快于另一侧，并向另一侧弯曲，使珠孔弯向珠柄，胚珠呈肾形，珠柄、合点、珠孔不在一条直线上。如大豆、石竹、曼陀罗等。

（4）倒生胚珠 胚珠一侧生长迅速，另一侧生长缓慢，胚珠向生长慢的一侧弯转，胚珠倒置，合点在上，珠孔靠近珠柄，珠柄很长与珠被愈合，形成一条明显的纵脊称为珠脊，大多数被子植物的胚珠属于此种类型。

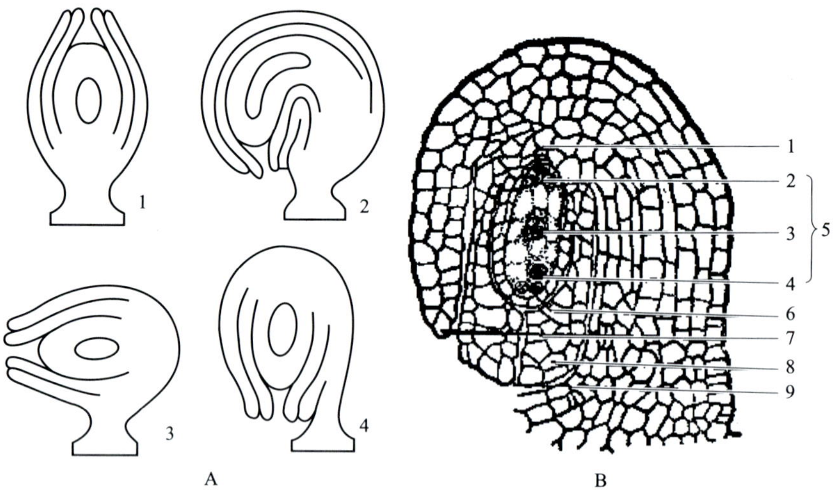

图 2 - 25 胚珠的类型和构造
A. 胚珠类型：1. 直生胚珠 2. 弯生胚珠 3. 横生胚珠 4. 倒生胚珠
B. 胚珠的构造：1. 合点 2. 反足细胞 3. 极核 4. 卵 5. 胚囊 6. 珠心 7. 外珠被 8. 内珠被 9. 珠孔

二、花的类型

在长期的演化过程中，被子植物花的各部分发生了不同程度的变化，使花的形态构造多种多样，而形成不同类型的花，常见的有以下几种类型。

1. 完全花和不完全花 具有花萼、花冠、雄蕊群和雌蕊群的花称为完全花；缺少其中一部分或几部分的花称为不完全花。

2. 重被花、单被花和无被花 一朵花中有花萼和花冠的花称为重被花，如桃、杏等；一朵花中花萼和花冠不分化的花称为单被花，如百合、白头翁等；一朵花中花萼及花冠均不存在，称为无被花或裸花，如杜仲、胡椒等（图 2 - 26）。

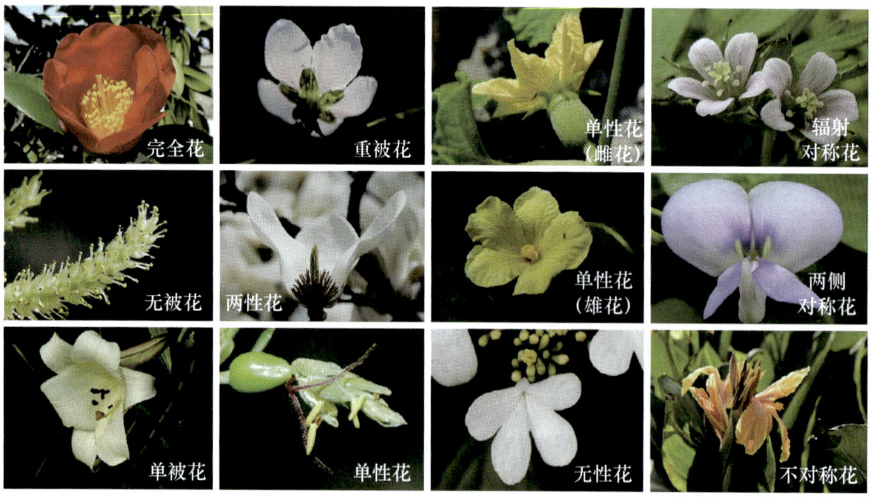

图 2 - 26 花的类型

3. 两性花、单性花和无性花 一朵花中雄蕊和雌蕊都有的称为两性花，如木兰、花生、贝母等。一朵花中只有雄蕊或雌蕊的花称为单性花，只有雄蕊的称雄花，只有雌蕊的称雌花；雄花及雌花生于同一植株，称雌雄同株或单性同株，如南瓜、蓖麻等；雄花和雌花分别生于不同植株上称单性异株或雌雄异株，如桑、柳、银杏等。一朵花中雄蕊群和雌蕊群均退化或发育不全的花称为无性花，如小麦小穗顶端的花等。

4. 辐射对称花、两侧对称花和不对称花　花被呈辐射状排列，各片形态大小近似，通过花的中心可作两个以上对称面，这种花称为辐射对称花，如毛茛、桔梗等。花被各片形态大小不同，通过花的中心只能作一个对称面的花，称为两侧对称花，如薄荷、石斛等。通过花的中心无对称面的花，称为不对称花，如美人蕉、败酱等。

三、花程式和花图式

1. 花程式　用字母、数字和符号来表示植物花各部分的组成、数目、排列方式和彼此关系的公式称花程式。

（1）以字母代表花的各部　一般用花各部位拉丁词的第一个字母大写表示，P 为花被，K 为花萼，C 为花冠，A 为雄蕊，G 为雌蕊。

（2）以符号表示花的形态等　"＊"表示辐射对称的整齐花，"↑"表示左右对称的不整齐花，"♀"表示雌性花，"♂"表示雄性花，"☿"表示两性花，两性花也可不表示，"（ ）"表示合生，"＋"表示花部排列的轮次关系。"－"划在 G 之上，表示子房下位；划在 G 之下，表示子房上位；划在 G 上和下时表示子房半下位。

（3）以数字表示花各部的数目　各轮花部的数目直接用数字写在代表字母的右下方来表明，数目在 10 个以上或不定数者以"∞"表示，如退化或不存在时以"0"表示。雌蕊右下方的三个数字间用"："相连，分别表示心皮数、子房室数和每室胚珠数。

例如：桑的花程式为 $♂P_4A_4$；$♀P_4G_{(2:1:1)}$ 表示桑为单性花，雄花花被 4 枚，分离，雄蕊 4 枚，分离；雌花花被 4 枚，雌蕊子房上位，2 心皮合生，子房 1 室，每室 1 枚胚珠。

2. 花图式　以花的横切面投影为依据，采用特定的图形表示花各部分的排列方式、相互位置、数目、形状等实际情况的图解式称为花图式。花图式的绘制无统一模式，但通常在花图式的上方用小圆圈表示花轴或茎轴的位置，在花轴相对一方用外侧部分涂黑且带棱的新月形符号表示苞片，苞片内方用全部涂黑且外侧带棱的新月形符号表示花萼，花萼内方用黑色或空白的新月形符号表示花瓣，雄蕊用花药横断面形状、雌蕊用子房横断面形状绘于中央。花图式是用花的横切面简图来表示花各部分的数目、离合情况，以及在花托上的排列位置，也就是花的各部分在垂直于花轴平面所作的投影图。花图式还能表示花的远轴面和近轴面。

花图式是花的横切面简图，用以表示花各部分的轮数、数目、离合、排列（包括花被卷叠方式）、胎座式等。花图式还能表示花的远轴面和近轴面。在绘制花图式时，用黑色圆点在花图式上方表示花着生的花轴；用空心的弧片在花图式的两侧表示苞片；用带有线条的弧片表示萼片，弧片中央尖突的部分表示萼片的中脉；实心的弧片表示花瓣，雄蕊和雌蕊就用花药和子房的横切片面来表示；用连接线表示雄蕊的连合或与花冠的贴生；子房的胎座式应绘出子房室数和胚珠的着生方式。

四、花序

被子植物的花，有的是单朵花单生于叶腋或枝顶，称为单生花，如芍药、木兰等。但大多数植物的花按一定方式有规律地着生在花轴上，这种花在花轴上排列的方式和开放次序称为花序。花序下部的梗称为花序梗又称总花梗，总花梗向上延伸称为花序轴或称花轴。花序上的花成为小花，小花的梗称为小花梗。无叶的总花梗称为花葶。

根据花在花轴上的排列方式和开放顺序，花序的种类可以分为两大类（图 2-27）。

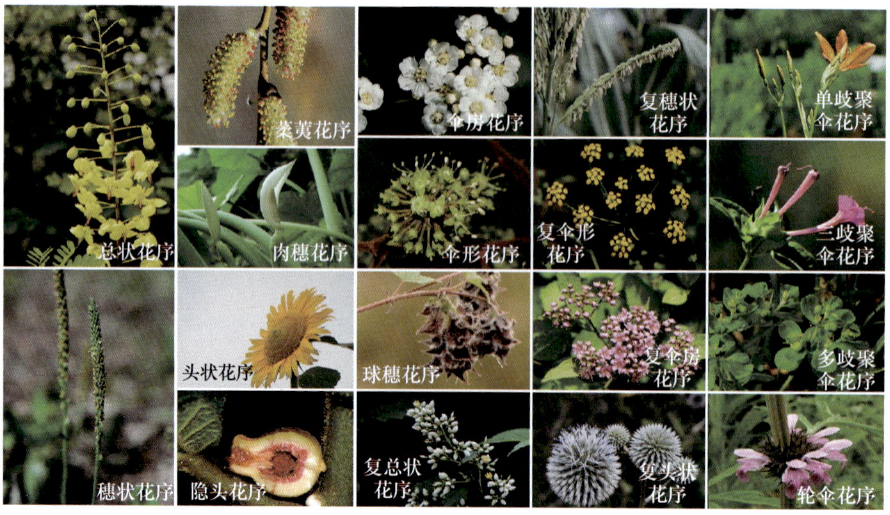

图 2 - 27　花序的类型

（一）无限花序

开花期内，花序轴顶端可以继续伸长，产生新的花蕾，开花顺序是从下逐步向上或从外缘向中心开放，这种花序称为无限花序。常见的无限花序有以下几种。

1. 简单花序

（1）总状花序　花序轴细长，小花柄近等长，如油菜、刺槐等。

（2）穗状花序　与总状花序相似，但小花具短柄或无柄，螺旋排列于细长的花轴周围，如牛膝、知母等。

（3）荑葇花序　与穗状花序相似，花序轴柔软，整个花序下垂，小花无柄，且为单性、单被或无被等不完全花，开花后常整个花序脱落，如胡桃、白杨等。

（4）肉穗花序　与穗状花序略同，花序轴肉质粗大，上密生多数无柄的单性小花，花序外具一大型苞片，称为佛焰苞，如半夏、天南星、马蹄莲等天南星科植物。

（5）头状花序　花序轴顶端极短缩，膨大成头状或盘状，其上密生多数无柄花，外围生有多数苞片组成的总苞，如菊花、向日葵、红花等。

（6）隐头花序　花序轴膨大内凹成中空囊状体，内壁隐生多数无柄单性小花，如无花果等。

（7）伞房花序　与总状花序相似，但小花柄不等长，下部长，向上逐渐缩短，整个花序的小花几乎排在同一个平面上，如山楂、梨等。

（8）伞形花序　总花柄的顶端生有多数放射状排列的、小花柄近等长的小花，整个花序似张开的伞，如刺五加、人参等。

2. 复合花序

（1）复总状花序　又称圆锥花序。长的花序轴上分生许多小枝，每个小枝又各成一个总状花序，如槐树、酸橙等。

（2）复穗状花序　花序轴又分枝，每一分枝为一穗状花序，如小麦、玉米、香附等。

（3）复伞形花序　花序轴作伞状分枝，每分枝为一个伞形花序，称为复伞形花序，如胡萝卜、防风、柴胡、白芷等。

（4）复伞房花序　花序轴上的分枝成伞房状排列，每一分枝又为伞房花序，如花楸等。

（5）复头状花序　由许多小头状花序组成的头状花序，如蓝刺头等。

（二）有限花序

有限花序与无限花序相反，由于顶生小花首先开放，花序轴顶端不能继续延长，只能在顶花下面产生侧枝，开花的顺序是由内向外或由上向下开放。主要有以下几种类型。

1. 单歧聚伞花序　花序轴顶端一花，先开放，而后在其下部主轴一侧发出一分枝，生一小花，如此连续分枝多次，称为单歧聚伞花序。如果花序轴下分枝均向同一侧排列，称为螺旋状聚伞花序，如紫草、勿忘我等。如果花序轴下分枝左右交替排列，称为蝎尾状聚伞花序，如姜、射干等。

2. 二歧聚伞花序　花序轴顶端一花，先开放，而后在其下两侧各生一个等长的分枝，每分枝以同样的方式继续开花和分枝，称为二歧聚伞花序，如石竹、冬青等。

3. 多歧聚伞花序　花序轴顶端一花，先开放，而后在其下同时产生数个侧轴，侧轴比主轴长，各侧轴又形成小的聚伞花序，称为多歧聚伞花序。如果花序轴下面生有杯状总苞，称杯状聚伞花序，如大戟、甘遂等。

4. 轮伞花序　在茎节两侧对生叶的叶腋处，各具一个多花的聚伞花序，成轮状排列与茎的周围，如益母草、丹参等唇形科植物。

花序的类型常随植物种类而异，往往同科植物具有同类型的花序。但有的植物在花序轴上同时生有两种不同类型的花序，称为混合花序，如玄参的花序轴成无限式，但产生的侧枝上的花序则多为有限花序。

第五节　果　实　微课6

PPT

？ 想一想

在人们的普遍认识中，体形较大的即为果实，体形小的即为种子，小茴香来源于伞形科植物茴香的果实，圆柱形，稍弯曲，常 4～8mm，直径 1.5～2.5mm，因此常被人认为是种子。果实由哪几部分组成？小茴香属于哪种类型的果实？

答案解析

果实是被子植物特有的繁殖器官，一般由受精后雌蕊的子房发育形成。外被果皮，内含种子，果实具有保护种子和散布种子的作用。

在果实的发育过程中，花的各部分发生很大的变化，花萼、花冠、雄蕊群和雌蕊群的柱头、花柱先后脱落枯萎，这是胚珠发育成种子，子房逐渐增大发育成果实。

果实的形成需要经过传粉和受精作用，但有些植物只经传粉而未经受精作用，也能发育成果实。这种果实无籽，称为单性结实，单性结实是自发形成的，如香蕉、无籽葡萄、无籽柿、无籽柑橘等。许多植物的果实可供药用，如枸杞子、连翘、砂仁、木瓜等。

一、果实的组成

果实由果皮和种子构成。单纯由子房发育成的果实称为真果，如樱桃、桃、杏、柑橘、柚、葡萄等。真果的果皮由子房壁发育而成，果皮通常可分为三层，由外向内为外果皮、中果皮、内果皮。三层果皮根据果实品种的差异而呈现不同的形态。外果皮一般较薄或坚韧；中果皮一般较厚，如桃、杏等呈肉质肥厚样；内果皮则以膜质居多，如桃、杏等呈木质，柑橘的内果皮上生有肉质多汁的囊状毛。

有些植物除子房外，花的其他部分如花被、花柱及花序轴等也参与果实的形成，这种果实称为假果，如苹果、梨、无花果、山楂等。

二、果实的类型

果实的类型很多。依据果实的来源和果皮性质的不同，可分为单果、聚合果和聚花果三大类。

（一）单果

单果是由单心皮或多心皮合生雌蕊所形成的果实，即一朵花只结成一个果实。依据单果果皮的质地不同，分为肉质果和干果。

1. 肉质果 果皮肉质多浆，成熟时不开裂。又可分为以下几种类型（图2-28）。

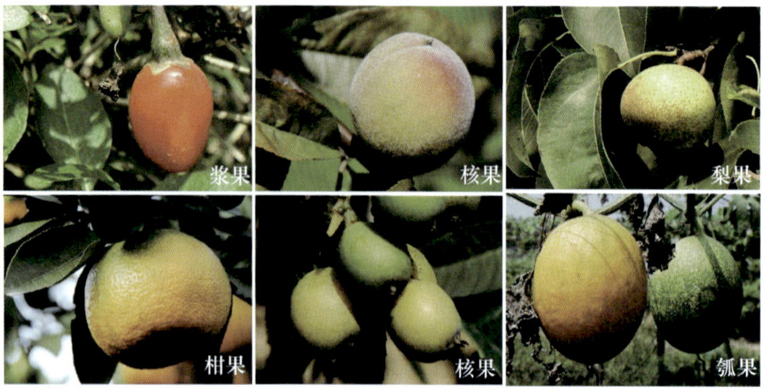

图2-28 肉质果的类型

（1）浆果 由单心皮或多心皮合生雌蕊、上位子房发育而成，外果皮薄，中果皮、内果皮肉质多汁，内由一至多枚种子，如葡萄、枸杞、番茄等。

（2）柑果 由合生心皮雌蕊、上位子房发育而成，外果皮较厚，革质，内含油室；中果皮疏松呈白色海绵状，内具多分枝的维管束，与外果皮结合，界限不明显；内果皮膜质，分隔成若干室，内壁生有许多肉质多汁的囊状毛，为主要食用部分。柑果是芸香科植物特有的果实，如橙、柚、桔、柠檬等。

（3）核果 典型的核果是由单心皮雌蕊、上位子房发育而成，外果皮薄，中果皮肉质，内果皮坚硬、木质，形成坚硬的果核，每核内含一枚种子，如桃、杏、李、枣等。

（4）梨果 为假果，由五个合生心皮、下位子房与管托发育而成，外果皮薄，中果皮肉质，外、中果皮无明显界限（外、中果皮由花托形成）；内果皮坚韧（由心皮形成），常分隔为五室，每室常含两枚种子，为蔷薇科梨亚科特有的果实，如苹果、梨等。

（5）瓠果 为假果，由三个合生心皮的具侧膜胎座的下位子房与花托发育而成。花托与果皮愈合形成较坚韧的果实外层，中、内果皮和胎座肉质，称为果实的可食部分。为葫芦可特有的果实，如葫芦、西瓜、瓜蒌、罗汉果等。

2. 干果 果实成熟时，果皮干燥，开裂或不开裂，可分为裂果和不裂果（图2-29）。

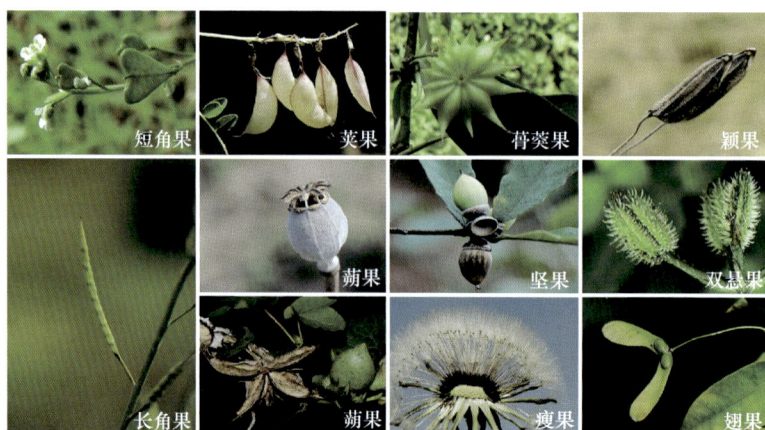

图2-29 干果的类型

（1）裂果　果实成熟后果皮自行开裂，依据开裂方式不同分为以下四种。①蓇葖果：由单雌蕊发育而成，成熟时沿腹缝线或背缝线开裂，如淫羊藿、徐长卿、芍药等。②荚果：由单雌蕊子房发育而成，成熟时果皮沿背缝线和腹缝线开裂成两片。荚果是豆科植物特有的果实，如扁豆、赤小豆等。但也有少数豆科植物的荚果是不开裂的，如皂荚、紫荆等。③角果：由两个心皮的子房发育而成，在形成过程中，由两个心皮边缘合生处生出假隔膜，将子房隔成两室，种子着生在假隔膜两侧，成熟时果皮沿两侧腹缝线开裂成两片脱落，假隔膜仍留在果柄上。角果是十字花科植物特有的果实，长角果细长，如萝卜、油菜等；短角果宽短、如菘蓝、独行菜等。④蒴果：由合生心皮雌蕊子房发育而成，是裂果中最普通，为数最多的一类。果实成熟开裂的方式较多，常见的有纵裂（沿心皮纵轴方向开裂）、孔裂（顶端呈小孔状开裂）、盖裂（沿果实中部或中上部呈环形横裂）、齿裂（顶端呈齿状开裂）等。如曼陀罗、罂粟、马齿苋和王不留行等。

（2）不裂果　果实成熟后，果皮不开裂，常见有以下几种。①瘦果：由单雌蕊或两合生心皮雌蕊发育而成，内含一枚种子，果皮与种皮分离，瘦果是不裂果中最普遍的一种，如白头翁、毛茛等。②颖果：由二至三合生心皮雌蕊发育而成，内含一枚种子，成熟时果皮与种皮愈合，常把颖果误认为种子，颖果是禾本科植物特有的果实，如小麦、玉米、薏苡等。③坚果：果皮坚硬，内含一枚种子，果皮与种皮分离，如板栗、白栎等；有的较小，果皮光滑、坚硬，称小坚果，如薄荷、益母草、紫草等。④翅果：果皮延伸成翅，以适应风力传播，果实内含一枚种子，如杜仲、臭椿等。⑤双悬果：由二合生心皮发育而成，果实成熟后心皮分离呈两个小分果，悬于心皮柄上端，心皮柄的基部与果柄相连，每个分果各含一枚种子，双悬果是伞形科植物所特有的果实，如小茴香、胡萝卜等。

（二）聚合果

聚合果是由一朵花中许多离生心皮雌蕊形成的果实，每个雌蕊形成一个单果，聚生于同一花托上，根据单果的类型不同，可分为以下几种类型（图2-30）。

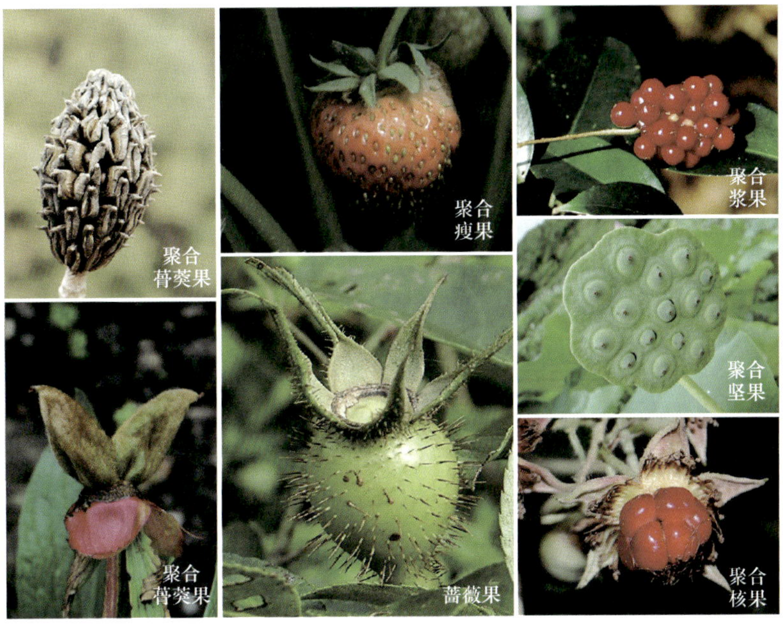

图2-30　常见的聚合果

1. **聚合蓇葖果**　许多蓇葖果聚生在同一花托上，如八角茴香、厚朴等。
2. **聚合核果**　许多核果聚生在突起的花托上，如悬钩子等。
3. **聚合瘦果**　许多瘦果聚生在突起或凹陷的花托上，如白头翁、金樱子等。
4. **聚合坚果**　许多坚果嵌生于膨大、海绵状的花托中，如莲蓬等。

5. 聚合浆果   许多浆果聚生在延长或不延长的花托上，如五味子等。

（三）聚花果

由整个花序发育而成的果实，又称花序果、复果等。花序轴参与果实的形成，花序上的每朵花形成一个小果，许多效果聚生于花序轴上，成熟后整个果序自母株上脱落。如桑椹开花后花被变成肥厚多汁，包被一个瘦果；凤梨（菠萝）的花序轴发育呈肉质多汁的可食用部分；无花果则是隐头花序形成的复果（图2-31）。

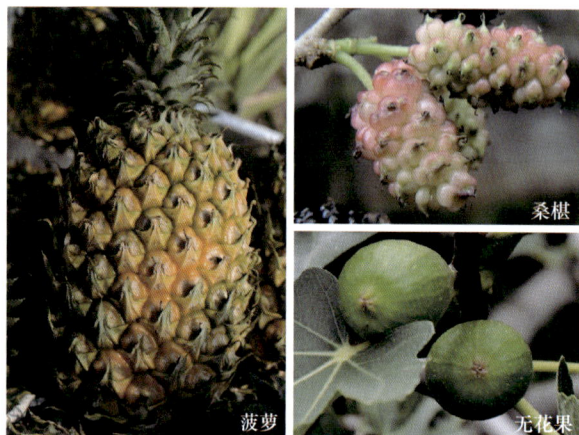

图2-31　常见的聚花果

第六节　种　子

种子是种子植物特有的器官，由胚珠受精后发育而成，其主要功能是繁殖。植物的种子中多含丰富的营养物质，包括蛋白质、脂肪、糖类等。很多植物种子可供药用，如杏仁、酸枣仁、牵牛子、菟丝子、马钱子等。

一、种子的形态特征

种子的形状、大小、色泽、表面纹理等随植物种类不同而异。种子的形状差异较大，常见的呈圆形、椭圆形、肾形、卵形、圆锥形等。大小差异也悬殊，大的有椰子、槟榔、银杏的种子，直径可达15～20cm；小的有菟丝子、车前子、白及、天麻的种子，小至呈粉尘状。种子的颜色也各不同，有的为纯一色，如绿豆为绿色，白扁豆为白色，赤小豆为紫色；有的具杂色，如蓖麻的种子有彩色的斑纹。种子的表面有的光滑有光泽，有的粗糙，有的有毛茸等。

二、种子的组成

种子由种皮、胚乳、胚三部分组成。

1. 种皮   位于种子的外围，起保护种子内部各部分的作用。在种皮上常见到种脐、种孔、种脊、合点等结构，有的还有种阜。

（1）种脐   是种子成熟后从种柄或胎座上脱落后留下的疤痕，常称类圆形或椭圆形。

（2）种孔   由珠孔发育而成，是种子萌发时吸收水分和胚根伸出的部位。

（3）合点   是种皮上维管束汇合之处。

（4）种脊   是种脐到合点之间的隆起线，内含维管束，倒生胚珠形成的种子，种脊呈一条狭长的突起，如杏仁；弯生或横生胚珠发育成的种子种脊短，直生胚珠发育的种子无种脊。

（5）种阜 有些植物的种皮在珠孔处有一由珠被扩展形成海绵状突起物，称为阜，种子萌发时，可以帮助吸收水分，如巴豆、蓖麻等。

有的种子在种皮外尚有假种皮，它是由珠柄或胎座延伸发育而成，假种皮多为肉质，如龙眼肉、荔枝肉等；有的呈菲薄的膜质，如豆蔻、砂仁等。

2. 胚乳 位于种皮内方、胚的周围，通常呈白色。胚乳细胞种含丰富的营养物质，如淀粉、蛋白质、脂肪等，在种子萌发时作胚的养料。有些植物成熟种子中无胚乳，营养物质贮存在子叶中。有些植物种子胚乳的外部包围着一些营养组织，称为外胚乳，如槟榔、肉豆蔻等。

3. 胚 是种子中央发育的雏形植物体，包藏于种皮和胚乳内。胚由以下几部分组成。

（1）胚根 是未发育的根，种子萌发时，胚根从种孔处伸出，发育成植物的主根。

（2）胚轴 又称胚茎，是连接胚根、子叶和胚芽的短轴。

（3）胚芽 为胚的顶端未发育的地上枝和叶。

（4）子叶 为胚吸收和贮藏养料的器官，在种子萌发后可变绿而行光合作用。一般而言，单子叶植物具有一枚子叶，双子叶植物具有两枚子叶，裸子植物具有多枚子叶。

三、种子的类型

被子植物的种子常依据胚乳的有无，分为两种类型。

1. 有胚乳种子 种子成熟后有发达的胚乳，胚相对较小，子叶薄。这类种子具有种皮、胚乳和胚三部分，大部分单子叶植物及少量双子叶植物种子属此，如蓖麻、小麦、稻、大黄、蓖麻等（图2－32）。

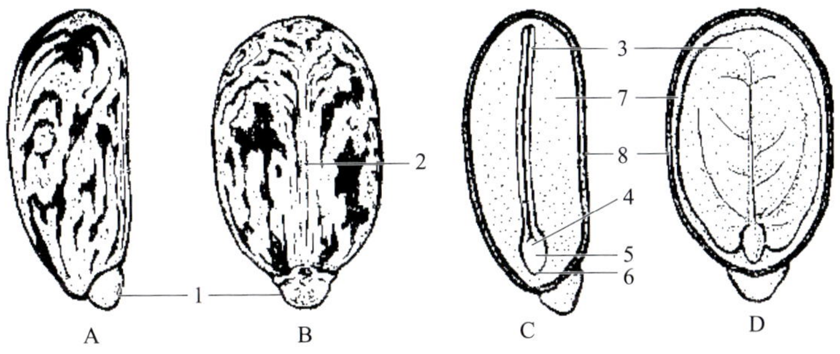

图 2－32　有胚乳种子（蓖麻）

A. 外部侧面观　B. 外部腹面观　C. 与子叶面垂直的正中纵切　D. 与子叶面平行的正中纵切

1. 种阜　2. 种脊　3. 子叶　4. 胚芽　5. 胚轴　6. 胚根　7. 胚乳　8. 种皮

2. 无胚乳种子 种子中胚乳的养料在胚发育过程中被胚吸收并贮藏于子叶中，故胚乳不存在或仅残留一薄层，这类种子的子叶较发达，大部分双子叶植物及少量单子叶植物属此，如大豆、菜豆、杏仁等（图2－33）。

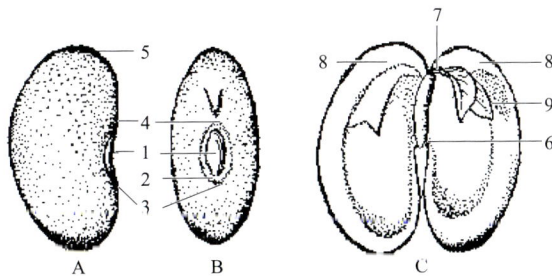

图 2－33　无胚乳种子（菜豆）

A、B. 外部形态　C. 菜豆组成部分

1. 种脐　2. 种脊　3. 合点　4. 种孔　5. 种皮　6. 胚根　7. 胚轴　8. 子叶　9. 胚芽

💜 **药爱生命**

2017 年，中国中医药报有篇报道"西洋参如何进行真伪识别?"。随着中药材进入市场流通，许多药贩子以假乱真，以劣充优，坑骗消费者。尤其是西洋参市场比较混乱，生晒参伪制的西洋参外形与真品西洋参相似，所以市场上以生晒人参假冒多见。西洋参是五加科植物西洋参的根，而生晒人参是以五加科植物人参的根及根茎。

目标检测

答案解析

一、单项选择题

1. 侧根属于（ ）

   A. 定根   B. 不定根   C. 主根   D. 纤维根   E. 支持根

2. 块根属于（ ）

   A. 支持根   B. 寄生根   C. 贮藏根   D. 气生根   E. 肉质直根

3. 气生根属于（ ）

   A. 定根   B. 不定根   C. 贮藏根   D. 寄生根   E. 攀缘根

4. 仙人掌上的刺是（ ）

   A. 茎刺   B. 皮刺   C. 叶刺   D. 枝刺   E. 托叶刺

5. 花序轴细长，其上着生许多花柄近等长的小花，此花序称（ ）

   A. 穗状花序   B. 总状花序   C. 头状花序   D. 隐头花序   E. 伞形花序。

6. 蝶形花冠中最大的花瓣是（ ）

   A. 旗瓣   B. 翼瓣   C. 龙骨瓣   D. 都是   E. 都不是

7. 花程式中子房上位、两心皮、一室的表示形式为（ ）

   A. $\underline{G}_{(2+1)}$ B. $\underline{G}_{2;1}$ C. $\underline{G}_{(2;1)}$ D. $G_{(2;1)}$ E. $\underline{G}_{2+1}$

8. 下列花序中，花的开放次序由上向下的是（ ）

   A. 轮伞花序   B. 蝎尾状花序   C. 穗状花序   D. 伞房花序   E. A 和 B

9. 无花果的肉质化部分是（ ）

   A. 花托   B. 花序托   C. 花序轴   D. 花被   E. 果皮

10. 茄的果实属（ ）

    A. 浆果   B. 柑果   C. 蒴果   D. 瓠果   E. 梨果

二、多项选择题

1. 下列器官中属于繁殖器官的是（ ）

   A. 茎   B. 叶   C. 花   D. 果实   E. 种子

2. 按质地分，植物茎分有（ ）

   A. 乔木   B. 肉质茎   C. 草质茎   D. 灌木   E. 木质茎

3. 茎的生理功能有（ ）

   A. 吸收   B. 输导   C. 支持   D. 贮藏   E. 繁殖

4. 叶的组成包括（ ）

   A. 叶片   B. 叶柄   C. 托叶   D. 叶刺   E. 叶卷须

5. 叶序的类型有（　　）

    A. 对生　　　　　　　B. 互生　　　　　　C. 轮生　　　　　　D. 簇生　　　　　　E. 螺旋生

6. 完全花包括（　　）

    A. 花萼　　　　　　　B. 花芽　　　　　　C. 花冠　　　　　　D. 雄蕊群　　　　　E. 雌蕊群

7. 雌蕊构造包括（　　）

    A. 柱头　　　　　　　B. 花药　　　　　　C. 花丝　　　　　　D. 子房　　　　　　E. 花柱

8. 下列果实由一个心皮组成的是（　　）

    A. 核果　　　　　　　B. 浆果　　　　　　C. 荚果　　　　　　D. 胞果　　　　　　E. 蒴果

9. 种子组成包括（　　）

    A. 种皮　　　　　　　B. 胚乳　　　　　　C. 胚　　　　　　　D. 子叶　　　　　　E. 胚轴

10. 胚的组成包括（　　）

    A. 胚根　　　　　　　B. 胚轴　　　　　　C. 胚芽　　　　　　D. 胚乳　　　　　　E. 子叶

三、简答题

1. 什么叫根系？分为哪几类？有何特征？

2. 常见地上茎的变态类型有哪些？各举两例。

3. 常见根的变态类型有哪些？各举两例。

4. 根和茎在外形上有何区别？

书网融合……

重点回顾　　微课 1　　微课 2　　微课 3　　微课 4

微课 5　　微课 6　　习题　　天然药物图谱相册

第三章　植物的显微结构

学习目标

知识目标：

1. 掌握　植物细胞的基本结构；细胞后含物的类型及显微特征；植物组织的类型及显微特征；根、茎、叶的内部构造。

2. 熟悉　细胞壁的结构及特化；维管束的类型。

3. 了解　胞间连丝；各种组织在中药鉴定中的意义。

技能目标：

学会使用光学显微镜观察植物细胞结构；徒手制作简易临时装片，学会通过显微结构鉴定中药材的真伪优劣。

素质目标：

培养学生对微观世界的认知和探究的求知欲。

导学情景

情景描述：某同学帮母亲买葛粉，发现葛粉价格很乱，有的几十元一斤，有的几元一斤，他要找出原因，拿着葛粉咨询天然药物老师。

情景分析：葛粉内含黄酮类化合物，如葛根素、大豆黄酮苷、花生素等营养成分，是老少皆宜的滋补品，有"千年人参"之美誉，既有药用价值，又有营养保健之功效。市场上商品众多，由于主要是白色淀粉，外观与面粉、大米粉等相似，市场上掺面粉、大米粉的靠眼看手摸方法难于鉴别。

讨论：各种淀粉如何鉴别，怎么能够确定葛粉掺了面粉、大米粉？

学前导语：植物体是由细胞组成的，细胞是构成植物体的基本单位，每种植物的细胞具有一定特定的形态结构，我们学好植物显微结构知识与技能，借助显微镜观看它们的细胞特征就可以鉴别葛粉掺假情况。

第一节　植物的细胞 🔲 微课1　🔲 微课2

PPT

植物细胞形态各异，随着植物种类以及存在部位和功能的不同而有变化。例如存在于植物体表、起保护作用的细胞一般排列紧密，呈扁长方形、方形、三角形等；存在于植物体内的薄壁细胞则排列疏松，多呈球形、类球形或椭圆形。执行支持作用的细胞，其细胞壁通常增厚。

植物细胞一般较小，直径在 $10 \sim 100 \mu m$，需要借助显微镜才能观察到。直径但也有极少数细胞特别大，肉眼可见，如番茄果肉细胞和西瓜瓤细胞，直径可达1mm；棉花种子的表皮毛，可长达75mm；苎麻茎的纤维细胞最长可达500mm以上。

在光学显微镜下，观察到的细胞结构称为显微结构，其有效放大倍数一般小于1600倍。在电子显微镜下观察到的细胞结构，称为亚显微结构或超微结构，有效放大倍数已超过100万倍。

一、植物细胞的基本结构

植物的各种细胞在形态和构造上有各自的特点，即使是同一个细胞，在不同的发育时期，其构造也有很大变化，因此在一个细胞中看到细胞的所有结构通常是不可能的。为了方便学习和掌握细胞的构造，细胞学家们将植物细胞的各种主要构造都集中在一个细胞里加以说明，这个细胞称为典型植物细胞或模式植物细胞（图 3 - 1）。

一个典型的植物细胞外面包围着坚韧的细胞壁。细胞壁内充斥着各种生命物质，如细胞质、细胞核、质体、线粒体等，总称为原生质体。此外，细胞内还存在着多种非生命物质，它们是原生质体的代谢产物，称为后含物。

（一）原生质体

原生质体是细胞内有生命活性物质的总称，是细胞的最主要部分。细胞的一切代谢活动都在这里进行。按照原生质体的形态及组成差异，又可分为细胞质、细胞核两大部分。

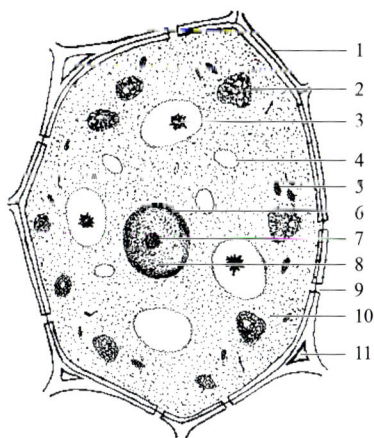

图 3 - 1　典型植物细胞的构造

1. 细胞壁　2. 叶绿体　3. 结晶　4. 液泡
5. 线粒体　6. 细胞核　7. 核仁　8. 核质
9. 纹孔　10. 细胞质　11. 细胞间隙

？ 想一想

在栽培植物时，土壤中的盐分过高或施肥过浓，都有可能造成植物脱水，严重时甚至导致植物死亡。植物为什么会脱水？

答案解析

1. 细胞质　细胞质充满在细胞核和细胞壁之间，为半流动、半透明的基质。它的外面包被着质膜，细胞器存在于胞基质中。

（1）质膜　质膜是细胞质表面的一层紧贴于细胞壁的薄膜，因此，在光学显微镜下较难识别。如果将植物细胞放在高渗溶液中处理，原生质体失水收缩，与细胞壁发生质壁分离现象，就可以观察到细胞质表面光滑的薄膜——质膜。质膜具有选择通透性，能使细胞从周围环境中取得水、无机盐类和其他营养物质，又把细胞代谢废物排泄出去，阻止细胞内的有机物渗出。细胞一旦死亡，质膜的选择通透性随之消失。

（2）细胞器　是细胞质中具有一定形态结构和特定功能的微小"器官"。一般在光学显微镜下可观察到质体、线粒体、液泡；在电子显微镜下可进一步观察到内质网、核糖体、高尔基体、圆球体、溶酶体等。

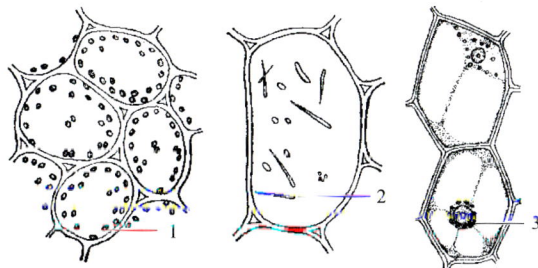

图 3 - 2　质体的种类

1. 叶绿体（天竺葵叶）　2. 白色体（紫鸭跖草叶）　3. 有色体（胡萝卜根）

①质体 是绿色植物细胞特有的细胞器之一，它由蛋白质、类脂等成分组成，并含有色素。根据所含的色素种类和功能不同，质体分为叶绿体、有色体和白色体三种（图3-2）。

叶绿体多呈球形、卵圆形或扁球形，在光学显微镜下，叶绿体一般呈颗粒状，分布于绿色植物体能透光的部位，如叶、近成熟的果实或花萼等绿色部分的薄壁细胞中。叶绿体中含叶绿素、叶黄素和胡萝卜素，其中叶绿素的含量最多，所以呈现绿色。叶绿素是主要的光合色素，因此叶绿体是绿色植物进行光合作用和合成同化淀粉的场所。

白色体呈球形、椭球形或颗粒状，不含色素，多存在于避光的贮藏器官中，如植物的块根、块茎中。白色体与贮藏和积累物质有关，它包括合成、贮藏淀粉的造粉体，合成、贮藏蛋白质的蛋白质体及合成脂肪、脂肪油的造油体。

有色体在细胞中通常呈针状、杆状、圆形、多角形或不规则形等。含有胡萝卜素和叶黄素，由于两者比例不同，常使植物呈黄色、红色或橙色，如在红辣椒、番茄的果实及胡萝卜的根、蒲公英的花瓣等中都可以看到有色体。

质体由分生组织中的前质体发育或转化而来。三种质体在一定条件下，在不同时期和不同组织中可以相互转化。

✺ 练一练

在日常生活中，我们经常发现萝卜埋在土壤中的部分是白色的，而露在地面上的部分却是绿色的。枇杷果实成熟时由绿色变成黄色；金银花花瓣在刚开放时是白色的，慢慢会变成黄色……

这是什么原因呢？你还知道哪些植物会"变色"吗？

答案解析

②线粒体 多呈粒状、棒状或细丝状，比质体小，一般直径为 $0.5 \sim 1.0\mu m$，长 $1.0 \sim 2.0\mu m$，普遍存在于细胞中。线粒体能分解碳水化合物、脂肪和蛋白质等，并产生释放能量，是细胞进行呼吸作用的主要场所，与能量转换有关。

③液泡 液泡是植物细胞特有的细胞器之一。液泡外有液泡膜，把膜内的细胞液与基质隔开，液泡内的细胞液是细胞代谢过程中产生的多种物质的混合液，其主要成分除水以外，还有糖类、盐类、生物碱类、苷类及鞣质、有机酸、挥发油、色素、树脂、结晶等，其中的很多化学成分是中药的有效成分。

幼小的细胞中有许多细小液泡，随着细胞长大成熟，液泡逐渐增大，并彼此合并成几个大液泡或一个中央液泡，在细胞中占很大的比例，可将细胞质、细胞核、质体等挤向细胞的周边。液泡的主要功能是调节细胞的渗透压，对细胞质的内外环境起到稳定作用。

2. 细胞核 细胞核是细胞中一个极为重要的构造，它是核酸的集中点，储藏有 DNA 的信息，通过 RNA 控制细胞的遗传和代谢过程，也被称为细胞遗传控制的中心。

除蓝藻、细菌等属于原核生物外，其他所有植物的生活细胞中都有细胞核。一般一个细胞中只具有一个细胞核，但一些低等植物如藻类、菌类以及种子植物的乳汁管细胞中也有双核或多核的。细胞核多呈圆球形或卵圆形，直径 $10 \sim 20\mu m$。有小细胞中的细胞核相对较大而且居中呈球形，随着细胞生长成熟，细胞核被增大的液泡挤向外围，呈扁圆形、椭圆形等。

细胞核具有一定的结构，一般可以分为核膜、核液、核仁和染色质四部分。

（1）核膜 是分隔细胞质与细胞核的界膜。在光学显微镜下观察核膜只是一层膜，在电子显微镜下观察可见其由内外两层膜组成，内外两层之间有腔道，外膜延伸到细胞质中与内质网相连。核膜上有许多小孔，称为核孔。核孔控制着细胞核与细胞质之间的物质交换，调节细胞的代谢活动。

（2）核液 是核膜内黏滞性较大的液状，核仁与染色质分布其中。核液的主要成分是聚合度较低的蛋白质、RNA、酶和水等，从而保证了 DNA 的复制和 RNA 的转录。

（3）核仁 是细胞核中折光率较高的小球体，有一个或几个。主要由蛋白质、RNA 和 DNA 组成，其大小随细胞生理状态不同而变化，是核内 RNA 和蛋白质合成的主要场所，与核糖体的形成密切相关。

（4）染色质 容易被碱性染料染色的物质，散布于核液中。染色质由 DNA 和蛋白质组成，DNA 是遗传的物质基础，所以染色质与植物的遗传密切相关。不同种类植物的染色体数目、形状和大小各不相同，但对某一种植物来说则是相对稳定的，因此染色体的数目、形状和大小是植物分类鉴定的重要依据之一。

总之，细胞核的作用包括控制细胞的遗传特性、调控细胞内物质的代谢途径、决定蛋白质的合成等。失去细胞核的细胞将不能正常生长和分裂繁殖，从而导致死亡。同样细胞核也不能脱离细胞质而孤立生存。

（二）细胞壁

细胞壁是植物细胞特有的结构，与液泡、质体一起构成了植物细胞与动物细胞相区别的三大结构特征。

一般认为，细胞壁是由原生质体分泌的非生命物质所构成，具有一定的坚韧性，可使细胞保持一定的形状，并具有保护细胞的作用。现已证实，在细胞壁中也含有少量具有生理活性的蛋白质，它们可能参与细胞壁的生长以及细胞分化时细胞壁的分解过程。

1. 细胞壁的结构 根据细胞壁形成的先后和化学成分的不同，在结构上分为三层：胞间层、初生壁和次生壁（图 3 – 3）。

（1）胞间层 是在细胞分裂时最初产生的分隔层，是相邻两细胞共有的壁层。它由亲水性的果胶类物质所组成，依靠它使相邻细胞粘连在一起。果胶很容易被酸或酶等溶解，从而导致细胞的相互分离。组织解离法和农业上的沤麻工艺过程就是利用这个原理，前者是用硝酸和铬酸的混合液浸离，后者是利用细菌活动产生的果胶酶分离麻纤维细胞的胞间层使其相互分离的。

（2）初生壁 在细胞生长增大时，原生质体分泌的纤维素、半纤维素和果胶质增加在胞间层的内侧，形成薄而有弹性的初生壁，能随细胞的生长而延展。许多植物细胞终生只具有初生壁。

（3）次生壁 细胞壁停止生长后，在初生壁的内侧逐渐积累一些纤维素、半纤维素、木质素等物质，使细胞壁增厚而形成次生壁。次生壁的形成大大增加了植物细胞的机械强度。在较厚的次生壁中一般又分为内、中、外三层。

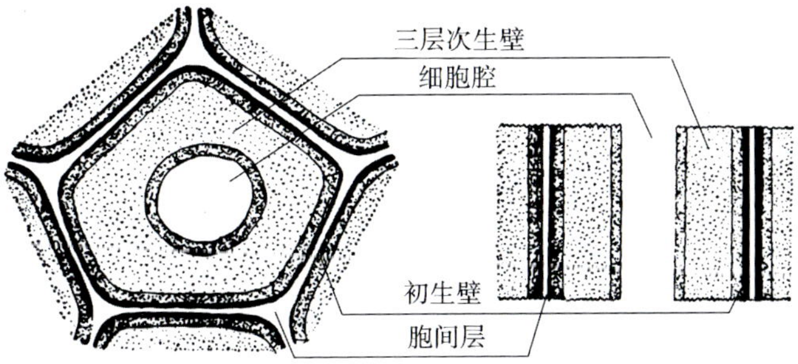

图 3 – 3 细胞壁的结构

2. 纹孔 次生壁在加厚过程中并不是均匀增厚，在很多地方留下没有增厚的凹陷，呈圆形或扁圆形的孔状结构，称为纹孔。纹孔的形成有利于细胞间的物质交换。相邻两细胞间的纹孔常成对存在，称纹孔对。纹孔对之间的薄膜称纹孔膜，由胞间层和初生壁构成。纹孔膜两侧围成的空腔称纹孔腔，由纹孔腔通往细胞壁的开口称为纹孔口。纹孔对有三种类型，即单纹孔、具缘纹孔和半缘纹孔（图3-4）。

（1）单纹孔　细胞壁上未加厚的部分呈圆孔形或扁圆形，纹孔对的中间有纹孔膜。单纹孔多存在于薄壁组织、韧皮纤维和石细胞中。

（2）具缘纹孔　纹孔四周的次生壁向细胞腔内呈架拱状隆起，形成一个扁圆形的纹孔腔，腔内有一个圆形或扁圆形的纹孔口。在松柏类裸子植物的管胞中，纹孔所在初生壁的中央（纹孔膜）常加厚形成纹孔塞。因此，这种具缘纹孔在显微镜下从正面观察应该是三个同心圆，外圈为纹孔腔的边缘，中间一圈为纹孔塞的边缘，内圈是纹孔口的边缘。被子植物导管的具缘纹孔没有纹孔塞，显微镜下观察呈两个同心圆。

（3）半缘纹孔　常位于管胞或导管与薄壁细胞之间，半缘纹孔的一边有架拱状隆起的纹孔缘，而另一边形似单纹孔，没有纹孔塞。观察粉末时，半缘纹孔和不具纹孔塞的具缘纹孔难以区别。

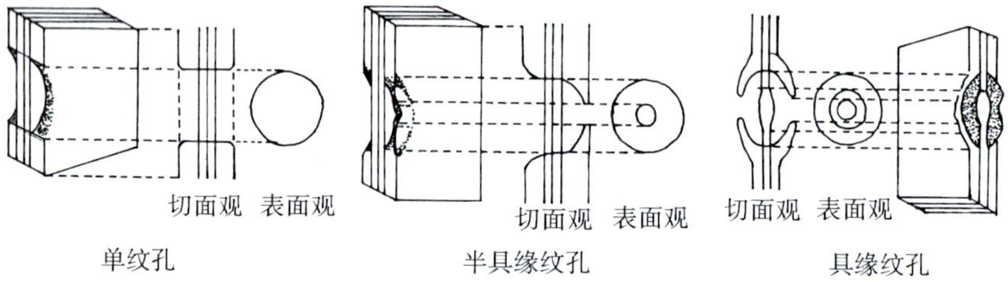

切面观　表面观　　　　切面观　表面观　　　切面观　表面观

单纹孔　　　　　　　半具缘纹孔　　　　　　具缘纹孔

图3-4　纹孔的类型

3. 胞间连丝　指细胞间存在着许多彼此联系、纤细的原生质丝。这些穿过细胞初生壁上微细孔眼的胞间连丝是细胞间的细微通道，水分和小分子物质均可从此通过，使细胞相互之间保持着生理上的有机联系。胞间连丝一般不明显，有的细胞（如柿核和马钱子胚乳细胞）由于壁较厚，胞间连丝较明显，可经染色处理后在光学显微镜下观察到（图3-5）。

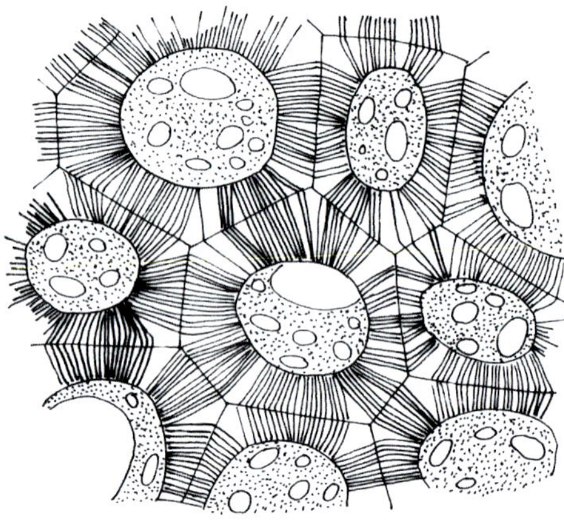

4. 细胞壁的特化　细胞壁主要由纤维素构成，具有弹性和韧性。但是由于环境的影响和生理功能的不同，细胞壁也常常沉积其他物质，从而导致理化性质的变化，如木质化、木栓化、角质化等。

图3-5　胞间连丝

（1）木质化　细胞壁由于细胞产生的木质素的沉积而变得坚硬牢固，增加了植物的支持能力，当细胞壁增厚严重时，往往发生细胞死亡，如木纤维、石细胞、导管和管胞等。木质化的细胞壁加间苯三酚溶液，片刻后再加浓盐酸，显樱红色或红紫色。

（2）木栓化　当细胞壁内渗入了脂肪性的木栓质，细胞壁不透水不透气时，细胞内的原生质体与周围环境隔绝成为死细胞。但木栓化对植物体内部组织具有保护作用，如树干的褐色外皮就是木栓化细胞组成的木栓组织。木栓化细胞壁遇苏丹Ⅲ试液可被染成红色或橘红色。

（3）角质化　细胞产生的脂肪性角质除填充细胞壁本身外，常在茎、叶或果实的表皮外侧形成一层角质层。角质层的存在可防止水分过度蒸发和微生物的侵害。角质层或角质化细胞壁遇苏丹Ⅲ试液可被染成橘红色。

（4）黏液质化　细胞壁中的纤维素和果胶质等成分发生变化后可成为黏液。黏液质化所形成的黏液在细胞的表面常呈固体状态，吸水膨胀后则呈黏滞状态，如车前、亚麻的种子表皮细胞中都具有黏液质化细胞。黏液质化的细胞壁遇玫红酸钠醇溶液可被染成玫瑰红色，遇钌红试剂可被染成红色。

（5）矿质化 当细胞壁中含有硅质或钙质等矿物质时，细胞壁的硬度增加，增强了植物的机械支撑能力，如木贼茎和硅藻的细胞壁内含有大量硅质。硅质能溶于氟化氢，但不溶于醋酸或浓硫酸。

二、细胞后含物

植物细胞在新陈代谢过程中产生多种非生命物质，他们可以在细胞生活的不同时期产生或消失，一类是后含物，另一类是生理活性物质。在这里重点介绍细胞后含物。

细胞后含物种类很多，有些是可供药用的主要物质，有些是具有营养价值的贮藏物，有些是细胞代谢过程中的废物。它们的形态和性质往往随着植物种类的不同而有变化，是中药显微鉴定和理化鉴定的重要依据。

1. 淀粉 植物细胞中的淀粉以淀粉粒的形式贮存在植物根、块茎和种子等器官的薄壁细胞中。淀粉积累时，先形成淀粉的核心（脐点），然后环绕脐点由内向外，直链淀粉与支链淀粉相互交替层层沉积，由于两者在水中的溶胀度不一致，从而显示出折光上的差异，在显微镜下可观察到围绕脐点有许多明暗相间的层纹。如果用酒精处理，促使淀粉脱水，这些层纹也随之消失。

图 3-6 淀粉粒类型

1. 马铃薯 2. 豌豆 3. 藕 4. 玉米 5. 大米
6. 半夏 7. 姜

淀粉粒的形状有圆球形、卵圆球形、长圆球形或多面体形等；脐点的形状有颗粒状、裂隙状、分叉状、星状等，有的在中心，有的偏于一侧。淀粉粒可以分为单粒、复粒和半复粒三种类型（图 3-6）。

只有一个脐点的淀粉粒称为单粒淀粉；具有两个或多个脐点，每个脐点有各自层纹的称为复粒淀粉；具有两个或多个脐点，每个脐点除了各自的层纹外，同时在外面被有共同层纹的称为半复粒淀粉。

淀粉粒的类型、形状、大小、层纹和脐点常随着植物的不同而异，因而可作为中药材显微鉴定的依据。淀粉粒加稀碘液显蓝紫色。

2. 菊糖 多存在于菊科、桔梗科植物根的细胞中。菊糖能溶于水，但不溶于乙醇，可将含有菊糖的植物材料浸渍于 70% 乙醇溶液中，1 周后做成切片，置显微镜下观察时，可见细胞内球形或半球形的菊糖结晶（图 3-7）。菊糖遇 25% α-萘酚、乙醇溶液及浓硫酸显紫红色并溶解。

图 3-7 菊糖结晶

3. 蛋白质 细胞中贮藏的蛋白质是化学性质稳定的无生命物质，它与构成原生质体的活性蛋白质完全不同。它们以结晶体或无定形的小颗粒状态分布在细胞质、液泡、细胞核和质体中。结晶的蛋白质因具有晶体和胶体的二重性，称为拟晶体，从而与真正的晶体加以区别。拟晶体有不同的形状，但多呈方形，如马铃薯块茎的近外围的薄壁细胞中的拟晶体。无定形的蛋白质常被一层膜包裹成圆球状的颗粒，称糊粉粒。糊粉粒较多地分布于种子的胚乳或子叶细胞中，有时它们集中分布在某些特殊的细胞层，例如小麦等谷类的胚乳最外层的一层或几层细胞中含有大量的糊粉粒。另外在许多豆类种子，如大豆、落花生等子叶的薄壁细胞中普遍存在糊粉粒，这种糊粉粒以

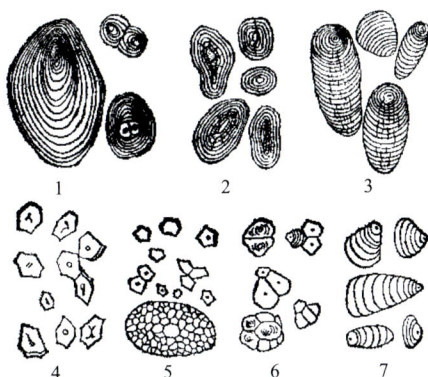

无定形蛋白质为基础，还包含一个或几个拟晶体，成为复杂的形式。这些贮藏蛋白质遇碘显暗黄色；遇硫酸铜加苛性碱水溶液显紫红色。

4. 脂肪和脂肪油　是由脂肪酸和甘油结合而成的酯，也是植物贮藏的一种营养物质，存在于植物各器官中，特别是有些植物的种子中含量极其丰富。脂肪一般在常温下呈固态或半固态，如可可豆脂；脂肪油则一般呈液态，以小油滴状态分布于细胞质中，有些植物种子含丰富的脂肪油，如蓖麻、芝麻、油菜等。

脂肪和脂肪油不溶于水，易溶于有机溶剂，遇碱可以发生皂化反应，遇苏丹Ⅲ溶液显橙红色。有些脂肪油可作食用和工业用，有的供药用，如蓖麻油常用作泻下剂，大风子油可以用于治疗麻风病，月见草油治疗高脂血症等。

5. 晶体　一般认为晶体是植物细胞生理代谢过程中产生的废物沉积而成。晶体有多种形式，大多数是钙盐晶体，主要积存在液泡中，常见的有草酸钙晶体和碳酸钙晶体两种类型。

（1）草酸钙晶体　植物体内草酸钙结晶的形成被认为有解除对植物毒害的作用。在植物器官中，随着组织的衰老，草酸钙结晶也逐渐增多。草酸钙结晶常为无色透明状或暗灰色，并以不同的形态分布在细胞液中，其形状主要有几下几种（图3-8）。

①方晶　又称为单晶，通常单独存在于细胞中，呈斜方形或正方形、棱形、长方形等，如甘草、黄柏等。有时方晶交叉而形成双晶，如莨菪。

②针晶　为两端尖锐的针状，在细胞中大多数成束存在，称为针晶束，常存于黏液细胞，如半夏、黄精等。有的针晶不规则散在地排布在薄壁细胞中，如苍术、山药等。

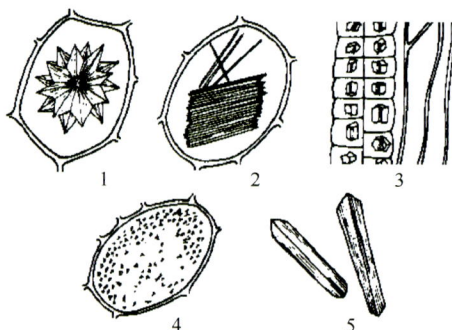

图3-8　各种草酸钙结晶
1. 簇晶　2. 方晶　3. 砂晶　4. 柱晶　5. 针晶束

③簇晶　由许多棱状晶集合而成，一般呈三角形星状，如大黄、人参等。

④砂晶　为细小的三角形、箭头状或不规则形，如颠茄、牛膝等。

⑤柱晶　呈长柱形，长度为直径的4倍以上。如淫羊藿、射干等鸢尾科植物。

不是所有植物都含有草酸钙晶体，植物体中草酸钙晶体的形状、大小和存在位置又因植物种类不同有所差异，这些特征可作为鉴别中药的依据之一。草酸钙结晶不溶于醋酸，但遇20%硫酸时可溶解并形成硫酸钙针状结晶析出。

（2）碳酸钙晶体　多存在于植物叶的表皮细胞中，其一端与细胞壁相连，形状如一串悬垂的葡萄，称为钟乳体（图3-9）。钟乳体多存在于爵床科、桑科等植物中，如穿心莲、无花果等植物叶的表皮细胞中均有。碳酸钙结晶加醋酸溶解并释放出CO_2气体，这可以与草酸钙结晶相区别。

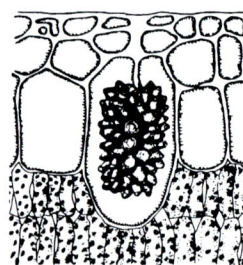

图3-9　碳酸钙结晶

第二节　植物的组织

PPT

一、植物组织的类型　📱微课3　📱微课4　📱微课5　📱微课6　📱微课7

植物在长期进化过程中，由于细胞分裂后执行着不同的生理功能，在体内就形成了不同形态和构造的细胞群。这些来源相同、形态结构相似、生理功能相同，彼此紧密联系的细胞群称为组织，由多种组织构成了植物的根、茎、叶、花、果实、种子等器官。

植物组织分为六大类组织，即分生组织、薄壁组织、保护组织、分泌组织、机械组织和输导组织，其中后五类组织是由分生组织的细胞分裂、分化而成，又统称为成熟组织。

（一）分生组织

植物体内具有持续分裂能力，能不断产生新的细胞，位于植物体生长最旺盛部位（如茎尖、根尖等）的细胞群称为分生组织。一般分生组织的细胞特点是：细胞体积小、排列紧密、细胞核大、细胞壁薄、细胞质浓，无明显液泡。

1. 根据分生组织的性质和来源分类

（1）原分生组织　直接来源于种子的胚，位于根、茎的最先端，由一群没有任何分化的、终生保持分裂能力的胚性细胞组成。

（2）初生分生组织　由原分生组织衍生出来的细胞所组成，细胞特点为既保持分裂能力，又开始进行细胞分化，可看作是原分生组织到分化成熟组织之间的过渡形式。如茎的初生分生组织的分生结果是形成了茎的初生构造。

（3）次生分生组织　由已成熟的薄壁组织（如表皮、皮层、髓射线等）经过生理上和结构上的变化，重新恢复分生能力后形成的组织。这些组织在转变过程中，细胞的原生质变浓，液泡缩小，最后恢复分裂能力而成为次生分生组织，包括木栓形成层和维管形成层。

2. 根据分生组织所处的位置分类

（1）顶端分生组织　位于根、茎的顶端，即生长点（或称为生长锥），其细胞能长期保持旺盛的分生能力。顶端分生组织细胞的分裂、分化，使根和茎不断伸长。

（2）侧生分生组织　主要存在于裸子植物和双子叶植物根、茎的四周，环状。包括维管形成层和木栓形成层，使根和茎不断增粗。

（3）居间分生组织　顶端分生组织细胞遗留下来的或由已经分化的薄壁组织重新恢复分生能力而形成的分生组织，但其分生能力只保持一段时间，以后即转化为成熟组织。位于植物茎的节间基部、叶的基部、总花柄的顶端以及子房柄等处，属于初生分生组织。它们的活动与植物的居间生长有关，如小麦、水稻的拔节和竹笋节间的伸长；葱、韭菜、蒜等植物叶子的上部被割后下部能持续生长等，都是居间分生组织细胞分裂的结果。

（二）薄壁组织

薄壁组织又称为基本组织。在植物体内分布广泛，占有很大体积，是构成植物体的基础。薄壁组织细胞常呈圆球形、椭圆形、圆柱形、多面体形等，细胞壁薄，液泡大，细胞排列疏松，为生活细胞。薄壁组织细胞分化程度较低，具有潜在的分裂能力，在一定条件下可以转变为分生组织或进一步分化为其他组织。根据薄壁组织的细胞结构和生理功能不同，可分为下列几种类型。

1. 基本薄壁组织
普遍存在于植物体内部各处，细胞形态多样，呈球形、圆柱形等，细胞体积大，细胞质稀，液泡大，有明显的细胞间隙，主要分布在根、茎的皮层、髓部和髓射线，起到联系和填充作用，并有转化为分生组织的可能。

2. 通气薄壁组织
主要存在于沼泽植物和水生植物中，薄壁组织的细胞间隙发达，相互连接，形成较大空腔或畅通的管道，可以贮存大量空气，有利于空气流通，并对植物起着漂浮和支持作用，如莲的根茎中存在许多大的通气薄壁组织。

3. 同化薄壁组织
又称为绿色薄壁组织，细胞中有叶绿体，主要存在于叶肉、幼茎、幼果、绿色鳞片等处，是绿色植物进行光合作用，制造有机营养物质的主要部分。

4. 贮藏薄壁组织
植物光合作用的产物一部分供植物生长，另一部分则积累在薄壁组织中，这种积累营养物质的薄壁组织称为贮藏薄壁组织。多分布于植物的果实、种子、根和根茎中。贮藏薄壁组织细胞中贮藏的营养物质有蛋白质、脂肪、淀粉、糖、半纤维素、水分等营养物质，例如蓖麻种子的胚乳中贮存有蛋白质和脂肪油等，仙人掌茎的薄壁细胞中贮藏大量水。

5. 吸收薄壁组织 主要存在于根尖的根毛区，大量的根毛增加了植物与土壤的接触面积，能从土壤中吸收水分和无机盐，满足植物生长发育的需要。

（三）保护组织

保护组织覆盖在植物体表面，由一层或数层细胞组成，可以防止植物体内水分蒸发、病虫害侵害和植物损伤，从而起到对植物体保护的作用。根据其来源和结构的不同，可以分为初生保护组织和次生保护组织。

1. 表皮 为初生保护组织，多分布于幼嫩器官的表面，通常由一层生活细胞组成，少数植物的表皮由 2～3 层细胞组成，形成复表皮。表皮细胞一般不含叶绿体，排列紧密，无细胞间隙，多呈方形、长方形、多角形、波状或不规则形等。表皮细胞壁的外壁增厚，并常有角质层，有的在角质层外还有蜡被。有的表皮细胞可以特化为气孔和毛茸，气孔和毛茸常作为叶类药材和全草类药材的鉴别依据。

（1）气孔 由两个保卫细胞对合而成。双子叶植物的保卫细胞呈肾形，单子叶植物的保卫细胞则呈哑铃形。保卫细胞来源于表皮细胞，比一般的表皮细胞小，细胞核明显，有叶绿体，是生活细胞。气孔常分布在叶片、幼茎等器官的表面，控制气体交换和调节水分蒸腾作用。保卫细胞的细胞壁增厚不均匀，靠近气孔一侧的细胞壁较厚，而与表皮细胞相连的细胞壁较薄。因此，当保卫细胞含水较多膨胀时，气孔张开；当保卫细胞失水萎缩时，气孔闭合。

气孔在不同植物器官上的分布并不均匀，例如叶片上的气孔分布较多，茎皮上气孔较少，根上则没有气孔。此外气孔在同一植物器官上的分布也是不均匀的，如叶的下表皮气孔较多，上表皮则较少。

紧邻保卫细胞的表皮细胞称为副卫细胞，保卫细胞与副卫细胞的排列关系，称为气孔轴式，也称为气孔类型。双子叶植物常见的气孔轴式有以下五种。

①不定式气孔 副卫细胞个数 3 个以上，其大小基本相同，形态与表皮细胞相似，如艾叶、桑叶、洋地黄叶上的气孔。

②不等式气孔 副卫细胞通常有 3～4 个，大小不等，其中一个副卫细胞明显较小，如菘蓝叶、曼陀罗叶上的气孔。

③直轴式气孔 有两个副卫细胞，保卫细胞与副卫细胞的长轴互相垂直，如薄荷叶、紫苏叶、石竹叶上的气孔。

④平轴式气孔 有两个副卫细胞，保卫细胞与副卫细胞的长轴互相平行，如茜草叶、番泻叶上的气孔。

⑤环式气孔 周围的副卫细胞数目不定，一般比表皮细胞小，形态比表皮细胞狭窄，并围绕保卫细胞呈环状排列，如茶叶、桉叶上的气孔（图 3 - 10）。

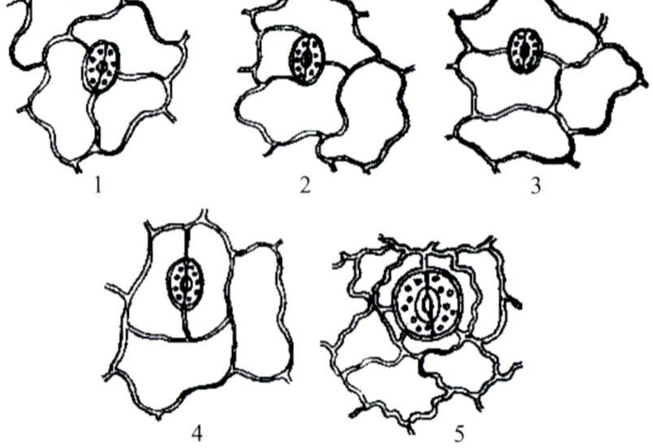

图 3 - 10 气孔的类型
1. 不定式 2. 不等式 3. 直轴式 4. 平轴式 5. 环式

（2）毛茸 是表皮细胞特化向外形成的突出物，有保护和减少水分蒸发、分泌等作用，有分泌功能的毛茸称为腺毛，没有分泌功能的毛茸称为非腺毛。

①腺毛 腺毛（图3-11）有腺头和腺柄之分，头部膨大，具有分泌功能，由一个或几个分泌细胞组成。腺柄没有分泌功能，由一个或多个细胞组成。薄荷等唇形科植物叶的表皮上的腺毛，头部由6~8个细胞组成，略呈扁球形，腺毛柄短或无柄，特称为腺鳞。

②非腺毛 无头柄之分，由一至多细胞组成，顶端长尖斜，不具有分泌功能，只有保护作用。由于组成非腺毛的细胞数量及分枝情况不同而有多种类型，如分枝状毛、星状毛、丁字毛、鳞毛等（图3-12）。

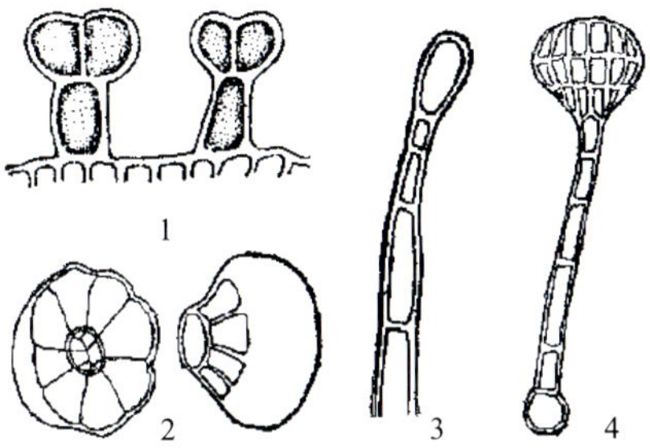

图3-11 腺毛和腺鳞

1. 洋地黄叶的腺毛 2. 薄荷叶的腺毛
3. 曼陀罗叶的腺毛 4. 金银花的腺鳞

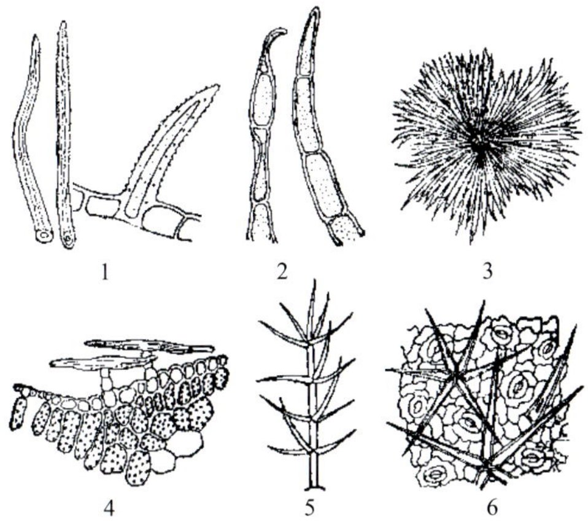

图3-12 各种非腺毛

1. 单细胞非腺毛 2. 多细胞非腺毛 3. 鳞毛
4. 丁字形毛 5. 分枝状毛 6. 星状毛

2. 周皮 为次生保护组织。大多数草本植物器官的表面和木本植物的叶终生只具有表皮。但是木本植物根和茎的表皮仅见于幼年时期，以后随着根和茎的加粗生长，表皮组织已无法起到保护作用，进而产生了周皮。周皮是由表皮下的某些薄壁细胞恢复分生能力后产生了木栓形成层，再由木栓形成层分裂产生的复合组织。木栓形成层向外分生出细胞扁平、排列整齐紧密、细胞壁常木栓化的木栓层；向内分生薄壁细胞，排列疏松，构成栓内层。植物茎中的栓内层常含有叶绿体，所以又称为绿皮层。木栓层、木栓形成层和栓内层三部分合称为周皮（图3-13）。

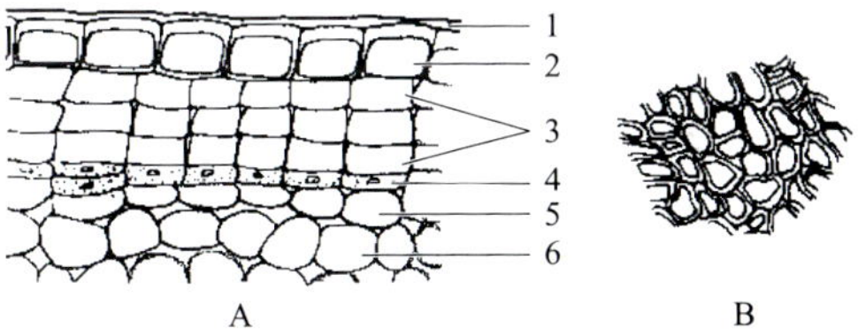

图3-13 周皮和皮孔

A. 周皮 B. 肉桂树皮粉末的木栓细胞

1. 角质层 2. 表皮 3. 木栓层 4. 木栓形成层
5. 栓内层 6. 皮层

皮孔是植物茎枝上一些颜色较浅，且突出或下凹的点状物。当周皮形成时，原来位于气孔下方的木栓形成层向外分生许多圆形或类圆形、排列疏松的保护细胞（称填充细胞），由于填充细胞数目不断增多，导致表皮脱落，形成皮孔，皮孔是植物进行气体交换和水分蒸腾的通道。

（四）分泌组织

分泌组织由分泌挥发油、树脂、蜜汁、黏液、乳汁等物质的细胞组成，分泌组织分泌的特殊物质能防止植物组织腐烂，促进创口愈合。分泌组织可以排出和贮存体内代谢废物，还可以引诱昆虫帮助传粉等。很多植物的分泌物具有药用价值，如乳香、没药、血竭、松香、樟脑等。根据分泌组织分布的位置，可分为外部分泌组织和内部分泌组织两大类。

1. 外部分泌组织 位于植物的体表，其分泌物直接排出体外，如腺毛和蜜腺等。

（1）腺毛 是具有分泌作用的表皮细胞，腺毛头覆盖着角质层，分泌物积聚在头部的细胞壁和外侧的角质层之间，进而从角质层渗出或角质层破裂后排出。

（2）蜜腺 是能够分泌蜜液的腺体，由一层表皮细胞及其下面数层细胞分化而来。蜜腺的细胞壁比较薄，有很薄的角质层或无，细胞质较浓。蜜液通过角质层破裂扩散出来，或经腺体表皮上的气孔排出。蜜腺主要存在于虫媒花上，如槐花花托上的蜜腺称为花蜜腺；桃叶基部的蜜腺、大戟科植物花序上的杯状蜜腺等称为花外蜜腺。

2. 内部分泌组织 存在于植物体内，其分泌物贮存在细胞内或细胞间隙中。按照其组成、形态结构和分泌物的不同，可分为以下几种（图3-14）。

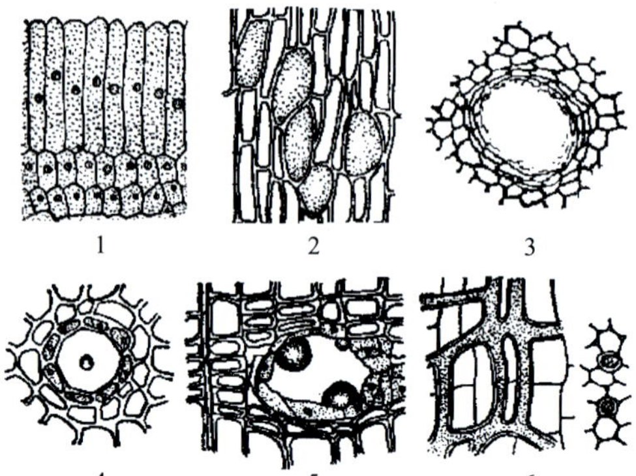

图 3-14 分泌组织
1. 蜜腺 2. 分泌细胞 3. 溶生性分泌腔
4. 离生性分泌腔 5. 树脂道 6. 乳汁管

（1）分泌细胞 单个散在存在于植物体内具有分泌功能的细胞，分泌物积聚于细胞中，细胞体积较大，当分泌物充满时成为死亡的贮存细胞。根据贮藏物质的不同，分泌细胞又可分为：①含有挥发油的油细胞，如肉桂、姜等；②含有黏液质的黏液细胞，如白及、半夏等；③含有鞣质的分泌细胞，如柿子的果肉；④含有酶的分泌细胞，如十字花科植物等。

（2）分泌腔 也称为油室，是由多数分泌细胞形成的腔室，分泌物大多是挥发油。根据形成和结构不同，可分为溶生式分泌腔和离生式分泌腔。溶生式分泌腔是许多聚集的分泌细胞自身破碎溶解形成的腔室，腔室周围的细胞多破碎，分泌物充满于腔室内，如陈皮等；离生式分泌腔是许多分泌细胞彼此分离，胞间隙扩大形成的腔室，分泌细胞完整地围绕着腔室，分泌物填充于腔隙中，如当归等。

（3）分泌道 由分泌细胞彼此分离形成的一个长柱形胞间隙腔道，周围的分泌细胞称为上皮细胞，其产生的分泌物储存于腔道内。根据贮存的分泌物不同，可分为树脂道，如人参等；油管，如小茴香等；黏液道，如椴树等。

（4）乳汁管 由一个或多个能分泌乳汁的长管状细胞构成，具有贮藏和运输营养物质的功能。乳汁管细胞是活细胞，通常细胞核多数，细胞质稀薄，分泌的乳汁储存于细胞中。根据乳汁管的结构和发育可以分为有节乳汁管和无节乳汁管两类，有节乳汁管由许多管状细胞发育连接而成，如菊科、桔梗科、罂粟科等植物的乳汁管；无节乳汁管由一个细胞构成，又称为乳汁细胞，如夹竹桃科、桑科、大戟科等一些植物的乳汁管。

乳汁管分泌的乳汁一般为白色，也有黄色或橙色的。乳汁成分复杂，主要为糖类、蛋白质、橡胶、生物碱、苷类、酶、鞣质等物质，如番木瓜乳汁中含有蛋白酶；罂粟乳汁中含有止痛的生物碱等。

（五）机械组织

机械组织细胞一般为多角形、细长形或类圆形，细胞壁局部或全面增厚，有支持植物体或增加其巩固性及承受机械压力的作用。根据细胞壁增厚部位和程度不同，机械组织分为厚角组织和厚壁组织两类。

1. 厚角组织　常分布于幼嫩器官，如幼茎、花梗和叶柄中，在表皮下呈环状或束状分布，在许多茎的棱角处特别发达，如芹菜、益母草等植物。厚角组织的细胞是生活细胞，多含有叶绿体，能进行光合作用。在横切面上，细胞一般呈多角形，细胞壁呈不均匀增厚，常在角隅处增厚，故称厚角组织（图3-15）。但也有在切向壁或靠近胞间隙处加厚的。细胞壁的主要成分由纤维素和果胶质组成，不含木质素。厚角组织较柔韧，具有一定的坚韧性，同时又有一定的可塑性和延伸性，既可以支持器官直立，也可以适应器官的迅速生长。

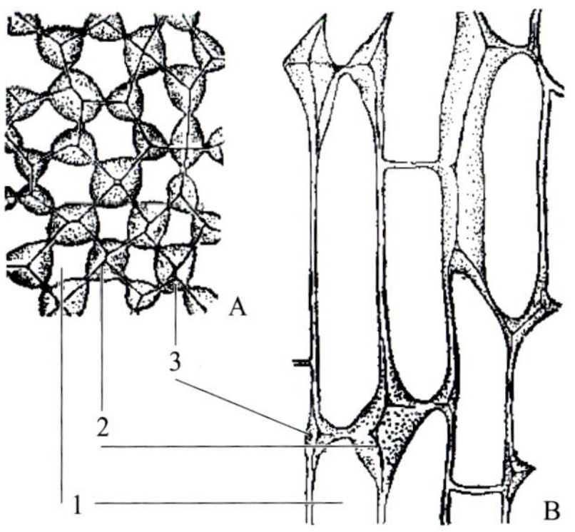

2. 厚壁组织　细胞壁全面增厚，壁上常有层纹和纹孔，细胞腔较小，细胞壁不同程度木质化成为死细胞。根据细胞形态不同，厚壁组织可分为纤维和石细胞。

图3-15　厚角组织的类型
A. 横切面　B. 纵切面
1. 细胞腔　2. 胞间层　3. 增厚的细胞壁

（1）纤维　一般为两端尖细的长梭形细胞，细胞壁为纤维素或木质化增厚，细胞腔小甚至没有，细胞质和细胞核消失，多为死细胞。纤维通常成束，每个纤维细胞的尖端彼此紧密嵌插，增强了坚固性。

根据纤维存在部位的不同，可分为韧皮纤维和木纤维。分布在韧皮部的纤维称为韧皮纤维，这种纤维一般纹孔及细胞腔较显著，细胞壁增厚的成分主要是纤维素，因此韧性大、拉力强，如亚麻、苎麻等植物的韧皮纤维很发达。分布于木质部的纤维称为木纤维，木纤维细胞壁极度木质化增厚，细胞腔较小，如一般树木的木部纤维。木纤维硬度大，有较强的支撑能力，但弹性小，易折断。

此外，有的纤维细胞腔内有横膈膜，称为分隔纤维；有的纤维聚集成束，纤维束外周包围着草酸钙方晶，称为晶鞘纤维或晶纤维，如甘草、黄柏等；有的纤维束外层密嵌细小的草酸钙方晶或砂晶，称为嵌晶纤维，如麻黄等（图3-16）。

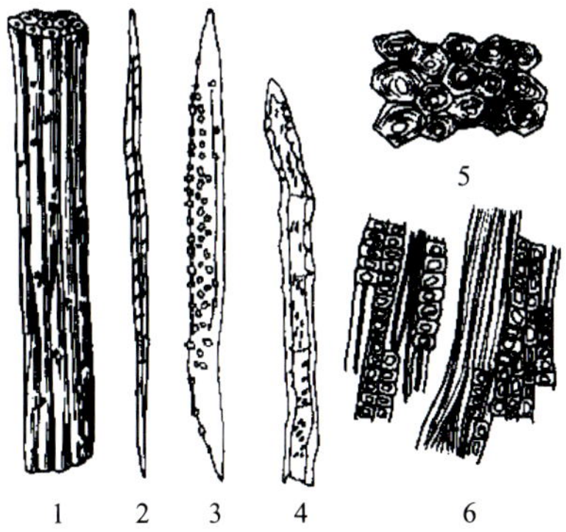

图3-16　纤维束及纤维类型
1. 纤维束　2. 纤维　3. 嵌晶纤维
4. 分隔纤维　5. 纤维束断面　6. 晶纤维

（2）石细胞　广泛分布于植物体内，其细胞壁明显增厚，木质化，细胞腔小，是死细胞，有较强的支撑作用。石细胞的形态多样，呈等径方形、椭圆形、类方形、不规则形、分枝状等形状，常见于茎、叶果实和种子中，可单独存在或成群分布于薄壁组织中，或断续成环。例如梨果肉中的石细胞、核桃内果皮的石细胞、五味子种皮的石细胞等（图3-17）。

石细胞的形状变化较多，如厚朴中的分枝状石细胞、黄柏中不规则石细胞，杏仁中的贝壳状石细胞等。此外，还有一些特殊的石细胞，如虎杖根及根茎中的分隔石细胞，这种石细胞腔内有横膈膜；南五味子根皮中的嵌晶石细胞，这种细胞外壁嵌有非常小的草酸钙晶体；侧柏种子中有含晶石细胞，此种石细胞腔内有草酸钙方晶。

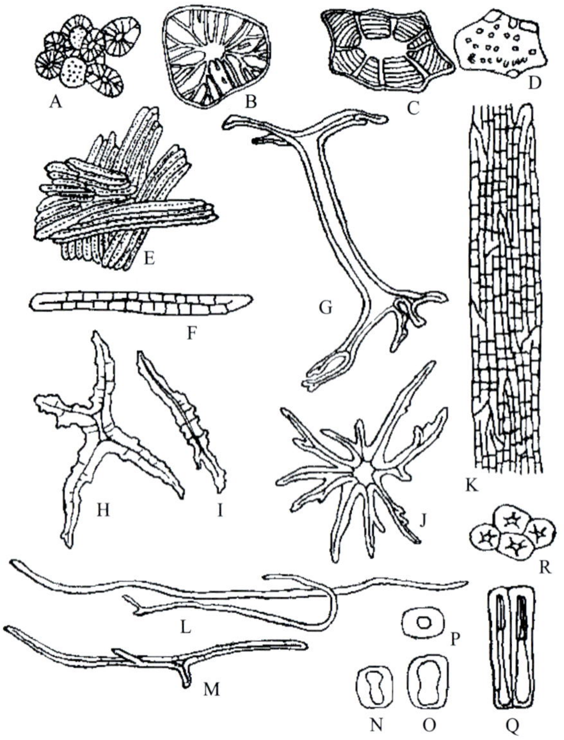

图 3 – 17　石细胞的类型

A、B. 梨果肉石细胞　C、D. 球兰属茎皮层石细胞　E、F. 苹果内果皮石细胞　G. 哈克木属叶肉石细胞

H、I. 山茶叶柄石细胞　J. 昆栏树属茎石细胞　K. 蒜瓣外鳞片表皮层石细胞　L、M. 齐墩果属叶肉石细胞

N、O、P. 菜豆种皮的下表皮层石细胞　Q、R. 菜豆种皮的表皮层石细胞

（六）输导组织

输导组织是植物体内运输水分、无机盐和营养物质的细胞群。输导组织的细胞一般呈长管状，上下连接贯穿于整个植物体。根据内部构造和运输物质的不同，输导组织分为两类。一类是木质部中的导管与管胞，主要是自下而上输送水分和无机盐；另一类是韧皮部中的筛管、伴胞和筛胞，主要是自上而下输送有机营养物质。

1. 管胞和导管

（1）管胞　绝大多数蕨类植物和裸子植物的输导组织，兼有支持作用。有些被子植物或被子植物的某些器官，如叶柄、叶脉中也有管胞，但数量少，不是主要的输导组织。管胞狭长形，直径小，两端偏斜，壁端不穿孔，管胞次生增厚的细胞壁木质化，形成环纹、螺纹、梯纹、孔纹等类型的纹理。管胞的疏导能力是通过相邻管胞侧壁上的纹孔来实现的，因此疏导能力弱，是一类较原始的输导组织。

（2）导管　被子植物最主要的输水组织，少数裸子植物（如麻黄）也有导管。由多数端壁具穿孔的管状死细胞纵向连接而成，每个管状细胞称为导管分子。导管分子的上下两端相连接的横壁溶解、消失、贯通，形成大的穿孔，因此输导能力强。导管分子也可通过侧壁未增厚的部分与相邻细胞进行横向输送水分和无机盐。导管在形成过程中，其木质化的次生壁不均匀增厚而形成各种各样的纹理，根据纹理或纹孔的不同可分为以下五种类型（图3-18）。

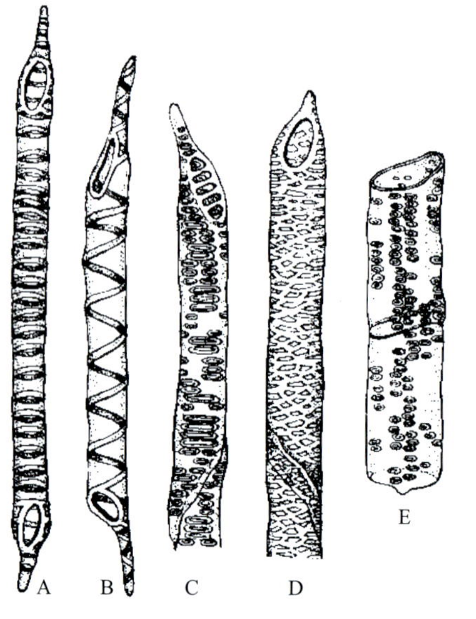

图 3 – 18　导管的类型

A. 环纹　B. 螺纹　C. 梯纹　D. 网纹　E. 孔纹

①环纹导管 木质化增厚的纹理呈环状，增厚的环纹之间仍有薄的初生壁，有利于导管继续生长。环纹导管直径较小，常见于幼嫩器官，如南瓜、玉米等的幼茎中。

②螺纹导管 木质化增厚的纹孔呈一条或数条螺旋状带，导管直径也较小，同环纹导管一样，螺纹导管也不妨碍导管生长，常见于植物幼嫩器官中。

③梯纹导管 木质化增厚部分与未增厚部分间隔，略呈梯形，导管分化程度较高，多存在于成熟器官，如在葡萄茎、常山根中的梯纹导管。

④网纹导管 木质化增厚的纹理交织成网状，网孔为未增厚的细胞壁，导管直径较大，多存在于成熟器官，如大黄的根及根茎中的导管即为网纹导管。

⑤孔纹导管 管壁几乎全面木质化增厚，未增厚的部分为单纹孔或具缘纹孔，导管直径较大，多存在于植物器官的成熟部分，如甘草根中的导管。

以上只是其中典型的导管类型，实际观察中还可见到一些混合型导管，如环纹－螺纹导管、梯纹－网纹导管等。

2. 筛胞和筛管、伴胞

（1）筛胞 存在于裸子植物和蕨类植物的韧皮部中，输送有机物质。筛胞是单个存在的狭长形细胞，直径较小，壁端偏斜，无筛板和伴胞，但是在筛胞侧壁或端壁上有一些凹入的小孔，称为筛域。筛胞是生活细胞，其输导能力弱，是一种较为原始的输导组织。

（2）筛管 是被子植物主要输送有机物质的组织。它由生活的管状细胞纵向连接而成，每个管状细胞称为筛管分子。相邻的筛管分子的横壁特化为筛板，筛板上有许多小孔，称为筛孔，筛孔集中分布的区域为筛域，筛管分子通过两端筛孔里的原生质丝相互联系。

筛管分子一般只能生活1~2年，所以老的筛管会不断被新的筛管所取代，老的筛管成为颓废组织。但是多年生单子叶植物的筛管可以保持长期的输导能力。

（3）伴胞 与筛管是由同一母细胞纵裂而来。伴胞细长梭形，细胞质浓，细胞核大，常存在于被子植物筛管旁边。伴胞与筛管相邻的细胞壁上有许多纹孔，通过胞间连丝相互联系。伴胞是被子植物所特有，裸子植物和蕨类植物没有伴胞。伴胞与筛板一起是识别筛管分子的特征。

二、维管束及其类型

（一）维管束的组成

维管束是维管植物（蕨类植物、裸子植物和被子植物）内部的输导系统，呈束状贯穿于整个植物体内，彼此相连形成一个庞大的输导系统，同时还起着支持作用。维管束主要由韧皮部和木质部组成。蕨类植物和裸子植物的木质部主要由管胞和木纤维、木薄壁细胞组成，韧皮部主要由筛胞和韧皮薄壁细胞组成；被子植物的木质部主要由导管、管胞、木纤维、木薄壁细胞组成，韧皮部主要由筛管、伴胞、韧皮薄壁细胞和韧皮纤维组成。

裸子植物与双子叶植物的木质部和韧皮部之间有形成层存在，植物能不断地增粗生长，这种维管束称为无限维管束或开放性维管束；蕨类植物和单子叶植物无形成层存在，不能增生长大，维管束被称为有限维管束或闭锁性维管束。

（二）维管束的类型

根据维管束韧皮部与木质部的排列方式不同，将维管束分为五种类型（图3-19）。

1. 外韧型 维管束韧皮部位于外侧，木质部位于内侧的维管束。若中间有形成层，维管束可逐年增粗，称为无限外韧型维管束，如裸子植物和双子叶植物茎中的维管束；若木质部与韧皮部中间无形成层，植物不能增粗生长，称为有限外韧型维管束，如大多数单子叶植物茎的维管束。

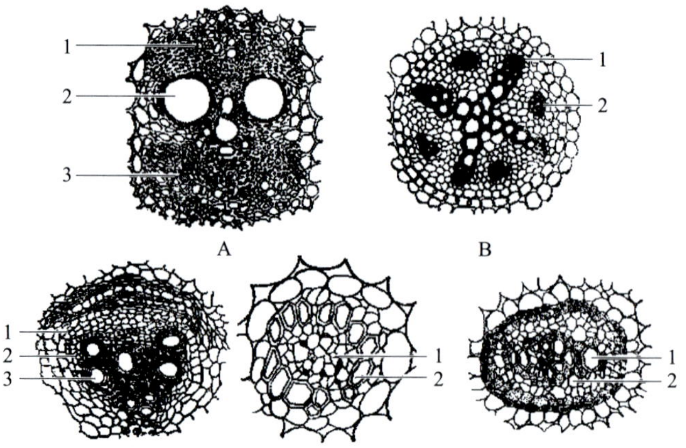

图 3 – 19　维管束类型图解

A. 双韧维管束　1、3. 韧皮部　2. 木质部

B. 辐射维管束　1. 木质部　2. 韧皮部

C. 外韧维管束　1. 韧皮部　2. 形成层　3. 木质部

D. 周木维管束　1. 韧皮部　2. 木质部

E. 周韧维管束　1. 木质部　2. 韧皮部

2. 双韧型　维管束木质部的内外两侧都有韧皮部，外侧形成层明显。常见于夹竹桃科、葫芦科、旋花科、桃金娘科等植物茎中的维管束。

3. 周韧型　维管束木质部位于中央，韧皮部围绕在木质部周围。常见于禾本科、蓼科、百合科、棕榈科及蕨类某些植物的微管束。

4. 周木型　维管束韧皮部位于中央，木质部周围在韧皮部周围。常见于少数单子叶植物的根茎，如莎草科、鸢尾科、百合科、天南星科等植物的维管束。

5. 辐射型　维管束韧皮部与木质部相间排列呈辐射状，仅见于被子植物根的初生构造中。

第三节　根的内部构造

PPT

一、根的初生构造

根尖是指从根的顶端到有根毛的这一部分。通过根尖的成熟区做横切面，可看到根的初生结构由外向内分为表皮、皮层和维管柱三部分（图 3 – 20）。

1. 表皮　为根最外围的一层细胞，是由原表皮发育而成，细胞排列整齐、紧密，无细胞间隙，细胞壁薄，不角质化，富有通透性，没有气孔。部分表皮细胞向外突出，延伸而形成根毛，这些特征与其他器官的表皮不同，而与根的吸收功能密切相适应，故有"吸收表皮"之称。有的根表皮为多层细胞，称为根被，其壁木栓化后成为死组织，如麦冬。

2. 皮层　位于表皮内侧，由基本薄壁细胞所组成，细胞排列疏松，有明显的细胞间隙，占幼根相当大的部分。通常分为三部分。

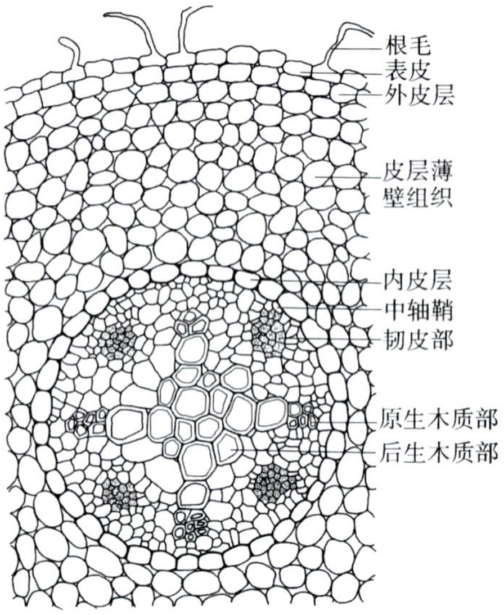

图 3 – 20　双子叶植物幼根的初生构造

（1）**外皮层**　为皮层最外方紧邻表皮的一层细胞，排列紧密，无细胞间隙。当表皮脱落后，外皮层细胞的细胞壁常增厚并栓质化，以增强保护作用。

（2）**皮层薄壁组织（中皮层）**　为外皮层内侧的多层细胞，细胞壁薄，排列疏松，有细胞间隙，具有将根毛吸收的溶液转送到根的维管柱中，又可将维管柱内的养分转送出来的作用，有的还有贮藏作用。所以皮层实际为兼有吸收、运输和贮藏作用的基本组织。

（3）**内皮层**　为皮层最内方的一层细胞，细胞排列紧密整齐，无细胞间隙。内皮层细胞壁增厚情况特殊，一种是内皮层细胞的径向壁（侧壁）和上下壁（横壁）局部增厚（木质化或木栓化），增厚部分呈带状，环绕径向壁和上下壁而成一整圈，称凯氏带。其宽度不一，但常远比其所在的细胞壁狭窄，故从横切面观，增厚的部分成点状，故又称凯氏点；另一种是内皮层细胞进一步发育，其径向壁、上下壁以及内切向壁（内壁）显著增厚，只有外切向壁（外壁）比较薄，因此，横切面观时内皮层细胞壁增厚部分呈马蹄形。也有的内皮层细胞壁全部木栓化加厚。在内皮层细胞壁增厚的过程中，有少数正对初生木质部的内皮层细胞的胞壁不增厚，这些细胞称为通道细胞，起着皮层和维管束间物质内外流通的作用（图3-21）。

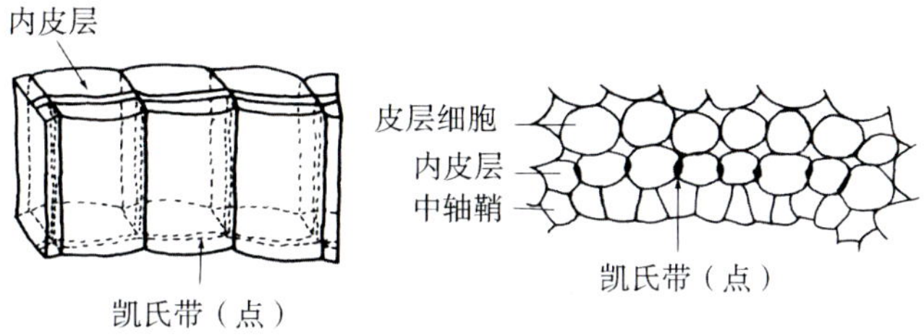

图 3 - 21　内皮层细胞（凯氏带）

3. 维管柱　根的内皮层以内的所有组织构造统称为维管柱，包括中柱鞘和维管束，有的植物还具有髓部。

（1）**中柱鞘**　也称维管柱鞘，紧贴着内皮层，为维管柱最外方的组织，它是由原形成层的细胞发育而成，保持着潜在的分生能力，通常由一层薄壁细胞构成，如多数双子叶植物；少数由二层至多层的细胞构成，也有的中柱鞘为厚壁细胞组成。根的中柱鞘细胞具有潜在的分生能力，在一定时期可以产生侧根、不定根、不定芽、一部分形成层和木栓形成层等。

（2）**维管束**　位于根的最内方，在根的初生构造中的辐射维管束由初生木质部和初生韧皮部组成。一般初生木质部分为几束，呈星角状，与初生韧皮部相间排列成"辐射维管束"，这是根的初生构造的特点。初生木质部是自外向内逐渐发育成熟的，故称为外始式。先分化的初生木质部称原生木质部，其导管直径较小，多呈环纹或螺纹，位于木质部的角隅处；后分化的初生木质部，称后生木质部，其导管直径较大，多呈梯纹、网纹或孔纹。

二、根的次生构造

由于根中形成层细胞的分裂、分化，不断产生新的组织，使根逐渐加粗。这种使根增粗的生长称为次生生长。由次生生长所产生的各种组织称为次生组织。由这些组织所形成的结构称为次生构造。

次生生长时，初木与初韧之间的一些薄壁细胞恢复分裂功能，转变成形成层，形成层多为一层扁平的细胞，不断进行分裂，向内产生次生木质部（包括导管、管胞、木薄壁细胞、木纤维），向外产生次生韧皮部（包括筛管、伴胞、韧皮薄壁细胞及韧皮纤维），分别加于初生木质部外方和初生韧皮部内方。次生木质部和次生韧皮部合称为次生维管组织（图3-22）。

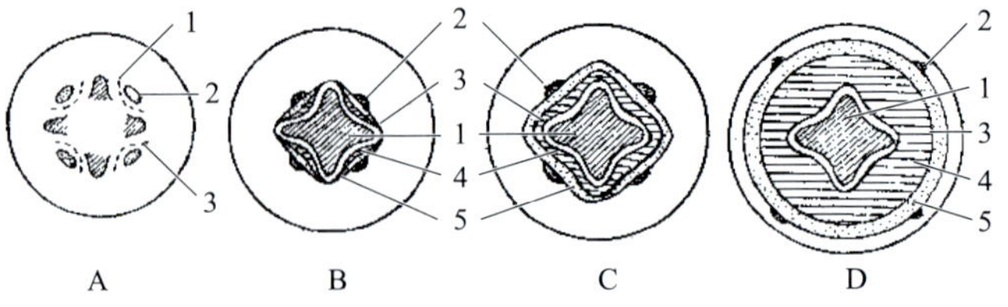

图 3 - 22 根的次生生长简图

A. 形成层尚未出现　B. 形成层已形成　C. 次生木质部与次生韧皮部的形成

D. 形成层已成一圆环（本图解未表示周皮形成）

1. 初生木质部　2. 初生韧皮部　3. 形成层　4. 次生木质部　5. 次生韧皮部

髓射线是位于两个维管束之间的薄壁细胞。形成层在一定部位也分生一些薄壁细胞，这些薄壁细胞呈辐射状排列，故称维管射线。贯穿在木质部的称木射线。贯穿在韧皮部的称韧皮射线，两者合称维管射线，具有横向运输水分和营养物质的功能。

三、根的异常构造

某些双子叶植物的根，除了正常的次生构造外，另外还产生一些特有的维管束，称异型维管束，形成了根的异常构造，与初生构造、次生构造相对应，也有称其为三生构造。三生构造与次生构造的主要差异在于皮层中不断产生新的形成层环，并形成新的异型维管束。常见的有两种类型。

1. 第一种类型　当根的正常维管束形成不久，形成层往往失去分生能力，而在相当于中柱鞘部位的薄壁细胞转化成新的形成层，向外分裂产生大量薄壁细胞和一圈异型的无限外韧维管束，如此反复多次，形成多圈异型维管束，并有薄壁细胞相间隔，一圈套住一圈，呈同心环状排列。属于这种类型的，又可分为两种情况。

（1）不断产生的新形成层环始终保持分生能力，并使层层同心性排列的异型维管束不断增大，而呈年轮状，如商陆根。

（2）不断产生的新形成层环仅最外一层保持有分生能力，而内面各同心性形成层环于异型维管束形成后即停止活动，如牛膝、川牛膝的根。

2. 第二种类型　有的种类正常维管束形成后，皮层中部分薄壁细胞转化为多个新的形成层环，对于原有的形成层环而言是异心的，而由此分生出一些大小不等的异型维管束，形成了另一种类型的异常构造。中央较大的正常维管束形成之后，其皮层中部分薄壁细胞恢复分生能力，产生许多单独的和复合的异型维管束，故在横切面上可看到一些大小不等的圆圈状的花状纹理，是其鉴别的重要特征，如何首乌的块根。

第四节　茎的内部构造

PPT

一、双子叶植物茎的初生构造

通过茎的成熟区作横切面，可观察到茎的初生构造，从外至内可分为表皮、皮层和维管柱。

1. 表皮　由原表皮层发展而来，为一层形状扁平、排列整齐而紧密的生活细胞构成，有的具有气孔、毛茸或其他附属物。表皮细胞的外壁较厚，通常角质化并形成角质层，有的还有蜡质。

2. 皮层　皮层位于表皮内方，是基本分生组织发展而来的，由多层生活细胞构成，一般不如根的皮层发达，仅仅占茎中较小的部分。皮层细胞壁薄而大，排列疏松，具细胞间隙，靠近表皮部分的细胞中常含有叶绿体，所以嫩茎多呈绿色，能进行光合作用。皮层的基本成分是薄壁组织，但在紧靠表皮的部位常具有厚角组织，可加强茎的韧性，有的排列成环状（如葫芦科和菊科的一些植物），有的聚集在茎的棱角处（如薄荷、芹菜等植物），有的植物在皮层中还有纤维、石细胞或分泌组织。茎皮层的最内一层细胞在大多数双子叶植物中仍为一般的薄壁细胞，而不像根在形态上可以分辨出内皮层，故皮层与维管区域之间无明显分界。有的植物此层细胞中含有许多淀粉粒而称之为淀粉鞘，如马兜铃、蚕豆、蓖麻等。

3. 维管柱　维管柱位于皮层以内，占有茎的较大部分，包括呈环状排列的维管束、髓射线和髓等。维管柱过去常被称为中柱。

（1）初生维管束　双子叶植物茎的初生维管束包括初生韧皮部、初生木质部和束中形成层。

1）初生韧皮部：位于维管束的外侧，由筛管、伴胞、韧皮薄壁细胞和初生韧皮纤维组成，其分化成熟的顺序和根的相同，也是外始式，即原生韧皮部在外方，后生韧皮部在内方。初生韧皮纤维常成群地位于韧皮部的最外侧，过去常误称之为中柱鞘纤维，其来源实为韧皮部的一部分，故仍应称之为韧皮纤维。

2）初生木质部：位于维管束的内侧，由导管管胞木薄壁细胞和木纤维组成，其分化成熟的顺序和根的完全相反，是由内向外的，称为内始式，原生木质部居内方，由口径较小的环纹、螺纹导管组成；后生木质部居外方，由孔径较大的梯纹、网纹或孔纹导管组成。

3）束中形成层：位于初生韧皮部与初生木质部之间，为原形成层所遗留下来，由1～2层具有分生能力的细胞组成，能使茎不断加粗。一般植物茎的维管束是韧皮部位于木质部的外方，称外韧维管束。但也有少数植物，在其木质部的内方还有韧皮部，称双韧维管束。如茄科的曼陀罗、颠茄，葫芦科的南瓜，桃金娘科的桉树，旋花科的甘薯等，植物茎中都有双韧维管束。

（2）髓射线　髓射线也称初生射线。为初生维管束之间的薄壁组织，外连皮层，内接髓部，在横切面上呈放射状，具横向运输和贮藏作用。一般草本植物的髓射线较宽，而一般树木的髓射线则较窄。

（3）髓　髓是茎的中央部分，被维管束紧紧围绕，由基本分生组织所产生的薄壁细胞组成，有的髓中具石细胞。草本植物茎的髓部较大，木本植物茎的髓部一般较小，但也有例外，如泡桐、接骨木、旌节花等；有些植物的髓部呈局部破坏，形成一系列片状的横髓隔，如胡桃、猕猴桃；也有些植物茎的髓部在发育过程中往往消失，形成中空的茎，如连翘、芹菜、南瓜等（图3－23）。

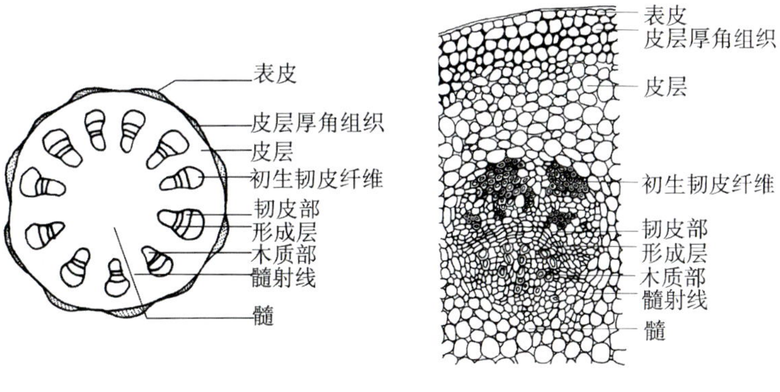

图3－23　双子叶植物茎的初生构造（向日葵茎横切面图）

💜 **药爱生命**

树皮除了能防寒防暑、防止病虫害之外，主要是为了运送养料。在植物的皮里有一层叫做韧皮部的组织，韧皮部里排列着一条条的管道。叶子通过光合作用制造的养料，就是通过它运送到根部和其他器官中去。有些树木中间已经空心，可是仍有勃勃生机，就是因为边缘存在的韧皮部，能够输送养料。如果韧皮部受损，树皮被大面积剥掉，新的韧皮部来不及长出，树根就会由于得不到有机养分而死亡。树皮不仅可以吸附环境中的许多有毒物质，而且还是一员优良的监测大气的"尖兵"，可以从历年来树皮吸附有毒物质的多少来监测大气环境的污染情况。保护树木，人人有责。

二、双子叶植物茎的次生构造

双子叶植物的茎在初生构造形成后，由于形成层和木栓形成层的分裂活动，接着进行次生生长，从而形成次生构造，使茎不断加粗。一般木本植物的次生生长可持续多年，因此次生构造很发达。

1. 双子叶植物木质茎的次生构造

（1）形成层及其活动　当茎进行次生生长时，髓射线里邻接束中形成层的细胞恢复分生能力，形成束间形成层，束间形成层和各初生维管束中的束中形成层相连接，这样形成层就成为一个圆筒（在横切面上成为一个完整的圆环）。

（2）次生木质部　形成层活动时，向内形成次生木质部的量，远比向外形成次生韧皮部的量为多，就木本植物来说，茎的绝大部分是次生木质部，树木愈大，次生木质部所占的比例也愈大。

次生木质部由导管、管胞、木薄壁细胞、木纤维和木射线组成。次生木质部中的导管为梯纹导管、网纹导管和孔纹导管。导管、管胞、木薄壁细胞和木纤维，细胞都是纵列的，是次生木质部中的纵向系统。木薄壁细胞单个或成群散生于木质部中，或包围在导管或管胞的外方。

此外，由形成层中的射线原始细胞衍生的细胞，径向延长，形成维管射线，位于次生木质部的部分称为木射线。木射线常有多列细胞，也有一列细胞的，为保持生活状态的薄壁细胞，但细胞壁有时稍木质化。

（3）次生韧皮部　形成层活动向外分裂形成次生韧皮部。次生韧皮部形成时，初生韧皮部被推向外方并被挤压破裂，形成颓废组织。次生韧皮部一般由筛管、伴胞、韧皮薄壁细胞和韧皮纤维组成，有的还具有石细胞、乳管等。

次生韧皮部的薄壁细胞中除含有糖类、油脂等营养物质外，有的还含有鞣质、橡胶、生物碱、苷类、挥发油等次生代谢产物，它们常有一定的药用价值。

（4）木栓形成层及其活动　多数植物的茎可由表皮内侧皮层薄壁组织细胞恢复分生能力形成木栓形成层，进而产生周皮，以代替表皮行保护作用。一般木栓形成层的活动只不过数月，多数树木又可依次在其内方产生新的木栓形成层，形成新的周皮，新周皮形成后，它外方所有的组织，由于水分和营养供应的终止，相继全部死亡，这些新周皮及其被隔离的颓废组织的综合体，因常剥落，故称为落皮层，如白桦树、悬铃木等。但不少植物的周皮并不脱落，如杜仲、黄皮树等（图3-24）。

👁 **看一看**

树木年轮

树木年轮是在树木茎干的韧皮部里的一圈形成层。在一年中，形成层细胞分裂活动的快慢是随着季节变化而变动的。春天和夏天，气候最适宜树木生长，形成层的细胞非常活跃，分裂很快，生长迅速，形成的木质部细胞大、壁薄、纤维少、输送水分的导管多。到了秋天，形成层细胞的活动逐渐减弱，于是形成的木质部细胞狭窄、壁厚、纤维较多、导管较少。春夏质地疏松，颜色较淡；秋季质地紧密，颜色较深。不同季节的深浅结合起来成一圆环，这就是树木一年所形成的木材，就是年轮。年轮图案同气温、气压、降水量有一定的关系。

2. 双子叶植物草质茎的构造　双子叶植物草质茎生长期短，与木质茎相比较，没有或只有极少数

图 3－24　双子叶植物茎的次生构造

1. 表皮　2. 周皮：(1) 木栓层；(2) 木栓形成层；(3) 栓内层　3. 皮层　4. 韧皮纤维　5. 韧皮射线

6. 维管束：(1) 韧皮部；(2) 形成层；(3) 木质部　7. 木射线　8. 髓射线　9. 髓

的木质化组织。其主要构造特点如下。

（1）表皮多长期存在，表皮上有气孔。表皮组织中有叶绿体，因此草质茎大多呈绿色，有光合作用的能力。

（2）由于草质茎生长时间较短，组织中次生构造不发达，大部分或完全是初生构造。其维管柱中维管束的数量占较少的比例。有些双子叶草本植物的茎，仅有束中形成层而不具束间形成层，次生构造的量也比较少（如部分葫芦科植物）。还有些双子叶草本植物的茎，不仅没有束间形成层，连束中形成层也不发达，因而次生构造的量很少，甚至不存在（如毛茛科植物）。

（3）髓部发达，髓射线一般较宽，有的髓部中央破裂呈空洞状（图 3－25）。

3. 双子叶植物根状茎的次生构造　双子叶草本植物根状茎的构造与地上茎类似，其特点为：根茎的表面通常具木栓组织，少数有表皮；皮层中常有根迹维管束和叶迹维管束；皮层内侧有的有厚壁组织，维管束排列呈环状，中央髓部明显；机械组织一般不发达，薄壁细胞中常有较多的贮藏物质。如黄连的根状茎（图 3－26）。

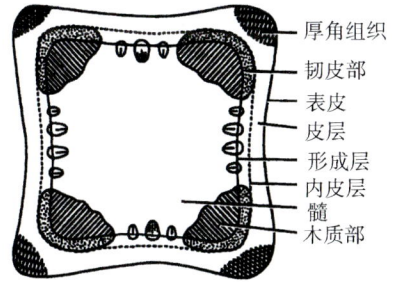

图 3－25　薄荷茎横切面简图

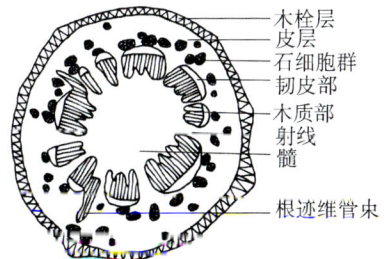

图 3－26　黄连根状茎横切面简

三、单子叶植物茎和根状茎的构造

1. 单子叶植物茎的构造特征　单子叶植物茎一般无形成层和木栓形成层，不产生次生结构，茎表面由表皮起保护作用；表皮以内为基本薄壁组织，无皮层、髓及髓射线之分。禾本科植物的茎靠近表皮有机械组织，能增强茎的支持作用；维管束为有限外韧型，众多，散在于基本组织中（图3-27）。

2. 单子叶植物根状茎的构造特征　根状茎表面通常不产生周皮，多为表皮或木栓化的皮层细胞；皮层常占较大部分，其中通常有叶迹维管束散在；内皮层明显，具凯氏带，皮层和维管柱明显分界；维管束多为有限外韧型，少数为周木型，如香附。有的植物两种类型维管束兼有，如石菖蒲。

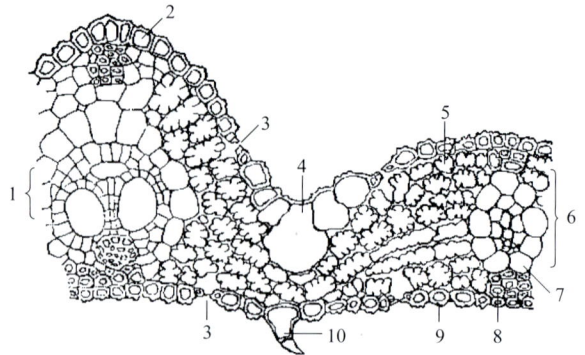

图 3-27　单子叶植物茎的构造（石斛）

1. 大维管束　2. 上表皮　3. 气孔　4. 泡状细胞　5. 叶肉
6. 小维管束　7. 维管束鞘　8. 厚壁组织　9. 下表皮　10. 表皮毛

第五节　叶的内部构造

一、双子叶植物叶的一般结构

双子叶植物的叶片一般由表皮、叶肉和叶脉三部分组成（图3-28）。

（1）表皮　位于叶片的表面，腹面是上表皮，背面是下表皮。表皮通常由一列扁平的薄壁细胞组成，不含叶绿体，细胞外壁较厚，常有角质膜（层）。部分表皮细胞向外分化形成毛茸或气孔，气孔由两个肾形的保卫细胞组成，一般上表皮的气孔少，下表皮的气孔多。

（2）叶肉　位于上下表皮之间，由含叶绿体的薄壁细胞组成，是植物进行光合作用的主要场所。叶肉可分为栅栏组织和海绵组织两部分。

1）栅栏组织：位于上表皮之下，由一层或数层排列整齐而紧密的长圆柱形细胞组成。其长轴与上表皮垂直，呈栅栏状。细胞内含大量的叶绿体，故叶片的上表面呈深绿色，光合作用效能较强。

2）海绵组织：位于下表皮与栅栏组织之间，由一些类圆形或不规则形的薄壁细胞组成，细胞间隙大，排列疏松，

上表皮
腺鳞
橙皮苷结晶
栅栏组织
气孔
下表皮
海绵组织
木质部
韧皮部
非腺毛
厚角组织

图 3-28　双子叶植物叶片（薄荷）横切面详图

如海绵状。细胞内含叶绿体少，因而叶的下表皮颜色较浅，光合作用效能较弱。叶片内有栅栏组织和海绵组织明显区分的叶称为两面叶或异面叶。有些植物的叶片内，栅栏组织和海绵组织有区分但不明显，或上下表皮内侧均为栅栏组织，称为等面叶。如番泻叶、桉叶等。叶肉组织在表皮下的气孔处有较大的空隙，称为气室。气室与叶肉组织的细胞间隙相通，有利于气体的运输和交换。

（3）叶脉　是分布于叶肉组织中的维管束。主脉是叶片中最发达的维管束，与茎中的维管束相连

接。维管束的结构与茎基本相同，但木质部位于维管束的上方，略呈半圆形，主要由导管和管胞组成；韧皮部位于下方，由筛管和伴胞组成。木质部和韧皮部之间的形成层分生能力弱，活动时间短。维管束的上下方均有机械组织，特别是靠近下表皮的机械组织特别发达，因而主脉显著向下方突起。主脉分枝形成侧脉和细脉，愈分愈细，结构愈趋简单，形成层和机械组织逐渐消失。

二、单子叶植物叶的构造

单子叶植物叶稍显复杂，以禾本科植物淡竹叶为例，其叶片仍由表皮、叶肉和叶脉三部分组成（图3-29）。

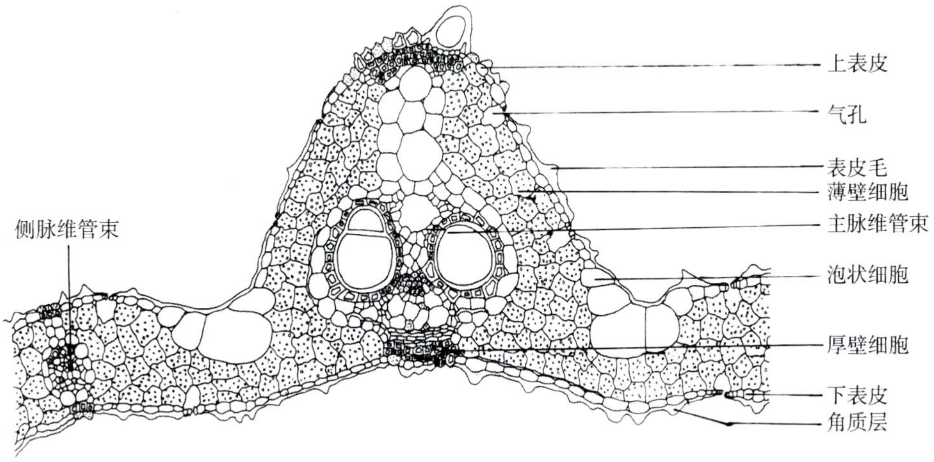

图3-29 单子叶植物叶的结构

（1）表皮 细胞形状比较规则，通常为长方形或方形，细胞外壁角质化，并含有硅质。在表皮上常有乳头状突起、刺或毛茸，因此叶片表面比较粗糙。在上表皮中有一些特殊大型的薄壁细胞，称为泡状细胞。泡状细胞具有大液泡，横切面观察细胞排列略呈扇形。泡状细胞干旱时失水收缩，使叶片卷曲呈筒状，可以减少水分蒸发；水分多时吸水膨胀，使叶片展开，因此泡状细胞又称为运动细胞。上下表皮均有气孔分布。气孔由2个狭长或哑铃状的保卫细胞组成，保卫细胞外侧连接近圆三角形的副卫细胞。

（2）叶肉 叶片多呈直立状态，近似两面受光，因此叶肉没有栅栏组织和海绵组织的明显分化，属等面叶。

（3）叶脉 主脉维管束为有限外韧型，周围有1~2层薄壁细胞或厚壁细胞包围，组成维管束鞘。木质部导管排列呈倒"V"字形，其下方为韧皮部。叶脉的上、下表皮内均有纤维束群。

✂ 练一练

一、单项选择题

1. 位于上下表皮之间，由含叶绿体的薄壁细胞组成，是植物进行光合作用的主要场所，这句话描述的是（ ）

A. 表皮   B. 叶肉   C. 叶脉   D. 射线   E. 髓

二、多项选择题

2. 双子叶植物的叶片一般由哪些部分组成（ ）

A. 表皮   B. 叶肉   C. 叶脉   D. 射线   E. 髓

答案解析

目标检测

答案解析

一、单项选择题

1. 构成植物体形态和生命活动的基本单位是（　　）
   A. 晶体　　　　　　B. 植物细胞　　　　C. 淀粉粒　　　　D. 原生质体　　　　E. 核糖体

2. 植物细胞特有的细胞器是（　　）
   A. 线粒体　　　　　B. 溶酶体　　　　　C. 质体　　　　　D. 核糖体　　　　　E. 淀粉粒

3. 糊粉粒是下列何种物质的一种贮存形式（　　）
   A. 淀粉　　　　　　B. 葡萄糖　　　　　C. 脂肪　　　　　D. 蛋白质　　　　　E. 管胞

4. 穿过细胞壁上微细孔隙而沟通相邻细胞的原生质丝称为（　　）
   A. 细胞质丝　　　　B. 染色体丝　　　　C. 纺锤丝　　　　D. 胞间连丝　　　　E. 纤维

5. 细胞壁内填充和附加木质素，可使细胞壁的硬度及其机械力增加。这种细胞壁特化的类型称为（　　）
   A. 木栓化　　　　　B. 角质化　　　　　C. 木质化　　　　D. 矿质化　　　　　E. 纤维化

6. 可以转化为分生组织的是（　　）
   A. 吸收薄壁组织　　　　　　　　　　　　B. 同化薄壁组织
   C. 贮藏薄壁组织　　　　　　　　　　　　D. 基本薄壁组织
   E. 维管束内组织

7. 以下为保护组织的是（　　）
   A. 腺毛　　　　　　B. 导管　　　　　　C. 蜜腺　　　　　D. 管胞　　　　　　E. 管束

8. 以下不属于分泌组织的是（　　）
   A. 分泌细胞　　　　B. 分泌腔　　　　　C. 分泌道　　　　D. 纤维　　　　　　E. 乳汁管

9. 不等式气孔周围副卫细胞为（　　）
   A. 2 个　　　　　　B. 2～3 个　　　　　C. 3～4 个　　　　D. 3～5 个　　　　　E. 8～10 个

10. 厚角组织细胞多直接位于植物体幼嫩器官的（　　）
    A. 表皮下方　　　　B. 周皮中　　　　　C. 皮层内　　　　D. 维管束内　　　　E. 皮层外

11. 某些双子叶植物的根，除了正常的次生构造外，另外还产生些特有的维管束，称异型维管束，形成了根的（　　）
    A. 异常构造　　　　B. 初生构造　　　　C. 次生构造　　　　D. 皮层　　　　　E. 髓部

12. 以下关于双子叶植物草质茎的构造描述错误的是（　　）
    A. 双子叶植物草质茎生长期短，与木质茎相比较，没有或只有极少数的木质化组织
    B. 表皮多长期存在，表皮上有气孔。表皮组织中有叶绿体，因此草质茎大多呈绿色，有光合作用的能力
    C. 其维管柱中维管束的数量占较多的比例
    D. 有些双子叶草本植物的茎，仅有束中形成层而不具束间形成层，次生构造的量也比较少（如部分葫芦科植物）
    E. 由于草质茎生长时间较短，组织中次生构造不发达，大部分或完全是初生构造

13. 关于单子叶植物根状茎的构造特征，描述错误的是（　　）

A. 根状茎表面通常不产生周皮，多为表皮或木栓化的皮层细胞

D. 皮层常占较小部分，其中通常有叶迹维管束散在

C. 内皮层明显，具凯氏带，皮层和维管柱明显分界

D. 维管束多为有限外韧型，少数为周木型，如香附

E. 有的植物两种类型维管束兼有，如石菖蒲

14. 双子叶植物叶的一般结构不包括（　　）

    A. 表皮　　　　　　B. 叶肉　　　　　　C. 皮层　　　　　　D. 叶脉　　　　　　E. 栅栏组织

二、多项选择题

1. 属于细胞后含物的有（　　）

    A. 淀粉　　　　　　B. 蛋白质　　　　　C. 草酸钙晶体　　　D. 激素　　　　　　E. 菊糖

2. 植物细胞特有的结构是（　　）

    A. 细胞核　　　　　B. 质体　　　　　　C. 细胞壁　　　　　D. 液泡　　　　　　E. 细胞后含物

3. 原生质体包括（　　）

    A. 细胞壁　　　　　B. 后含物　　　　　C. 细胞质　　　　　D. 细胞核　　　　　E. 细胞器

4. 细胞壁特化后，遇苏丹Ⅲ试剂显红色或橘红色的有（　　）

    A. 木质化　　　　　B. 木栓化　　　　　C. 黏液质化　　　　D. 角质化　　　　　E. 矿质化

5. 周皮的组成包括（　　）

    A. 表皮层　　　　　B. 皮层　　　　　　C. 木栓层　　　　　D. 木栓形成层　　　E. 栓内层

6. 根的初生结构由外向内分为（　　）

    A. 表皮　　　　　　B. 叶肉　　　　　　C. 皮层　　　　　　D. 维管柱　　　　　E. 髓

7. 根的内皮层以内的所有组织构造统称为维管柱，维管柱包括（　　）

    A. 中柱鞘　　　　　B. 维管束　　　　　C. 皮层　　　　　　D. 髓部　　　　　　E. 表皮

8. 植物茎的皮层可能含有（　　）

    A. 厚角组织　　　　B. 纤维　　　　　　C. 石细胞　　　　　D. 分泌组织　　　　E. 中柱鞘

9. 双子叶植物叶的一般结构中叶肉包括（　　）

    A. 厚角组织　　　　B. 栅栏组织　　　　C. 石细胞　　　　　D. 分泌组织　　　　E. 海绵组织

书网融合……

重点回顾　　 微课1　　 微课2　　 微课3　　 微课4

微课5　　 微课6　　 微课7　　 习题

毛茛根显微图　　 青木香茎显微图　　 南瓜茎显微图　　 玉米茎显微图

第四章　植物分类基础知识

学习目标

知识目标：

1. 掌握　植物分类等级；被子植物门的主要特征，区别双子叶植物纲和单子叶植物纲的特征。

2. 熟悉　植物命名的原则；低等植物、高等植物的主要特征和常见药用高等植物、低等植物的主要鉴别特征。

3. 了解　植物分类方法及系统。

技能目标：

1. 学会利用植物的形态特征对植物进行分类鉴别。

2. 学会查阅被子植物分类检索表。

素质目标：

热爱中药事业，爱护药用植物资源。

导学情景

情景描述： 近年来，各地误食"断肠草"事件屡见不鲜。2017 年，河源某县一对夫妇因误食断肠草后昏迷，经救治后才脱离危险。2015 年，云南某县村民误食断肠草，6 人抢救无效死亡。

情景分析： 断肠草是一种剧毒植物——钩吻，民间称为"断肠草"！其根、茎、叶、花都含有有毒生物碱。人误食后，0.5～2 小时就会出现中毒症状。为何会被误食？因为它开的花长得像金银花，其根部外观与五指毛桃十分相似。

讨论： 断肠草的花与金银花的异同点有哪些？断肠草的根与五指毛桃的异同点有哪些？

学前导语： 我国天然药物种类繁多、来源复杂，不少植物形态相似，容易误采误用，有的甚至危害生命健康。辨识天然药物是天然药物学的实践应用技能，需要进行专业化的学习，了解不同植物的形态特征，比较差异，方有所成。辨认植物应该从哪方面入手？不同植物具备哪些不一样的特征呢？

第一节　植物分类概述

植物分类学是研究植物界不同类群的起源、探索植物相互之间的亲缘关系以及进化发展规律的学科。植物分类学是进行植物资源调查工作的基础。掌握植物分类学的原理和方法，对识别和鉴定植物、天然药物的分类鉴定研究和合理开发具有重要意义。

一、植物分类等级

植物分类等级又称分类群或分类单位，是用来表示植物间相似的程度、亲缘关系远近的系统。植物分类等级的高低通常是依据植物之间形态类似和构造的简繁程度划分的。植物分类等级按照等级高低和从属关系的顺序，主要有界、门、纲、目、科、属、种。有时因范围过大，各分类等级根据需要还可以在该等级之下增设亚级，如亚门、亚纲、亚目、亚科、亚属、亚种等。

种是分类学上的基本单位，是指具有一定形态特征和生理特性，并具有一定的自然分布区的植物类群。一个种的植物个体的所有器官（尤其是繁殖器官）具有十分相似的形态、结构、生理和生化特征。野生种有一定的自然分布区，同一种的不同个体彼此可以受精交配，并产生能育后代。不同种的个体之间通常难以杂交或杂交不育。由于环境和遗传因素，种内可据个体间的差异还有亚种、变种、变型等。

现以人参为例，表明它的分类等级。

界　植物界　Regnumvegetabile

门　　被子植物门　Angiospermae

纲　　双子叶植物纲　Dicotyledoneae

亚　　纲离瓣花亚纲　Archichlamydeae

目　　伞形目　Umbellales

科　　　五加科　Araliaceae

属　　　人参属　*Panax*

种　　　人参　*Panax ginseng* C. A. Mey.

二、植物命名的原则

植物的种类繁多，同物异名、同名异物的现象普遍存在。为了科学普及和交流，"国际植物命名法规"规定植物的种名采用统一的科学名称，简称"学名"。基本采用瑞典植物学家林奈1753年所倡用的"双名法"，作为统一的植物命名法。双名法规定：每种植物的名称由两个拉丁词组成，第一个词是"属"名，第二个词是"种加词"。学名后附命名人的姓名或其缩写。如：

荔枝　*Litchi*　　*chinensis* Sonn

（属名）（种加词）（命名人姓名缩写）

人参　*Panax ginseng*　　C. A. Meyer

（属名）（种加词）（命名人姓名缩写）

掌叶大黄　*Rheum*　　*palmatum* L.

　（属名）（种加词）（命名人姓名缩写）

"属"名，是学名的主体，必须是名词，用单数第一格，且第一个字母必须大写；"种加词"是形容词或者是名词的第二格，第一个字母不大写。如形容词作种加词时必须与属名（名词）同性同数同格。附命名人的姓名或其缩写的第一个字母必须大写。

种以下的分类单位，在学名中通常用缩写，如亚种用 subsp. 或 ssp.、变种用 var.、变型用 f. 等表示。学名由属名＋种加词＋亚种（变种或变型）加词组成，最后加命名人。如：

山里红　*Crataegus pinnatifida* Bge. var. *major* N. E. Br.

紫花地丁　*Viola philippicd* Cav. ssp. *munda* W. Beck.

？ 想一想

板蓝根和南板蓝根原植物的学名是什么？它们的来源是一样的吗？

答案解析

三、植物的分类系统及方法

植物的分类系统包含人为分类系统和自然分类系统两大类。人为分类系统仅就形态、习性、用途上的不同进行分类，往往用一个或少数几个性状作为分类依据，而不考虑亲缘关系和演化关系。自然分类系统力求客观地反映植物界的亲缘关系和演化发展历程。

现代被子植物的自然分类系统常用的有两大体系。一个是以德国植物学家恩格勒（A. Engler）和柏兰特（K. Prantl）为代表的系统，另一个是英国植物学家哈钦松（J. Hutchinson）为代表的系统。目前，我国多数地区的植物标本室和植物志的被子植物的分类系统采用的是恩格勒系统，修订后的恩格勒系统将被子植物分为 344 科，其中双子叶植物 290 科，单子叶植物 54 科。现列如下：

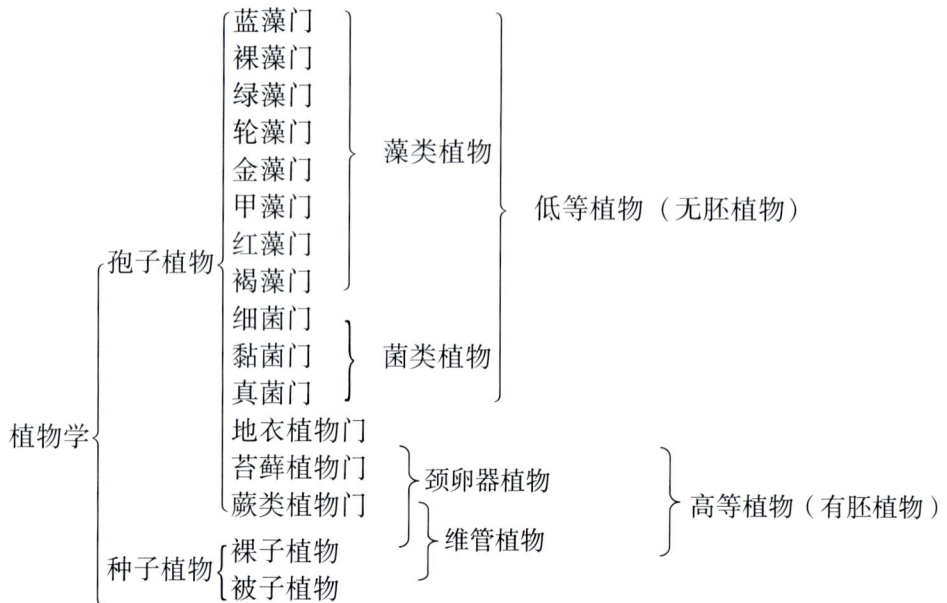

```
          ┌ 蓝藻门 ┐
          │ 裸藻门 │
          │ 绿藻门 │
          │ 轮藻门 │
          │ 金藻门 ├ 藻类植物 ┐
          │ 甲藻门 │          │
          │ 红藻门 │          ├ 低等植物（无胚植物）
    ┌ 孢子植物 │ 褐藻门 ┘          │
    │     │ 细菌门 ┐          │
    │     │ 黏菌门 ├ 菌类植物 ┘
植物学     │ 真菌门 ┘
    │     │ 地衣植物门
    │     │ 苔藓植物门 ┐ 颈卵器植物 ┐
    │     └ 蕨类植物门 ┘          ├ 高等植物（有胚植物）
    │          维管植物 ┘
    └ 种子植物 ┌ 裸子植物
             └ 被子植物
```

👁 看一看

植物的分类方法

早期植物的分类方法只是根据植物的用途、习性、生境等进行分类。我国明代李时珍所著的《本草纲目》，将所收载的药用植物分为草部、木部、谷菽部、果部、蔬菜部 5 个部，在部以下又分为类，如草部分山草、芳草、湿草、毒草、蔓草、水草等类。清代吴其浚所著的《植物名实图考》，将植物分为谷、蔬、山草、湿草、石草、水草、蔓草、芳草、毒草、群芳、果和木十二类。20 世纪以来，随着科学的进步和学科之间的互相渗透，植物分类学得到了迅速发展，产生了形态分类学、实验分类学、细胞分类学、化学分类学、数量分类学、分子系统学六种新的分类方法。

四、植物分类检索表的编制和应用

植物分类检索表是鉴定植物种类的工具。它是采用二歧分类的原理，用对比方法编制而成的。即根据植物形态特征（以花和果实的特征为主）进行比较，抓住重要的相同点和不同点对比排列而成的。

检索表的编排形式有定距式、平行式和连续平行式三种，现以植物分门的分类为例介绍。

（一）定距式检索表

将相对立的特征，编为同样号码，分开间隔在一定距离处，依次进行检索直到查出所要鉴定的对象为止。

1. 植物体无根、茎、叶的分化，没有胚胎……………………低等植物
  2. 植物体不为藻类和菌类所组成的共生体。
    3. 植物体内有叶绿素或其他光合色素，自养……………藻类植物
    3. 植物体内无叶绿素或其他光合色素，异养……………菌类植物
  2. 植物体为藻类和菌类所组成的共生体……………………地衣植物
1. 植物体有根、茎、叶的分化，有胚胎……………………高等植物

  4. 植物体有茎、叶而无真根 …………………………………苔藓植物

  4. 植物体有茎、叶也有真根。

   5. 不产生种子，用孢子繁殖……………………………………蕨类植物

   5. 产生种子，用种子繁殖………………………………………种子植物

（二）平行式检索表

将相对立的特征，编为同样号码紧紧并列，而每一条文之后还注明下一步依次查阅的号码或所需要鉴定的对象。

  1. 植物体无根、茎、叶的分化，没有胚胎（低等植物）………………2.

  1. 植物体有根、茎、叶的分化，有胚胎（高等植物）………………4.

  2. 植物体为藻类和菌类所组成的共生体 …………………………地衣植物

  2. 植物体不为藻类和菌类所组成的共生体 ……………………………3.

  3. 植物体内有叶绿素或其他光合色素，为自养生活方式…………藻类植物

  3. 植物体内无叶绿素或其他光合色素，为异养生活方式…………菌类植物

  4. 植物体有茎、叶而无真根 …………………………………苔藓植物

  4. 植物体有茎、叶也有真根………………………………………5.

  5. 不产生种子，用孢子繁殖 …………………………………蕨类植物

  5. 产生种子，用种子繁殖………………………………………种子植物

（三）连续平行式检索表

将一对互相区别的特征用两个不同的项号表示，其中后一项号加括号，以示它们是相对应的项目。若不符合1时，就查相对应的项目6，以此类推，一直查到其分类等级。

  1.（6）植物体无根、茎、叶的分化，无胚胎……………………………低等植物

  2.（5）植物体不为藻类和菌类所组成的共生体

  3.（4）植物体内含有叶绿素或其他光合色素，为自养生活方式………藻类植物

  4.（3）植物体内无叶绿素或其他光合色素，为异养生活方式…………菌类植物

  5.（2）植物体为藻类和菌类植物的共生体…………………………………地衣植物

  6.（1）植物体有根、茎、叶的分化，有胚胎…………………………高等植物

  7.（8）植物体有茎、叶，而无真根………………………………………苔藓植物

  8.（7）植物体有茎、叶也有真根

  9.（10）不产生种子，用孢子繁殖…………………………………蕨类植物

 10.（9）产生种子，用种子繁殖…………………………………………种子植物

以上三种形式的植物检索表，以第一种最为常用，寻找容易，使用较方便。第二、三种则易于排印和输入电子计算机检索系统。

应用检索表时，必须全面观察标本，将所要鉴定植物的各部形态特征，特别是对花的各部分组成和结构进行认真仔细地观察，掌握其特征，然后用分门、分纲、分科、分属、分种依次顺序进行检索，查找其所属的科、属、种。然后参考中国植物志、高等植物图鉴、中药志、地方植物志等工具书，进一步核对查到的植物的形态特征，从而达到正确鉴定的目的。若反复鉴定仍不能得到正确的结论，其标本应送请有关专家鉴定。

练一练

植物分类检索表是根据何种原理编制而成的（ ）

A. 人为分类法　B. 二歧分类法　C. 二歧分类法

D. 自然分类法　E. 三歧分类法

答案解析

第二节　低等植物

PPT

低等植物包括藻类植物、菌类植物和地衣植物三种。它们共同特征为植物体构造简单，多为单细胞或多细胞个体，没有根、茎、叶的分化，生殖器官是单细胞，个体发育不经过胚的阶段，由配子结合成合子直接发育成新的植物体。

一、藻类植物

藻类植物是植物界中一群最原始的低等类群，基本构造和功能与高等植物有着本质差别。构造简单，无根茎叶分化，多为单细胞、多细胞群体、丝状体、叶状体和枝状体等，仅少数具有组织分化和类似根、茎、叶的构造。

藻类植物的细胞内有叶绿素等光合色素，使其显现出不同颜色，能进行光合作用，为自养生活方式。在植物的生活史中，无性生殖与有性生殖两个世代交替。

藻类植物大多数生活于水中，少数生活于潮湿的土壤、树皮、石头上。藻类适应性极强，在低至零下数十度，高达八十度，南、北极或终年积雪的高山都能生长。藻类植物约有 3 万种，广布于全世界。我国 115 种，分为八个门。蓝藻门、绿藻门、红藻门和褐藻门与药用关系较大。

【药用植物】

海带 *Laminaria japonica* Aresch.：为多年生的大型褐藻，海带科，藻体褐色。藻体包括根状分枝的固着器、基部细长的带柄和叶状带片三部分。最长可达 7 米，基部有固着器附着海底岩石。分布于辽宁、河北、山东沿海。现人工养殖已扩展到广东沿海。产量居世界首位。可加工成干制品供食用和药用，对儿童的生长、智力发育以及老年人的养生保健有很重要的作用。海带除食用外，作昆布入药，能消炎、软坚，清热、利尿，降血脂，降血压。还能用于治疗缺碘性甲状腺肿大等病（图 4－1）。

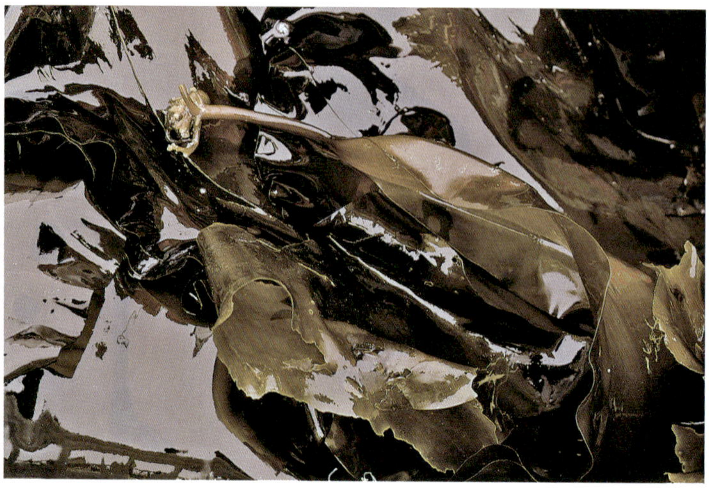

图 4－1　海带

药用植物还有：葛仙米（地木耳）*Nostoc commune* Vauch.，全藻可供食用和药用，清热收敛，益气明目。甘紫菜 *Porphyra tenera* Kjellm.，全藻供食用，入药能清热利尿，软坚散结，消痰。石花菜 *Gelidium amansii* Lamx.，可供提取琼胶（琼脂）用于医药、食品和作细菌培养基，亦可食用，入药清热解毒和缓泻作用。发菜 *Nostoc flagelliforme* Born. ct Flah. 可供食用和药用，能清热，软坚散结。

👁 看一看

螺旋藻的作用

螺旋藻 *Spirulina platensis*（Nordst.）Geitl. 属于蓝藻门，是一种古老的低等原核单细胞水生植物，形如钟表发条，呈螺旋状，蓝绿色，所以又称为蓝绿藻。

螺旋藻具有丰富的蛋白质、维生素、不饱和脂肪酸、螺旋藻多糖和有益于人体的微量元素；热量低并易于吸收，具有提高机体免疫力功能、改善过量金属对人体的有害影响和抗癌防癌作用。目前，螺旋藻在医药领域方面主要用于糖尿病、缺铁性贫血以及高血压等疾病的特殊治疗；在保健食品领域，主要能防治营养不良症和增强免疫力，亦可作食品添加剂。此外，在化妆品领域螺旋藻也占有一席之地，通过提高皮肤细胞的免疫力，抵抗紫外线的侵害以及消除皮肤表面自由基达到防皱、防晒、抗辐射、美白、祛斑、抗衰老的作用。

二、菌类植物

菌类植物是一群没有根、茎、叶分化，并依靠现成的有机物质而生活的一类低等植物。真菌的营养体除少数种类是单细胞（如酵母）外，大多数为分枝的丝状体，其每一条细丝称为菌丝，组成一个菌体的全部菌丝称为菌丝体。高等真菌在生殖时期形成一定形状和结构的菌丝体，称子实体。容纳子实体的褥座称子座。菌丝密结呈绳索状，外形似根，称根状菌索，如密环菌菌索。由菌丝密结成的颜色深、质地硬的核状体，称菌核。菌核中贮有丰富的养分，对于干燥和高、低温度抵抗力很强，菌核是渡过不良环境的休眠体，如茯苓、猪苓。

菌类植物营养方式是异养。异养方式主要有三种类型：从活的动植物体吸取养分的营养方式称寄生；从死的动植物体内或其他无生命的有机物中吸取养分的营养方式称腐生；从活的有机体吸取养分，同时又提供该活体有利的生活条件，从而彼此间互相受益、互相依赖的称共生。

真菌在自然界中的分布十分广泛，从大气到水中、陆地，甚至人体，几乎地球上所有的地方均有真菌的踪迹。自然界的菌类植物约有 12 万种（含细菌），包括细菌门、黏菌门和真菌门三门。其中真菌门与药用关系最密切，是人们日常生活中经常见到的一类典型的真核异养生物，是菌物界的主要成分。

【药用植物】

冬虫夏草 *Cordyceps sinensis*（Berk.）Sacc.：是麦角菌科冬虫夏草菌寄生于蝙蝠蛾科昆虫幼体上的子座及幼虫尸体的复合体。其子囊孢子为多细胞的针状物，由子囊散出后分裂成小段，侵入昆虫的幼虫体内，萌发并蔓延伸展，破坏虫体内部的结构，把虫体变成充满菌丝的僵虫，冬季形成菌核，夏季自幼虫体的头部长出棍棒状的子座，子座上端膨大，近表面生有许多子囊壳，壳内生有许多长形的子囊，每个子囊具 2~8 个子囊孢子，子囊孢子细长、有多数横隔，它从子囊壳孔口散射出去，又继续侵入其他幼虫。冬虫夏草主产于我国西南、西北，分布在海拔 3000 米以上的高山草甸上。带子座的菌核（僵虫）即药材冬虫夏草，含虫草酸，能补肺益肾、止血化痰（图 4-2）。

茯苓 *Poria cocos*（Schw.）Wolf.：属多孔菌科。菌核近球形、椭圆形或不规则块状，大小不一；表面粗糙，呈瘤状皱缩，灰棕色或黑褐色；内部白色或略带粉红色，由无数菌丝及贮藏物质聚集而成。全国大部分地区均有分布，现多栽培。寄生于赤松、马尾松、黄山松、云南松等的根上。菌核入药，

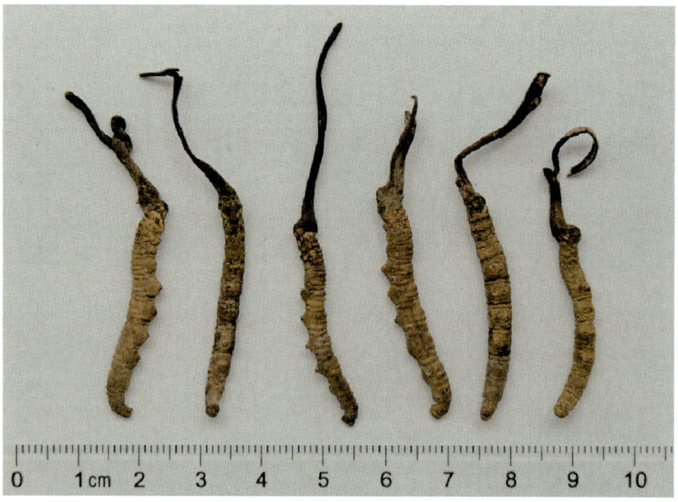

图4-2　冬虫夏草

能利水渗湿、健脾宁心（图4-3）。

灵芝（赤芝）*Ganoderma lucidum*（Curtis）P. Karst.：属多孔菌科，为腐生真菌。子实体木栓质，由菌盖和菌柄组成。菌盖（菌帽）半圆形或肾形，初黄色后渐变成红褐色，外表有漆样光泽，具环状棱纹和辐射状皱纹。菌盖下面有许多小孔，呈白色或淡褐色，为孔管口。菌柄生于菌盖的侧方。孢子卵形，褐色，内壁有无数小疣。我国许多省区有分布，生于栎树及其他阔叶树木桩上。多栽培。子实体入药，为滋补强壮剂，用于失眠、神经衰弱等症（图4-4）。

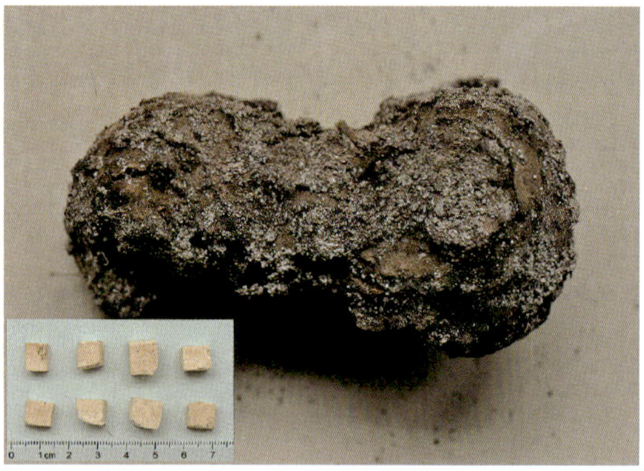

图4-3　茯苓

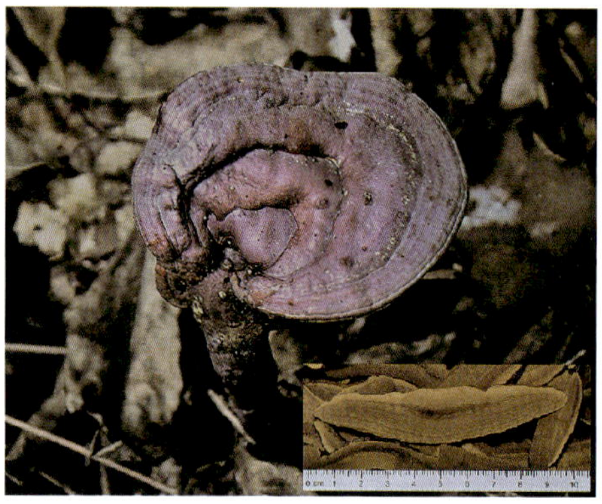

图4-4　灵芝

三、地衣植物门

地衣是植物界一个特殊的类群，它是由一种真菌和一种藻类植物高度结合的共生复合体。地衣中的藻类光合作用制造的营养物质供给整个植物体使用，菌类则吸收水分和无机盐，为藻类提供进行光合作用的原料。

真菌是地衣体的主导部分。组成地衣的真菌绝大多数为子囊菌，少数为担子菌；组成地衣的藻类是蓝藻和绿藻。地衣约有500属，2600种。它们分布极为广泛。地衣分泌的地衣酸，可腐蚀岩石，对土壤的形成起着开拓先锋的作用。

【药用植物】

环裂松萝（仙人头发）*Usnea diffracta* Vain.：属于松萝科。植物体丝状，长15～30cm，二叉分枝，基部较粗，分枝少，先端分枝多。表面灰黄绿色，具光泽，有明显的环状裂沟，横断面中央有韧性丝状的中轴，具弹性，由菌丝组成，其外为藻环，常由环状沟纹分离或成短筒状。分布于全国大部分省区。生于深山老林树干上或岩壁上。全草入药，能止咳平喘、活血通络、清热解毒。在西南地区常作"海风藤"入药（图4–5）。

同属植物长松萝（老君须）*Usnea longissima* Ach.：全株细长不分枝，长可达1.2m，两侧密生细而短的侧枝，形似蜈蚣。分布和功用同上种。

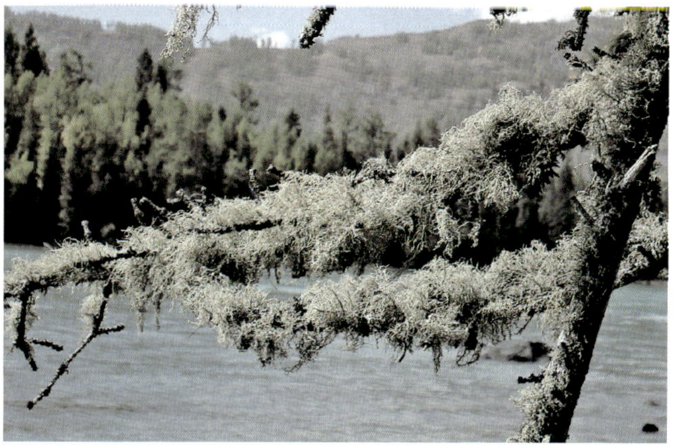

图4–5　松萝

第三节　高等植物

高等植物包括苔藓植物门、蕨类植物门、裸子植物门、被子植物门。它们的共同特征是植物体有根、茎、叶的分化（苔藓无根），除苔藓外有维管束，行有性生殖，生殖器官为多细胞，精子和卵子结合成胚，由胚发育成新个体（故高等植物又叫有胚植物）。

一、苔藓植物门

苔藓植物是结构比较简单的高等植物。植物体有茎、叶的分化，但尚无真正的根，均无维管组织，较低等的种类为没有茎、叶分化的扁平叶状体（如地钱）。具多细胞的生殖器官。雌性器官为颈卵器，雄性生殖器官称为精子器。合子发育成胚。孢子体寄生于配子体上，苔藓植物的生活史具有明显的世代交替，孢子萌发经过原丝体阶段。在世代交替中配子体处于主导地位。这是苔藓植物与其他高等植物明显不同的特征之一。

苔藓植物根据其形态结构可分成两种类型：一种是苔纲，保持叶状体的形状；另一种是藓纲，开始有类似茎、叶的分化。一般生长在潮湿和阴暗的环境中，它是从水生到陆生过渡类型的代表。现已知全国约有9科，50多种可供药用。

【药用植物】

地钱 *Marchantia polymorpha* L.：属于苔纲，地钱科。植物体为扁平的叶状体，多回二歧分叉，有背腹之分，具假根。贴地生长。雌雄异株，雄生殖托圆盘状，雌生殖托扁平，深裂成指状。全国各地分布，生于阴湿土壤和岩石上。全草入药，能清热解毒、祛瘀生肌，可治黄疸性肝炎（图4–6）。

金发藓（土马鬃）*Polytrichum commune* L. ex Hedw. 属于藓纲，金发藓科：小型直立草本，有茎叶的分化，下部有多数须根。雌雄异株，孢蒴四棱形，具长的棕红色蒴柄。全国各地分布，生于山野阴湿土壤和森林沼泽的酸性土壤。全草入药，能清热解毒、凉血止血。

此外，药用藓纲植物还有葫芦藓 *Funaria hygrometrica* Hedw. 葫芦科，全草入药，能除湿止血。

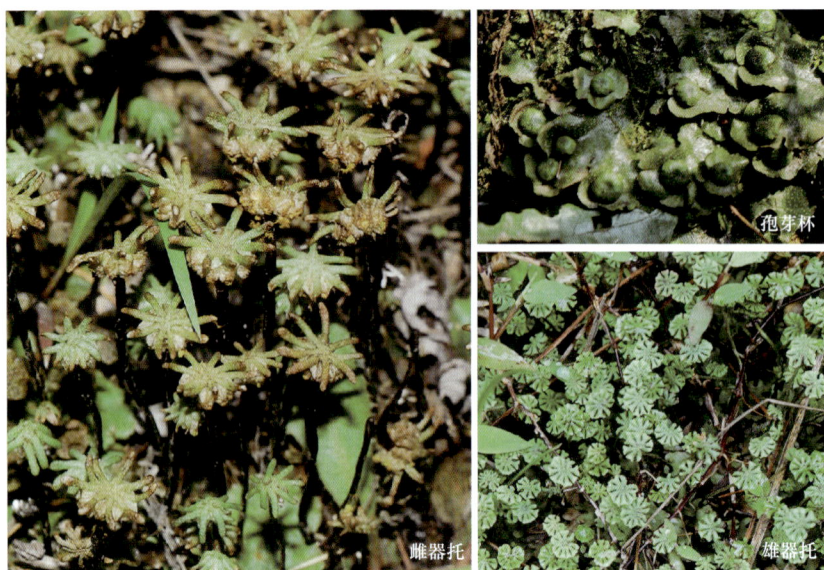

图 4 - 6　地钱

💗**药爱生命**

清代诗人袁枚写过一首《苔》：白日不到处，青春恰自来。苔花如米小，也学牡丹开。意思是春天和煦的阳光照不到的背阴处，生命照常在萌动，苔藓仍旧长出绿意来。苔花虽如米粒般微小，依然像那高贵的牡丹一样热烈绽放。苔藓植物是结构比较简单的高等植物，一般生长在潮湿和阴暗的环境中。在自然界，像牡丹那样鲜艳的大型花朵要盛开，像苔藓那些渺小的植物也要生长。生命没有所谓的高低贵贱，大不必欺小，强也不要凌弱。大小长短都是生命，都值得敬畏。对生命保持敬畏的人，才能真正地爱护我们的天然植物以及赖以生存的自然家园。

二、蕨类植物门　📱微课1　📱微课2

蕨类植物是最高等最复杂的孢子植物。大多数的蕨类植物为多年生草本，仅少数为一年生。蕨类植物的特征有：孢子体发达，有真正的根、茎、叶的分化，具维管组织；孢子囊（及孢子叶）常集生成孢子叶穗、孢子囊穗、孢子囊群或孢子果；配子体大多数能独立生活。蕨类植物的配子体称为原叶体，有明显的世代交替。产生孢子，世代交替中孢子体处于主导地位，不产生种子。

蕨类植物的外部形态特征如下。

（1）根　通常为不定根。

（2）茎　大多数为根状茎，匍匐生长或横走少数具地上茎，直立成乔木状，如杪椤。

（3）叶　蕨类植物的叶多从根状茎上长出，有簇生、近生或远生，

根据叶的起源及形态特征，可分为小型叶和大型叶；小型叶没有叶柄和叶隙，只具有单一叶脉。大型叶有叶柄，叶隙有或无，叶脉多分支。

根据功能又可分成孢子叶和营养叶。孢子叶是指仅能产生孢子囊的叶，又称能育叶；营养叶仅能进行光合作用，不产生孢子的叶，又称不育叶。多数蕨类植物产生的孢子大小相同的，称孢子同型；少数蕨类的孢子大小不同，称孢子异型。

通常将蕨类植物门下分为5个亚门：松叶蕨亚门、楔叶亚门（或木贼亚门）、石松亚门、水韭亚

门、真蕨亚门。

👁 看一看

蕨类王国

　　蕨类植物又称羊齿植物，是维管植物中的一群。在现今的植物分类系统上，被认为是组成现代植物界的大门之一，为地球上古代和现代植物界中的一个重要组成部分。我国有"蕨类王国"之称，现存的蕨类植物约有12000种，广泛分布于世界各地。我国有2600余种，占世界蕨类总数的27%左右，主要分布于长江以南各省区，尤以华南及西南地区最多，仅云南就有1000多种，从原始蕨类到近代蕨类，在我国都能找到其代表。已知可供药用的蕨类植物有49科，455种。

【药用植物】

　　石松（伸筋草）*Lycopodium japonicum* Thunb.：多年生常绿草本，匍匐茎蔓生，直立茎高30cm左右，孢子叶穗常2~6个聚生于孢子枝的上部。分布于东北、内蒙古、河南及长江流域以南各省区。生于疏林下或灌木丛酸性土壤中。全草能祛风散寒，舒筋活血，利尿通经。也可提取蓝色染料，孢子可作丸药包衣。同属植物垂穗石松 *L. cernuum* L. 等的全草也供药用（图4-7）。

　　卷柏（还魂草、万年青）*Selaginella tamariscina*（Beauv.）Spring：多年生草本，主茎直立，各枝丛生，密被覆瓦状叶，干后拳卷。孢子囊穗生于枝顶，四棱形，孢子囊肾形。分布于全国大部分地区。全草药用，生用能活血通经，炒炭用能化瘀止血（图4-8）。

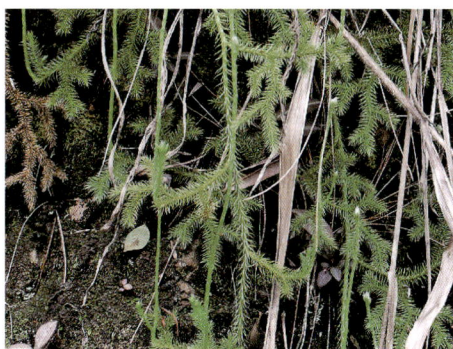
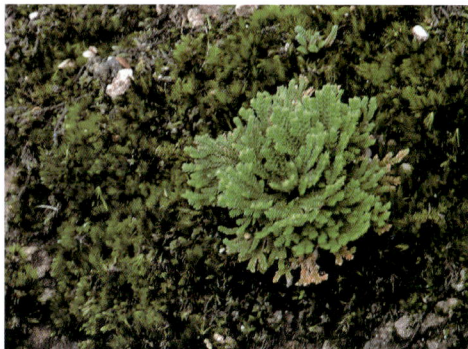

图4-7　石松　　　　　　　　　　　图4-8　卷柏

　　紫萁 *Osmunda japonica* Thunb.：多年生草本。根状茎短块状，有残存叶柄，无鳞片。叶丛生，二型，幼时密被绒毛，营养叶三角状阔卵形，顶部以下二回羽状，小羽片披针形至三角状披针形，叶脉叉状分离；孢子叶小羽片狭窄，卷缩成线形，沿主脉两侧密生孢子囊，成熟后枯死。分布于秦岭以南温带及亚热带地区，生于山坡林下、溪边、山脚路旁酸性土壤中。根状茎及叶柄残基入药作"贯众"用，能清热解毒，止血杀虫。有小毒。

　　海金沙 *Lygodium japonicum*（Thunb.）Sw.：多年生草质藤本。根状茎横走。叶二型，不育叶（营养叶）尖三角形，二至三回羽状，小羽片掌状或3裂；能育叶（孢子叶）卵状三角形，多收缩而呈深撕裂状。夏末，小羽片下面边缘生流苏状的孢子囊穗，孢子表面有疣状突起。分布于长江流域及南方各省区。多生于山坡林边、灌木丛、草地中。全草清热解毒、利湿热、通淋；孢子入药，称海金沙，能利水通淋，清热解毒。鲜叶捣烂调茶油可治烫火伤（图4-9）。

　　金毛狗脊 *Cibotium barometz*（L.）J. Sm.：多年生草本，植株呈树状，高2~3m，根状茎粗壮，木质，密生黄色有光泽的长柔毛，状如金毛狗。叶片三回羽状分裂，末回小羽片狭披针形，侧脉单一，或二分叉。革质，孢子囊群生于小脉顶端，囊群盖蚌壳状。生于山脚沟边及林下阴湿处酸性土壤中。根状茎入药，能补肝肾，强腰脊，祛风湿（图4-10）。

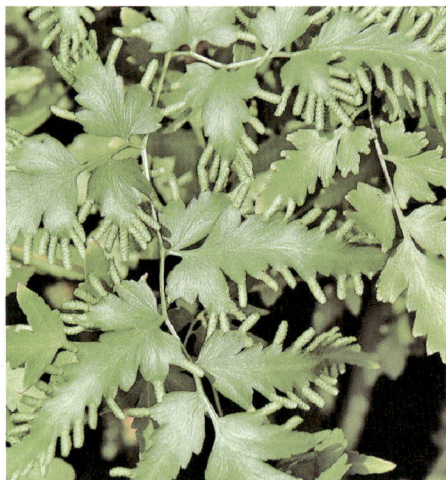

图 4 - 9　海金沙

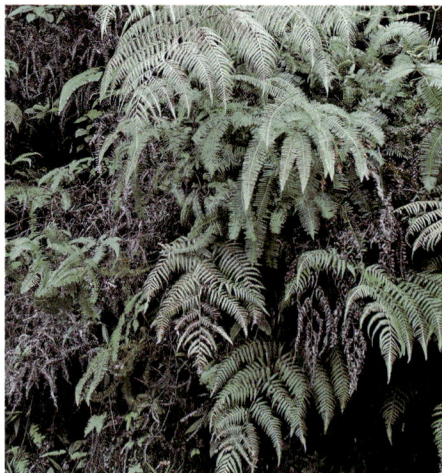

图 4 - 10　金毛狗脊

粗茎鳞毛蕨（绵马鳞毛蕨、东北贯众）*Dryopteris crassirhizoma* Nakai：多年生草本，植株高达 1 米。根状茎粗壮，直立斜生，连同叶柄密生棕色大鳞片，叶片二回羽状深裂，孢子囊群圆形，通常孢子生于叶片背面上部 1/3～1/2 处，背生于小脉中下部，囊群盖圆肾形或马蹄形。生于林下潮湿处。以根状茎及叶柄残基入药，称"绵马贯众"，有小毒。能清热解毒，凉血止血、杀虫。可驱绦虫（图 4 - 11）。

贯众 *Cyrtomium fortunei* J. Sm.：多年生草本。根状茎短，斜生或直立。叶柄基部密被黑褐色大鳞片；叶片一回羽裂，羽片镰状披针形，基部稍呈耳状突起。孢子囊群生于叶片主脉两侧，囊群盖圆盾形。分布于华北、西北及长江以南各省。生于石炭岩缝、路边等阴湿处。根状茎及叶柄残基入药，南方作"贯众"。能清热解毒，止血，杀虫（图 4 - 12）。

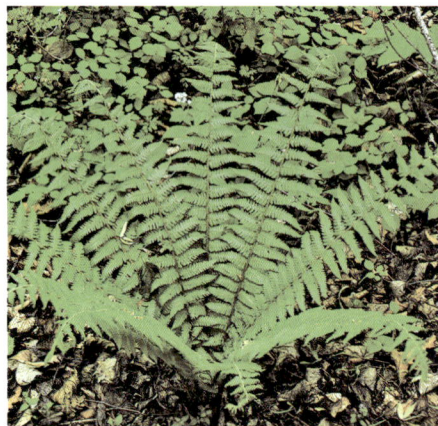

图 4 - 11　粗茎鳞毛蕨

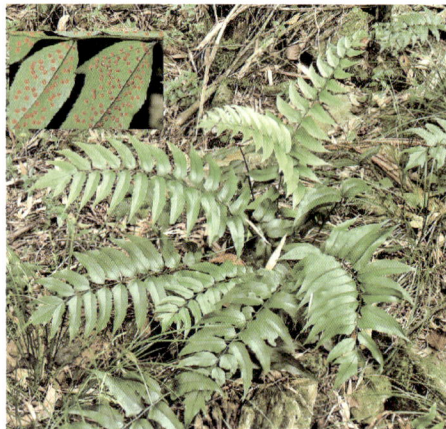

图 4 - 12　贯众

三、裸子植物门

裸子植物介于蕨类植物和被子植物之间，仍保留着颈卵器，具有维管束，能产生种子的一类高等植物。因裸子植物不形成子房和果实，胚珠和种子是裸露的，故称为裸子植物。

裸子植物的形态特征有：

1. 植物体（孢子体）发达。乔、灌或亚灌木及藤本，大多数常绿（仅银杏、金钱松少数种落叶）；茎内维管束环状排列，有形成层及次生生长；叶针、条、鳞片形，极少呈阔叶。

2. 胚珠裸露，产生种子。雄蕊聚生成小孢子叶球（雄球花），雌蕊的心皮丛生或聚生成大孢子叶球（雌球花）。

3. 配子体非常退化，完全寄生在孢子体上。萌发后的花粉粒为雄配子体，胚囊及胚乳为雌配子体。

4. 具多胚现象，子叶2至多枚。

现存的裸子植物通常分为5个纲，即苏铁纲、银杏纲、松柏纲、红豆杉纲（紫杉纲）、买麻藤纲。

裸子植物分成12科，71属，800余种。我国是裸子植物种类与资源最丰富的国家，有11科，41属，236种，其中已知药用的有10科，25属，100余种。我国特产种有不少为第三纪孑遗植物，常称之为"活化石"，如银杏、银杉、金钱松、水杉、水松、侧柏等。

【药用植物】

银杏（白果、公孙树）*Ginkgo biloba* L.：落叶大乔木，主干直立，多分枝，有长、短枝之分。叶扇形，2裂，2叉脉序。球花单性，雌雄异株，生于短枝上；雄球花成柔荑花序状，大孢子叶特化成珠座。种子核果状。外种皮肉质，成熟时橙黄色，中种皮骨质，白色，内种皮纸质，棕红色；胚乳丰富，子叶2枚。银杏为我国特产，仅1科1属1种，种子（白果）供食用（多食有毒）。种仁敛肺定喘，止带浊，缩小便。叶提取黄酮和内酯能扩张动脉

血管，改善微循环，用于冠心病，对老年痴呆有较好疗效（图4-13）。

侧柏（扁柏）*Platycladus orientalis*（L.）Franco：常绿乔木，小枝扁平，排成一平面，伸展。鳞片叶交叉对生排列，贴生于小枝上。雌雄同株。球果单生枝顶，卵状矩圆形；球果当年成熟，种鳞木质化，开裂，种子不具翅或有棱脊。侧柏为中国特产，除青海、新疆外，全国均有分布。枝叶（侧柏叶）能凉血、止血。种子（柏子仁）能养心安神、润燥通便（图4-14）。

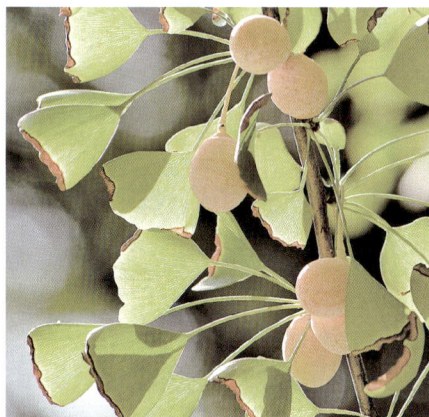 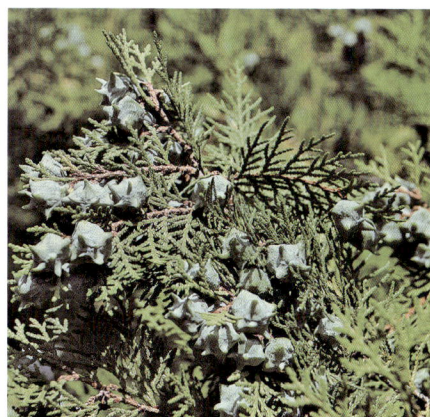

图4-13 银杏　　　　　图4-14 侧柏

草麻黄（麻黄）*Ephedra sinica* Stapf.：草本状小灌木，高30~40cm。木质茎短，匍匐地上或横卧土中，草质茎绿色，小枝对生或轮生，节明显，表面细纵槽纹常不明显。叶鳞片状2裂，裂片锐三角形，常向外反曲。基部鞘状，鞘占全长1/3~2/3。雄球花常聚集成复穗状，常具总梗，生于枝端；雌球花成熟时肉质红色，内有种子2枚。草质茎能发汗散寒，宣肺平喘，利水消肿。亦作提取麻黄碱原料。根能止汗。同科植物木贼麻黄 *Ephedra. equisetina* Bunge、中麻黄 *Ephedra intermedia* Schr. et C. A. Mey. 均供药用。

四、被子植物门

被子植物是现今植物界中最高等、种类最多、分布最广、最为繁盛的类群，是陆地植被的主要组成成分。绝大多数药用植物都属于这个类群，药用种类十分丰富。

被子植物门的主要特征如下。

1. 孢子体高度发达。植物体高度发达并进一步分化，乔木、灌木，更多为草本。输导组织为导管

和筛管，输导功能更加完善。配子体进一步退化，被子植物的雌、雄配子体均无独立生活能力，终生寄生在孢子体上，结构上比裸子植物更简化。

2. 生殖器官高度特化。具有真正的花，称为有花植物。胚珠包藏在子房内，子房发育成果实。

3. 具有双受精现象，具胚乳。即两个精细胞进入胚囊以后，1 个与卵细胞结合形成合子，另 1 个与 2 个极核结合，形成 3n 染色体，发育为胚乳。

4. 营养方式多样。除自养外尚有寄生、腐生、共生等其他方式。

被子植物现知有 25 万多种，占植物界的一半，隶属于 1.26 万多属，约 400 科。我国有约 3 万，隶属于 3100 余属，约 300 个科。按恩格勒分类系统，将被子植物门分为双子叶植物纲和单子叶植物纲，两纲植物的主要区别特征见表 4－1（少数例外）。

表 4－1　双子叶植物纲和单子叶植物纲的主要区别特征

器官	双子叶植物纲	单子叶植物纲
根	直根系	须根系
茎	维管束环列，具形成层	维管束散生，无形成层
叶	具网状脉	具平行脉
花	通常为 5 或 4 基数	3 基数
	花粉粒具 3 个萌发孔	花粉粒具单个萌发孔
胚	具 2 片子叶	具 1 片子叶

1. 三白草科 Saururaceae $\female * P_0 A_{3-8} G_{3-4:1:2-4,(3-4:1:\infty)}$

多年生草本。茎常具有明显的节，单叶互生；托叶与叶柄合生或缺。两性花，无花被；集成穗状或总状花序，在花序基部常有白色总苞片；雄蕊 6~8（稀 3）；心皮 3~4，离生或合生。蒴果或浆果。

约 4 属，7 种，分布于东亚和北美。我国约有 3 属 5 种，药用种类 4 种，分布于我国东南至西南部。

【药用植物】

蕺菜（鱼腥草）*Houttuynia cordata* Thunb.：多年生草本，有鱼腥气。根状茎白色。叶片心形，托叶下部与叶柄合生成鞘状。穗状花序基部有四枚白色苞片。分布于长江以南地区。生于沟边、湿地和水旁。全草入药（鱼腥草）能清热解毒，消痈排脓，利尿通淋。嫩根茎可食用（图 4－15）。

本科常见的药用植物尚有：三白草 *Saururus chinensis*（Lour.）Baill. 全草能清热解毒，利尿消肿。

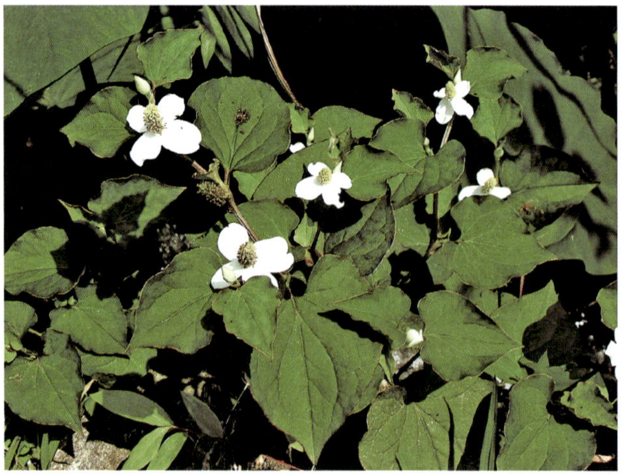

图 4－15　蕺菜

2. 桑科 Moraceae $\male P_{4-5} A_{4-5}$；$\female P_{4-5} G_{(2:1:1)}$

多木本，稀草本。常有乳汁。叶多互生，稀对生，托叶早落。花小，单性，雌雄同株或异株；常集成头状、穗状、葇荑花序或隐头花序，单被花，花被片通常 4~5 片；雄蕊与花被片同数对生。子房上位，2心皮1室，每室有1胚珠。常为聚花果、小瘦果或核果、隐花果。

本科约70属，1400余种，分布于热带和亚热带。我国有12属，近165种，分布于全国各省区，长江以南为多。其中已知药用的有15属，约80种。

【药用植物】

桑 *Morus alba* L.：落叶小乔木或灌木，雌雄异株。有乳汁。单叶互生。产全国各地。根皮（药材名：桑白皮）能泻肺平喘，利水消肿；叶（药材名：桑叶）能疏散风热，清肺润燥，清肝明目；嫩枝（药材名：桑枝）能祛风湿，利关节；聚花果（药材名：桑椹）能滋阴补血，生津润燥（图4-16）。

本科常见的药用植物尚有：无花果 *Ficus carica* L.：果实入药，润肺止咳，清热润肠，健脾开胃。大麻 *Cannabis sativa* L.：果实（药材名：火麻仁）能润燥滑肠，利水通淋，活血。薜荔 *Ficus pumila* L.：清热利湿，活血通经。茎叶能祛风除湿，活血通络，解毒消肿。构树 *Broussonetia papyrifera* (L.) Vent.：果实（药材名：楮实子）能滋阴益肾，清肝明目，健脾利水。粗叶榕（药材名：五指毛桃）*Ficus hirta* Vahl：以根入药，健脾补肺；行气利湿；舒筋活络。

3. 马兜铃科 Aristolochiaceae ♀*（或↑）$P_{(3)} A_{6-12} \overline{G}_{(4-6;4-6;\infty)}$

多年生草本或藤本。单叶互生，叶基部常心形，全缘。花两性，辐射对称或两侧对称，花单被，常为花瓣状，多合生成管状，顶端3裂或向一方扩大，雄蕊6~12，花丝短，分离或与花柱合生；雌蕊心皮4~6，合生；子房下位或半下位，4~6室；胚珠多数。蒴果。

约有8属，600种，分布于热带和温带。我国有4属，70种，分布于全国各地。几乎全部可供药用。

【药用植物】

北细辛（辽细辛）*Asarum heterotro poides* Fr. Schmidt var. *mandshuricum* (Maxim.) Kitag.：多年生草本。根状茎横走，生有多数细长根，有浓烈辛香气味。分布于东北各省。生于林下阴湿处。全草（药材名：细辛，辽细辛）能祛风散寒，通窍止痛，温肺祛痰（图4-17）。

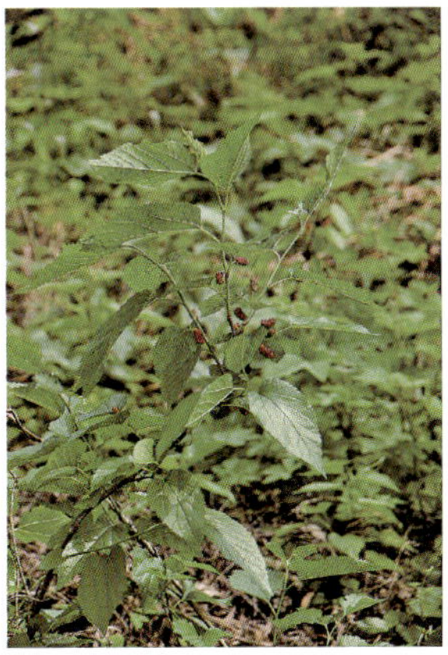

图4-16 桑 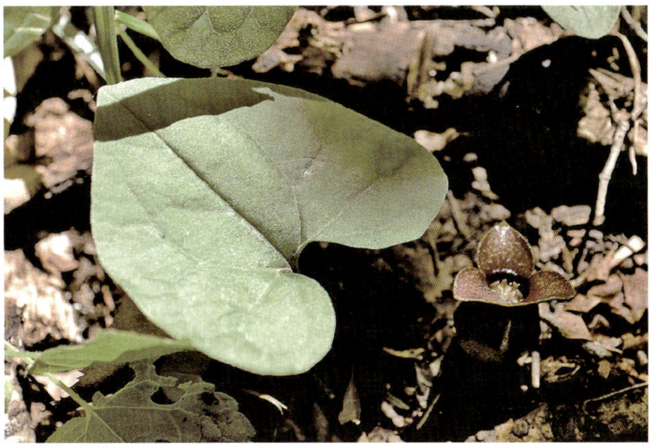　　　　　　　　　　图4-17 北细辛

马兜铃 *Aristolochia debilis* Sieb. et Zucc.：多年生缠绕性草本。叶互生，三角状狭卵形，基部心形。花被管弯曲呈喇叭状，暗紫色，基部膨大成球状，上部逐渐扩大成一偏斜的舌片。蒴果近球形，细长果柄裂成6条。根（药材名：青木香）能平肝止痛，行气消肿。茎（药材名：天仙藤）能行气活血，利水消肿。果实（药材名：马兜铃）能清肺化痰，止渴平喘。

本科常见的药用植物尚有：杜衡 *Asarum forbesii* Maxim.：全草（药材名：杜衡）祛风散寒、消痰行水、活血止痛。绵毛马兜铃 *Aristolochia mollissima* Hance：全草（药材名：寻骨风）为祛风湿药，能祛风除湿、活血通络、止痛。木通马兜铃 *Aristolochia manshuriensis* Kom.：茎藤（药材名：关木通）能清心火，利小便，通经下乳。用量过大易中毒而引起肾功能衰竭。

4. 蓼科 Polygonaceae $\male \ast P_{3-6,(3-6)} A_{3-9} G_{(2-3:1:1)}$

多为草本。节常膨大。单叶互生，全缘，托叶膜质，包围茎节成托叶鞘。花两性，单被，花被片 3~6，萼片花瓣状，宿存；子房上位，2~3 心皮合生成 1 室，1 胚珠。瘦果或小坚果，多有翅，种子有胚乳。

约 50 属，1150 种，分布于北温带。我国 13 属，235 种。分布全国；已知药用的有 10 属，136 种。

【药用植物】

掌叶大黄 *Rheum palmatum* L.：多年生高大草本，高约 2 米，茎中空。基生叶有长柄，叶片掌状深裂；茎生叶较小，互生，具膜质托叶鞘。瘦果具 3 棱翅，暗紫色。药用大黄 *Rheum officinale* Baill.：与上种主要区别为基生叶掌状浅裂，边缘有粗锯齿。唐古特大黄 Rh. *tanguticum* Maxim ex Balf；叶二回羽状深裂。上述三种植物的根和根状茎均作中药大黄使用，能泻热通便，凉血解毒，逐瘀通经（图 4-18）。

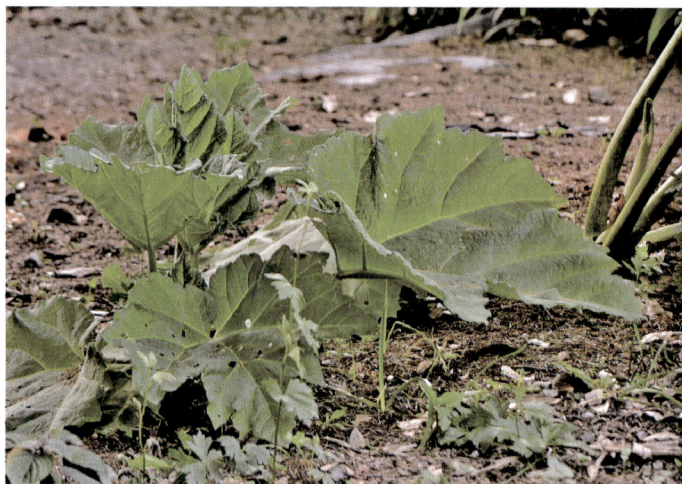

图 4-18 掌叶大黄

何首乌 *Fallopia multiflora* Thunb.：多年生草本，茎缠绕，单叶互生，基部心形，托叶鞘短筒状。瘦果椭圆形。块根（药材名：生何首乌）入药，能解毒消痈，润肠通便。制首乌能补肝肾，益精血，乌须发，强筋骨。茎藤（药材名：夜交藤，首乌藤）能养血安神，祛风通络（图 4-19）。

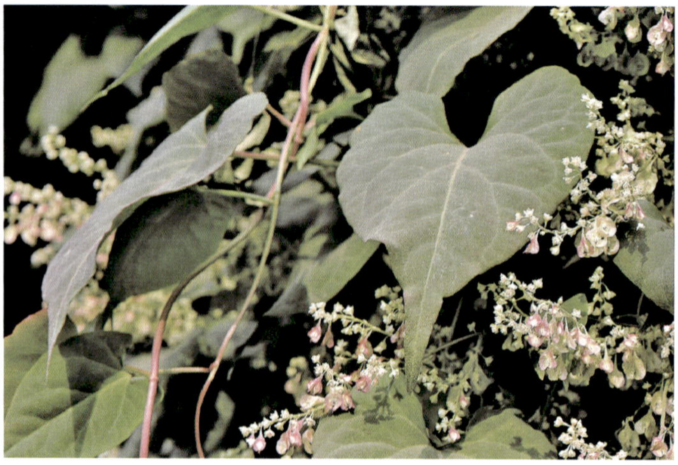

图 4-19 何首乌

本科常见的药用植物尚有：虎杖 *Reynoutria japonica* Houtt.：根和根状茎能祛风利湿，散瘀定痛，止咳化痰。酸模 *Rumex acetosa* L.：根能清热，利尿，凉血，杀虫。萹蓄 *Polygonum aviculare* L.：全草能利尿通淋，杀虫止痒。火炭母 P. *chinense* L.：全草药用，能清热解毒，治痢疾、疖痈。杠板归 P. *per-*

foliatum L.：茎叶供药用，能清热止咳、散瘀解毒、止痒。

👁 **看一看**

合理用药，勿信偏方

很多人都相信何首乌能黑发延年，在网上随便一搜都能找到何首乌相关的偏方，但是大家不知道的是，何首乌若使用不当，容易造成肝损伤。国家药品不良反应监测中心主办的《中国药物警戒》《中国药物应用与检测》等刊发了何首乌致肝损伤的案例分析。英国药品管理部门和美国医学界也明确界定了何首乌的不良反应。2014 年，国家食品药品监督管理总局发布通知，加强了对何首乌的风险管理。通知里明确规定了何首乌的每日用量，强调了肝损伤风险。国家根据药品不良反应监测结果做出通知，并正在组织进一步开展系统安全性评价。所以，大家不要盲目相信偏方，用药前一定要咨询医生以确保得到合理的治疗。

5. 毛茛科 Ranunculaceae $\male\female$ ＊（或 ↑）$K_{3-\infty} C_{3-\infty,0} A_{\infty} \underline{G}_{1-\infty;1;1-\infty}$

草本（稀木质藤本）。叶互生或基生，少对生，多缺刻或分裂，无托叶。两性花，辐射对称或两侧对称；单生或聚伞花序，总状花序；萼片 3 至多数，有时花瓣状；花瓣 3 至多数或缺；雄蕊和心皮常多数，离生，螺旋状排列在多少隆起的花托上，子房上位，1 室，胚珠 1 至多数。聚合蓇葖果或聚合瘦果，稀为浆果。

约 50 属，2000 种，主要分布于北温带。我国有 42 属，800 种，全国各地均有分布。已知药用的有 30 属，约 500 种。

【药用植物】

黄连 *Coptis chinensis* Franch.：多年生草本。叶基生，卵状三角形，3 全裂，中央裂片具柄，各裂片再作羽状深裂，边缘具锐锯齿。聚伞花序，蓇葖果。根状茎入药，能清热燥湿，泻火解毒。同属植物三角叶黄连 *C. deltoidea* C. Y. Cheng et Hsiao. 和云南黄连 *C. teeta* Wall. 的根状茎亦作中药"黄连"用（图 4 – 20）。

乌头 *Aconitum carmichaeli* Debx.：多年生草本。叶互生，掌状 3 深裂，两侧裂片再 2 裂，各裂片边缘具粗齿或缺刻。总状花序；萼片 5，蓝紫色，上萼片盔帽状；花瓣 2，变态成蜜腺叶；有长爪；雄蕊多数；离生。聚合蓇葖果。母根入药称"川乌"，有大毒，能祛风除湿，温经止痛；子根称"附子"，能回阳救逆，温中散寒，止痛。同属北乌头 *A. kusnezoffii* Reichb.：块根作草乌入药，功效同川乌。叶（药材名：草乌叶）能清热，解毒，止痛（图 4 – 21）。

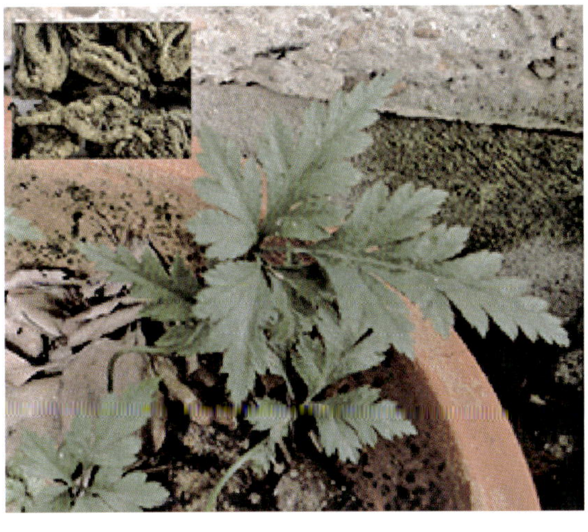

图 4 – 20　黄连 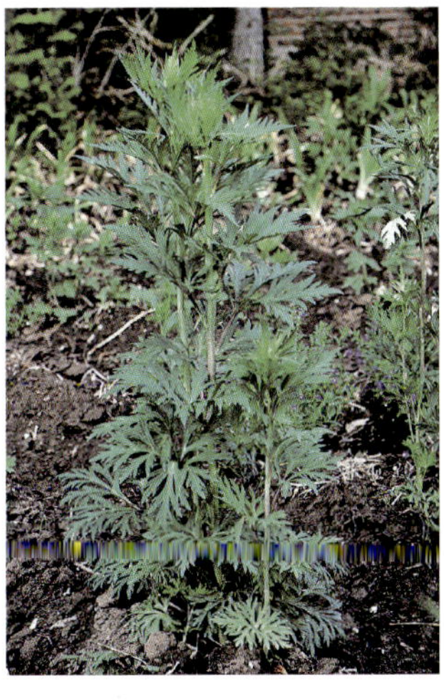　　　　　　　　图 4 – 21　北乌头

本科常见的药用植物尚有：芍药 *Paeonia lactiflora* Pall.：去栓皮的根（药材名：白芍）能养血调经、平肝止痛、敛阴止汗；野生者不去栓皮的根（药材名：赤芍）能清热凉血、散瘀止痛。威灵仙 *Clematis chinensis* Osbeck：根及根状茎能祛风除湿，通络止痛。白头翁 *Pulsatilla chinensis*（Bge.）Regel：根能清热解毒，凉血止痢。毛茛 *Ranunculus japonicus* Thunb.：全草有毒能利湿、消肿、止痛、退翳、杀虫，一般外用作发泡药。升麻 *Cimicifuga foetida* L.：根状茎能发表透疹，清热解毒，升举阳气。天葵（药材名：紫背天葵）*Semiaquilegia adoxoides*（DC.）Mak.：块根（药材名：天葵子）能清热解毒，消肿散结。

6. 小檗科 Berberidaceae $♀ * K_{3+3}C_{3+3}A_{3-9}\underline{G}_{1:1:1-\infty}$

灌木或草本。叶互生，单叶或复叶。花两性，辐射对称，单生、簇生或排成总状、穗状花序等；萼片与花瓣相似，各 2~4 轮，每轮常 3 片，花瓣常具有蜜腺；雄蕊 3~9 枚，常与花瓣对生，花药常瓣裂或纵裂；子房上位，常 1 心皮组成，1 室；柱头极短或缺，通常盾形；胚珠 1 至多数。浆果、蓇葖果或蒴果。

本科约 17 属，650 余种，分布于北温带和热带高山上。我国有 11 属，320 余种，南北各地均有分布。已知药用的有 11 属，140 余种。

【药用植物】

箭叶淫羊藿（三枝九叶草）*Epimedium sagittatum*（Sieb. et Zucc.）Maxim. 多年生草本。根状茎结节状，质硬。基生叶 1~3 片，三出复叶，小叶长卵形，两侧小叶基部呈箭状心形，显著不对称，叶革质。分布于长江流域至西南各省。生于山坡林下及路旁溪边等潮湿处。地上部分能补肾壮阳，强筋健骨，祛风除湿。

本科常见的药用植物尚有：豪猪刺（药材名：三颗针）*Berberis julianae* Schneid.：根、茎能清热燥湿，泻火解毒，为提取小檗碱的资源植物。阔叶十大功劳 *Mahonia bealei*（Fort.）Carr.：根茎（药材名：功劳木）和叶（药材名：十大功劳叶）能清热，燥湿，解毒。

7. 木兰科 Magnoliaceae $♀ * P_{6-12}A_{\infty}\underline{G}_{\infty:1:1-2}$

木本，具油细胞，有香气。单叶互生，多全缘；托叶有或无，有托叶的，包被幼芽，早落，在节上留下有环状托叶痕。花单生，两性，稀单性，辐射对称；花被片常 3 基数，排成数轮，每轮 3 片；雄蕊和雌蕊均多数，分离，螺旋状或轮状排列于伸长或隆起的花托上。每心皮含胚珠 1~2 个。聚合蓇葖果或聚合浆果。

约 18 属，330 种，分布于美洲和亚洲的热带和亚热带地区。我国约有 14 属，160 种，分布于西南和南部各地。已知药用的约 90 种。

【药用植物】

五味子 *Schisandra chinensis*（Turcz.）Baill.：落叶木质藤本。叶纸质或近膜质，阔椭圆形或倒卵形，边缘疏生有腺齿的细齿。雌雄异株；花被片 6~9，乳白色红色；雄蕊 5；雌蕊 17~40。聚合浆果排成长穗状，红色。分布于东北、华北、华中及四川等地。生于山林中。果实（药材名：北五味子）能敛肺、滋肾、生津。同属植物华中五味子 *Schisandra sphenanthera* Rehd. et Wils.，果实（药材名：南五味子）功同五味子（图 4-22）。

厚朴 *Magnolia officinalis* Rehd. et Wils.：落叶乔木。树皮棕褐色，具椭圆形皮孔。叶大，倒卵形，革质，集生于小枝顶端。花大型，白色，花被片 9~12 或更多。聚合蓇葖果长圆状卵形，木质。分布于长江流域和陕西、甘肃东南部，生于土壤肥沃及温暖的坡地。茎皮和根皮能燥湿消痰，下气除满。花蕾（药材名：厚朴花）能行气宽中，开郁化湿。凹叶厚朴（庐山厚朴）*Magnolia subsp. biloba*（Rehd. et Wils.）Cheng：与上种主要区别为叶先端凹陷成 2 钝圆浅裂，功效与厚朴相同（图 4-23）。

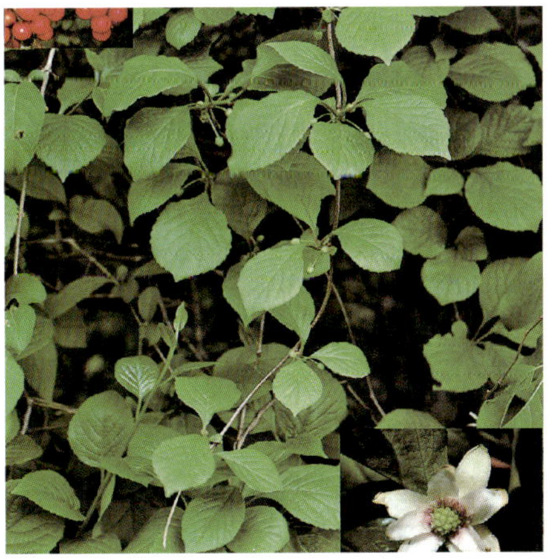

图 4 – 22　五味子

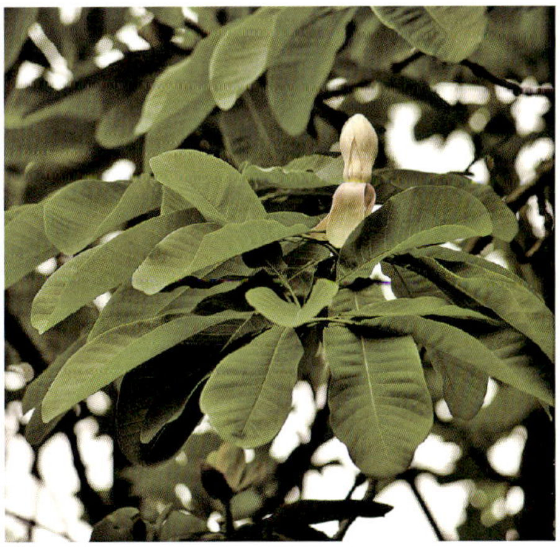

图 4 – 23　厚朴

本科常见的药用植物还有：望春花 *Magnolia biondii* Pamp.：花蕾（药材名：辛夷）能散风寒，通鼻窍。玉兰 *Magnolia denudata* Desr.：花蕾亦作"辛夷"入药。八角 *Illicium verum* Hook. f.：果实（药材名：八角茴香、八角）能温阳散寒，理气止痛。木莲 *Manglietia fordiana*（Hemsl.）Oliv.：果实（药材名：木莲果）能通便、止咳。

8. 樟科 Lauraceae　$\male\female$ * $P_{(6-9)} A_{3-12} \underline{G}_{(3:1:1)}$

木本，仅无根藤属（*Cassytha*）为寄生性无叶藤本。具油细胞，有香气。单叶，多互生，全缘，无托叶。叶多革质，羽状脉或三出脉。花小，常两性，3 基数，多为单被，2 轮；雄蕊 3～12，通常 9，排成 3～4 轮，第 4 轮雄蕊常退化，花丝基部常具 2 腺体；子房上位，3 心皮合生，1 室 1 胚珠。核果或呈浆果状，有时有宿存的花被包围基部。种子 1 粒。

约 40 多属，2000 余种，分布于热带及亚热带地区。我国有 20 属，400 多种，主要分布于长江以南各省区。已知药用 120 余种。

【药用植物】

肉桂 *Cinnamomum cassia* Presl.：常绿乔木，全株有香气。树皮灰褐色，幼枝略呈四棱形。叶互生，长椭圆形，革质，全缘，具离基三出脉。圆锥花序。核果浆果状，紫黑色，宿存的花被管（果托）浅杯状。树皮（药材名：肉桂）能温肾壮阳、散寒止痛；嫩枝（药材名：桂枝）能解表散寒、温经通络。未成熟的果实（药材名：桂丁香）能温中止痛（图 4 – 24）。

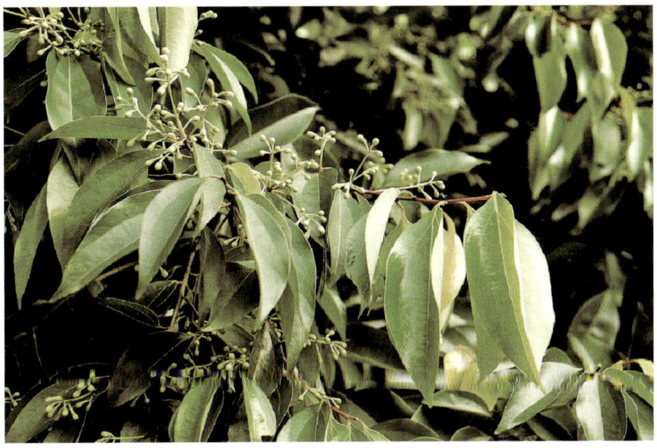

图 4 – 24　肉桂

本科常见的药用植物还有：樟树（香樟）*C. camphora*（L.）Presl.：根、木材及叶的挥发油主含樟脑，内服开窍辟秽，外用除湿杀虫、温散止痛。乌药 *Lindera aggregata*（Sims）Kosterm.：根（药材名：乌药）能行气止痛、温肾散寒。山鸡椒（药材名：山苍子）*Litsea cubeba*（Lour.）Pers.：根皮及叶入药，能温肾健胃，行气散结；果实（药材名：荜澄茄）能温中散寒，行气止痛。

9. 罂粟科 Papaveraceae ☿ * ↑ $K_2C_{4-6}A_{\infty,4-6}\underline{G}_{(2-\infty;1;\infty)}$

草本，多含乳汁或黄色汁液。基生叶具长柄，茎生叶多互生，无托叶。花单生或成总状、聚伞、圆锥花序；花辐射对称或两侧对称；萼片常 2，早落；花瓣 4～6，离生；子房上位，2 至多心皮，合生，1 室，侧膜 3 胎座，胚珠多数。蒴果孔裂或瓣裂。种子细小。

约 42 属，600 种，主要分布于北温带。我国 19 属，约 280 种，南北均有分布。已知药用的有 15 属，130 种。

【药用植物】

罂粟 *Papaver somniferum* L.：一年生或二年生草本，全株粉绿色，具白色乳汁。叶互生，长椭圆形，基部抱茎，边缘具缺刻。花大，单生于花茎顶；萼片 2，早落；花瓣 4，有白、红、淡紫等色；雄蕊多数，离生；子房多心皮合生；1 室，侧膜胎座；柱头具 8～12 辐射状分枝。蒴果近球形，孔裂。多栽培。果壳（药材名：罂粟壳）能敛肺止咳，涩肠止泻，止痛。从未熟果实中割取的乳汁（阿片）为镇痛、止咳、止泻药（图 4－25）。

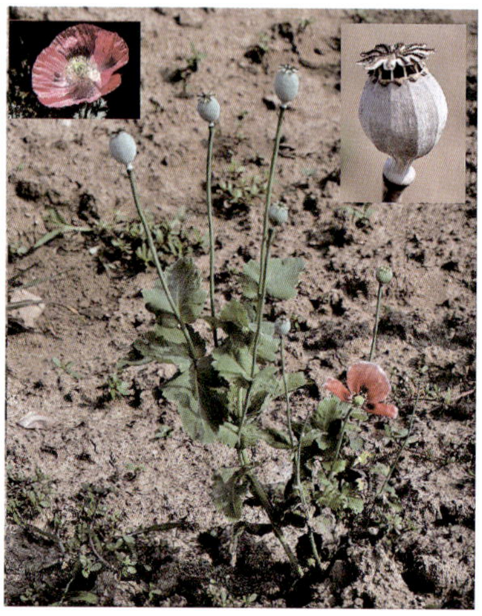

本科常见的药用植物还有：延胡索 *Corydalis yanhusuo* W. T. Wang.：块茎（药材名：元胡、延胡索）能行气止痛，活血散瘀。白屈菜 *Chelidonium majus* L.：全草有毒，能镇痛、止咳、利尿、解毒。

图 4－25　罂粟

10. 十字花科 Cruciferae（Brassicaceae）　☿ * $K_{2+2}C_4A_{2+4}\underline{G}_{(2;2;1-\infty)}$

草本。富含汁液，单叶互生，无托叶。花两性，辐射对称，多成总状花序；萼片 4，2 轮；花瓣 4，排成十字形；雄蕊 6，4 长 2 短，为四强雄蕊，稀 4 或 2，常在雄蕊旁生有 4 个蜜腺；子房上位，2 心皮合生，由假隔膜隔或 2 室，侧膜胎座，每室胚珠 1 至多数。长角果或短角果。

约 375 属，3200 种，广布于全球，以北温带为多。我国约 96 属，425 种，分布于我国各省区。已知药用的有 30 属，103 种。

【药用植物】

菘蓝 *Isatis indigotica* Fort.：一至二年生草本。叶互生，基生叶有柄，茎生叶披针形，花小，黄色圆锥花序。短角果。各地均有栽培。根（药材名：板蓝根）能清热解毒，凉血利咽。叶（药材名：大青叶）能清热解毒，凉血消斑；叶可制成"青黛"，能清热解毒，凉血，定惊（图 4－26）。

本科常见的药用植物还有：白芥 *Sinapis alba* L.：种子（药材名：白芥子）能温肺豁痰利气，散结通络止痛。萝卜 *Raphanus sativus* L.：各地均栽培，种子（药材名：莱菔子）能消食除胀，降气化痰。独行菜（北葶苈子）*Lepidium apetalum* Willd. 播娘蒿（南葶苈子）*Descurainia Sophia*（L.）Schur：种子入药，能泻肺平喘，行水消肿。荠菜 *Capsella bursapastoris*（Linn）Medic.：全草能凉血止血。

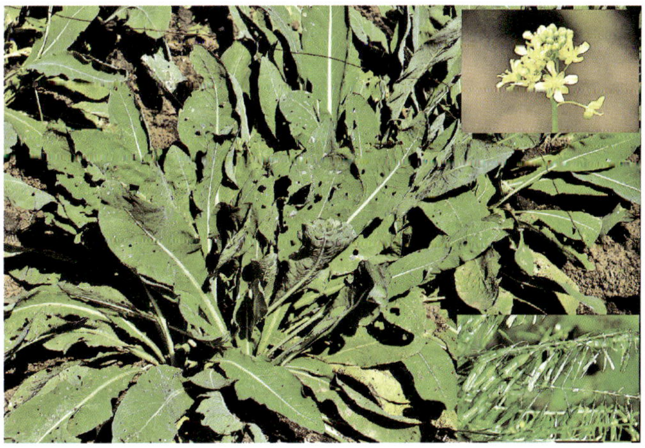

图 4 - 26　菘蓝

11. 蔷薇科 Rosaceae ♀ * $K_{4-5}C_{0-5}A_{5-\infty}\underline{G}_{1-\infty;1:1-2,}\overline{G}_{(2-5;2-5;2)}$

草本，灌木或乔木。常有刺。单叶或复叶，多互生，通常有托叶。两性花，辐射对称；单生或排成伞房，圆锥花序；花托突起、合成一碟状、平展或下凹，花萼下部与花托愈合成盘状、坛状或壶状的萼筒。花萼和花瓣多为 5，分离，稀无瓣。雄蕊多数，心皮 1 至多数，分离或结合，子房上位至下位。蓇葖果、瘦果、核果或梨果。种子无胚乳。

约有 124 属，3300 种，广布全球。我国有 51 属，1100 余种，分布全国各地。已知药用的有 48 属，400 余种。

本科分为绣线菊亚科、蔷薇亚科、梨亚科、梅亚科（李亚科）四个亚科。

【药用植物】

金樱子 *Rosa laevigata* Michx.：常绿攀缘灌木。羽状复叶，小叶 3，稀 5 片，椭圆状卵形，叶片近革质。茎、叶柄和叶轴均具皮刺。花白色，单生于侧枝顶端。果密生直刺。以果入药，能涩精益肾，固肠止泻（图 4 - 27）。

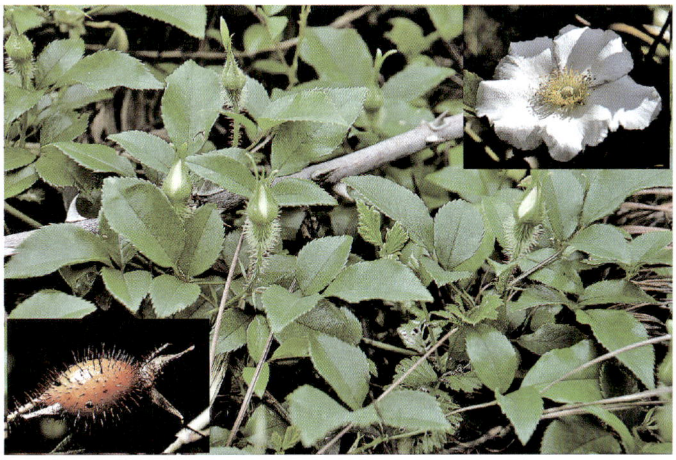

图 4 - 27　金樱子

杏 *Armeniaca vulgaris* Lam.：落叶小乔木。小枝浅红棕色，有光泽。产于我国北部，均系栽培。种子（药材名：苦杏仁）能降气化痰，止咳平喘，润肠通便（图 4 - 28）。

本亚科常见的药用植物还有：地榆 *Sanguisorba officinalis* L.：根能凉血止血，清热解毒，消肿敛疮。山里红 *Crataegus pinnatifida* Bge. var. *major* N. E. Br.：果实（药材名：北山楂）能消食健胃，行气散瘀。

山楂 *C. pinnatifida* Bge.：多为栽培，果实亦称北山楂，功效同山里红。华东覆盆子 *Rubus chingii* Hu：聚合果（药材名：覆盆子）能益肾，固精，缩尿，止血，止痢。玫瑰 *Rosa rugosa* Thunb.：各地均有栽培，花能行气解郁，和血，止痛。桃 *Amygdalus persica* L.：种子（药材名：桃仁）能活血祛瘀，润肠通便。贴梗木瓜（贴梗海棠果实（药材名：皱皮木瓜）能舒筋活络，和胃化湿；同属光皮木瓜 *Ch. sinensis*（Touin）Koehne：果实（药材名：光皮木瓜、榠楂）入药，功效同贴梗木瓜。枇杷 *Eriobotrya japonica*（Thunb.）Lindl.：叶入药（药材名：枇杷叶），能清肺止咳，和胃降逆，止渴。

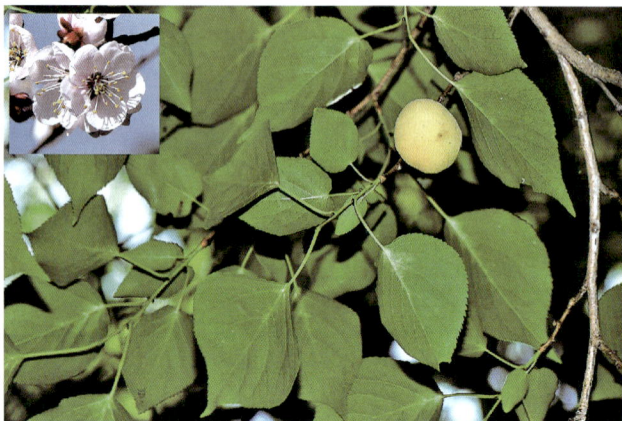

图 4 – 28　杏

12. 豆科 Leguminosae（Fabaceae）　　$\male\female * \uparrow K_{5,(5)} C_5 A_{(9)+1,10,\infty} \underline{G}_{(1:1:1-\infty)}$

草本或木本。根部常有根瘤。叶互生，多为羽状或掌状复叶，有托叶和叶枕；花两性，萼片 5，辐射对称或两侧对称；多少连合；花瓣 5，多为蝶形花，少数假蝶形或辐射对称；雄蕊一般为 10，常连成二体雄蕊（9 ＋ 1 或 5 ＋ 5），稀多数；子房上位，1 心皮，1 室，胚珠 1 至多数。边缘胎座。荚果。种子无胚乳，子叶肥厚，富含淀粉或油脂。根据花的特征，本科可分为三个亚科：含羞草亚科、云实亚科、蝶形花亚科。

本科约 650 属，18000 种，广布全球。我国有 169 属，约 1539 种，分布全国。已知药用的有 109 属，600 余种。

【药用植物】

乌拉尔甘草 *Glycyrrhiza uralensis* Fisch.：多年生草本，外皮褐色，里面淡黄色。具甜味。小叶 5～17 枚，奇数羽状复叶，总状花序，荚果。根及根状茎（药材名：甘草）入药，能补脾益气，清热解毒，祛痰止咳，缓急止痛，调和诸药（图 4 – 29）。

图 4 – 29　甘草

本亚科常见的药用植物还有：决明 *Cassia obtusifolia* L.：种子（药材名：决明子）能清肝明目，利水通便。膜荚黄芪 *Astragalus membranaceus*（Fisch.）Bge.：根（药材名：黄芪）能补气固表，利水托毒，排脓，敛疮生肌（图 4 – 30）。

合欢（马缨花）*Albizia julibrissin* Durazz.：树皮（药材名：合欢皮）能解郁安神，活血消肿，花（合欢花）能解郁安神。槐 *Sophora japonica* L.：花（药材名：槐花）和花蕾（药材名：槐米）能凉血止血，清肝泻火，槐花还是提取芦丁的原料，果实（药材名：槐角）能清热泻火、凉血止血。野葛 *Pueraria lobata*（Willd.）Ohwi：块根（药材名：葛根）能解肌退热，生津，透疹，升阳止泻。密花豆 *Spatholobus suberectus* Dunn.：藤茎作"鸡血藤"药用，能补血，活血，通络。

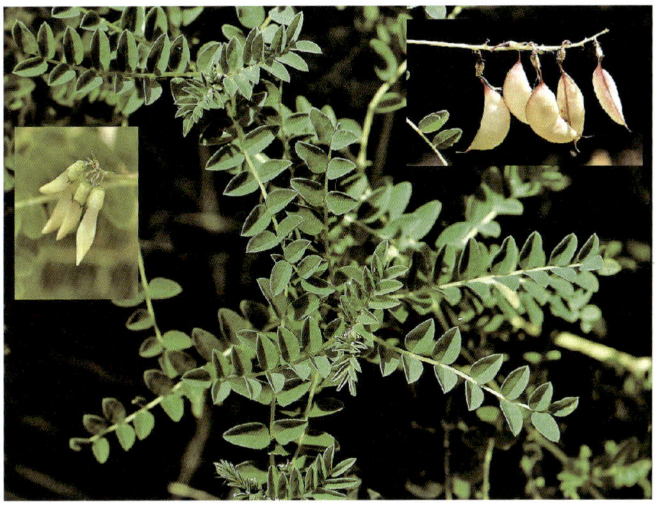

图 4 – 30　膜荚黄芪

13. 芸香科 Rutaceae　$\text{⚥} * K_{4-5} C_{4-5} A_{8-\infty} \underline{G}_{(2-\infty;2-\infty;1-2)}$

多为木本，全体含挥发油。叶常互生，多为复叶或单身复叶，叶或果实上常见透明油点（腺点）。花两性，辐射对称，单生或排成聚伞、圆锥花序；萼片 4～5，合生；花瓣 4～5；雄蕊常与花瓣同数或为其倍数，着生在花盘基部；子房上位，心皮 2 至多数，合生或离生。柑果、蒴果、核果、蓇葖果。

本科约 150 属，1700 种，分布于热带和温带。我国有 28 属，约 150 种，分布全国。已知药用的有 23 属，105 种。主产于南方。

【药用植物】

黄檗 *Phellodendron amurense* Rupr.：乔木，奇数羽状复叶，对生或近互生；花单性，雌雄异株，聚伞状圆锥花序顶生；浆果状核果近球形，成熟时黑色，有特殊香气与苦味树皮（关黄柏）能清热燥湿，泻火除蒸，解毒疗疮。同属植物黄皮树（川黄柏）*Phellodendron chinense* Schneid. 的干燥树皮也作"黄柏"用（图 4 – 31）。

本科常见的药用植物还有：橘 *Citrus reticulata* Blanco：成熟果皮（药材名：陈皮）能理气健脾，燥湿化痰；中果皮及内果皮间维管束群（药材名：桔络）能通络理气，化痰；种子（药材名：桔核）能理气散结，止痛；叶（药材名：桔叶）能行气，散结；幼果或未成熟果皮（药材名：青皮）能疏肝破气，消积化滞。酸橙 *C. aurantium* L.：未成熟果实（药材名：枳壳）能理气宽中，行滞消胀；幼果（药材名：枳实）能破气消积，化痰除痞（图 4 – 32）。两面针 *Zanthoxylum nitidum*（Roxb.）DC. 根（药材名：两面针）能活血化瘀，行气止痛，祛风通络，解毒消肿。花椒（川椒、蜀椒）*Zanthoxylum bungeanum* Maxim.：果皮（药材名：花椒）能温中止痛，除湿止泻，杀虫止痒；种子（药材名：椒目）能利水消肿，祛痰平喘。

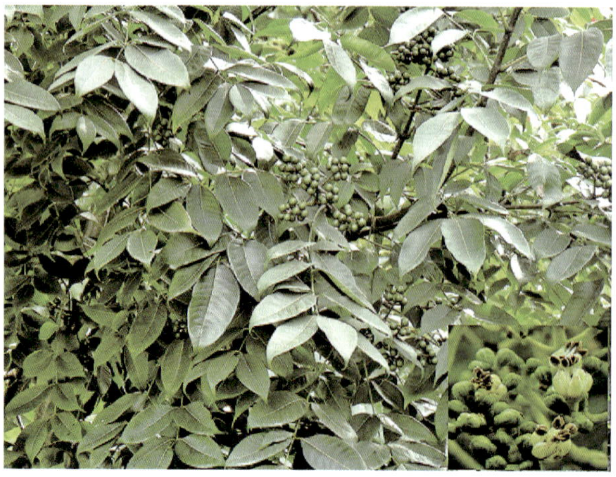

图 4 – 31　黄柏

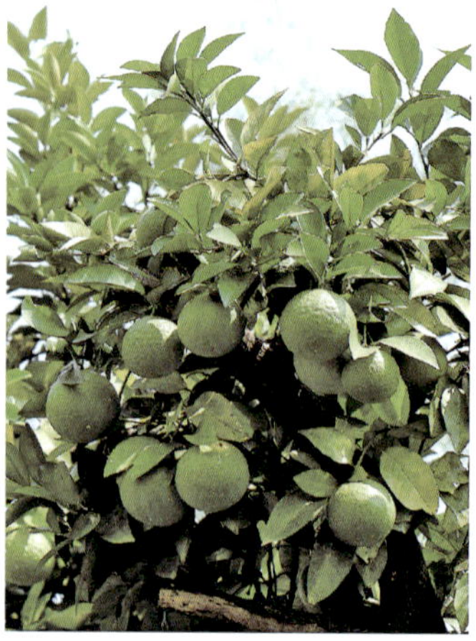

图 4 – 32　酸橙

14. 五加科 Araliaceae $\text{\male\female} * K_5 C_{5-10} A_{5-10} \overline{G}_{(2-15;2-15;1)}$

木本，稀多年生草本。茎常有刺。叶多互生，常为羽状或掌状复叶，少为单叶。花小，辐射对称，两性，稀单性；伞形花序或集成头状花序，再集合成总状或圆锥状花序；萼齿 5，花瓣 5、10，分离，雄蕊着生于花盘的边缘，花盘生于子房顶部，子房下位，由 2～15 心皮合生，通常 2～5 室，每室胚珠 1。浆果或核果。

本科约 80 属，900 种，广布于热带和温带。我国有 23 属，172 种，除新疆外，全国均有分布。已知药用的有 19 属，112 种。

【药用植物】

人参 *Panax ginseng* C. A. Meyer：多年生草本。主根圆柱形或纺锤形，上部有环纹，下面常有分枝及细根，细根上有小疣状突起（珍珠点），顶端根状茎结节状（芦头），上有茎痕（芦碗），其上常生有不定根（艼）。茎单一，掌状复叶轮生茎端，一年生者具 1 枚 3 小叶的复叶，二年生者具 1 枚 5 小叶的复叶，以后逐年增加 1 枚 5 小叶复叶，最多可达 6 枚复叶，小叶椭圆形，中央的一片较大。上面脉上疏生刚毛，下面无毛。伞形花序单个顶生；花小，淡黄绿色；萼片、花瓣、雄蕊均为 5 数；子房下位，2 室，花柱 2。浆果状核果，红色扁球形。分布于东北，广泛栽培于吉林和辽宁。根及根茎为著名的滋补强壮药，能大补元气，复脉固脱，补脾益肺，生津，安神。叶能清肺、生津、止渴（图 4 – 33）。

西洋参 *P. quinquefolium* L.：形态和人参相似，但本种的总花梗与叶柄近等长或稍长，叶缘的锯齿不规则且较粗大。原产于加拿大和美国，故又称花旗参。全国部分省区引种栽培。根能补气养阴、清热生津。

本科常见的药用植物尚有三七（田七）*P. notoginseng*（Burk.）F. H. Chen：根能散瘀止血，消肿定痛；花能清热，平肝，降压（图 4 – 34）。通脱木 *Tetrapanax papyrifera*（Hook.）K. Koch：茎髓（药材名：通草）能清热解毒，消肿，通乳。细柱五加 *Acanthopanax gracilistylus* W. W. Smith，根皮（药材名：五加皮）能祛风湿，补肝肾，强筋骨。

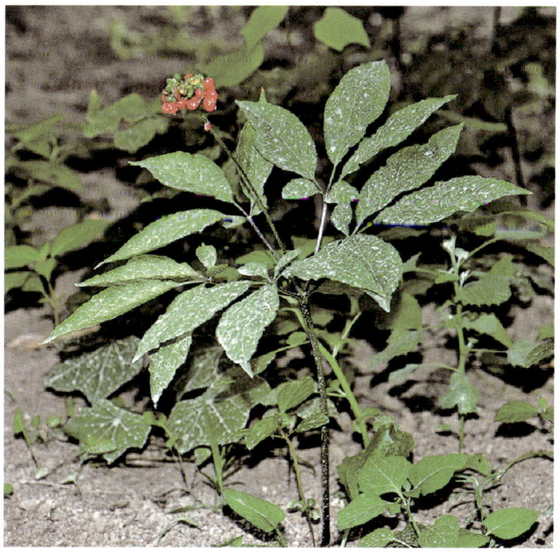

图 4 - 33 人参

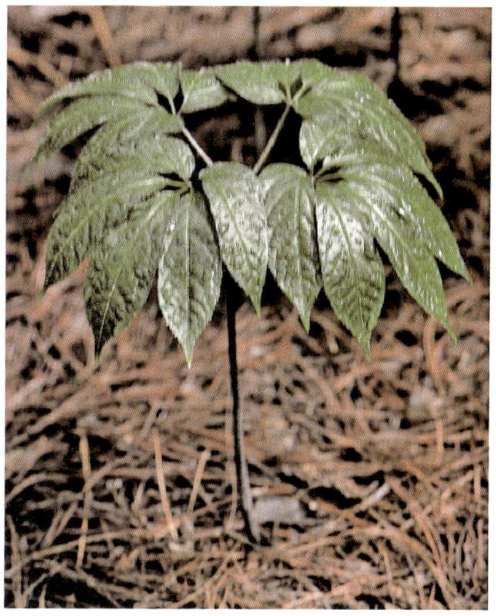

图 4 - 34 三七

15. 伞形科 Umbelliferae（Apiaceae） $\male \female * K_{5,0} C_5 A_5 \overline{G}_{(2:2:1)}$

草本。常含挥发油而具香气。茎有纵棱，常中空。叶互生，叶片分裂成为复叶，稀为单叶；叶柄基部扩大成鞘状。花小，两性，多为复伞形花序，常具总苞片。花萼与子房贴生，萼齿5或不明显；花瓣5；雄蕊和花瓣同数，互生，着生于上位花盘（花柱基）的周围，子房下位，2室，每室1胚珠。双悬果。

本科约275属，2900种，主要分布在北温带。我国约95属，540种，全国各地均产。已知药用的有55属，234种。

【药用植物】

当归 *Angelica sinensis*（Oliv.）Diels：多年生草本。茎带紫色。基生叶及茎下部叶卵形，2～3回三出或羽状全裂，叶柄基部膨大成管状的薄膜质鞘；复伞形花序，双悬果。根（当归）为著名中药，能补血活血，调经止痛，润肠通便（图4-35）。

白芷（兴安白芷）*Angelica dahurica*（Fisch. ex Hoffm.）Benth. et Hook f. ex Franch. et Sav.：多年生高大草本。茎生叶2～3回羽状分裂或全裂，大型复伞形花序。分布于东北、华北。多为栽培。生沙质土及石砾质土壤上。根（药材名：白芷）能祛风、活血、消肿、止痛（图4-36）。

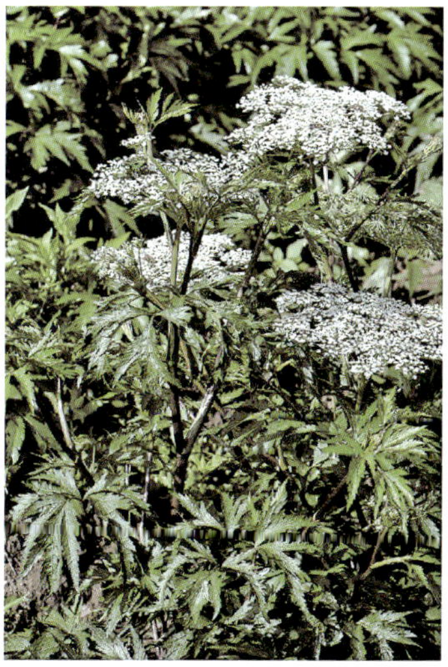

图 4 - 35 当归

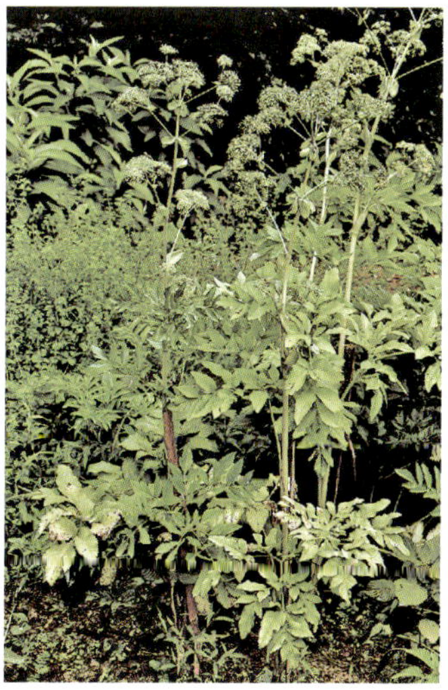

图 4 - 36 白芷

本科常见的药用植物有：柴胡 *Bupleurum chinense* DC.：根（药材名：北柴胡）能发表退热，舒肝解郁，升阳（图 4－37）。同属植物狭叶柴胡 *B. scorzonerifolium* Willd. 的根（药材名：南柴胡）也作柴胡入药。注意大叶柴胡 *B. longiradiatum* Turcz. 根有毒，不能作柴胡药用。川芎 *Ligusticum chuanxiong* Hort.：根茎（药材名：川芎）能活血行气，祛风止痛。前胡（白花前胡）*P. praeruptorum* Dunn：根（药材名：前胡）能化痰止咳，发散风热。防风 *Saposhnikovia divaricate*（Turcz.）Schischk.：根（药材名：防风）能解表祛风，止痛。珊瑚菜 *Glehnia littoralis* Fr. Schm. ex. Miq.：根（药材名：北沙参）能养阴清肺，益胃生津。藁本（西芎）*Ligusticum sinensis* Oliv.，根（药材名：藁本）能祛风散寒，除湿，止痛。蛇床 *Cnidium monnieri*（L.）Cuss.，果实（药材名：蛇床子）能温肾壮阳，燥湿，祛风，杀虫。明党参 *Changium smyrnioides* Wolff，分布于长江流域各省，根（药材名：明党参）能润肺化痰，养阴和胃，平肝，解毒。羌活 *Notopterygium incisum* Ting ex H. T. Chang，根茎及根（药材名：羌活）能散寒，祛风，除湿，止痛。小茴香 *Foeniculum vulgare* Mill.，各地均有栽培，果实（药材名：小茴香）能散寒止痛，理气和胃。

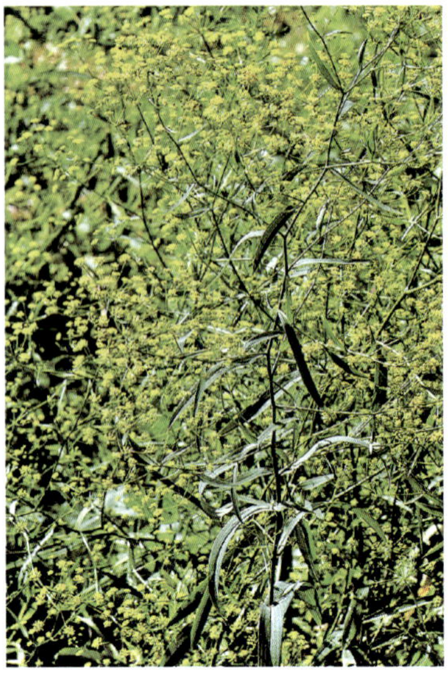

图 4－37　柴胡

（二）合瓣花亚纲

合瓣花亚纲又称后生花被亚纲。主要特征为花瓣多少连合成合瓣花冠，花冠形成漏斗状、钟状、唇形、管状、舌状等，因其增强了对昆虫传粉的适应及对雄蕊、雌蕊的保护作用，故认为较离瓣花类群进化。

16. 唇形科 Labiatae　$\female\uparrow\; K_{(5)}C_{(5)}A_{4,2}\underline{G}_{(2:4:1)}$　微课 3

多草本，具芳香气（富含挥发油）。茎四棱，叶对生，无托叶；腋生聚伞花序排列成轮伞花序，或再聚合成复合花序。花两性，两侧对称；花萼 5，宿存；花冠 5 裂，二唇形，雄蕊 4，二强或仅 2 枚；子房上位，2 心皮组成，4 深裂成假 4 室，花柱着生于子房 4 裂的底部。4 枚小坚果。

本科共约 220 属，3500 种，广布于全世界。我国有 99 属，800 余种。已知药用的有 75 属，436 种。

【药用植物】

薄荷 *Mentha haplocalyx* Briq.：多年生草本，有清凉浓郁的香气。茎四棱，叶对生，叶片卵形或长圆形，两面均有腺鳞及柔毛。轮伞花序腋生；花冠淡紫色或白色，二强雄蕊。小坚果椭圆形，藏于宿存的花萼内。全国各地均有分布，多栽培。全草入药，能疏散风热，清利头目，透疹（图 4－38）。

丹参 *Salvia miltiorrhiza* Bunge：多年生草本，全株密被长柔毛及腺毛。奇数羽状复叶对生，假总状花序；花冠上唇略呈盔状，下唇 3 裂。根圆柱形，外皮砖红色。茎四棱形。全国大部分地区有分布。也有栽培。根和根茎入药，能活血调经，祛瘀止痛，清心除烦。

益母草 *Leonurus artemisia*（Laur.）S. Y. Hu.：一年生或二年生草本。茎方形。基生叶圆形有长柄，茎生叶掌状 3 深裂。轮伞花序。全草入药，能活血调经，利尿消肿；果实（药材名：茺蔚子）能活血调经，清肝明目（图 4－39）。

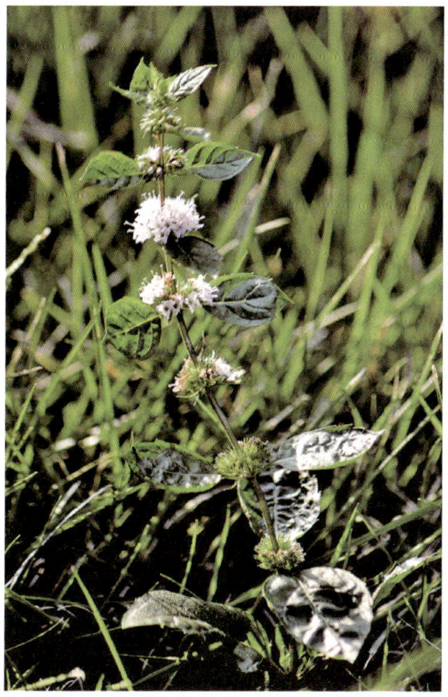

图 4 - 38 薄荷

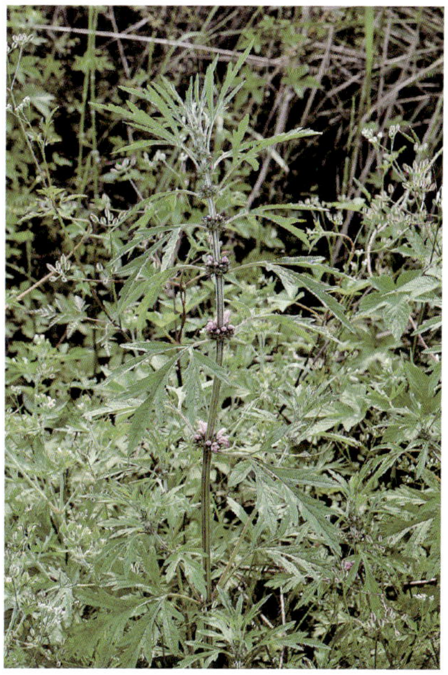

图 4 - 39 益母草

本科药用植物尚有：黄芩 *Scutellaria baicalensis* Georgi ：根入药，能清热燥湿，泻火解毒，止血，安胎。广藿香 *Pogostemon cablin*（Blanco）Benth.：地上部分入药，能芳香化浊，祛暑解表，开胃止呕。紫苏 *Perilla frutescens*（L.）Britt. var. *arguta*（Benth.）Hand. – Mazz：多栽培，果实（药材名：苏子）能降气消痰，平喘，润肠；叶及嫩枝（药材名：苏叶）能解表散寒，行气和胃，解鱼蟹毒；茎（药材名：苏梗）能理气宽中，止痛，安胎。夏枯草 *Prunella vulgaris* L.，全草或果穗入药，能清火，明目，散结，消肿。

17. 茄科 Solanaceae ☿ ✳ $K_{(5)} C_{(5)} A_{5,4} \underline{G}_{(2:2:\infty)}$ 🅴 微课4

草本、灌木或小乔木。单叶或复叶，互生，无托叶。花两性，辐射对称，单生、簇生或成伞房、伞形、聚伞等花序；花萼常 5 裂，宿存，果时常增大；花冠合瓣成辐状、钟状、漏斗状，常 5 裂；雄蕊常与花冠裂片同数且互生；子房上位，心皮 2，2 室或假 4 室，中轴胎座，胚珠多数。浆果或蒴果。

约 80 属，3000 种，分布于温带及热带地区。我国约有 26 属，115 种，各省区均有分布。已知药用的有 25 属，84 种。

【药用植物】

宁夏枸杞 *Lycium barbarum* L.：灌木，主枝数条，粗壮，果枝细长，具枝刺。叶互生或丛生，长椭圆状披针形。花数朵簇生于短枝上，花冠漏斗状，5 裂，粉红色或淡紫色，花冠管长于裂片。浆果椭圆形，长 1～2cm，熟时红色。主产宁夏、甘肃。各地有栽培。果实（药材名：枸杞子）能滋补肝肾，益精明目。根皮（药材名：地骨皮）能凉血除蒸，清肺降火（图 4 - 40）。同属植物枸杞 *L. chinense* Mill.，全国大部分地区有分布，药用同宁夏枸杞。

白花曼陀罗 *Datura metel* L.：一年生粗壮草本。单叶互生，卵形或宽卵形，叶基不对称，全缘或有稀疏锯齿。花单生于枝叉间或叶腋；萼筒状，先端 5 裂；花冠喇叭状，白色，具 5 棱角。蒴果斜生，近球形，表面有稀疏短粗刺，熟时 4 瓣裂。我国各地有分布。花（药材名：洋金花）有毒，能平喘止咳，镇痛，解痉（图 4 - 41）。

本科药用植物还有：颠茄 *Atropa belladonna* L.：全草能松弛平滑肌，抑制腺体分泌，加速心率，扩大瞳孔。莨菪 *Hyoscyamus niger* L.：亦有栽培，叶、种子（药材名：天仙子）能解痉止痛、安神定喘。龙葵 *Solanum nigrum* L.：全草有小毒，能清热解毒、活血消肿。酸浆 *Physalis alkekengi* L. var. *franchetii*

（Mast.）Makino：各地均产，带萼果实（药材名：锦灯笼）、根及全草能清热、利咽、化痰、利尿。

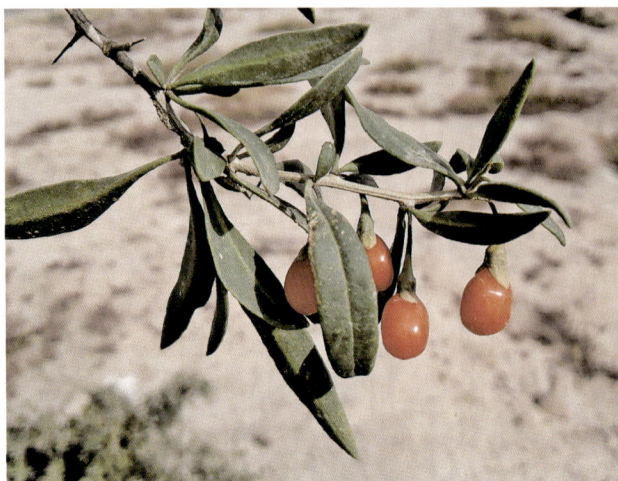

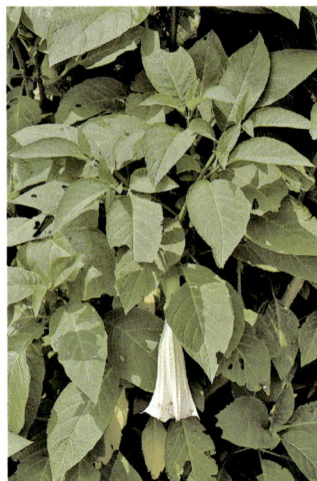

图 4 - 40　宁夏枸杞　　　　　　　　　图 4 - 41　白花曼陀罗

18. 玄参科 Scrophulariaceae $\lozenge \uparrow$ $K_{(4-5)} C_{(4-5)} A_{4,2} \underline{G}_{(2:2:\infty)}$ 　e 微课 5

草本，少为灌木或乔木，叶多对生，少互生或轮生；无托叶。总状或聚伞花序；花萼 4 ~ 5 裂，宿存；花冠 4 ~ 5 裂，多少呈二唇形；雄蕊 4，2 强，稀 2 或 5，着生于花冠管上；子房上位，心皮 2，2 室，中轴胎座，胚珠多数。蒴果，常具宿存花柱。

本科约 200 属，3000 种，广布世界各地。我国约有 60 属，634 种，分布于南北各地。已知药用的有 45 属，233 种。

【药用植物】

玄参 *Scrophularia ningpoensis* Hemsl.：多年生高大草本。根数条，粗大呈纺锤形，灰黄褐色，干后内部变黑色。茎方形。下部叶对生，上部叶有时互生；叶片卵形至披针形。聚伞花序集成疏散圆锥花序，花萼 5 裂；花冠斜壶状，褐紫色，5 裂，上唇长于下唇；蒴果卵形。分布于华东、中南、西南。根（药材名：玄参）能滋阴降火，生津，消肿，解毒（图 4 - 42）。

本科常用药用植物还有：地黄（怀地黄）*Rehmannia glutinosa* (Gaertn.) Libosch. ex Fish. et Mey.：根状茎（药材名：生地黄）能清热凉血、养阴生津，加工炮制后的熟地黄能滋阴补肾、补血调经。胡黄连 *Picrorhiza scrophulariiflora* Pennel.：根状茎（药材名：胡黄连）能清虚热燥湿、消疳。

图 4 - 42　玄参

19. 茜草科 Rubiaceae $\lozenge *$ $K_{(4-5)} C_{(4-5)} A_{4-5} \overline{G}_{(2:2:1-\infty)}$

木本或草本。单叶对生或轮生，有托叶；花两性，辐射对称，聚伞花序排列成圆锥状或头状；花萼、花冠 4 或 5 基数，稀 6；雄蕊与花冠裂片同数且互生。子房下位，心皮 2 室，每室 1 至多数胚珠。蒴果、浆果或核果。

本科约 500 属，6000 余种，广布于热带和亚热带。我国有 98 属，676 种，主要分布在西南至东南部。已知药用 59 属，210 种。

【药用植物】

栀子 *Gardenia jasminoides* Ellis，灌木，叶对生或 3 枚轮生，无毛，花芳香，单朵生于枝顶。白或乳黄色，高脚碟形，果实成熟时黄或橙红色，有翅状纵棱。果实（药材名：栀子）能泻火解毒、清热、

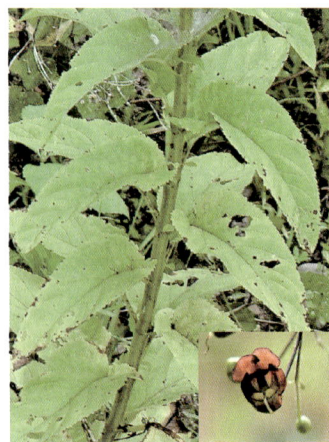

利尿，是天然黄色素的重要原料。

钩藤 *Uncaria rhynchophylla*（Miq.）Miq. ex Havil. 常绿木质大藤本。小枝四棱形，叶腋有钩状变态枝。分布于福建、江西湖南、广东、广西等地；带钩茎枝（药材名：钩藤）能清热平肝，息风定惊（图 4 - 43）。

本科常见的药用植物还有：茜草 *Rubia cordifolia* L.：根（药材名：茜草）能凉血，止血，祛瘀，通经。白花舌蛇草 *Hedyotis diffusa* Willd.：全草（药材名：白花舌蛇草）能清热解毒，活血散瘀。巴戟天 *Morinda officinalis* How：根能补肾壮阳，强筋骨，祛风湿。鸡矢藤 *Paederia scandens*（Lour.）Merr.：全草能消食化积、祛风利湿、止咳、止痛。

20. 忍冬科 Caprifoliaceae $\male\female * \uparrow K_{(4-5)} C_{(4-5)} A_{4-5} \overline{G}_{(2-5;1-5;1-\infty)}$ 　微课6

灌木、乔木或藤本。单叶，少数为羽状复叶，多对生，常无托叶。花两性，辐射对称或两侧对称，聚伞花序；萼合生，4～5裂；花冠管状，多5裂，有时二唇形；雄蕊与花冠裂片同数且互生，着生于花冠管上；子房下位，心皮2～5，1～5室，每室胚珠1枚。浆果、核果或蒴果。

本科有15属，约450种，主产于北温带。我国有12属，259种，广布全国。已知药用的有9属，106种。

【药用植物】

忍冬 *Lonicera japonica* Thunb. 半常绿缠绕灌木。茎多分枝，老枝外表棕褐色，幼枝密生柔毛。花初开时白色，后变黄色，故称"金银花"；花蕾（药材名：金银花），能清热解毒，凉散风热。茎枝（药材名：忍冬藤），能清热解毒，疏风通络（图 4 - 44）。

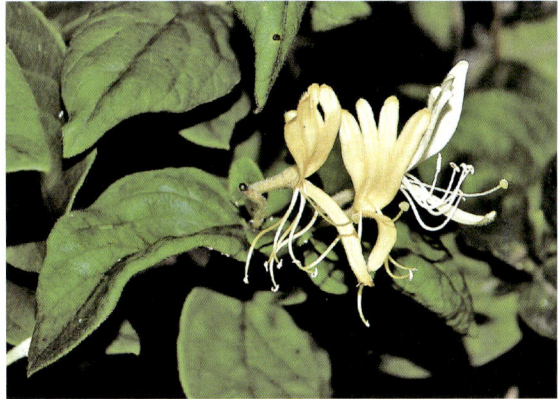

图 4 - 43　钩藤　　　　　　　　图 4 - 44　忍冬

本科常见的药用植物还有：陆英（接骨草）*Sambucus chinensis* Lindl.：分布于东北、华北、华东及西南等地，全草能祛风活络，散瘀消肿，续骨止痛。接骨木 *S. williamsii* Hance：全草入药，能接骨续筋，活血止痛，祛风利湿。

21. 葫芦科 Cucurbitaceae 　$\male * K_{(5)} C_{(5)} A_{5,(2)+(2)+1}$；$\female * K_{(5)} C_{(5)} A_{3-4} \overline{G}_{(3;1;\infty)}$

草质藤本，具卷须；多单叶互生，掌状分裂；花单性，辐射对称；雄蕊与花冠裂片同数而互生；子房下位，3心皮1室；瓠果。

本科约113属，800多种，分布于热带及亚热带地区。我国约32属，155种。已知药用的有21属，53种。

【药用植物】

栝楼 *Trichosanthes kirilowii* Maxim.：多年生草质攀缘藤本。掌状复叶浅裂至中裂。雌雄异株，雄花呈总状花序，雌花单生。瓠果，熟时橙黄色。种子扁平，浅棕色。成熟果实（药材名：瓜蒌）能清热涤痰，宽胸散结，润燥滑肠；种子（药材名：瓜蒌子）能润肺化痰，滑肠通便。皮（药材名：瓜蒌皮）

能清化热痰，利气宽胸。同属植物中华栝楼（双边栝楼）*T. rosthornii* Harms，功效同栝楼（图4－45）。

本科常见的药用植物还有：罗汉果 *Siraitia grosvenorii*（Swingle）C. Jeffrey ex A. M. Lu et Z. Y. Zhang：果实能清肺利咽，化痰止咳，润肠通便。木鳖 *Momordica cochinchinensis*（Lour.）Spreng.：种子（药材名：木鳖子）有毒，能散结消肿，攻毒疗疮。绞股蓝 *Gynostemma pentaphyllum*（Thunb.）Makino：全草能补气生津，清热解毒，止咳祛痰（图4－46）。

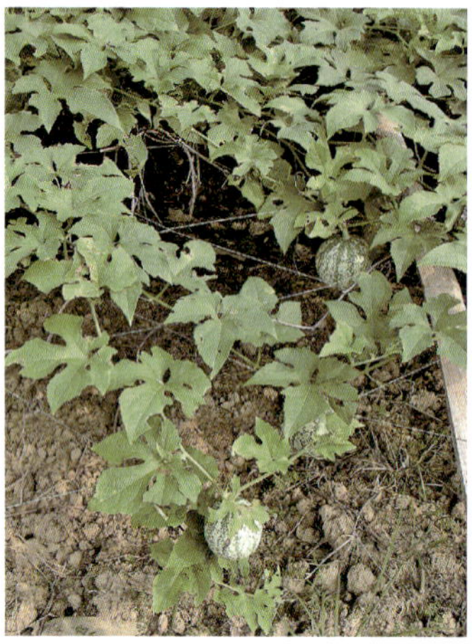

图4－45　栝楼 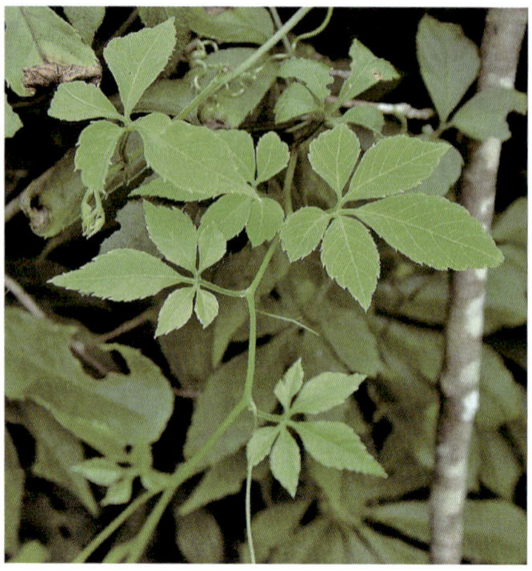　　　　　　　　图4－46　绞股蓝

22. 桔梗科 Campanulaceae $\diamondsemale * \uparrow K_{(5)} C_{(5)} A_{5,(5)} \overline{G}_{(2-5:2-5:\infty)}$

草本，常含乳汁；单叶互生或对生，无托叶；花两性，5数，花冠钟状或管状，雄蕊与花冠裂片同数而互生，子房下位或半下位，心皮3（稀2～5），合生成3（稀2～5）室，中轴胎座，蒴果（稀浆果）。

本科60属，约1500种，主产于温带和亚热带。我国约有17属，150种。已知药用的有13属，111种。

【药用植物】

桔梗 *Platycodon grandiflorum*（Jacq.）A. DC.：多年生草本，具乳汁。根肉质，长圆锥形。叶互生、对生或轮生，叶片卵形至披针形，背面灰绿色。花单生或数朵生于枝顶；萼5裂，宿存；花冠阔钟形，蓝色，5裂；雄蕊5；子房半下位，5室，中轴胎座，柱头5裂。蒴果倒卵形，顶部5瓣裂。广布于全国各地。亦有栽培。根能宣肺利咽，祛痰排脓（图4－47）。

本科药用植物还有：党参 *Codonopsis pilosula*（Franch.）Nannf.：根能补中益气，健脾益肺（图4－48）。沙参（杏叶沙参）*Adenophora stricta* Miq.：根（药材名：南沙参）能养阴清肺，化痰，益气。羊乳（四叶参）*Codonopsis lanceolata*（Sieb. et Zucc.）Trautv.：根能补虚通乳，排脓解毒。半边莲 *Lobelia chinensis* Lour.：全草能清热解毒，消瘀排脓，利尿及治蛇咬伤。

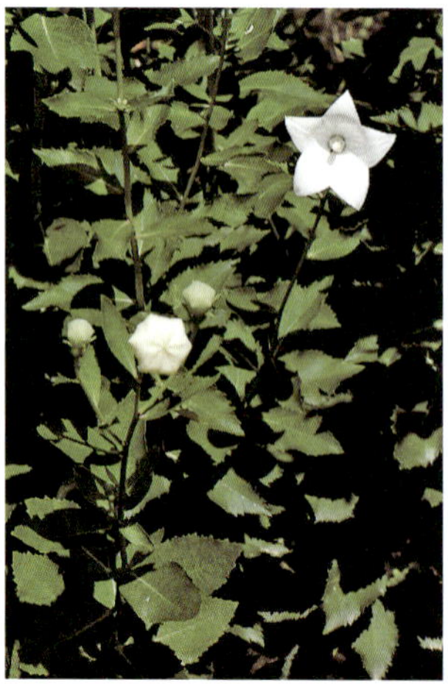

图4－47　桔梗 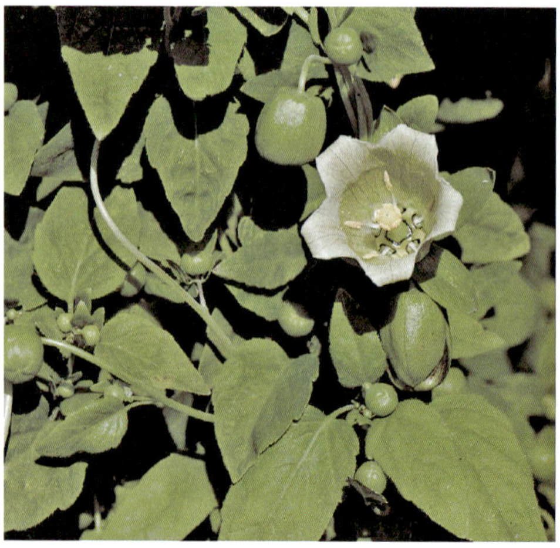　　　　　　　　图4－48　党参

23. 菊科 Compositae $\text{\female}\male * \uparrow K_{0-\infty} C_{(3-5)} A_{(4-5)} \overline{G}_{(2:1:1)}$ 　⊜ 微课7

草本（稀木本）；叶互生（稀对、轮生）；头状花序，外有总苞；花两性稀单性，花萼退化，花冠管状或舌状，聚药雄蕊；子房下位，2 心皮 1 室，1 胚珠；瘦果，种子无胚乳。

本科通常分为两个亚科。①管状花亚科：头状花序全为管状花，或边花为假舌状、漏斗状，而盘花均为管状花，植物体不含乳汁。含菊科的绝大部分种属。②舌状花亚科：头状花序均为舌状花，植物体含乳汁。

菊科是被子植物第一大科，约 1000 属，25000～30000 种，广布于全世界。我国约 230 属，2300种，广布全国。已知药用的有 155 属，778 种。

管状花亚科 Tubuliflorae

【药用植物】

菊花 *Dendranthema morifolium* Ramat. ：多年生草本。茎直立，被柔毛。叶互生，羽状浅裂或半裂，边缘有粗大锯齿或深裂。头状花序单生或数个集生于茎枝顶端。花色则有红、黄、白、橙、紫、粉红、暗红等各色，培育的品种极。全国各地均有栽培，主产于安徽（亳菊、滁菊）、浙江（杭菊）、河南（怀菊）等地。头状花序（药材名：菊花）能散风清热，平肝明目。

黄花蒿 *Artemisia annua* L. 一年生草本。茎直立，上部多分枝，具纵棱线。叶互生，茎中部的叶子二回羽状分裂，线形小裂片。头状花序集成圆锥花序，瘦果。地上部分（药材名：青蒿）清透虚热，凉血除蒸，解暑，截疟（图 4-49）。

管状花亚科药用植物还有：红花 *Carthamus tinctorius* L.：花（药材名：红花）能活血通经、祛瘀止痛（图 4-50）。白术 *Atractylodes macrocephala* Koidz.：多年生草本。根状茎肥大，略呈骨状。分布于浙江、江西、湖南、湖北等地。根状茎能健脾益气，燥湿利水，止汗，安胎。木香（云木香、广木香）*Saussurea costus*（Falc.）Lipech.：根能行气止痛，健脾消食。苍术 *Atractylodes lancea*（Thunb.）DC.：根状茎能燥湿健脾，祛风散寒，明目。茵陈蒿 *Artemisia capillaris* Thunb.：幼苗（药材名：绵茵陈）能清湿热，退黄疸。艾蒿 *A. argyi* Levl. et Vant：叶（药材名：艾叶）能散寒止痛，温经止血。牛蒡 *Arctium lappa* L.：果实（药材名：牛蒡子）能疏散风热，宣肺透疹，解毒利咽。苍耳 *Xanthium sibiricum* Patr. ex Widder.：果实（药材名：苍耳子）有毒，能祛风湿，止痛，通鼻窍。蓟 *Cirsium japonicum* Fisch. ex DC.：全草（药材名：大蓟）能凉血止血，祛瘀消肿；小蓟（药材名：刺儿菜）*C. setosum*（Willd.）MB.：全草（药材名：小蓟）能凉血止血，祛瘀消肿。

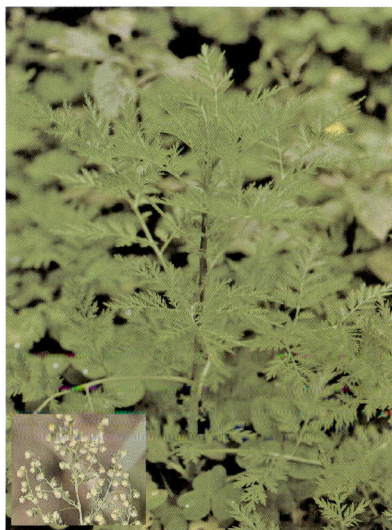
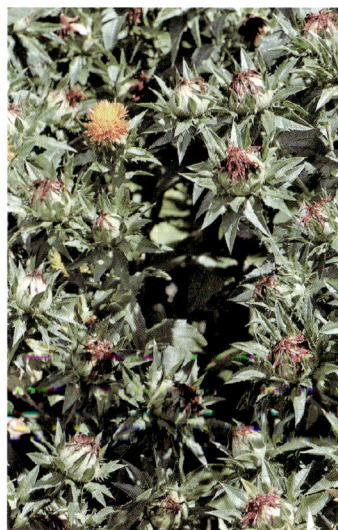

图 4-49　黄花蒿　　　　　图 4-50　红花

舌状花亚科 Cichorioideae（Liguliflorae）

【药用植物】

蒲公英 *Taraxacum mongolicum* Hand. – Mazz.：多年生草本，有乳汁。根圆锥形。叶基生，莲座状平展；叶片倒披针形，不规则羽状深裂，顶端裂片较大。花葶中空，顶生一头状花序；外层总苞片先端常有小角状突起，内层总苞片长于外层；全为舌状花，黄色。瘦果先端具长喙，冠毛白色。全国各地均有分布。全草能清热解毒，消肿散结，利尿通淋。

本亚科常见的药用植物还有：苣荬菜 *Sonchus arvensis* L.，分布于东北、华北、西北，全草称"北败酱"，能清热解毒，消肿排脓，祛瘀止痛；苦苣菜 *Sonchus oleraceus* L.，广布世界各地，全草能清热解毒，凉血。

24. 禾本科 Gramineae $\male\female * P_{2-3}A_{3,1-6}\underline{G}_{(2-3:1:1)}$ e 微课8

多为草本，少数为木本（竹类）。常具根状茎，地上茎特称秆，秆的节和节间显著，节间常中空。叶互生，排成2列；叶由叶鞘、叶片和叶舌三部分组成；叶鞘抱秆，叶片狭长，具明显中脉及平行脉。花小两性，花集成小穗排成穗状、总状或圆锥状。小穗轴基部有2颖片（上面1片称内颖，下面1片称外颖）；小花生于外稃与内稃之间，雄蕊通常3，子房上位，1室1胚珠，花柱2，柱头常羽毛状。颖果。

本科约660属，10000余种，广布全球。本科分两个亚科：竹亚科 Bambusoideae（木本）和禾亚科 Agrostidoideae（草本）。我国228属，1200余种，全国分布；已知药用84属，174种，多为禾亚科植物。

【药用植物】

薏苡 *Coix lachryma – jobi* L. var. *ma – yuen*（Rom. Caill.）Stapf：一年或多年生草本。颖果成熟时包于骨质、光滑、灰白色球形的总苞内。我国各地有栽培或野生；生于河边、溪边、湿地。种仁（药材名：薏苡仁）为利水渗湿药，能健脾利湿，除痹止泻，清热排脓（图4–51）。

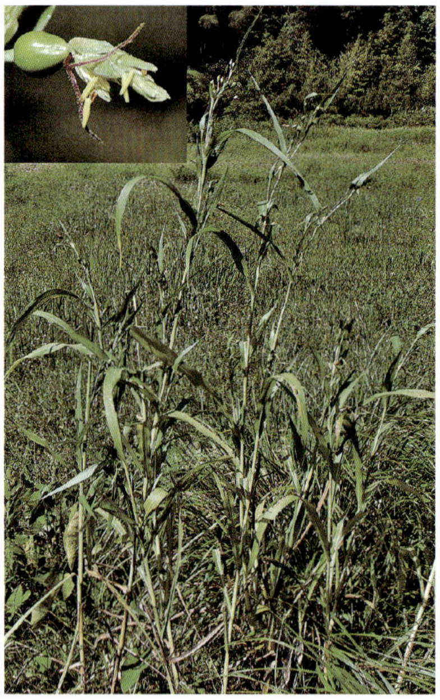

本科常见药用植物还有：淡竹叶 *Lophatherum gracile* Brongn.：茎叶（药材名：淡竹叶）为清热泻火药，能清热除烦，利尿，生津止渴。白茅 *Imperata cylindrica* Beauv. var. *major*（Ness）C. E. Hubb.：根状茎（药材名：白茅根）为止血药，能清热利尿，凉血止血，生津止渴。芦苇 *Phragmites australis*（Cav.）Trinius ex steudel：根状茎（药材名：芦根）为清热泻火药，能清热生津，除烦，止呕。

图4–51　薏苡

25. 天南星科 Araceae $\male * P_0A_{2-\infty/(2-\infty)}$；$\female * P_0\underline{G}_{(1-\infty:1-\infty:1-\infty)}$；$\male\female * P_{0,4-6}A_{2-\infty/(2-\infty)}\underline{G}_{(1-\infty:1-\infty:1-\infty)}$

多年生草本。常具块茎或根状茎。植物多含刺激性汁液。单叶或复叶，常基生，叶柄基部常具膜质叶鞘。花小，两性或单性，呈肉穗花序，具佛焰苞。雄蕊1~6常合成雄蕊柱；花被片4~6，雄蕊与其同数而互生；子房上位，1至数心皮成1至数室，每室1至数枚胚珠。浆果。

本科约115属，2000余种；主要分布于热带、亚热带。我国35属，210余种；主要分布于长江以南各省区；已知药用22属，106种。

【药用植物】

天南星 *Arisaema erubescens*（Wall.）Schott：草本。仅具 1 片基生叶，有长柄，叶片 7～24 裂，放射状排列于叶柄顶端，裂片披针形，末端延伸成丝状。佛焰苞顶端细丝状，花序附属器棒状；浆果。块茎（药材名：天南星）能燥湿化痰，驱风止痉，散血消肿（图 4-52）。

本科常见药用植物还有：半夏 *Pinellia ternata*（Thunb.）Breit.：块茎（药材名：半夏）为化痰药，能燥湿化痰，降逆止呕，消痞散结（图 4-53）。独角莲 *Typhonium giganteum* Engl.：块茎（药材名：禹白附）为化痰药，能燥湿化痰，驱风解痉，解毒散结。石菖蒲 *Acorus tatarinowii* Schott：根状茎能开窍化痰，辟秽杀虫。

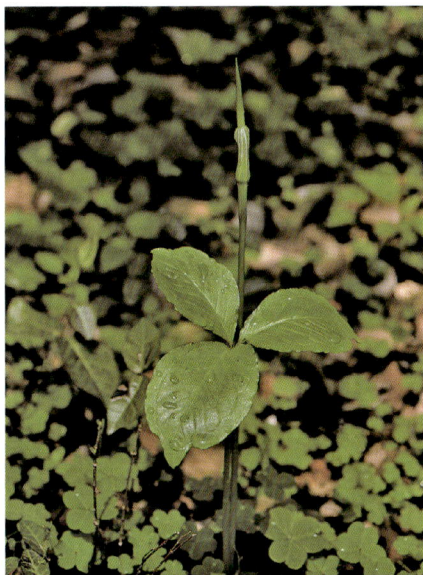

图 4-52 天南星　　　　　　　　图 4-53 半夏

26. 姜科 Zingiberaceae ⚥↑ $K_{(3)} C_{(3)} A_1 \overline{G}_{(3;3;\infty),(3;1;\infty)}$ 或⚥↑ $P_{(3)+(3)} A_1 \overline{G}_{(3;3;\infty),(3;1;\infty)}$

多年生草本，全株芳香或辛辣。单叶基生或茎生，羽状叶脉，叶鞘顶端有明显的叶舌；花两性，花被片 6，2 轮，外轮花被与内轮（花萼和花瓣）明显区分，具发育雄蕊 1 枚和退化雄蕊呈花瓣状。子房下位，3 心皮常合生成 3 室中轴胎座，少侧膜胎座（1 室），蒴果（稀浆果状），种子具假种皮。

本科约 50 属，1500 多种；主产于热带、亚热带地区。我国约 20 属，近 200 种，主要分布于西南、华南至东南。已知药用 15 属，103 种。

【药用植物】

姜 *Zingiber officinale* Rosc.：叶片披针形。苞片绿色至淡红色，花冠黄绿色，唇瓣到卵状圆形，中裂片具紫色条纹及淡黄色斑点。原产太平洋群岛，我国广为栽培。根状茎（药材名：生姜、干姜）入药，干姜为温里药，能温中回阳，温肺化饮，生姜为解表药；能发汗解表，温胃止呕，化痰止咳（图 4-54）。

本科常见药用植物还有：姜黄 *Curcuma longa* L.：根状茎（药材名：姜黄）为活血化瘀药，能破血行气，通经止痛，祛风疗痹。广西莪术 *C. kwangsiensis* S. G. Lee et C. F. Liang：根状茎（药材名：莪术）能破血行气，消积止痛。温郁金 *C. wenyujin* Y. H. Chen et C. Ling：块根（药材名：郁金）能破血行气，消积止痛，根状茎称"莪术"，功效同广西莪术。阳春砂 *Amomum villosum* Lour.：果实（药材名：砂仁）能化湿行气，温中止泻，安胎。白豆蔻 *A. kravanh* Pierre ex Gagnep.：果实（豆蔻）能化湿行气，温中止呕。高良姜 *A. officinarum* Hance.：根状茎（药材名：高良姜）能散寒，暖胃，止痛。益

智 *A. oxyphylla* Miq.：果实（药材名：益智仁）能温脾开胃摄涎，暖肾固精缩尿（图 4 - 55）。

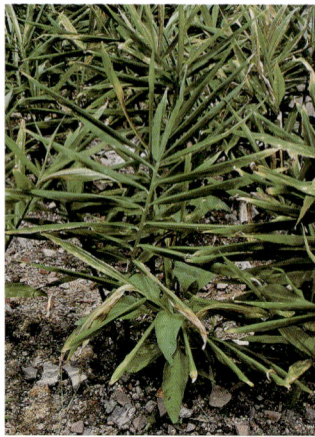

图 4 - 54　姜

图 4 - 55　益智

7. 兰科 Orchidaceae $\hat{\varphi}\uparrow P_{3+3}A_{2-1}\overline{G}_{(3:1:\infty)}$

多年生草本，单叶，多互生，基部常有鞘；花两性，两侧对称；花被片 6，2 轮，花瓣状，外轮 3 片，萼状或花瓣状；内轮 3 片，侧生的 2 片花瓣状，中央的 1 片常特化成各种形状称唇瓣；雄蕊 1，稀 2，与花柱合生成合蕊柱；花粉粒常粘结成花粉块；子房下位，1 室；蒴果。种子极多，微小粉状。

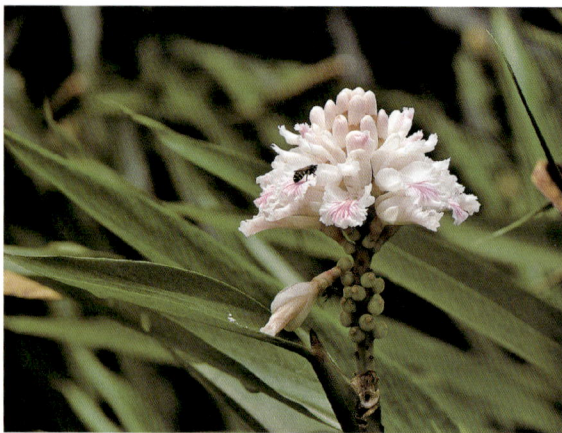

本科为被子植物第二大科，约 730 属，20000 种，广布全球，主产于南美和亚洲的热带地区。我国 166 属，1000 余种，南北均产；以云南、海南、台湾等地种类丰富；已知药用 76 属，289 种。

【药用植物】

天麻 *Gastrodia elata* Blume：腐生草本，无根，与白蘑科密环菌共生。叶退化成膜质鳞片，花茎单生。块茎（药材名：天麻）为平肝熄风药，能熄风止痉，平肝潜阳，祛风除痹（图 4 - 56）。

图 4 - 56　天麻

本科常见药用植物还有：白及 *Bletilla striata*（Thunb.）Rchb. f.：块茎（药材名：白及）为止血药，能收敛止血，消肿生肌。石斛 *Dendrobium nobile* Lindl.：全草（药材名：金钗石斛）为滋阴药，能养胃生津，滋阴除热。花叶开唇兰 *Anoectochilus roxburghii*（Wall.）Lindl.：全草（药材名：金线莲）能滋补，止痛，镇咳。手参 *Gymnadenia conopsea*（L.）R. Br.：块茎能补益气血，生津止渴。

目标检测

答案解析

一、单项选择题

1. 植物分类的基本单位是（　）

　　A. 纲　　　　　　B. 界　　　　　　C. 种　　　　　　D. 属　　　　　　E. 亚纲

2. 贵细药材冬虫夏草来源于（　）植物

　　A. 毛茛科　　　　B. 麦角菌科　　　C. 菊科　　　　　D. 五加科　　　　E. 真菌科

3. 下列属桔梗科的一组是（　）

A. 五加、半边莲

B. 党参、人参

C. 党参、沙参

D. 桔梗、三七

E. 当归、欧当归

4. 单子叶植物一般具有（　　）

 A. 网状脉   B. 羽状脉   C. 掌状脉   D. 平行脉   E. 二叉平行脉

5. 下列以孢子入药的是（　　）

 A. 木贼   B. 海金沙   C. 卷柏   D. 金毛狗脊   E. 松花粉

6. 下列以根茎入药的是（　　）

 A. 石韦   B. 海金沙   C. 木贼   D. 金毛狗脊   E. 杜仲

7. 在蕨类植物的生活史中（　　）

 A. 孢子体发达

B. 孢子体退化

 C. 配子体发达

D. 孢子体不能独

 E. 孢子体不发达

8. 药用植物银杏的种子入药时名称为（　　）

 A. 火麻仁   B. 白果   C. 五味子   D. 葶苈子   E. 银杏果

9. 胚珠裸露于心皮上，无真正的果实的植物为（　　）

 A. 双子叶植物

B. 裸子植物

 C. 单子叶植物

D. 被子植物

 E. 种子植物

10. 唇形科植物的特征性成分是（　　）

 A. 挥发油   B. 生物碱   C. 黄酮类   D. 苷类   E. 糖类

11. 来源于唇形科的药材是（　　）

 A. 丹参   B. 人参   C. 天麻   D. 羌活   E. 当归

12. 葫芦科类植物的果实为（　　）

 A. 瓠果   B. 坚果   C. 双悬果   D. 核果   E. 肉质果

13. 菊科植物的花序为（　　）

 A. 复伞状花序   B. 伞状花序   C. 头状花序   D. 圆锥花序   E. 穗状花序

14. 下列具有十字花冠，四强雄蕊的一组是（　　）

 A. 人参、半夏

B. 菘青、白芥

 C. 川芎、当归

D. 蒲公英、银杏

 E. 木瓜、贝母

15. 来源于伞形科植物的药材是（　　）

 A. 大黄   B. 刺五加   C. 柴胡   D. 丹参   E. 何首乌

16. 地衣植物是藻菌（　　）

 A. 共生复合体   B. 寄生休   C. 附属体   D. 腐生复合体   E. 永久寄生体

17. 构成地衣体的真菌大部分属于（　　）

 A. 担子菌亚门

B. 接合菌亚门

 C. 子囊菌亚门

D. 鞭毛菌亚门

 E. 酵母亚门

18. 蓼科植物的果实常包于宿存的（　　）

    A. 花托内   B. 花萼内   C. 花管内   D. 花被内   E. 花被外

19. 五加科的花序为（　　）

    A. 聚伞花序   B. 伞房花序   C. 轮伞花序   D. 伞形花序   E. 圆锥花序

20. 皱皮木瓜来源于（　　）植物的成熟果实

    A. 五加科   B. 蔷薇科   C. 唇形科   D. 豆科   E. 十字花科

二、填空题

1. 植物分类的主要等级是＿＿＿＿、＿＿＿＿、＿＿＿＿、＿＿＿＿、＿＿＿＿、＿＿＿＿、

＿＿＿＿。

2. 双子叶植物的叶脉常为＿＿＿＿和＿＿＿＿。

3. 被子植物可分为＿＿＿＿纲和＿＿＿＿纲。

4. 灵芝、茯苓、猪苓的药用部分分别是＿＿＿＿、＿＿＿＿、＿＿＿＿。

5. 高等植物包括＿＿＿＿、＿＿＿＿、＿＿＿＿、＿＿＿＿。

6. 托叶形成托叶鞘的科是＿＿＿＿；具单身复叶、柑果的科是＿＿＿＿；具有双悬果的科是

＿＿＿＿；具有肉穗花序，佛焰苞的科是＿＿＿＿。

书网融合……

重点回顾

微课1

微课2

微课3

微课4

微课5

微课6

微课7

微课8

习题

天然药物图谱相册1

天然药物图谱相册2

第五章 天然药物的采收、加工与贮藏

<table>
<tr><td rowspan="8">学习目标</td><td>知识目标：</td></tr>
</table>

知识目标：

1. 掌握 天然药物的采收原则。

2. 熟悉 天然药物的贮藏方法；毒性药物的保管方法。

3. 了解 天然药物的产地加工方法。

技能目标：

1. 学会运用天然药物的采收原则，分析解决药材质量问题。

2. 学会天然药物的贮藏、养护技能。

素质目标：

引导学生保护野生资源，以保证种群的生长繁殖。

导学情景

情景描述： 小芳是刚入校药学专业的学生，她在爬山时发现一株开着白色和黄色花的植物，觉得好奇，便将这些开放的花带到学校请老师帮忙鉴定。

情景分析： 老师告诉她这些是金银花，但是金银花的原植物忍冬的药用部位是未开放的花蕾，开花后有效成分会大量下降，所以开放的花是不能入药的。

讨论： 花类药材都是在未开放的花蕾时采收吗？不同天然药物的采收原则是什么？

学前导语： 天然药物质量的优劣取决于有效成分含量的多少，有效成分在药用动植物体内存在消长变化，因此适宜的采收期可提高天然药物的产量和质量。

第一节 天然药物的采收 📱 微课1

PPT

一、采收与质量的关系

有效成分是天然药物发挥防病治病作用的物质基础，而有效成分含量的高低与产地、时间、采收季节、方法等有着密切的关系。采收时天然药物中有效成分含量越高质量越好。甘草在开花前有效成分甘草甜素含量为 10%，末期为 3.5%，故甘草应该开花前期采收。黄连移栽后 3 年采收小檗碱含量低；5 年后比 3 年后采收增产 116%，且 10~11 月达到全年最高，故此为黄连最佳采收期。

二、各类天然药物的采收原则

天然药物的采收一般结合药用部位生长特点及有效成分含量多少，并借鉴传统采收经验等因素制定适宜采收方法和采收时间。采收原则一般如下。

1. 根和根茎类 多在秋后或春前，即植株地上部分开始枯萎时至春初发芽前或刚露苗时采收，此时根或根茎中贮藏着最为丰富的营养物质和化学成分，且有效成分含量也较高，如党参、山药、黄连等。也有例外如防风、柴胡、明党参在春季采收为好。有的植株枯萎较早则在夏季采收如太子参、半夏、延胡索。少数如川芎、当归因抽苔开花使其木质化或空心失去药用价值，则在生长期采收。

2. 茎木类　多在秋冬两季植株落叶后或春初萌芽前采收，如钩藤、大血藤。有些木类天然药物全年均可采收如沉香、降香、苏木等。

3. 皮类　树皮宜在春末夏初之间，即清明至夏至之间采收，此时木部与皮部易剥离且有效成分含量高，如秦皮、厚朴、杜仲等。根皮宜在秋末冬初采收，通常挖根后剥取根皮，如五加皮、地骨皮等，或趁鲜抽去木心如巴戟、牡丹皮。

4. 叶类　宜在植株生长最旺盛，开花前或花盛开而果实种子尚未成熟时采收，如紫苏叶、艾叶、大青叶等。少数需经霜后采收如桑叶，亦有需落地后收集的如枇杷叶、银杏叶。

5. 花类　宜在花初开放时采收，此时有效成分高，水分少且香气足。红花宜在花冠由黄变橙红时采收；亦有花蕾期采收的如辛夷、金银花、槐米、丁香；但花粉类药物如松花粉、蒲黄，为避免花粉脱落影响质量，不宜迟收。

6. 果实种子类　果实多在近成熟或成熟时采收，如乌梅、五味子、栀子、枸杞子等；亦有采收未成熟的幼果，如青皮、枳实等。种子则在完全成熟有固定色泽后采收，如白芥子、决明子、莱菔子等。

7. 全草类　宜在茎叶茂盛、植株充分生长时采收，如穿心莲、青蒿等；亦有在开花时采收的如荆芥、益母草等；也有两个采收期的如茵陈，在秋季花蕾长成至花初开时采割的称"花茵陈"，春季幼苗高 6～10cm 时采收的习称"绵茵陈"。

8. 藻菌地衣类　采收时间各异，如海藻在夏、秋两季采捞；马勃宜在夏、秋二季子实体成熟时及时采收，过迟则孢子飞散；茯苓在立秋后采收质量好；冬虫夏草在夏初子座出土、孢子未发散时挖取；松萝全年均可采收。

9. 动物类　一般根据动物种类、药用部位和活动季节捕捉。

（1）两栖类动物如中国林蛙，则于秋末进入冬眠期时捕捉，此时油性足，品质好。

（2）哺乳类鹿茸须在清明后及时锯取，过时则骨化为角。

（3）贝壳类如牡蛎、石决明在夏、秋二季采集，这时钙质足，品质好。

（4）昆虫类根据其孵化发育活动季节采收，以卵鞘入药的则要避免过时孵化成虫，如桑螵蛸在三月中旬前采收；有翅昆虫在清晨露水未干时捕捉；以成虫入药的如土鳖虫、蜈蚣等应在活动期捕捉。

（5）病理产物等结石类药材应在屠宰时注意收取，如牛黄、马宝。

10. 矿物类　此类如自然酮、滑石、石膏等没有季节限制，全年均可采收，多与采矿结合收取。

三、采收注意事项

在天然药物采收中要注意合理采挖，保护野生资源。采地上部分者要留根；采地下部分者要留小采大，留稀采密，计划且合理采取；皮类药物应采用环剥技术；轮采要分区封山育药；野生药用动物应避开繁殖期捕猎，濒临灭绝的保护药用动物如穿山甲、虎、羚羊等严禁滥捕。

同一植物体有多个入药部位时要选择各自合适的采收期。如菘蓝作大青叶用时在夏、秋季采收；其根作板蓝根用就要到冬季采挖。因此在采收时要注意适时适度，以免有效成分含量降低且影响其根的生长，如栝楼、枸杞等。

为了天然资源的可持续利用，在天然药物采收应当兼顾其繁殖器官的成熟期，以保证种群的生长繁殖，如黄芪、甘草、桔梗等。

天然药物采收后是否直接用于临床？

第二节　天然药物的加工

一、天然药物的产地加工

天然药物采收后除少数如鲜益母草、鲜鱼腥草、鲜芦根、鲜石斛等鲜用外，大多数需进行产地加工和干燥，以除去非药用部分和泥沙等，同时保证药材品质，便于包装、运输和贮藏。

常用的加工方法

1. 挑选、洗刷　将采收的天然药物挑选出非药用部位或洗刷除去泥沙等杂质，如花类药材挑去枝梗；牡丹皮抽去木心；山药、白芍、桔梗刮去外皮。另外芳香气味的天然药物一般不用水淘洗，以防有效成分的流失或气味散失，如细辛、薄荷、青蒿等；亦有遇水后易变质或变色的药材如紫草、丹参、生地黄等也不可水洗；种子类药物如车前子、葶苈子等含黏液质，遇水易成团的也不可水洗，宜筛除泥沙。

2. 切　凡质地坚硬体积较大的根及根茎类、藤木类和肉质的果实类天然药物大多趁鲜切成块或片，以利于干燥，如大黄、大血藤、木瓜等。但有效成分不稳定或含挥发性成分的天然药物，则不宜切成薄片，如槟榔、川芎、当归等。

3. 蒸、煮、烫　某些含浆汁、淀粉、糖类等物质的天然药物，如百部、天冬、黄精、红参等，需经蒸、煮、烫的处理后才易干燥；有的经加热处理后便于刮皮，如北沙参等；花类药材经蒸后可防止散瓣，如杭菊；也有经蒸煮后能杀死虫卵，避免孵化的，如桑螵蛸、五倍子等。

4. 发汗　有些天然药物在加工过程中为了利于干燥，并促使其质地变软、变色，增强气味或减小刺激性，需用微蒸、煮或微火烘至半干后，堆置起来发热，使内部水分向外渗出，称为"发汗"，如玄参、厚朴、杜仲、茯苓、续断等。

👁 看一看

九蒸九晒

传统要求的"九蒸九晒"是指多次蒸、闷、晒等操作，以利于药物色泽和成分的变化。如地黄反复蒸、闷、晒，是为了使地黄中的梓醇有足够的时间发生水解，生成苷元和单糖，苷元再聚合生成黑色的聚合体，从而达到"黑如漆、甜如饴"的质量标准。

二、天然药物的干燥

为了除去新鲜天然药物中多余水分，避免虫蛀、发霉及有效成分的分解，利于贮藏，从而保证药材质量，所以需及时干燥。常用的干燥方法如下。

1. 晒干　利用阳光照射下直接晒干，是一种简便、经济的方法，且多数天然药物均可用本法干燥。但日晒后易变色、变质的天然药物如红花、金银花、黄连等；日晒后易开裂的天然药物如厚朴、郁金等；另含挥发油的天然药物如薄荷等，均不宜用本法干燥。

2. 烘干　利用烘干设备加温的方法在 50～60℃下使天然药物干燥。此温度可抑制酶的活性并防止有效成分分解。对浆果类天然药物可用 70～90℃快速干燥。但需要保留酶活性的天然药物如芥子、苦杏仁等；另对含挥发油的天然药物如广藿香、薄荷等，均不宜用烘干法。

3. 阴干法　将天然药物悬挂或放置在通风干燥的地方，同时避免阳光直射，使水分在空气中自然蒸发而干燥。此法适用于含挥发性成分或日晒后易变色变质的天然药物，如薄荷、红花、玫瑰花等。

4. 微波干燥　微波是波长为 1m～1mm、频率为 300～300 000MHz 的高频电磁波。具有干燥速度快、加热均匀、产品质量高等优点。能缩短常规干燥时间的几倍至百倍以上，并能杀灭微生物和霉菌且具消毒作用。

5. 远红外干燥　远红外是波长为 5.6～1000nm 的电磁波。天然药物的分子吸收该电磁波产生共振而导致物体变热，经热扩散蒸发等达到干燥的目的。具加热均匀、节约能源、干燥速度快、杀菌又杀虫卵等优点。

上述干燥方法有些天然药物也不适用，可装在有石灰的干燥器中进行干燥，如麝香等。

✎ **练一练**

以下天然药物可用晒干的方法进行干燥的是（　　）

A. 薄荷　　　　　B. 红花　　　　　C. 金银花

D. 玫瑰花　　　　E. 甘草

答案解析

第三节　天然药物的贮藏与保管

PPT

一、贮藏中常见的变质现象

1. 虫蛀　天然药物在采收时受到污染，干燥时未能将虫卵或害虫杀灭或在贮藏过程中由害虫入侵内部，出现空洞及破碎，被害虫的排泄物污染，甚至被完全蛀成粉状。被虫蛀的药物，轻则疗效降低重则失去药用价值，以至不能使用。害虫一般适宜生长繁殖条件为：药材本身含水量在 13% 以上，环境温度在 16～35℃之间，相对湿度在 70% 以上。当含糖类、蛋白质、淀粉、油脂等营养成分多的天然药物较易虫蛀，如党参、当归、紫河车、山药、白芷、薏苡仁、柏子仁等。但花椒、丁香、吴茱萸等含辛辣成分的药材，一般不易虫蛀。

2. 霉变　又称发霉，指霉菌在天然药物内部或表面滋生的现象。当空气中的霉菌孢子落在药物表面，在合适的温度（20～35℃）且相对湿度在 75% 以上，或药材含水量超过 15% 和足够的营养条件下，则萌发成菌丝，分泌酵素，侵蚀药材组织，以至腐败变质而失效。

3. 变色　指天然药物的颜色发生变化的现象。每种药材有其固定色泽，色泽的改变意味着药材质量的改变。引起变色的原因是有些药材含有黄酮、鞣质等在酶的作用下，氧化、聚合形成大分子的有色化合物而变色；有些药材含有糖、糖酸类成分，易分解产生糠醛或其他类似物，能与一些含氮化合物缩合成棕色色素而变色；有些含蛋白质其中的氨基酸与还原糖作用，生成大分子棕色物质而变色。此外日光、虫蛀、霉变、温度、湿度和某些杀虫剂等也可引起药材变色。因此防止变色的方法有干燥、避光或冷藏保存。

4. 泛油　又称走油，是指某些天然药物变质后药材表面泛出油样物质或含油药材的油质泛于药材表面的现象。含挥发油的肉桂、当归及含脂肪油的桃仁、柏子仁、郁李仁；含黏液质、糖质的枸杞子、党参、天冬、麦冬均易泛油。防止泛油的方法是密封、冷藏、干燥和避光保存。

此外，有的天然药物在仓储过程中，可发生气味散失、潮解、融化粘结与风化（芒硝、明矾）等品质变异现象，应采用不同的养护措施。

💜 **药爱生命**

黄曲霉毒素被世界卫生组织划定为 I 类致癌物，是一种毒性极强的物质，对人及动物肝脏组织有破坏作用。严重时可导致肝癌，甚至死亡。黄曲霉毒素在紫外线照射下能产生荧光，根据荧光颜色不同分为 B 族和 G 族两大类。其中，霉变的食品中以黄曲霉毒素 B_1 为多见，其毒性和致癌性也最强，天然药物也不例外。因此，大家要关爱生命，禁止食用霉变之物。

二、天然药物的贮藏方法

1. 仓库的管理 应按 GMP、GAP 和 GSP 的要求，保证库房干燥、清洁、通风，制定严格的日常管理制度且保持经常性的检查。根据外界温度湿度的变化，对库内温度和湿度及时采取有效调节措施。天然药物入库前要仔细检查有无变质及含水量等情况。凡有问题的都应进行适当处理，符合贮藏要求后才能入库。入库后定期检查，并根据气候情况和特殊品种进行不定期检查，发现问题及时处理，以防止蔓延和减少损失。可根据天然药物的特性分类保管。如贵重药材、毒性药材要单独存放并专人管理；易吸湿霉变的药材应注意通风干燥，必要时可烘烤或翻晒；含淀粉、蛋白质、脂肪、糖类等易虫蛀的天然药物，应放置通风干燥处，并经常检查，必要时进行灭虫处理。

2. 常用贮藏方法

（1）干燥法 干燥的目的是除去天然药物中多余的水分，酶活受到抑制，同时杀死虫卵和害虫，起到防霉变、防虫蛀，使药材久贮不变质的效果。

（2）密封法 将天然药物充分干燥，含水量在安全范围内，利用严密的库房或包装密封，使外界空气与药材隔离，从而减少了害虫、霉菌、湿气等入侵的机会，能较好地保持天然药物的品质。若有霉变、虫蛀等应处理好再封存。按密封的设备可分为库房密封、容器密封、罩帐密封。

（3）对抗同贮法 是利用某些天然药物中有驱虫去霉的特有成分或特殊气味及吸潮性能，来防止另一种天然药物变色、泛油生虫、发霉等现象的贮藏方法。如泽泻与牡丹皮同贮，泽泻不易生虫且牡丹皮不易变色；冬虫夏草与西红花同贮于干燥低温的地方，冬虫夏草可久贮不坏；滑石与柏子仁放在一起，可防止柏子仁发霉和泛油；花椒、细辛等可防止动物类（蕲蛇、海龙）药材的虫蛀。

（4）冷藏法 采用低温（0~10℃）贮存天然药物，能有效地防止生虫、霉变、泛油、变色等变质现象的发生。此法成本较高，需要一定的设备，主要用于贵重药材及特别容易发生变色、虫蛀、霉变又不宜烘晒的药材，如菊花、人参、哈蟆油等。

（5）气调养护法 是在密闭条件下充入氮气或二氧化碳，降低氧气含量，防止药材自身的氧化以及抑制微生物和害虫的生长繁殖，保持天然药物品质的方法。该法即防霉、防变色、防泛油、防气味散失并防虫杀虫且无残毒无公害，成本低，是一项值得推广的养护技术。气调养护方法主要有自然降氧、充二氧化碳和充氮降氧等。气调养护的技术指标是：二氧化碳含量在20%以上或氧含量在8%以下能有效防虫；二氧化碳含量在35%以上或含氧量在2%以下，温度控制在25~28℃，储存时间达15天以上能有效杀虫。

（6）化学药剂熏蒸杀虫法 常用的是磷化铝熏蒸杀虫剂，其片剂由磷化铝、氨基甲酸铵及赋形剂制成。磷化铝片干燥条件下稳定但会慢慢吸收空气中的水分而潮解，产生有毒气体磷化氢，而氨基甲酸铵则分解产生二氧化碳和氨以对抗磷化氢的易燃性。磷化氢气体有较强的渗透性和扩散性，能杀死仓库害虫的卵、蛹、幼虫及微生物且杀虫效力极高，一般不影响药材的气味、颜色及种子类药材的发芽。为减少污染和残毒，可在降氧密封的条件下用低剂量的磷化铝熏蒸，即"低氧低药量法"。

（7）无菌包装技术　将天然药物灭菌后放入一个霉菌无法生长的环境中，避免再次的污染。在常温条件下无任何防腐剂或冷冻设施，可保证天然药物在规定时间内不发生霉变。

（8）辐射灭菌技术　钴射线有很强的穿透力和杀菌能力，可杀灭微生物和芽孢且灭菌效率高，但需专门设施并对操作人员存在一定危险性，大范围推广应用的意义不大。

三、毒性天然药物的保管

根据国务院 1988 年颁布的《医疗用毒性药品管理办法》，医疗用毒性药品系指毒性剧烈、治疗剂量与中毒剂量相近，使用不当会致人中毒或死亡的药品。其中规定的毒性中药品种有 28 种：砒石（红砒、白砒）、砒霜、水银、生马钱子、生川乌、生草乌、生附子、生白附子、生半夏、生天南星、生巴豆、斑蝥、红娘虫、青娘虫、生甘遂、生狼毒、生藤黄、生千金子、闹羊花、生天仙子、雪上一枝蒿、红升丹、白降丹、蟾酥、洋金花、红粉、轻粉、雄黄。对于毒性天然药物的保管，必须专人负责，专用仓间或仓位，专柜加锁保管，建立专用账册（记载收入、使用、消耗情况）。

目标检测

答案解析

一、单项选择题

1. 桑叶合适的采收期是（　　）

    A. 春季　　　　　　B. 立冬后　　　　　C. 经霜后　　　　　D. 落叶时　　　　　E. 秋季

2. 根和根茎类药材的采收期一般是（　　）

    A. 春季　　　　　　B. 秋后春前　　　　C. 秋季　　　　　　D. 冬季　　　　　　E. 夏季

3. 根皮类药材的采收期一般是（　　）

    A. 冬季　　　　　　B. 夏季　　　　　　C. 秋季　　　　　　D. 春季　　　　　　E. 秋后春前

4. 晒干法适合下列哪类药材干燥（　　）

    A. 日晒后有效成分稳定的　　　　　　　　B. 含挥发油的

    C. 日晒后易变色的　　　　　　　　　　　D. 日晒后易变质的

    E. 日晒后易开裂的

5. 冷藏法贮存天然药物所用的低温是（　　）

    A. $0 \sim 5℃$　　　　B. $5 \sim 10℃$　　　C. $-5 \sim 5℃$　　　D. $5 \sim 10℃$　　　E. $0 \sim 10℃$

二、多项选择题

1. 天然药物防止变质的方法有（　　）

    A. 密封法　　　　　B. 干燥法　　　　　C. 冷藏法　　　　　D. 气调养护法　　E. 对抗同贮法

2. 天然药物贮藏中常见的变质现象有（　　）

    A. 虫蛀　　　　　　B. 发霉　　　　　　C. 发泡　　　　　　D. 泛油　　　　　　E. 变色

3. 天然药物中容易发生虫蛀的有（　　）

    A. 含淀粉多的　　　　　　　　　　　　　B. 含糖类成分多的

    C. 含油脂多的　　　　　　　　　　　　　D. 含蛋白质多的

    E. 含辛辣成分的

4. 天然药物干燥的方法有（　　）

　　A. 烘干法　　　　　B. 阴干法　　　　　C. 晒干法　　　　　D. 远红外干燥法　E. 微波干燥法

5. 天然药物中属于毒性药品的有（　　）

　　A. 生巴豆　　　　　B. 生半夏　　　　　C. 蟾酥　　　　　　D. 砒石　　　　　　E. 生附子

书网融合······

　　　重点回顾　　　　　　　　微课　　　　　　　　习题

第六章 中药的炮制

知识目标：

1. 掌握 中药炮制的含义和目的。

2. 熟悉 生药净选、切制、炮炙的一般方法

3. 了解 中药炮制的发展历史。

技能目标：

运用中药炮制的常见方法；理解中药炮制是中药应用的重要特点，能够在临床用药中正确选择相应炮制品。

素质目标：

培养学生爱岗敬业、精益求精的品格。

导学情景

情景描述：患者，21岁。年纪轻轻却有了很多白发，出现了俗称的"少白头"，他听人说服用何首乌可以乌发，便自己去药店买了何首乌煎汤服用。谁知乌发的作用没见到，却出现了腹痛、腹泻的症状，因此就医。

情景分析：医生告诉患者，中药何首乌有生品和炮制品，但他服用的生何首乌有解毒、消痈、截疟、润肠通便的功效，所以会引起腹泻；而有补肝肾、益精血、乌须发作用的是制何首乌，两者作用区别很大，用药时要咨询医生和药师，不可随便使用。

讨论：同学们还可以举出一些通过中药炮制，改变药物功效的药材吗？除了改变药物功效，中药炮制还有其他哪些目的？

学前导语：中药炮制是一门传统而独特的制药技术，凡中药材均需经炮制后入药，其目的主要是将中药材制成适宜临床应用的中药饮片，而中药炮制的方法有净制、切制、炮炙和其他制法等，希望同学们在接下来的学习中能够掌握。

我国是应用天然药物最早的国家，中药均属于天然药物范畴，中药的使用特点之一就是要经过炮制。中药炮制是按照中医药理，根据药材自身性质以及调剂、制剂和临床的需要，所采取的一项独特的制药技术。

炮制古称"炮炙"，又称"修治"。为了更准确地反映中药材加工处理技术，现代均称"炮制"。其含义是："炮"表示加热的处理方法，"制"表示除火制以外的其他制法。

看一看

中药炮制的发展历史

中药炮制的发展历史大致分四个阶段：春秋战国至宋代是炮制技术的起始和形成时期，东晋葛洪著《肘后备急方》对后世依方炮制提供了基础依据，南北朝雷敩著《雷公炮炙论》是我国第一部炮制专著，对后世中药炮制的发展有较大的影响；金元、明时期是炮制理论的形成时期，明代缪希雍著

《炮炙大法》是第二部炮制专著，归纳了"炮炙十七法"；清代是炮制品种和技术的扩大应用时期，清代张仲岩著的《修事指南》为我国第三部炮制专著，较为系统地叙述了各种炮制方法；1949 年后至今是炮制振兴和发展时期，人们通过现代理论、技术和方法逐步阐明中药炮制的原理，对中药饮片炮制工艺规范化和质量标准进行了研究。

第一节　炮制的目的 📱微课1 📱微课2

PPT

中药来源于大自然，有野生，也有家种（养殖）。自然界有植物、动物、矿物等，在采集收割时，虽经过产地加工而成为药材，但它们或质地坚硬、个体粗大，或含有泥沙杂质，或具有较大的毒副作用，一般不可直接用于临床，都要经过专门的加工炮制，使之成为饮片以后才能应用。中药成分复杂，疗效多样，因此中药炮制的目的也是多方面的。往往由于炮制方法不同，一种药物可同时具有多种作用，这些作用虽有主次之分，但彼此之间又有密切的联系。一般认为，中药炮制的目的有以下几个方面。

一、降低或消除药物的毒性或副作用

有的药物虽有较好的疗效，但因毒性或副作用较大，临床应用不安全，通过炮制，可以降低其毒性或副作用。根据《医疗用毒性药品管理办法》，对处方未注明"生用"的毒性中药，应当付炮制品。

💜 **药爱生命**

历代医家对有毒中药的炮制都很重视，如乌头、附子、半夏、南星、甘遂、大戟等。如对草乌的炮制，各代都有许多解毒的方法，或浸渍，或漂洗，或清蒸，或单煮，或加入辅料共同蒸、煮。现今，我们使用毒性中药时，要炮制得当，严格审方，认真调配，做好用药交代，为患者用药安全保驾护航。

二、改变或缓和药物的性能

中药是以寒、热、温、凉（即"四气"）和辛、甘、酸、苦、咸（即"五味"）来表示性能的。性味偏盛的药物，临床应用时往往会给病人带来一定的副作用。如太寒伤阳，太热伤阴，过辛耗气，过甘生湿，过酸损齿，过苦伤胃，过咸生痰。药物经过炮制，可改变或缓和其过偏性能，以适应临床的需要。如栀子苦寒之性甚强，经过辛温的姜汁制后，能降低苦寒之性，以免伤中，即所谓以热制寒。

三、增强药物疗效

中药通过适当的炮制处理，可以提高其有效成分的溶出率，并使溶出物易于吸收，从而增强疗效；有的炮制过程中，加入一定量的辅料，辅料可以与药材一同起协同作用，增强药物疗效。如延胡索止痛作用的有效成分为生物碱类，在水中溶解度较小，经醋炙后延胡索中的生物碱与醋酸形成醋酸盐，增加了溶出率，疗效比生品大幅提高。

❓ **想一想**

你还知道哪些药材通过炮制可以增强疗效吗？

答案解析

四、改变或增强药物作用的趋向

中医对药物作用的趋向是以升、降、浮、沉来表示的。中药通过炮制，可以改变其作用趋向。例如，黄柏禀性至阴，气薄味厚，主降，生品多用于下焦湿热。酒制可略减其苦寒之性，并借助酒的引导作用，以清上焦之热，上清丸中的黄柏用酒制、转降为升。

五、改变药物作用的部位或增强对某部位的作用

中医对药物作用部位常以经络脏腑来表示。所谓某药归某经，即表示该药对某些脏腑和经络有明显的选择性。如杏仁可以止咳平喘，故入肺经；可润肠通便，故入大肠经。临床上有时嫌一药入多经，会使其作用分散，通过炮制调整，可使其作用专一。如柴胡、香附等经醋制后有助于引药入肝经，更好地治疗肝经疾病。

六、便于调剂和制剂

药材中的有效成分必须从药材中溶解出来才能被机体吸收，而有些矿石、贝甲、化石及某些种子类药材质坚难碎，不仅有效成分不易煎出，而且也不便调剂和制剂。经过炮制使其制成适合临床应用的中药饮片以利于调剂和制剂。

七、洁净药物，利于贮藏保管

中药在采收、仓贮、运输过程中常混有泥沙杂质及残留非药用部位和霉败品，因此必须经过严格的分离和洗刷，使其达到所规定的洁净度，以保证临床用药的卫生和剂量的准确。例如，根类药物的芦头（根上部之根茎部分）、皮类药材的粗皮（栓皮）、昆虫类药物的头足翅等常应除净。有的虽是一种植物，但由于部位不同，其药效作用亦不同。如麻黄，其茎能发汗，其根能止汗，故须分开。

八、利于服用

中药中的某些动物类药材（如紫河车、乌贼骨）、树脂类药材（如乳香、没药）或其他有特殊不良气味的药物，往往为病人所厌恶，服后有恶心、呕吐、心烦等不良反应。为了便于服用，常用酒制、蜜制、水漂、麸炒、炒黄等方法炮制，能起到矫臭矫味的效果，有利于病人服用。

第二节　炮制的方法

中药炮制的方法可分为净制、切制、炮炙和其他制法等。　微课3　微课4　微课5　微课6　微课7　微课8

一、净制

净制是中药炮制第一道工序，是药材制成饮片或制剂前的基础工作。几乎每种药材在使用前均须进行净制。净制在切制、炮炙或调配、制剂前，选取规定的药用部分，除去非药用部位、杂质及霉变品、虫蛀品、灰屑等，使其达到药用的纯度标准的方法。

净制可根据药材具体情况，分别选用挑选、筛选、风选、水选、摘、揉、擦、砻、刷、剪切、挖、剥等方法，以达到净度要求，如辛夷摘除去梗柄、苍耳子砻去刺、枇杷叶刷去毛、玄参剪去芦、枳壳挖去内瓤、金樱子挖去毛、砂仁剥去壳等。

对于某些矿物、动物、植物类药物由于质地特殊或体积较小，不便切制，需碾碎或捣碎以便调配

和制剂，使其充分发挥疗效，如自然铜、赭石、龙骨、龟甲等。对于某些纤维性药材经捶打，推碾成绒絮状，以缓和药性或便于应用，如麻黄、艾叶等制绒。对于某些质地松软而呈丝条状的药物，须揉搓成团，便于调配和煎熬，如竹茹、谷精草等。

二、切制　e 微课9

切制是将净选后的药物进行软化，切成一定规格的片、丝、块、段等炮制工艺。除少数药材经过精选后可直接入药外，一般均须切制。药材切成饮片后，因含水量较高，必须及时进行干燥，否则会影响饮片的质量。常用的干燥方法有晒干、阴干、烘干。干燥后的饮片，必须放凉后贮藏。

（一）切制常见的饮片规格

1. 片　极薄片厚0.5mm以下，适于坚硬的木质类及动物骨、角质类药材，如羚羊角、鹿角、苏木、降香等。薄片厚1~2mm，适于质地致密坚实、切薄片不易破碎的药材，如白芍、乌药、天麻等。厚片厚2~4mm，适于质地松泡、黏性大或粉性大的药材，如甘草、山药、黄芪等。

2. 段（咀、节）　短段长5~10mm，长段长10~15mm，适于全草类或体形细长，有效成分易于煎出的药材，如麻黄、石斛、薄荷等。

3. 块　8~12mm的方块，体积1cm³左右，有些药材为炮制方便而切块，如神曲、阿胶、何首乌等。

4. 丝　细丝宽2~3mm，适于皮类药材，如黄柏、厚朴等。宽丝宽5~10mm，适于宽大的叶类药材，如荷叶、枇杷叶等。

（二）药材常用软化方法

切制时，除鲜切、干切外，均须进行软化处理，其方法有喷淋、抢水洗、浸泡、润、漂、蒸、煮等。亦可使用回转式减压浸润罐、气相置换式润药箱等软化设备。软化处理应按药材的大小、粗细、质地等分别处理。分别规定温度、水量、时间等条件，应少泡多润，防止有效成分流失。

1. 洗　用清水洗去药材表面的泥沙等杂质。体质疏松、芳香性的药物，应用抢水洗。如防风、细辛等。勿使药材在水中浸泡过久，切片后注意及时干燥，防止霉变。

2. 淋　用清水喷淋或浇淋药材，使其软化，易于切制，多适用于气味芳香、质地疏松的全草类、叶类、果皮类和有效成分易随水流失的药材，如薄荷、荆芥、佩兰等。

3. 浸泡　将药物加清水或其他液体辅料，如酒、盐水、米泔水、甘草水等，浸泡至药透汁尽，使药物软化，便于切片或降低毒性，如乌药、槟榔、半夏、天南星等。

4. 润　将洗净或浸泡的药物，装入适宜的容器中，经常喷水保持一定湿度进行闷润，使水分徐徐渗入药材组织内部，使其软化，便于切制。

5. 漂　药物在较多量水中停留长时间，并经常换水或用长流水漂的方法，叫做漂。以去除药材某些毒质或盐分、杂质等。

三、炮炙　e 微课10　e 微课11　e 微课12　e 微课13　e 微课14　e 微课15　e 微课16　e 微课17　e 微课18　e 微课19　e 微课20　e 微课21

（一）炒法

将药材置炒制容器内以不同火力加热至规定程度的方法称炒法，分为清炒和加辅料炒。需炒制者应为干燥品，且大小分档；炒时火力应均匀，不断翻动。应掌握加热温度、炒制时间及程度要求。

1. 清炒　本法是不加辅料的炒法，根据所用火候和炒制程度的不同又分为炒黄、炒焦、炒炭。

（1）炒黄　以文火为主，炒至药材表面呈黄色或较原色稍深，内部颜色基本不变，或发泡鼓起或爆裂，并透出药材固有的气味，如炒白芥子、炒决明子、炒酸枣仁、炒王不留行等。炒黄的目的是增强疗效，缓和药性，矫臭矫味，利于保存药材。

（2）炒焦　一般用中火加热，炒至药材表面呈焦褐色，断面焦黄色，并具有焦香气味，如焦山楂、焦槟榔、焦麦芽等。炒焦时易燃者，可喷淋清水少许，再炒干。炒焦的目的是缓和药性，增强健脾消食作用。

（3）炒炭　以武火加热，炒至药材表面焦黑色、内部焦褐色或至规定程度时，喷淋清水少许，熄灭火星，取出，晾干。炒炭注意必须"存性"，防止灰化，避免复燃。待完全冷后再贮藏。如炒大蓟炭、侧柏炭、地榆炭。

2. 加辅料炒　将净制或切制后的药材与固体辅料共同拌炒的方法。根据所加辅料的不同分为麸炒、米炒、土炒、砂炒、蛤粉炒、滑石粉炒等。

（1）麸炒　先将炒制容器加热，至撒入麸皮即刻烟起，随即投入待炮炙品，迅速翻动，炒至药材表面呈黄色或深黄色时，取出，筛去麸皮，放凉。如麸炒白术、枳壳、僵蚕。麸炒的目的是增强疗效，缓和药性，矫臭矫味。一般每100kg待炮炙品用麸皮10～15kg。

（2）米炒　取大米或糯米置热锅内，待冒烟时投入净药材，快速均匀翻动，炒至所需程度时取出，筛去米，放凉。如米炒党参、斑蝥。一般每100kg待炮炙品用米20kg。米炒的目的是增强药材补中益气的作用，降低药材毒性。

（3）土炒　取灶心土置热锅内，炒热后，投入净药材共同炒至药材表面深黄色并挂有一层土粉时取出，筛去土粉，放凉。如土炒白术、山药。一般每100kg待炮炙品用灶心土粉25～30kg。土炒的目的是增强补脾、止泻作用。

（4）砂炒　取洁净河砂置炒制容器内，用武火加热至滑利状态时，投入待炮炙品，不断翻动，炒至表面鼓起、酥脆或至规定的程度时，取出，筛去河砂，放凉。如需醋淬，筛去砂子，趁热投入醋中淬酥。除另有规定外，河砂以掩埋待炮炙品为度。砂烫能使药材质地酥脆，易于煎出有效成分或便于制剂，如砂烫穿山甲、龟甲；可降低毒性，如砂烫马钱子；可除去非药用部位，如砂烫狗脊、骨碎补。

（5）蛤粉炒　取碾细过筛后的净蛤粉，置锅内，用中火加热至翻动较滑利时，投入待炮炙品，翻炒至鼓起或成珠、内部疏松、外表呈黄色时，迅速取出，筛去蛤粉，放凉。一般每100kg待炮炙品用蛤粉30～50kg。蛤粉炒能降低药材黏腻之性，使其质地酥脆，矫臭矫味，如蛤粉炒阿胶、鹿角胶。

（6）滑石粉炒　取滑石粉置炒制容器内，用中火加热至灵活状态时，投入待炮炙品，翻炒至鼓起、酥脆、表面黄色或至规定程度时，迅速取出，筛去滑石粉，放凉。一般每100kg待炮炙品用滑石粉40～50kg。操作目的同蛤粉炒，如滑石粉炒水蛭。

（二）炙法

将药材与液体辅料拌炒，使辅料逐渐渗入药材组织内部的方法称为炙法。根据所用辅料不同分为酒炙、醋炙、蜜炙、盐炙、姜炙、油炙等。

1. 酒炙　取待炮炙品，加黄酒拌匀，闷透，置炒制容器内，用文火炒至规定的程度时，取出，放凉。酒炙时，除另有规定外，一般用黄酒。一般每100kg待炮炙品用黄酒10～20kg。如酒炙大黄、川芎、丹参。酒炙可改变药性，引药上行，增强活血通络作用，矫臭矫味。

2. 醋炙　取待炮炙品，加醋拌匀，闷透，置炒制容器内，炒至规定的程度时，取出，放凉。醋炙时，用米醋。一般每100kg待炮炙品用米醋20kg。如醋炙延胡索、甘遂。树脂类药材，应先将药材置锅内炒至表面发亮时，再喷醋，炒干，出锅放凉即可。如醋炙乳香、没药。醋炙可引药入肝，增强活血止痛作用，降低毒性，缓和药性，矫臭矫味。

3. 蜜炙　先将炼蜜加适量沸水稀释后，加入待炮炙品中拌匀，闷透，置炒制容器内，用文火炒至规定程度时，取出，放凉。蜜炙时，用炼蜜。一般每100kg待炮炙品用炼蜜25kg。如蜜炙百合、甘草、麻黄、马兜铃等。蜜炙可增强润肺止咳和补中益气作用，缓和药性，矫臭矫味。

4. 盐炙　取待炮炙品，加盐水拌匀，闷透，置炒制容器内，以文火加热，炒至规定的程度时，取出，放凉。盐炙时，用食盐，应先加适量水溶解后，滤过，备用。一般每100kg待炮炙品用食盐2kg。如盐炙小茴香、黄柏、泽泻。盐炙可引药入肾，增强疗效，矫臭矫味。

5. 姜炙　先将生姜洗净，捣烂，加水适量，压榨取汁，姜渣再加水适量重复压榨一次，合并汁液，即为"姜汁"。姜汁与生姜的比例为1∶1。取待炮炙品，加姜汁拌匀，置锅内，用文火炒至姜汁被吸尽，或至规定的程度时，取出，晾干。一般每100kg待炮炙品用生姜10kg。如姜炙厚朴、竹茹、半夏。姜汁炙可降低药物苦寒之性及毒性，增强温中止呕作用。

6. 油炙　先将羊脂油置锅内加热溶化后去渣，加入待炮炙品拌匀，用文火炒至油被吸尽，表面光亮时，摊开，放凉。如羊脂油炙淫羊藿。油炙可增强温肾助阳作用。

练一练

1. 下列用于炙法的辅料是（　　）
A. 麦麸　　　B. 滑石粉　　　C. 黄酒　　　D. 稻米　　　E. 米
2. 要增强黄芪补中益气的作用应采用（　　）
A. 醋炙　　　B. 酒炙　　　C. 盐制　　　D. 蜜炙　　　E. 油炙

答案解析

（三）煅法

将待炮炙品置无烟炉火中或适当耐火容器中烧至红透的方法，称煅法。有些药材煅红后，还需趁热投入液体辅料中，称为淬。分为明煅法、焖煅法和煅淬法。

1. 明煅法　将块状药材置无烟炉火上或置适宜的容器内，煅至红透或酥脆时，取出，放凉，碾碎。注意含结晶水的盐类药材，不要求煅红，但需使结晶水蒸发尽，或全部形成蜂窝状的块状固体。明煅的目的是改变药材原有性状，使其更适合临床应用。如煅石膏、石决明等。

2. 焖煅法　将药材置煅锅内，密封，焖煅至透，放凉取出。用于体质轻松、易灰化的药材。如煅血余炭、荷叶炭等

3. 煅淬法　将净药材煅至红透时，立即投入规定的液体辅料中，反复操作至淬酥，取出干燥，打碎或研粉。注意淬液应根据药物性质和临床用药目的而定。煅淬的目的是使药材质地疏松，利于煎出有效成分，提高疗效。如煅淬磁石、赭石。

（四）蒸法

取待炮炙品，大小分档，按各品种炮制项下的规定，加清水或液体辅料拌匀、润透，置适宜的蒸制容器内，用蒸汽加热至规定程度，取出，稍晾，拌回蒸液，再晾至六成干，切片或段，干燥。一般每100kg待炮炙品用水或规定的辅料20~30kg。根据所用的液体辅料不同，又可分为清蒸、酒蒸、醋蒸等。蒸可增强疗效，改变药性，如生地黄清热凉血，酒蒸后则滋阴补血。亦可软化药材，利于切片，如蒸木瓜等。

（五）煮法

取待炮炙品大小分档，按各品种炮制项下的规定，加清水或规定的辅料共煮透，至切开内无白心时，取出，晾至六成干，切片，干燥。一般每100kg待炮炙品用水或规定的辅料20~30kg。煮法的目的是降低毒性，如煮川乌；改变药性，增强疗效，如甘草水煮远志。

（六）炖法

取待炮炙品按各品种炮制项下的规定，加入液体辅料，置适宜的容器内，密闭，隔水或用蒸汽加热炖透，或炖至辅料完全被吸尽时，放凉，取出，晾至六成干，切片，干燥。一般每100kg待炮炙品用水或规定的辅料20～30kg。炖法的目的是改变药物性能，扩大用药范围，如炖何首乌、熟地黄。

（七）煨法

取待炮炙品用面皮或湿纸包裹，或用吸油纸均匀地隔层分放，进行加热处理；或将其与麸皮同置炒制容器内，用文火炒至规定程度取出，放凉。一般每100kg待炮炙品用麸皮50kg。煨法的目的是除去部分挥发性及刺激性成分，降低药物副作用，缓和药性，增强药效。如煨肉豆蔻、煨木香。

四、其他制法

（一）焯

取待炮制品投入沸水中，翻动片刻，捞出。有的种子类药材，焯至种皮由皱缩至舒展、易搓去时，捞出，放入冷水中，除去种皮，晒干。如焯桃仁、杏仁、白扁豆。焯法的目的是杀酶保苷、保存药性、除去非药用部位。

（二）制霜（去油成霜）

除另有规定外，取待炮制品碾碎如泥，经微热，压榨除去大部分油脂，含油量符合要求后，取残渣研制成符合规定的松散粉末。其目的是降低药材的毒性和副作用。如巴豆霜、千金子霜、西瓜霜等。

👁 **看一看**

巴豆与巴豆霜

巴豆有大毒，生用仅外用蚀疮，去油制霜后得巴豆霜，能降低毒性，缓和其泻下作用，兼有峻下冷积、逐水退肿、豁痰利咽的作用。

（三）水飞

取待炮制品，置容器内，加适量水共研成糊状，再加水，搅拌，倾出混悬液。残渣再按上法反复操作数次，合并混悬液，静置，分取沉淀，干燥，研散。水飞的目的是使药材更加纯净和细腻，便于内服和外用；防止药材在研磨时粉末飞扬；除去可溶于水的毒性物质。多用于矿物药，如水飞朱砂、雄黄等。

（四）发芽

取待炮制品，置容器内，加适量水浸泡后，取出，在适宜的湿度和温度下使其发芽至规定程度，晒干或低温干燥。注意避免带入油腻，以防烂芽。一般芽长不超过1cm。如谷芽、麦芽等。

（五）发酵

取待炮制品加规定的辅料拌匀后，制成一定形状，置适宜的湿度和温度下，使微生物生长至其中酶含量达到规定程度，晒干或低温干燥。药材经过发酵，改变原来的性质，可以达到治疗的目的。如神曲、淡豆豉等。注意发酵过程中，发现有黄曲霉菌，应禁用。

（六）提纯

通过重结晶提纯，将药材中杂质除去的方法。如朴硝制芒硝。

（七）法制（也称复制法）

将药材加入辅料按照一定的炮制程序进行处理。如法半夏等。

目标检测

答案解析

一、单项选择题

1. 根据《医疗用毒性药品管理办法》，对处方未注明"生用"的毒性中药，应当付（　　）

　　A. 炮制品　　　　　B. 粉末　　　　　C. 饮片　　　　　D. 原药材　　　　　E. 药材浸提物

2. 炒黄需用的火候是（　　）

　　A. 文火　　　　　B. 中火　　　　　C. 武火　　　　　D. 先文火后武火　　E. 先武火后文火

3. 需要通过去油制霜降低毒性的天然药物是（　　）

　　A. 酸枣仁　　　　B. 巴豆　　　　　C. 苦杏仁　　　　　D. 郁李仁　　　　　E. 柏子仁

4. 水飞法多用于（　　）

　　A. 根和根茎类药材　　　　　　　　　　B. 皮类药材

　　C. 动物药　　　　　　　　　　　　　　D. 矿物药

　　E. 种子类药材

5. 白术、枳壳、僵蚕等天然药物适宜的炮制方法是（　　）

　　A. 米炒　　　　　B. 土炒　　　　　C. 麸炒　　　　　D. 滑石粉烫　　　　E. 砂炒

6. 引药上行，增强活血通络作用，矫臭矫味的炙法是（　　）

　　A. 酒炙　　　　　B. 醋炙　　　　　C. 蜜炙　　　　　D. 盐炙　　　　　E. 姜炙

7. 可引药入肝，增强活血止痛作用的炙法是（　　）

　　A. 酒炙　　　　　B. 醋炙　　　　　C. 蜜炙　　　　　D. 盐炙　　　　　E. 油炙

8. 可引药入肾，增强疗效，矫臭矫味的炙法是（　　）

　　A. 酒炙　　　　　B. 醋炙　　　　　C. 蜜炙　　　　　D. 盐炙　　　　　E. 油炙

二、多项选择题

1. 炒法可分为（　　）

　　A. 清炒　　　　　B. 炒黄　　　　　C. 加辅料炒　　　D. 酒炒　　　　　E. 砂炒

2. 宜炒黄的药物有（　　）

　　A. 白芥子　　　　B. 决明子　　　　C. 酸枣仁　　　　D. 王不留行　　　E. 甘草

3. 米炒的目的是（　　）

　　A. 增强补脾作用　　　　　　　　　　　B. 增强补中益气的作用

　　C. 降低药材毒性　　　　　　　　　　　D. 增强止泻作用

　　E. 降低药材黏腻之性

4. 土炒的目的是（　　）

　　A. 增强补脾作用　　　　　　　　　　　B. 增强补中益气作用

　　C. 降低药材毒性　　　　　　　　　　　D. 增强止泻作用

　　E. 使药材质地酥脆

5. 煅法分为（　　）

　　A. 煨法　　　　　B. 明煅法　　　　C. 焖煅法　　　　D. 煅淬法　　　　E. 暗煅法

三、简答题

1. 中药炮制的目的有哪些？

2. 炙法可分为哪些？其目的分别是什么？

书网融合……

重点回顾	微课 1	微课 2	微课 3	微课 4	微课 5
微课 6	微课 7	微课 8	微课 9	微课 10	微课 11
微课 12	微课 13	微课 14	微课 15	微课 16	微课 17
微课 18	微课 19	微课 20	微课 21	习题	

第七章 天然药物的鉴定

学习目标

知识目标：
1. **掌握** 天然药物鉴定的依据及程序。
2. **熟悉** 天然药物常用的鉴定方法和取样方法。
3. **了解** 天然药物鉴定的新技术和新方法。

技能目标：
熟练掌握天然药物鉴定的依据及程序，会运用基源鉴定、性状鉴定、显微鉴定和理化鉴定等方法进行天然药物的鉴别。

素质目标：
培养学生认真、细致的良好习惯。

导学情景

情景描述：药学专业的某同学放假回到家里，邻居大伯拿了去药材市场买的"冬虫夏草"请他进行鉴定。他根据自己所学的天然药物学知识和技能进行冬虫夏草药材鉴别，发现大伯被骗了，这"冬虫夏草"是冬虫夏草较常见的伪品"亚香棒虫草"。

情景分析：冬虫夏草、人参、三七、天麻等天然药物价格非常昂贵，违法分子为了谋取暴利，通常使用外观相似的品种冒充真品。

讨论：如何鉴定天然药物的真伪？

学前导语：通过学习好天然药物来源鉴定、性状鉴定、显微鉴定、理化鉴定等鉴定知识和技能，依据《中华人民共和国药典》和药品标准，就可以确保人民用药安全有效。

第一节 天然药物鉴定的依据及程序

PPT

一、天然药物鉴定的依据

《中华人民共和国药品管理法》第二十八条规定：药品应当符合国家药品标准。国务院药品监督管理部门颁布的《中华人民共和国药典》和药品标准为国家药品标准。因此天然药物鉴定的法定依据是国家药品标准。国家食品药品监督管理局颁布药品标准（简称局颁药品标准）。

《中华人民共和国药典》（以下简称《中国药典》），规定了药品的来源、质量要求和检验方法。全国的药品生产、经营、使用、检验和监督管理部门等单位必须遵照执行。《中国药典》（2020年版）一部收载品种2711种，按顺序可分别列有：品名，来源，处方，制法，性状，鉴别，检查，浸出物，特征图谱或指纹图谱，含量测定，炮制，性味与归经，功能与主治，用法与用量，注意，规格，贮藏，制剂，附注等。

局颁药品标准是现行《中国药典》内容的补充，同属国家标准，全国各有关单位必须遵照执行。

对于国家药品标准没有收载的中药材、中药饮片，各省、市、自治区可以制订药品标准和炮制规范，对本地区的中药材、中药饮片进行鉴别。若其所载品种和内容与国家标准有重复或相矛盾时，应按国家标准执行。

💜 **药爱生命**

随着我国医药卫生事业的快速发展，全国人民对天然药物的需求量日益剧增。但天然药物伪品不仅治疗效果降低或无治疗作用，有的还具有毒副作用，严重危害患者生命健康。

天然药物伪品是指与药物正品外形相似或地区习用，异物同名，但化学成分、性味功效等方面不同，不能作正品药物入药的品种。如以牛骨充当虎骨、以马铃薯充当天麻、以商路充当人参等使用。加强中药市场的真伪鉴别和监督管理，可降低中药伪品发生率，提高临床用药有效率。大家一定要诚实守信，杜绝伪品流入市场。

二、天然药物鉴定的一般程序 📱 微课1

天然药物鉴定就是依据国家药品标准以及有关资料规定的天然药物标准，对天然药物或检品进行真实性、纯度、品质优良度的检定。其一般工作程序包括以下几个方面。

1. 检品登记 内容一般包括送检单位、日期、检品名称、送检目的、检品数量、状态、包装、送检人等。

2. 取样 取样是指选取供检定用天然药物样品的方法。取样的代表性直接影响到检定结果的正确性，必须重视各个环节。

取样前，应注意品名、产地、规格等级与包件式样是否一致，检查包装的完整性、清洁程度以及有无水迹、霉变或其他物质污染等，作详细记录。凡有异常情况的包件，应单独检验。

从同批药物包件中抽取检定样品的原则：药物不足5件的逐件取样；总包件数在5~100的，取样5件；100~1000件按5%取样；超过1000件的，超过部分按1%取样；对于贵重药物，不论包件多少均逐件取样。

❓ **想一想**

1200件的药物，应该抽取多少件进行检定？

答案解析

对破碎的、粉末状的或大小在1cm以下的药物，可用采样器抽取样品。每一包件至少在不同部位抽取2~3份样品，包件少的抽取总量应不少于实验用量的3倍。包件多的，每一包件的取样量一般药物100~500g，粉末状药物25g，贵重药物5~10g。个体大的药物，根据实际情况抽取代表性的样品。如个体较大时，可在包件不同部位（包件大的应从10cm以下的深处）分别抽取。

将所取样品混合均匀，即为总样品。对个体较小的药物，应摊成正方形，依对角线划"×"字，使分为四等份，取用对角两份；再如上操作，反复数次至最后剩余的量足够完成必要的实验以及留样数为止，此为平均样品。个体大的药物，可用其他适当方法取平均样品。平均样品的量一般不得少于作真实性、纯度和品质优良度等实验所用量的3倍，即1/3供实验分析用，1/3供复核用，1/3留样保存（保存期至少一年）。

练一练

1. 根据天然药物鉴定的取样原则，对一批 500 件的药物取样（　　）

A. 5 件　　B. 20 件　　C. 25 件　　D. 40 件　　E. 400 件

2. 根据天然药物鉴定的取样原则，对一批 500 件的贵重药物取样（　　）

A. 5 件　　B. 20 件　　C. 25 件　　D. 50 件　　E. 500 件

答案解析

3. 真实性鉴定　包括来源鉴定、性状鉴定、显微鉴定、理化鉴定等项目。供鉴定的样品，应先进行来源鉴定、性状鉴定，然后根据实际需要，进行显微鉴定及理化鉴定，研究其是否符合药品标准的相关规定。对于不能确定原植（动）物来源的样品，必须从药物的商品流通渠道深入到产地作进一步的调查研究。

4. 纯度检定　天然药物纯度检定是检查样品中有无杂质及其数量是否超过规定的限度。药物中混入的杂质包括：来源与规定不符；来源与规定相符，但药用部位与规定不符；砂石、泥块、尘土等无机杂质。检查方法可取规定量的供试品，摊开，用肉眼或放大镜（5～10 倍）观察，将杂质拣出；如其中有可以筛分的杂质，则通过适当的药筛，将杂质分出。然后将各类杂质分别称重，计算其在供试品中的含量（%）。如药材中混存的杂质与正品相似，难以从外观鉴别时，可称取适量，进行显微、理化鉴别实验，证明其为杂质后，计入杂质重量中。对个体大的药材，必要时可破开，检查有无虫蛀、霉烂或变质情况。无机杂质的含量还可用总灰分测定、酸不溶性灰分测定的方法来检查。杂质检查所用的供试品，除另有规定外，按药材取样法称取。

5. 品质优良度检定　包括天然药物的有效性检定，即天然药物中有效成分或主要成分的含量是否符合规定，主要包括有效成分、浸出物或挥发油的含量测定；药材的安全性检定，即天然药物中可能存在的有害物质含量是否超过规定限度，主要是检查样品中毒性成分、重金属及有害元素、农药残留量、黄曲霉素等。

6. 报告　即根据实验结果，对检品的真实性、纯度或品质优良度做出"是否合格""是否符合规定"及"能否药用"的结论。上述各项检定项目都须有完整的、真实的和原始的检验记录，以备审核。报告书须经部门主管审核后签发，并做好检品留样工作。药品检验机构签发的报告书具有法律效力。《中华人民共和国药品管理法》（2019 年）第一百零二条规定：当事人对药品检验结果有异议的，可以自收到药品检验结果之日起七日内向原药品检验机构或者上一级药品监督管理部门设置或者指定的药品检验机构申请复验，也可以直接向国务院药品监督管理部门设置或者指定的药品检验机构申请复验。

第二节　天然药物的鉴定方法 微课2 微课3

PPT

天然药物鉴定的方法，主要包括来源鉴定、性状鉴定、显微鉴定、理化鉴定等。各种方法有其特点和适用对象，必要时还需几种方法配合进行鉴定。

一、天然药物的来源鉴定

来源鉴定就是应用植（动）物的分类学知识，对天然药物的来源进行鉴定，确定其正确的拉丁学名，应用矿物学的基本知识，确定矿物类药物的来源，以保证用药准确无误。现以原植物鉴定为例，其步骤如下。

1. 观察植物形态　对天然药物检品，应注意其根、茎、叶、花、果实和种子等部位的观察，其中对繁殖器官（花、果或孢子囊、子实体等）尤其应仔细观察，必要时深入到产地调查，采集实物，进行对照鉴定。

2. 核对文献　查阅植物分类学方面的著作，如《中国植物志》《中国高等植物图鉴》及有关的地区性植物志等；其次再查阅中药品种鉴定方面的著作，如《全国中草药汇编》《中药大辞典》《中药志》《中华本草》《常用中药材品种整理与质量研究》等。

3. 核对标本　可到有关标本室核对已定学名的标本，必要时可核对模式标本。

二、天然药物的性状鉴定

性状鉴定就是通过眼看、手摸、鼻闻、口尝、水试、火试等十分简便的鉴定方法对天然药物进行鉴别。这种方法具有简单、易行、迅速的特点。

1. 形状　天然药物的形状与药用部分有关，每种天然药物的形状一般比较固定。如根类天然药物有圆柱形、圆锥形、纺锤形等；皮类天然药物有板片状、卷筒状等；种子类天然药物有圆球形、扁圆形等。有的品种经验鉴别术语更加形象，如"蚯蚓头"（防风）、"怀中抱月"（川贝）、"马头蛇尾瓦楞身"（海马）。形状观察一般不需预处理，但有些皱缩的花、叶、全草类天然药物，观察前应浸软，展开。

2. 大小　指天然药物的长短、粗细、厚薄。一般应测量较多样品，允许有少量高于或低于规定的数值。

3. 颜色　天然药物的颜色一般是较固定的，观察时应在白天自然光下进行。用两种色调组合描述时，以后一种色为主，如黄棕色，即以棕色为主。

4. 表面特征　指天然药物表面是光滑还是粗糙，有无皱纹、皮孔、毛茸等。这些特征常是鉴别天然药物的重要依据之一。

5. 质地　指天然药物的坚韧、软硬、致密、疏松、黏性、粉性、纤维性或脆性等特征。

6. 断面　指天然药物折断面或切（削）断面。观察断面现象，如易折断或不易折断，有无粉尘散落等及折断时的断面特征。自然折断的断面应注意是否平坦，或显纤维性、颗粒性或裂片状，断面有无胶丝，是否可以层层剥离等。

7. 气　指嗅觉提供的天然药物特征。含挥发性物质的天然药物，大多有特异的香气或臭气。气不明显的天然药物，可切碎、揉搓或用热水浸泡后再闻。

8. 味　指用舌尖舔或咀嚼药物的感觉，有酸、苦、甜、辛辣、咸等，有时先苦后甜。对一些具强烈刺激性和剧毒的天然药物，口尝要特别小心，取样要少，尝后立即吐出，漱口、洗手，以防中毒。

9. 水试　有些天然药物在水中或遇水能产生特殊的现象，作为鉴别特征之一。如西红花水浸液呈黄色，秦皮水浸出液在日光下显碧蓝色荧光，熊胆粉末投入清水中即在水面旋转并呈黄线下沉而不扩散，这些现象与药材的组织构造和所含的化学成分有关。

10. 火试　有些天然药物用火烧之，能产生特殊的气味、烟雾、闪光或响声等，可作为鉴别特征。

三、天然药物的显微鉴定

显微鉴定是利用显微镜来观察天然药物的组织结构、细胞形状以及内含物的特征，用以鉴定天然药物的真伪和纯度，甚至品质的一种方法。通常应用于性状鉴定不易识别、性状相似不易区分、破碎、粉末态的天然药物，以及用天然药物粉末制成的丸、散、锭、丹等中成药的鉴定。显微鉴定技术包括以下几种。

1. 组织切片　选取天然药物适当部位，用徒手或滑走切片法制作切片，用甘油醋酸试液、水合氯醛试液或其他试液处理后观察。必要时可选用石蜡切片法制片观察。根、根茎、茎藤、皮、叶、全草类天然药物，一般制作横切片观察；果实、种子类天然药物需作横切片及纵切片；茎木类需观察横切、径向纵切及切向纵切三个面。

2. 表面制片　鉴定叶、花、果实、种子、全草等类天然药物，可取叶片、萼片、花瓣、果皮、种皮制作表面片，加适宜的试液，观察各部位的表面特征。

3. 粉末制片　取天然药物粉末少量，置载玻片上，摊平，选用甘油醋酸试液、水合氯醛试液或其他适当试液处理，观察植物细胞及组织。

4. 解离组织片　如需观察细胞的完整形态，特别是纤维、石细胞、导管、管胞等细胞彼此不易分离的组织，需利用化学试剂使组织中相邻细胞的胞间层溶解，使细胞相互分离，再装片观察。

观察天然药物组织切片或粉末中的后含物时，淀粉粒一般用甘油醋酸试液或蒸馏水装片观察，并可用偏光显微镜观察未糊化淀粉粒的偏光现象；糊粉粒用甘油装片观察；菊糖用乙醇装片也可用水合氯醛液装片不加热立即观察。为了使细胞、组织能观察清楚，可用水合氯醛液透化。为了确定细胞壁及细胞后含物的性质，可用适当的试液进行显微化学反应。如石细胞、纤维和导管加间苯三酚和浓盐酸的木质化反应；淀粉粒加碘试液的反应；木栓化细胞壁、角质化细胞壁及油脂加苏丹Ⅲ试液反应；黏液加钌红试液的反应等。矿物药的显微鉴定可直接粉碎成细粉观察，也可进行磨片观察。

随着现代科学仪器发展，透射电子显微镜、扫描电子显微镜已在天然药物显微鉴定中应用。

四、天然药物的理化鉴定

理化鉴定是利用物理的或化学的方法，对天然药物所含的有效成分或主要成分进行定性和定量分析，来鉴定天然药物的真伪优劣的方法。常用的理化鉴定方法有以下几种。

1. 化学定性反应　利用天然药物的化学成分能与某些化学试剂产生特殊的颜色、沉淀、结晶等反应，来鉴别天然药物的真伪。可在天然药物的表面、断面直接进行，也可用粉末或提取液进行。如甘草粉末置白瓷板上，加80%硫酸1~2滴，显橙黄色。

2. 显微化学反应　即在显微镜下进行观察的化学定性反应，将天然药物切片、粉末或浸出液少量，置于载玻片上，滴加某种试液，加盖玻片，在显微镜下观察反应结果。如黄连粉末滴加稀盐酸可见针簇状盐酸小檗碱结晶析出，若滴加30%硝酸可见针状硝酸小檗碱结晶析出。

3. 微量升华　利用天然药物中所含的某些化学成分，在一定温度下能升华的性质，在显微镜下观察升华物形状、颜色以及化学反应。如大黄的升华物为黄色菱状针晶或羽毛状结晶，加碱液则溶解并显红色。

4. 荧光分析　是利用天然药物中所含的某些化学成分，在紫外光或日光下能产生荧光的特性，作为鉴别天然药物的一种简易方法。如秦皮的水浸液在日光下有碧蓝色荧光。

5. 物理常数测定　包括相对密度、旋光度、折光率、黏稠度、沸点、熔点、凝固点等的测定，对鉴定油脂类、挥发油、树脂类、液体类（如蜂蜜）及加工品类（如阿胶）等天然药物的真实性和纯度有重要意义。

6. 色谱法　是将天然药物进行化学成分分离和鉴别的重要方法。色谱分离方法有纸色谱法、薄层色谱法、柱色谱法、气相色谱法、高效液相色谱法等，其中以薄层色谱法应用最多。

7. 分光光度法　分光光度法是通过测定被测物质在特定波长处或一定波长范围内的光吸收度，对该物质进行定性和定量的分析方法。分光光度分析法很多，主要有紫外分光光度法、比色法、红外分光光度法、原子吸收分光光度法、磁共振法、质谱法、X线衍射分析法等，其中以紫外分光光度法应用最广泛。

8. 水分测定　天然药物中含有过量的水分，易虫蛀、发霉，使有效成分分解。因此控制天然药物中水分的含量对药物质量有密切关系。水分的测定方法有四种，即烘干法（干燥失重法）、甲苯法、减压干燥法和气相色谱法。烘干法适用于不含或少含挥发性成分的天然药物；甲苯法适用于含挥发性成分的天然药物；减压干燥法适用于含有挥发性成分的贵重天然药物；气相色谱法测定时需将样品适当破碎、过筛。

9. 灰分测定　天然药物中的灰分，包括天然药物本身经过灰化后遗留的不挥发性无机盐以及天然药物表面附着的不挥发性无机盐类，即总灰分。各种天然药总灰分应在一定范围以内，如果所测灰分值高于正常范围，表明掺有泥土、砂石等无机杂质。

10. 浸出物的测定　对于有效成分尚不明确，或其成分明确尚无精确定量方法的天然药物，一般可根据已知成分的溶解性质，进行浸出物的测定。天然药物的成分在一定条件下、在水或其他适当溶剂中，浸出物含量有一个大致范围。因此，目前以浸出物的含量控制天然药物的质量具有实际意义。浸出物测定通常包括水溶性浸出物、醇溶性浸出物和醚溶性浸出物等。

11. 挥发油测定　利用天然药物中所含挥发性成分能与水蒸气同时馏出的性质，在挥发油测定器中进行测定。该方法适用于挥发油含量较多的天然药物。

12. 含量测定　是指对天然药物的有效成分、主要成分、指示性成分或有毒成分的含量测定，是天然药物品质评价的重要量化指标之一。

13. 有害物质检查　天然药物中的有害物质包括农药残留物、霉菌和霉菌毒素、重金属及有害元素等。天然药物如果污染了有害物质就会危害人的健康，药物的安全性和有效性是同样重要的。因此，对天然药物中的有害物质作限量检查是十分重要的。

五、天然药物鉴定的新技术和新方法

随着科学技术的不断进步和发展，许多其他学科的新技术和新方法在天然药物鉴定中得以应用。

（一）DNA 分子鉴定技术

DNA 分子鉴定技术依靠反映生物个体、居群或物种基因组中具有差异特征的 DNA 片段来鉴定，不受环境影响及经验的限制。经历了以限制性内切酶片段长度多态性（RFLP）、随机扩增 DNA 法（RAPD）和 DNA 条形码技术为代表的 3 个阶段，形成了基于分子杂交信号、聚合酶链式反应（PCR）扩增、核酸序列分析的三大 DNA 鉴定技术体系。

（二）色谱－光谱联用鉴定技术

色谱－光谱联用鉴定技术是具高效分离性能的色谱技术与能获取化学成分丰富结构信息的光谱技术相结合形成的系列鉴定技术。主要有高效液相色谱－质谱（HPLC－MS）、气相色谱－质谱（GC－MS）、质谱－质谱（MS－MS）、红外光谱－质谱（IR－MS）、高效毛细管电泳－质谱（HPCE－MS）、气相色谱－傅立叶变换红外光谱（GC－FTIR）等。

（三）指纹图谱技术

指纹图谱技术即用色谱技术对天然药物所含化合物进行分离和检测，得到表达各类成分的色谱峰，通过色谱峰的数目、峰位和峰高度的特异性确定特定化学成分指纹图谱。

（四）仿生识别鉴定

仿生识别是通过技术模仿动物的某一功能，把被识别的药物某项特征转化为一组数据，对应为某特定高维空间的一些点，然后用高维空间几何方法来计算这些点的位置关系，并加以对同一类事物分布点的几何计算分析和最佳化点覆盖识别。可分为嗅觉仿生、味觉仿生、视觉仿生等。

（五）生物效应鉴定技术

天然药物生物效应（价）鉴定是定量药理与天然药物鉴定交叉发展的产物。天然药物生物效应鉴定以生物效应为基础，以生物统计为工具，运用特定的实验设计，比较在一定条件下生物体对不同供试品所产生的特定反应（可测定、量化生理指标或生物学特性的变化）来测定中药的生物活性（药效、活力或毒力）具备与否和强度差异，以此作为鉴定天然药物的依据之一。

目标检测

答案解析

一、单项选择题

1. 不足 5 件的药物（　　）

    A. 逐件取样　　　　B. 取样 5 件　　　　C. 按 5% 取样　　　　D. 按 1% 取样　　　　E. 按 10% 取样

2. 总包件数在 5～100 的药物（　　）

    A. 逐件取样　　　　B. 取样 5 件　　　　C. 按 5% 取样　　　　D. 按 1% 取样　　　　E. 按 10% 取样

3. 100～1000 件的药物（　　）

    A. 逐件取样　　　　B. 取样 5 件　　　　C. 按 5% 取样　　　　D. 按 1% 取样　　　　E. 按 10% 取样

4. 对于贵重药物（　　）

    A. 逐件取样　　　　B. 取样 5 件　　　　C. 按 5% 取样　　　　D. 按 1% 取样　　　　E. 按 10% 取样

5. 通过眼看、手摸、鼻闻、口尝、水试、火试等十分简便的鉴定方法属于（　　）

    A. 来源鉴定　　　　B. 性状鉴定　　　　C. 显微鉴定　　　　D. 理化鉴定　　　　E. 分子鉴定

6. 利用显微镜来观察天然药物的组织结构、细胞形状以及内含物的特征，用以鉴定天然药物的真伪和纯度，甚至品质的方法属于（　　）

    A. 来源鉴定　　　　B. 性状鉴定　　　　C. 显微鉴定　　　　D. 理化鉴定　　　　E. 分子鉴定

7. 利用物理的或化学的方法，对天然药物所含的有效成分或主要成分进行定性和定量分析，来鉴定天然药物真伪优劣的方法属于（　　）

    A. 来源鉴定　　　　B. 性状鉴定　　　　C. 显微鉴定　　　　D. 理化鉴定　　　　E. 分子鉴定

8. 天然药物鉴定时，供试品的取样量一般不少于检验所需样品的（　　）

    A. 2 倍　　　　　　B. 3 倍　　　　　　C. 4 倍　　　　　　D. 5 倍　　　　　　E. 10 倍

9. 下列属于性状鉴定方法的是（　　）

    A. 灰分测定　　　　B. 水试　　　　　　C. 色谱法　　　　　D. 荧光分析　　　　E. 微量升华

二、多项选择题

1. 天然药物鉴定的一般程序包括（　　）

    A. 检品登记　　　　　　　　　　　　　　　　B. 取样

    C. 真实性鉴定　　　　　　　　　　　　　　　D. 纯度检定

    E. 品质优良度检定及报告

2. 天然药物鉴定就是依据国家药品标准以及有关资料规定的天然药物标准，对商品天然药物或检品进行（　　）的检定

    A. 真实性　　　　　B. 有效性　　　　　C. 纯度　　　　　D. 品质优良度　　　　E. 标准性

3. 天然药物鉴定的方法有（　　）

    A. 来源鉴定　　　　B. 性状鉴定　　　　C. 显微鉴定　　　　D. 理化鉴定　　　　E. 含量测定

4.《中国药典》（2020 年版）规定水分测定方法有（　　）

    A. 甲苯法　　　　　　B. 减压干燥法　　C. 烘干法　　　　　D. 红外线干燥法　E. 气相色谱法

三、简答题

1. 简述天然药物鉴定的一般程序。

2. 天然药物鉴定的方法有哪些？天然药物鉴定的新技术有哪些？

书网融合……

重点回顾　　　　微课 1　　　　微课 2　　　　微课 3　　　　习题

第八章　根及根茎类药材

<table>
<tr><td rowspan="1">学习目标</td><td>

知识目标：

1. 掌握　根及根茎类重点药材的来源、性状鉴别特征；典型代表药材的显微结构、理化鉴别特征及功效。

2. 熟悉　根及根茎类一般药材的主要性状鉴别特征和功效应用。

3. 了解　根及根茎类药材的采收加工与主要产地。

技能目标：

学会正确运用性状鉴定、显微鉴别等方法和技巧，准确鉴别根及根茎类药材的真伪优劣。

素质目标：

树立诚信、敬业的职业道德观念，养成严谨、负责、有担当的工作态度。

</td></tr>
</table>

导学情景

情景描述：某村民兴冲冲地带着自己花 8000 元买回的一株"人形何首乌"来到药检所，想要验证该植物是否真的是难得一遇的"人形何首乌"。没想到来到药检所后，经验丰富的药检人员一眼就看出，这株人形植物不是何首乌，而是用模具培育的人形山药。

情景分析：村民缺乏中药鉴定专业知识，误以为买到真的"人形何首乌"。何首乌是双子叶植物的根，山药为单子叶植物的根茎，区别较为明显。

讨论：何首乌的识别特征是什么？有哪些伪品？怎样与伪品区别？

学前导语：以何首乌为代表讲述双子叶植物的特征，以山药为代表讲述单子叶植物的特征。

PPT

第一节　根及根茎类生药的概述

根及根茎类生药是指以植物的根和地下茎为药用的药材。绝大多数来源于双子叶植物，其次是单子叶植物，少数为蕨类植物，是植物的两种不同器官。根及根茎类生药一般于初春和秋后采收。

一、根类生药

（一）性状鉴别

根类生药是指药用部分以根或以根为主带有部分根茎的药材，无节和节间，无芽和叶。

根类生药的鉴别要注意观察形状、表面、顶端、质地和断面特征（可区分单、双子叶植物的根）。单子叶植物和双子叶植物根类生药的主要性状区别见表 8−1。

表 8 – 1　单子叶植物与双子叶植物根类生药的性状区别

	单子叶植物	双子叶植物
形状	一般为须根系，有的先端膨大成纺锤形块根	多为直根系，主根发达。少数为须根系，多数细长须根集生根茎上
表面	较平滑，无栓皮有表皮	较粗糙，有栓皮
断面	具内皮层环皮部比中柱大	具形成层环木部比皮部大
	无放射状纹理	自中心向外有放射状纹理
	中心有髓	中心无髓

根类生药饮片经炮制后，形状、色泽、质地、气味等特征会发生一定的变化，应注意鉴别。

（二）显微鉴别

根类生药的显微鉴别分为单子叶植物根和双子叶植物根，两者的显微构造特征不一样，要注意区别，见表 8 – 2。

表 8 – 2　单子叶植物与双子叶植物根类生药的显微区别

	单子叶植物	双子叶植物
次生构造	无	有，少数不发达，如龙胆、细辛和川乌
表面	多为表皮，少数具薄的栓化组织	多为周皮，少数无周皮，有表皮（龙胆）；或有后生表皮（细辛）；后生皮层（川乌）
皮层	为初生皮层	为次生皮层
内皮层	内皮层成环	不明显
维管束	为辐射型，无形成层；初生木质部数目常为 7 个以上	为无限外韧型，形成层连续成环，初生木质部为 2～6 个；放射状射线较明显
髓部	髓部明显	多无髓部，但乌头和龙胆例外

二、根茎类生药

根茎类生药系指药用部位以地下根茎或以地下根茎为主带有少许根部或肉质鳞叶的药材。有节和节间；侧面和下面有细长不定根或根痕。包括根状茎、块茎、球茎及鳞茎等，药材中以根状茎常见。

根茎类生药的鉴别要注意观察形状、表面质地和断面特征。

（一）性状鉴别

根茎多呈圆柱形、纺锤形、扁球形或不规则团块状等。表面有节和节间，单子叶植物尤为明显；常残留茎基和茎痕；叶柄基部或叶痕；芽或芽痕；下部残存不定根或根痕。

鳞茎多呈扁平皿状，节间极短，称鳞茎盘，上有肉质肥厚的鳞片。

块茎多呈不规则块状或类球形，表面有短的节间。

蕨类植物根茎常有鳞片或密生棕黄色鳞毛。

双子叶植物根茎：外表常有栓皮；断面形成层环明显，维管束环状排列，具放射状结构；髓部明显。

单子叶植物根茎：外表无栓皮；断面内皮层环明显，维管束小点散列，无放射状结构；髓部不明显。

（二）显微鉴别

双子叶植物根茎一般具次生构造；外表为木栓层，少数有表皮；少数有初生皮层（如黄连），皮层有根迹或叶迹维管束，内皮层多不明显；中柱外方部位有厚壁组织（如纤维和石细胞）。维管束多为无限外韧型，环状排列，中央有髓部。异常构造：①髓维管束：大黄根茎的"星点"；②内涵韧皮部：茄科、葫芦科；③木间木栓：甘松。

单子叶植物根茎一般具初生构造；外表常为一列表皮细胞，少数为"后生皮层"（如藜芦）；皮层发达，常有叶迹维管束散在；内皮层通常可见，较粗大根茎则不明显；中柱有多数维管束散布，髓部不明显。维管束多为有限外韧型，或周木型、周韧型。

蕨类植物根茎均为初生构造；外表一列表皮，外壁常增厚，下有下皮层；一般具网状中柱，网状中柱的一个维管束又称分体中柱，分体中柱的形状、数目和排列方式是鉴别品种的重要依据；有髓部或髓部不明显。横切面可见周韧型维管束断续排列（如绵马贯众）。有的基本组织有间隙腺毛（如绵马贯众）。木质部有管胞而无导管，韧皮部为筛胞。

此外，还须注意观察有无分泌组织（如川芎、苍术的油室）、厚壁组织（如黄连的石细胞）、草酸钙结晶（如半夏含草酸钙针晶束）等及其存在部位、类型、分布情况。多数药材含淀粉粒，但菊科和桔梗科含菊糖无淀粉粒。

第二节 常用根及根茎类生药

一、大黄 微课1

（一）来源

大黄（Rhei Radix et Rhizoma）为蓼科植物掌叶大黄 *Rheum palmatum* L. 、唐古特大黄 *Rheum tanguticum* Maxim. ex Balf. 、药用大黄 *Rheum officinale* Baill. 的干燥根及根茎。掌叶大黄、唐古特大黄主产于甘肃、青海、西藏等地；药用大黄主产于四川、贵州等地。秋末茎叶枯萎或次春发芽前采挖，除去细根，刮去外皮（忌用铁器），切瓣或段，绳穿成串干燥或直接干燥。

（二）性状鉴别

呈类圆柱形、圆锥形、卵圆形或不规则块状，长 3～17cm，直径 3～10cm。去外皮者表面黄棕色至红棕色，有的可见类白色网状纹理（锦纹）及"星点"（异型维管束）散在，残留的外皮棕褐色，多具绳孔及粗皱纹。质坚实，有的中心略松软，断面淡红棕色或黄棕色，显颗粒性；根茎髓部宽广，有星点环列或散在；根木部发达，无星点，具放射状纹理，形成层环明显。气清香，味苦而微涩，嚼之粘牙，有沙粒感（图8-1）。

均以个大、质坚实、气清香、味苦涩者为佳。

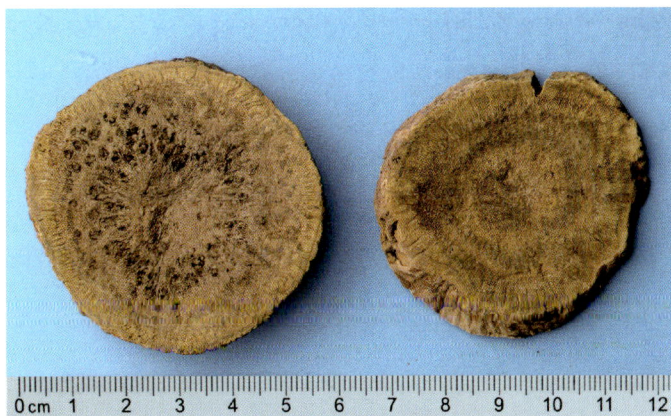

图8-1 大黄饮片

（三）显微鉴别

大黄粉末呈黄棕色。草酸钙簇晶大型且多，直径 20 ～ 160μm，有的至 190μm。多为网纹导管，另有具缘纹孔导管、螺纹导管及环纹导管，非木化。淀粉粒甚多，单粒呈类球形或多角形，直径 3 ～ 45μm，脐点星状；复粒由 2 ～ 8 分粒组成（图 8 - 2）。

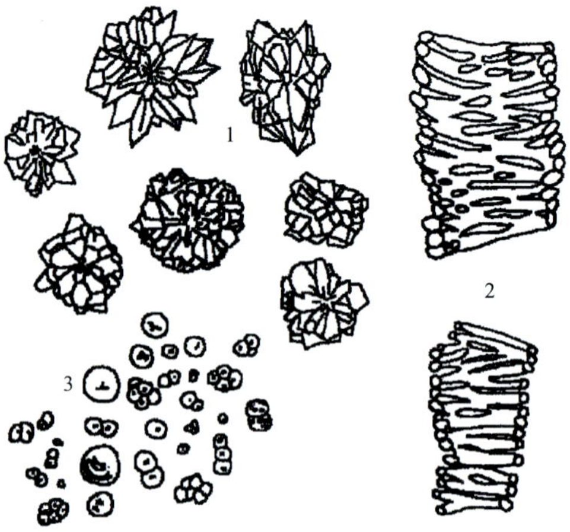

（四）功效应用

泻下攻积，清热泻火，凉血解毒，逐瘀通经，利湿退黄。用于实热积滞便秘，血热吐衄，痈肿疔疮，肠痈腹痛，瘀血经闭，产后瘀阻，跌打损伤，湿热痢疾，黄疸尿赤，淋证，水肿；外治烧烫伤；上消化道出血。孕妇慎用。成药举例：三黄片、大黄蛰虫丸。

图 8 - 2　大黄粉末主要特征
1. 草酸钙簇晶　2. 导管　3. 淀粉粒

👁 **看一看**

大黄伪品

1. 藏边大黄：蓼科植物藏边大黄 *Rheum emodi* Wall. 的根茎。有少数星点。香气弱，味苦而微涩。新鲜断面荧光灯下显蓝紫色荧光。

2. 河套大黄（波叶大黄）：蓼科植物河套大黄 *Rheum hotaoense* C. Y. Cheng et C. Y. Kao 的干燥根及根茎。横断面淡黄红色，无星点。味涩而微苦。新鲜断面荧光灯下呈蓝紫色荧光。

3. 华北大黄：蓼科植物华北大黄 *Rheum franzenbachii* Munt. 的根及根茎。断面无星点。气浊，味涩而苦。新鲜断面荧光灯下显蓝紫色荧光。

二、何首乌

（一）来源

何首乌（Polygoni Multiflori Radix）为蓼科植物何首乌 *Polygonum multiflorun* Thunb. 的干燥块根。主产于四川、云南、河南、湖北、广西。秋、冬二季叶枯萎时采挖，削去两端，洗净，个大的切块，干燥。取何首乌片或块，用黑豆汁照炖法或蒸法炮制而成的加工品称制首乌。

（二）性状鉴别

呈团块状或不规则纺锤形。表面多红棕色或红褐色，有浅沟，皱缩不平，并有横长皮孔样突起及细根痕。体重，质坚实，断面多浅红棕色或浅黄棕色，粉性，皮部有 4 ～ 11 个类圆形异型维管束环列，形成云锦（云朵）样花纹，习称"云锦花纹"（图 8 - 3）。气微，味微苦而甘涩。

制何首乌：呈不规则皱缩状块片，厚约 1cm。表面黑褐色或棕褐色，凹凸不平，有的可见云锦纹。质坚硬，断面角质样，棕褐色或黑色。气微，味微甘而苦涩。

以个大，体重坚实、断面浅黄棕色、云锦花纹明显、粉性足者为佳。制首乌以黑褐色、断面角质样、黑色为佳。

（三）显微鉴别

横切面：木栓层为数层细胞，含红棕色物。韧皮部较宽广，其内散在有 4 ～ 11 个异型维管束，为外韧型，导管稀疏。中央维管束形成层成环，木质部导管较少，周围有管胞及少数木纤维，射线宽。

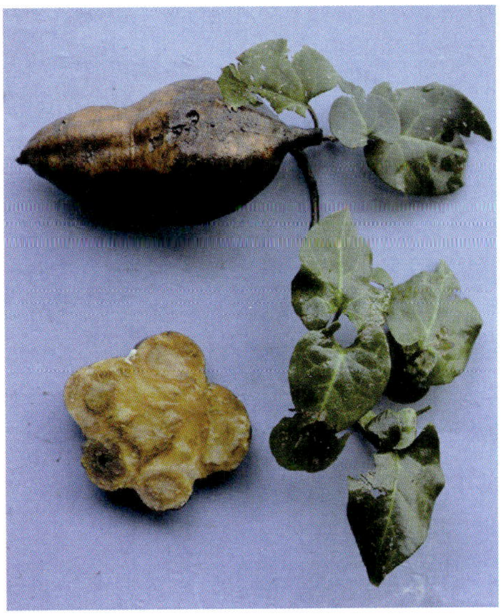

图 8 - 3　何首乌药材

薄壁细胞含草酸钙簇晶，并含淀粉粒。

（四）功效应用

生品解毒，消痈，截疟，润肠通便。用于肠燥便秘，久疟体虚，瘰疬疮痈，风疹瘙痒；高血脂。炮制品补肝肾，益精血，乌须发，强筋骨。用于血虚萎黄，眩晕耳鸣，须发早白，腰膝酸软，肢体麻木，崩漏带下，久疟体虚；高血脂。

成药举例：养血生发胶囊、首乌丸、首乌片等。

附：首乌藤（夜交藤）

【来源】　为蓼科植物何首乌 *Polygonum multiflorun* Thunb. 的干燥藤茎。

【性状鉴别】　长圆柱状，直径 4～7mm。表面红棕色或红褐色；具扭曲纵纹，外皮菲薄，可剥离。质脆易折断。断面皮部紫红色，木部黄白色或淡棕色，导管明显，髓部白色疏松。无臭，味微苦涩。

【功效应用】　养心安神，祛风通络，主治失眠多梦，血虚身痛，风湿痹痛；外治皮肤瘙痒。

三、川乌

（一）来源

川乌（Aconiti Radix）为毛茛科植物乌头 *Aconitum carnmichaeli* Debx. 的干燥母根。主产于四川。6月下旬至8月上旬采挖，母根和子根分开，母根除去较小的子根晒干后为生川乌。取净生川乌，大小分档，水浸泡至无干心，取出，水煮 4～6 小时（或蒸 6～8 小时），至切开无白心，口尝微有麻舌感，取出，晾至六成干，切片干燥即制川乌。

（二）性状鉴别

生川乌：呈不规则的圆锥形，稍弯曲，顶端常有残茎，中部多向一侧膨大，长 2～7.5cm，直径 1.2～2.5cm。表面棕褐色或灰棕色，皱缩，有小瘤状侧根及子根脱离后的痕迹。质坚实，断面类白色或浅灰黄色，形成层环纹多角形。气微，味辛辣，麻舌。

制川乌：为不规则圆形或长三角形的片。表面黑褐色或黄褐色，有灰棕色形成层环纹。体轻，质脆，断面有光泽（图 8－4）。气微，微有麻舌感。

以个大、饱满坚实、断面色白不空心者为佳。制川乌以片大、厚薄均匀为佳。

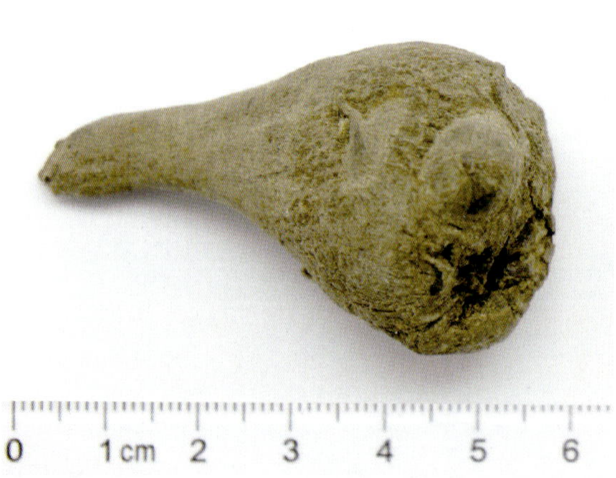

图 8-4　川乌药材

（三）显微鉴别

横切面：后生皮层为棕色木栓化细胞；皮层薄壁组织偶见石细胞，呈类长方形、方形或长椭圆形，单个散在或数个成群，胞腔较大；内皮层不甚明显；韧皮部内侧偶见纤维束；形成层类多角形，其内外侧偶有一至数个异性维管束。木质部导管多列，呈径向或略呈"V"形排列；髓部明显；薄壁细胞充满淀粉粒。

（四）功效应用

祛风除湿，温经止痛。用于风寒湿痹，关节疼痛，心腹冷痛，寒疝作痛及麻醉止痛。生品内服宜慎；一般炮制后用。孕妇禁用；不宜与半夏、瓜蒌、瓜蒌子、瓜蒌皮、天花粉、川贝母、浙贝母、平贝母、伊贝母、湖北贝母、白蔹、白及同用。成药举例：小活络丹、木瓜丸。

附：草乌（Aconiti Kusnezoffii Radix）

【来源】为毛茛科植物北乌头 *Aconitum kusnezoffii* Reichb. 的干燥块根。秋季茎叶枯萎时采挖，除去须根和泥沙，干燥。

【性状鉴别】生草乌：呈不规则长圆锥形，略弯曲，形如乌鸦头。顶端常有残茎和少数不定根残基，一侧有一圆形或扁圆形不定根残基（钉角）。表面灰褐色或黑棕褐色，皱缩，有纵皱纹、点状须根痕及数个瘤状侧根。质硬，断面灰白色或暗灰色，有裂隙，形成层环纹多角形或类圆形，髓部较大或中空。气微，味辛辣、麻舌。

制草乌：呈不规则圆形或近三角形的片。表面黑褐色，微有粗糙感，有灰白色多角形形成层环和稍突起点状维管束，并有空隙，周边皱缩或弯曲。质脆。气微，味微辛辣，稍有麻舌感。

生品以个大、坚实、断面白色、粉性大者为佳；制品以片大、厚薄均匀、身干为佳。

【功效应用】祛风除湿，温经止痛。用于风寒湿痹，关节疼痛，心腹冷痛，寒疝作痛及麻醉止痛。一般炮制后用。生品内服宜慎；孕妇禁用；不宜与半夏、瓜蒌、瓜蒌子、瓜蒌皮、天花粉、川贝母、浙贝母、平贝母、伊贝母、湖北贝母、白蔹、白及同用。成药举例：大活络丹、云南白药。

？ 想一想8-1

仔细观察制川乌和制草乌的性状特征，找出两者的区别。

答案解析

四、附子

（一）来源

附子（Aconiti Lateralis Praeparata Radix）为毛茛科植物乌头 *Aconitum carmichaeli* Debx. 子根（侧根）的加工品。主产于四川、陕西，以四川江油附子最负盛名。6月下旬至8月上旬采挖，去母根、须根及泥沙，称"泥附子"，商品规格有盐附子、黑顺片、白附片、淡附片、炮附片。

（二）性状鉴别

盐附子：呈圆锥形。表面灰黑色，被盐霜，顶端有凹陷的芽痕，周围有瘤状突起的支根或支根痕。体重，横切面可见充满盐霜的小空隙及多角形形成层环纹（图8-5）。气微，味咸而麻，刺舌。

黑顺片：纵切片，上宽下窄。外皮黑褐色。切面暗黄色，油润具光泽，半透明状，并有纵向导管束。质硬而脆，断面角质样。气微，味淡。

白附片：无外皮，黄白色，半透明。余同黑顺片。

淡附片：纵切片，上宽下窄，外皮褐色。切面褐色，半透明，有纵向维管束。气微，味淡，口尝无麻舌感。

炮附片：表面鼓起，黄棕色。质松脆。气微，味淡。

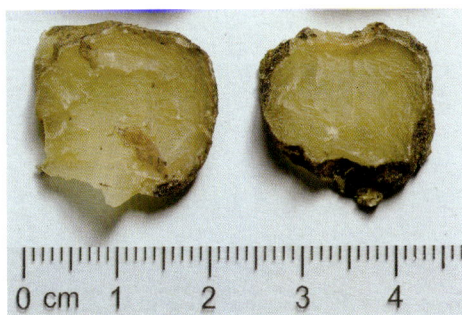

图8-5　附子饮片

盐附子以个大体重、坚实、灰黑色、表面有盐霜、无空心、无腐烂者为佳。黑顺片和白附片均以片大、厚薄均匀、无盐软片者为佳。

（三）功效应用

回阳救逆，补火助阳，逐风寒湿邪。用于亡阳虚脱，肢冷脉微，阳痿，宫冷，心腹冷痛，虚寒吐泻，阴寒水肿，阳虚外感，寒湿痹痛。孕妇禁用，不宜与半夏、瓜蒌、天花粉、贝母类、白及、白蔹同用。成药举例：附子理中丸、桂附地黄丸。

五、黄连

（一）来源

黄连（Coptidis Rhizoma）为毛茛科植物黄连 *Coptis chinensis* Franch.（味连）、三角叶黄连 *Coptis deltoidea* C. Y. Cheng et Hsiao（雅连）或云南黄连 *Coptis teeta* Wall.（云连）的根茎。味连主产于重庆、四川等地，主为栽培品，为商品黄连的主要来源。雅连主产于四川，为栽培品，极少野生。云连主产于云南、西藏，现有栽培。秋末冬初采挖，去须根泥沙，干燥，撞去须根。

（二）性状鉴别

味连：分枝成簇，常弯曲，形如鸡爪，单枝根茎长3~6cm，直径0.3~0.8cm。表面灰黄色或黄褐色，粗糙，有不规则结节状隆起、须根及须根残基，有的节间有一段表面平滑如茎秆，习称"过桥"。上部多残留褐色鳞叶，顶端常留有残余的茎或叶柄。质硬，断面皮部橙红色或暗棕色，木部鲜黄色或橙黄色，呈放射状排列，髓部有的中空（图8 6）。气微，味极苦。

雅连：多为单枝，略呈圆柱形，微弯曲，长4~8cm，直径0.5~1cm。"过桥"较长。顶端有少许残茎。

云连：多为单枝，较细小，弯曲呈钩状，有过桥。

味连、雅连以条粗壮、过桥少、残留叶柄及须根少，质坚重、断面红黄色，味极苦者为佳；云连以身干、条细、节多、须根少、色黄绿色者为佳。

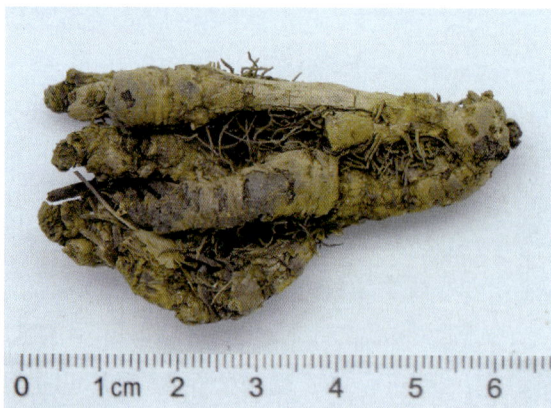

图 8-6　黄连药材

（三）显微鉴别

1. 横切面　味连：木栓层为数列木栓细胞。皮层较宽，石细胞单个散在或数个成群，鲜黄色。中柱鞘纤维成束，或伴有少数石细胞，均显黄色。维管束外韧型，呈断续的环形排列，束间形成层不明显。韧皮部可见黄色细长的石细胞，根茎光滑部位（过桥）的韧皮部外侧可见黄色纤维束。射线明显，宽窄不一；木质部黄色，均木化。中央髓部有时可见石细胞（图 8-7）。

雅连：髓部较多石细胞，余同味连。

云连：皮层、中柱鞘及髓部均无石细胞。

图 8-7　黄连根茎横切面特征

A. 味连　B. 雅连　C. 云连

1. 鳞叶组织　2. 木栓层　3. 根迹维管束　4. 石细胞　5. 韧皮部　6. 形成层　7. 木质部　8. 髓

2. 粉末　味连粉末黄棕色或黄色。鳞叶表皮绿黄色或黄棕色，细胞窄长，略呈长方多角形，横壁多斜置，垂周壁多微波状弯曲。石细胞鲜黄色类方形、类圆形、类长方形或类多角形。韧皮纤维鲜黄色，长梭形或纺锤形，壁厚，具单纹孔。木纤维多成束，较细长，壁较薄，具单纹孔。木薄壁细胞类长方形或不规则形，壁稍厚，有纹孔。网纹或孔纹导管。淀粉粒类圆形，多单粒（图 8-8）。

（四）理化鉴别

在紫外灯下，黄连横断面或饮片木质部显金黄色荧光。

（五）功效应用

清热燥湿，泻火解毒。用于湿热痞满，呕吐吞酸，泻痢，黄疸，高热神昏，心火亢盛，心烦不寐，心悸不宁，血热吐衄，目赤，牙痛，消渴，痈肿疔疮；外治湿疹，湿疮，耳道流脓。成药举例：三黄片、黄连上清片、清胃黄连丸等。

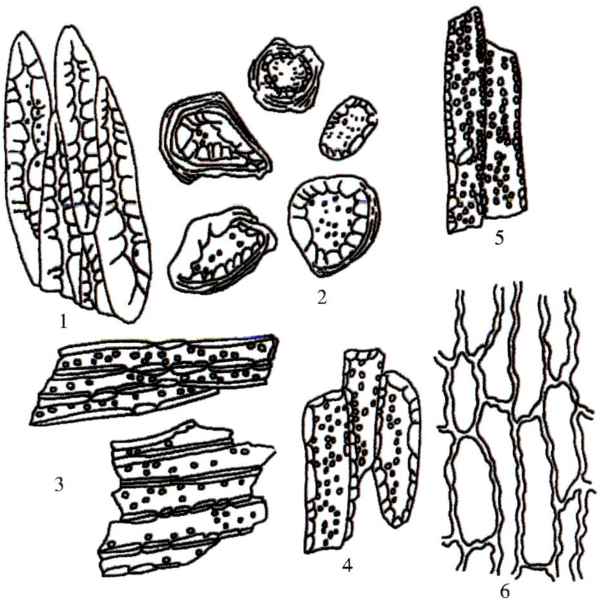

图 8 - 8 黄连粉末特征

1. 中柱鞘纤维 2. 石细胞 3. 木纤维 4. 木薄壁细胞 5. 导管 6. 鳞叶表皮细胞

👁**看一看**

黄连的不同炮制品及其用途

1. 酒黄连：按照酒炙法制成的黄连炮制品。色泽加深，微带酒香气。功效为善清上焦火热。用于目赤口疮。

2. 姜黄连：按照姜汁炙法制成的黄连炮制品。表面棕黄色，有姜辣味。功效为清胃，和胃止呕。用于寒热互结，湿热中阻，痞满呕吐。

3. 萸黄连：取吴茱萸煎液与净黄连拌匀，待液吸尽，炒干即为炮制品萸黄连。表面棕黄色，有吴茱萸的辛辣香气。功效为舒肝，和胃止呕。用于肝胃不和，呕吐吞酸。

👁**看一看**

黄连的药理作用

黄连有广泛的抗菌谱，对革兰阳性和阴性细菌、流感病毒、原虫及皮肤真菌均有较强抑制作用。黄连对痢疾杆菌的抑制作用最强，优于磺胺类，以黄连为主的单味或复方制剂在临床上被广泛应用于各型痢疾杆菌感染所致的细菌性痢疾。

黄连除止泻作用外，还具有抗溃疡活性、健胃作用、免疫调节和抗癌作用。此外，黄连和小檗碱尚有增加冠脉血流量、降低血压、抗心肌缺氧、抗心律失常与抗凝血、利胆、降血糖及兴奋平滑肌等作用。

六、白芍 🔲 微课2

（一）来源

白芍（Paeoniae Alba Radix）为毛茛科植物芍药 *Paeonia lactiflora* Pall. 的干燥根。主产于四川、浙江。夏、秋二季采挖，洗净，除去头尾和细根，置沸水中煮后除去外皮或去皮后再煮，晒干。

？ 想一想8-2

运用性状鉴别方法仔细观察白芍和赤芍的性状特征，说明两种药材的加工方法有何不同？

答案解析

（二）性状鉴别

呈圆柱形，平直或稍弯曲，两端平截，长5~18cm，直径1~2.5cm。表面类白色或淡棕红色，光洁或有细纵皱纹及细根痕，偶有残存的棕褐色外皮。质坚实，不易折断，断面较平坦，角质样，类白色或微带棕红色，形成层环明显，射线放射状（图8-9）。气微，味微苦、酸。

以条粗、质坚实、无白心或裂隙者为佳。

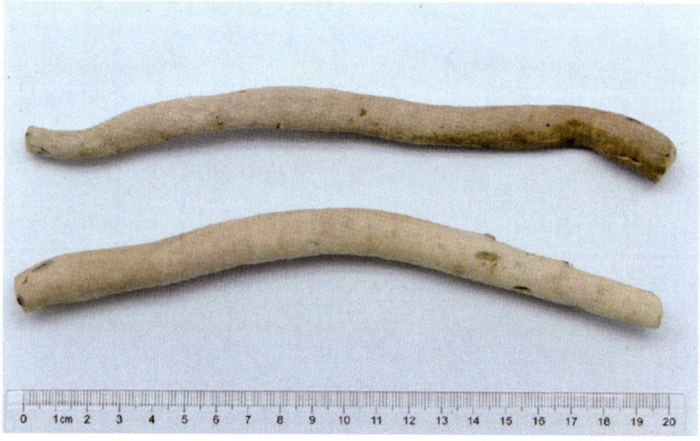

图8-9 白芍药材

（三）显微鉴别

白芍粉末呈黄白色。较多糊化淀粉粒团块；草酸钙簇晶常排列成行，存在于薄壁细胞中；纤维长梭形，壁厚，微木化，具大的圆形纹孔；导管为具缘纹孔或网纹导管。

（四）功效应用

养血调经，敛阴止汗，柔肝止痛，平抑肝阳。用于血虚萎黄，月经不调，自汗，盗汗，胁痛，腹痛，四肢挛痛，头痛眩晕。不宜与藜芦同用。

✎ 练一练

白芍的加工方法是（ ）

A. 烫　　　　　　　　B. 蒸　　　　　　　　C. 煮

D. 发汗　　　　　　　E. 熏

答案解析

七、延胡索

（一）来源

延胡索（Rhizoma Corydalis Rhizoma）为罂粟科植物延胡索 *Corydalis yanhusuo* W. T. Wang 的干燥块茎。又名元胡，主产于浙江（特产，以金华所产质佳）、江苏、湖北，现有栽培（陕、甘、川、滇和北京）。夏初茎叶枯萎时采挖，除去须根，洗净，水煮至恰无白心时，取出，晒干。

? 想一想8-3

仔细观察延胡索药材的性状鉴别特征，特别注意表面、质地及断面特征。

答案解析

（二）性状鉴别

呈不规则的扁球形，直径0.5～1.5cm。表面黄色或黄褐色，有不规则网状皱纹。顶端有略凹陷的茎痕，底部常有疙瘩状突起。质坚硬而脆，断面黄色，角质样，有蜡样光泽（图8-10）。气微，味苦。以粒小、饱满、质坚实、断面色黄味苦者为佳。

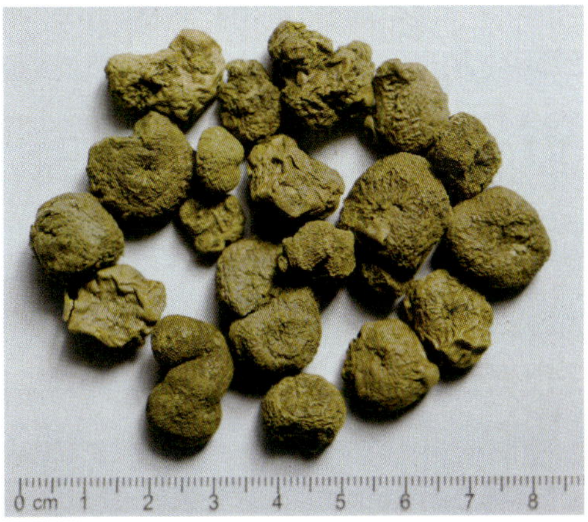

图8-10　延胡索药材

看一看

延胡索及其炮制品比较

1. 延胡索或片：呈不规则圆形厚片。表面黄色或黄褐色，有不规则细皱纹。余同药材。
2. 醋延胡索：形如延胡索或片，表面及切面黄褐色，质较硬。微具醋香味。

（三）显微鉴别

延胡索粉末呈绿黄色。糊化淀粉粒团块淡黄色或近无色，充满薄壁细胞中；石细胞类圆形或长圆形，淡黄色，壁较厚，纹孔细密；导管多螺纹导管，少网纹导管；下皮厚壁细胞多角形。类方形或长条形，绿黄色，壁稍弯曲，木化，有的呈连珠状增厚，纹孔细密。

（四）功效应用

活血，行气，止痛。用于胸胁、脘腹疼痛，胸痹心痛，经闭痛经，产后瘀阻，跌扑肿痛。成药举例：元胡止痛片。

八、板蓝根

（一）来源

板蓝根（Isatidis Radix）为十字花科植物菘蓝 *Isatis indigotica* Fort. 的干燥根。习称北板蓝根。主产于河北、江苏、陕西、山西等省，以河北安国产者最佳。各地有引种栽培。秋季采挖，除去泥沙，晒干。

? 想一想8-4

仔细观察板蓝根药材根头部及断面特征，体会其气味有何变化？

答案解析

（二）性状鉴别

呈圆柱形，稍扭曲，长10~20cm，直径0.5~1cm。表面淡灰黄色或淡棕黄色，有纵皱纹、横长皮孔样突起及支根痕。根头略膨大，可见暗绿色或暗棕色轮状排列的叶柄残基和密集的疣状突起。体实，质略软，断面皮部黄白色，木部黄色（图8-11）。气微，味微甜后苦涩。

以条粗大而长、质坚实、味浓者为佳。

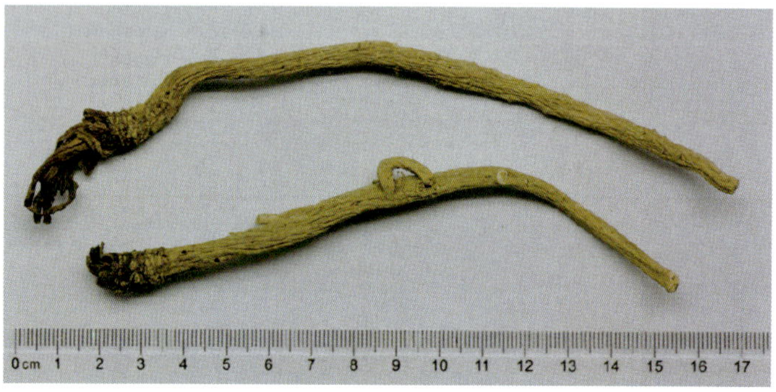

图8-11 板蓝根药材

（三）显微鉴别

横切面：木栓层为数列细胞。栓内层狭窄。韧皮部宽广，射线明显。形成层成环。木质部导管黄色，类圆形；有木纤维束。薄壁细胞含淀粉粒。

（四）功效应用

清热解毒，凉血利咽。用于温疫时毒，发热咽痛，温毒发斑，痄腮，烂喉丹痧，大头瘟疫，丹毒，痈肿。成药举例：板蓝根颗粒、板蓝根冲剂。

👁看一看

南板蓝根与大青叶、青黛

1. 南板蓝根：为爵床科植物马蓝 *Baphicacanthuscusia*（Nees）Bremek. 的干燥根茎及根。药典以"南板蓝根"单列收载，功效与板蓝根相似。试验表明，板蓝根的解热、抗炎作用优于南板蓝根；但从抗癌有效成分看，南板蓝根中的靛蓝含量高于板蓝根。

2. 大青叶：为十字花科植物菘蓝 *Isatis indigotica* Fort. 的干燥叶。功效与板蓝根类似。

3. 青黛：为十字花科植物菘蓝、蓼科植物蓼蓝 *Polygonum tinctorium* Ait.、爵床科植物马蓝 *Baphicacanthus cusia*（Nees）Bremek. 的叶或茎叶经加工制得的干燥粉末或团块。含靛蓝、靛玉红，功效与板蓝根类似，常外敷治腮腺炎。有报道称用青黛与靛玉红治疗白血病有较好疗效

九、甘草

（一）来源

甘草（Glycyrrhiza Radix et Rhizoma）为豆科植物甘草 *Glycyrrhiza uralensis* Fisch. 、胀果甘草 *Glycyrrhiza inflata* Bat. 或光果甘草 *Glycyrrhiza glabra* L. 的干燥根和根茎。甘草主产内蒙古、甘肃、新疆、宁夏；胀果甘草与光果甘草产新疆、甘肃。春、秋二季采挖，以春季产者为佳，除去须根，晒干。

（二）性状鉴别

甘草根呈圆柱形，长 25～100cm，直径 0.6～3.5cm。外皮松紧不一。表面红棕色或灰棕色，具显著的纵皱纹、沟纹、皮孔及稀疏的细根痕。质坚实，断面略显纤维性，黄白色，粉性，形成层环明显，有放射状射线纹理及裂隙。根茎呈圆柱形，表面有芽痕，断面中央有髓。气微，味极甜而特殊。

胀果甘草根和根茎木质粗壮，有的分枝，外皮粗糙，多灰棕色或灰褐色。质坚硬，木质纤维多，粉性小。根茎不定芽多而粗大。

光果甘草根和根茎质地较坚实，有的分枝，外皮不粗糙，多灰棕色，皮孔细而不明显。

以条粗、皮红棕色、质坚体重、断面黄白色、粉性足、甜味浓者为佳。

（三）显微鉴别

甘草根横切面：木栓层为数列棕色细胞。栓内层较窄。韧皮部射线宽广，多弯曲，常现裂隙；纤维多成束，周围薄壁细胞常含草酸钙方晶（"晶鞘纤维"）；筛管群常因压缩而变形。形成层明显。木质部射线宽 3～5 列细胞；导管较多，直径约至 160μm；木纤维成束，周围薄壁细胞亦含草酸钙方晶。根中心无髓；根茎中心有髓（图 8-12）。

图 8-12　甘草横切面组织

1. 木栓层　2. 皮层　3. 裂隙　4. 韧皮纤维束
5. 韧皮射线　6. 韧皮部　7. 形成层
8. 木质部　9. 木射线　10. 木纤维

甘草粉末：淡棕黄色。纤维成束，直径 8～14μm，壁厚，微木化，周围薄壁细胞含草酸钙方晶，形成晶纤维。草酸钙方晶多见。具缘纹孔导管较大，稀有网纹导管。木栓细胞红棕色，多角形，微木化（图 8-13）。

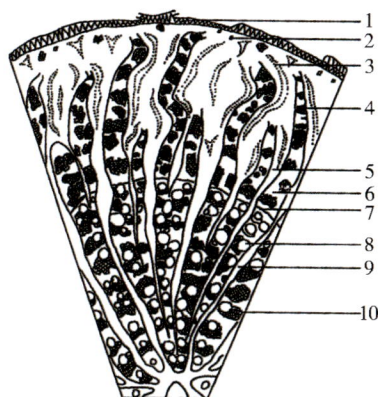

图 8-13　甘草粉末特征

1. 晶纤维　2. 导管　3. 草酸钙方晶　4. 淀粉粒　5. 木栓细胞

（四）理化鉴别

取甘草粉末置试管中，加水用力振摇，产生大量持久性泡沫。

（五）功效应用

补脾益气，清热解毒，祛痰止咳，缓急止痛，调和诸药。用于脾胃虚弱，倦怠乏力，心悸气短，咳嗽痰多，脘腹、四肢挛急疼痛，痈肿疮毒，缓解药物毒性、烈性。不宜与海藻、京大戟、红大戟、甘遂、芫花同用。成药举例：复方甘草口服液、止咳糖浆。

👁 看一看

甘草的药理作用

甘草甜素是甘草甜味成分，又称甘草酸，具有甜度高（是蔗糖的 150～500 倍）、低热能、安全无毒和较强的医疗保健功效，是肥胖症、糖尿病、高血压、心脏病患者理想甜味剂。能抑制肝脏炎症反应，保护肝细胞膜，增强肝脏的解毒功能，减轻肝脏的病理性损害，提高肝细胞对化学伤害的抵抗力，促进胆红素代谢，有很好的利胆降酶效果。甘草甜素制剂的保肝作用确切可靠，被称为"第一保肝药"。有报道，甘草中的甘草甜素可抑制艾滋病病毒斑的形成和感染细胞的变化，从而抑制艾滋病毒的繁殖，抑制率达 98%。甘草甜素有促进钠水潴留作用，水肿者不宜大量久服。近年来，甘草甜素已被广泛用于医药、食品、化妆品等行业，并取得了很好的社会效益和经济效益。从甘草中提取甘草甜素作为天然甜味剂及保健食品，受到了众多国内外学者的关注。

十、黄芪

（一）来源

黄芪（Astragali Radix）为豆科植物蒙古黄芪 *Astragalus membranaceus*（Fisch.）Bge. var. mongholicus（Bge.）Hsiao 或膜荚黄芪 *A. membranaceus*（Fisch.）Bge. 的干燥根。主产于内蒙古、山西、黑龙江。春、秋二季采挖，除去须根和根头，晒干。

（二）性状鉴别

呈圆柱形，有的有分枝，上端较粗，长 30～90cm，直径 1～3.5cm。表面淡棕黄色或淡棕褐色，有不整齐的纵皱纹或纵沟。质硬而韧，不易折断，断面纤维性强，显粉性，皮部黄白色，木部淡黄色（习称"金井玉栏"），有放射状纹理和裂隙，老根中心偶呈枯朽状，黑褐色或呈空洞。气微，味微甜，嚼之微有豆腥味。

以条粗长、质韧、断面黄白无黑心及空洞、味甜、粉性足者为佳。

（三）显微鉴别

黄芪根横切面：木栓层数列细胞。栓内层为 3～5 列厚角细胞。韧皮部射线外侧常弯曲，有裂隙；纤维成束，壁厚，木化或微木化，与筛管群交互排列；近栓内层有时可见石细胞及纵向管状木栓组织；形成层成环；木质部导管单个散在或 2～3 个成群，导管间有木纤维，射线中有时可见石细胞；薄壁组织含淀粉粒。

黄芪粉末：黄白色。纤维成束或散离，壁厚，表面有纵裂纹，两端常断裂呈须状或较平截；具缘纹孔导管无色或橙黄色，纹孔排列紧密；石细胞圆形、长圆形或不规则形，少见，壁较厚；木栓细胞表面观呈多角形或类方形，垂周壁薄，有的细胞壁波状弯曲；单粒淀粉粒呈类圆形、椭圆形或类肾形，复粒由2~4分粒组成。

（四）功效应用

补气升阳，固表止汗，利水消肿，生津养血，行滞通痹，托毒排脓，敛疮生肌。用于气虚乏力，食少便溏，中气下陷，久泻脱肛，便血崩漏，表虚自汗，气虚水肿，内热消渴，血虚萎黄，半身不遂，痹痛麻木，痈疽难溃，久溃不敛。成药举例：玉屏风颗粒、补中益气丸、黄芪精。

👁 **看一看**

红芪

红芪：豆科植物多序岩黄芪 *Hedysarum polybotrys* Hand.-Mazz. 的根。主产于甘肃，通称"晋芪"。表面灰红棕色，栓皮剥落处露出浅黄色皮部及纤维。质坚硬致密。折断面纤维性强，富粉性。性味功能同黄芪。

十一、人参

（一）来源

人参（Ginseng Radix et Rhizoma）为五加科植物人参 *Panax ginseng* C. A. Mey. 的干燥根和根茎。主产于东北。以吉林产量大。秋季采挖，洗净经晒干或烘干。栽培品俗称"园参"；播种山林野生状态自然生长的称"林下山参"，习称"籽海"。自然野生者称"野山参""山参"，为濒临灭绝的国家一级保护物种。

（二）性状鉴别

生晒参主根呈纺锤形或圆柱形，长3~15cm，直径1~2cm。表面灰黄色，上部或全体有疏浅断续的粗横纹及明显纵皱纹，下部支根2~3条（腿），着生多数细长须根，须根上常有不明显的细小疣状突出（"珍珠点"）。根茎（"芦头"）长1~4cm，直径0.3~1.5cm，多拘挛弯曲，具不定根（"艼"）和稀疏的凹窝状茎痕（"芦碗"）。质较硬，断面淡黄白色，显粉性，形成层环棕黄色，皮部有黄棕色的点状树脂道及放射状裂隙（图8-14）。香气特异，味微苦、甘。

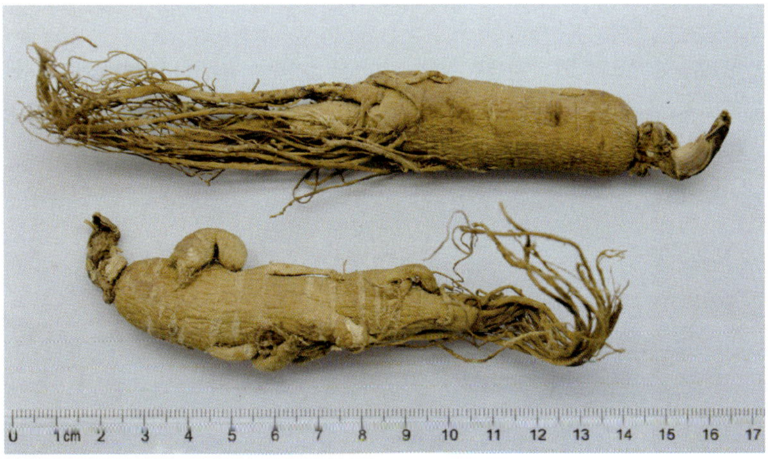

图8-14　人参药材

林下参主根多与根茎近等长或较短，呈圆柱形、菱角形或人字形，长 1~6cm。表面黄白色至灰黄色，具纵皱纹，上部或中下部有细而浮浅的横环纹。支根多为 2~3 条，须根少而细长，清晰不乱，有较明显的疣状突起（"珍珠点"）。根茎细长，少数粗短，中上部具稀疏或密集而深陷的茎痕。不定根细长，多下垂。

山参完整山参分芦、芋、身、腿、须五部分。芦头与主根等长或更长；上部较粗，芦碗密集（"马牙芦"）；中部渐细，芦碗不明显，呈左右交错的突起（"对花芦"）；最下部呈圆柱形（"圆芦"）。芋常膨大如枣核状（"枣核芋"）；身（主根）呈人字形、菱形或圆柱形，长 2~10cm。腿多为 2 条，一般比身短。须不除去。主根上端有紧密而深陷的环状横纹（"铁线纹"）；须根有多数明显的小疣状突起"珍珠点"。余同生晒参。"芦长碗密枣核芋，紧皮细纹珍珠须"是对野山参性状的概括。

人参以身长条粗、饱满坚实、色白、粉性强、气味浓者为佳。山参以五部分（芦、芋、身、腿、须）具全，芦长碗密有圆芦、枣核芋、珍珠疙瘩明显者为佳。

（三）显微鉴别

园参粉末：淡黄白色。树脂道碎片内含黄色块状分泌物；草酸钙簇晶棱角锐尖，20~68μm；木栓细胞表面观呈类方形或多角形，壁细波状弯曲；导管多为网纹和梯纹导管，稀螺纹；淀粉粒甚多，有单粒和复粒（图 8-15）。

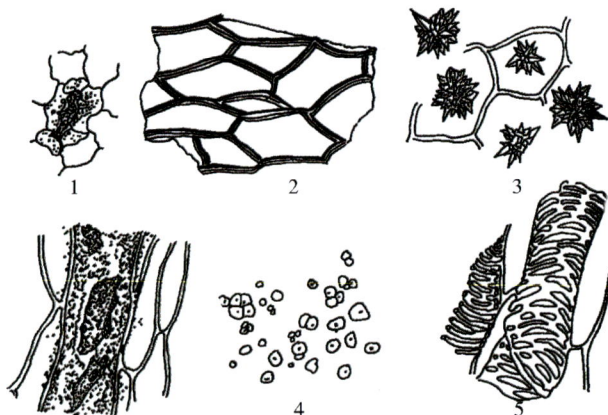

图 8-15 人参粉末特征
1. 树脂道 2. 木栓细胞 3. 草酸钙簇晶 4. 淀粉粒 5. 导管

（四）功效应用

大补元气，复脉固脱，补脾益肺，生津养血，安神益智。用于体虚欲脱，肢冷脉微，脾虚食少，肺虚喘咳，津伤口渴，内热消渴，气血亏虚，久病虚羸，惊悸失眠，阳痿宫冷。不宜与藜芦、五灵脂同用。成药举例：人参健脾丸，人参养荣丸，生脉饮。

👁 看一看

人参叶与人参花

人参叶：为五加科植物人参 *P. ginseng* C. A. Mey. 的干燥叶。功效补气，益肺，祛暑，生津，用于气虚咳嗽、暑热烦躁、津伤口渴、头目不清、四肢倦乏。

人参花：为五加科植物人参 *P. ginseng* C. A. Mey. 的干燥花。功效健脾补虚，开胃消食，用于神经衰弱、消化不良等症。现代研究表明，人参花能全面有效地调节人体细胞的阴阳平衡，改善细胞代谢水平，增强机体功能，恢复人体内各组织器官、系统功能，进而达到消除疲劳、延缓衰老的效果，有效防治动脉硬化、高血脂、高血糖、更年期综合征等。

十二、西洋参

（一）来源

西洋参（Panacis Quinquefolii Radix）为五加科植物西洋参 *Panax quinquefolium* L. 的干燥根。主产于美国北部（花旗参）及加拿大，我国已有大量栽培并供国内市场销售。均系栽培品，秋季采挖，洗净，晒干或低温干燥。

（二）性状鉴别

呈纺锤形、圆柱形或圆锥形，长 3~12cm，直径 0.8~2cm。表面浅黄褐色或黄白色，可见横向环纹和线形皮孔状突起，并有细密浅纵皱纹和须根痕。主根中下部有一至数条侧根，多已折断。有的上端有根茎（芦头），环节明显，茎痕（芦碗）圆形或半圆形，具不定根（艼）或已折断。体重，质坚实，不易折断，断面平坦，浅黄白色，略显粉性，皮部可见黄棕色点状树脂道，形成层环纹棕黄色，木部略呈放射状纹理。气微而特异，味微苦、甘。

西洋参片：呈长圆形或类圆形薄片。外表皮浅黄褐色。切面淡黄白至黄白色，形成层环棕黄色，皮部有黄棕色点状树脂道，近形成层环处较多而明显，木部略呈放射状纹理。气微而特异，味微苦、甘。

以条粗短饱满、断面致密、气味浓者为佳。饮片以片大均匀、气味浓者佳。

（三）功效应用

补气养阴，清热生津。用于气虚阴亏，虚热烦倦，咳喘痰血，内热消渴，口燥咽干。不宜与藜芦同用。

👁 看一看

西洋参的起源

西洋参是生长于北美原始森林之中的古老植物，具有"活化石"之称。早期的北美印第安人视其为药食同源的植物，并将其作为发汗退热的药物而广泛应用。17世纪法国牧雅图斯在我国东北工作期间，对被当地人视作灵丹妙药、根似人形的人参产生了极大的兴趣。他以"鞑靼植物人参"为题，详细叙述了中国人参的形态特征、药用价值，并附有原植物图，此文在英国皇家协会会议上发表。而被该文深深吸引的则是加拿大蒙特利尔地区的法国传教士法朗士·拉费多，他在当地印地安人的帮助下，按图索骥在原始丛林中找到了与中国人参形态极其相似的植物，送巴黎鉴定为 *axquin quinquefolium* L. 即西洋参。西洋参原产于北美洲的加拿大南部和美国北部，分布于北纬 30°~40°，西经 67°~125°。

十三、三七

（一）来源

三七（Notoginseng Radixet Rhizoma）为五加科植物三七 *Panax notoginseng*（Burk.）F. H. Chen 的干燥根和根茎。主产于云南、广西。秋季花开前采挖，洗净，分开主根、支根及根茎，干燥。支根习称"筋条"，根茎习称"剪口"。

（二）性状鉴别

主根呈类圆锥形或圆柱形，长 1~6cm，直径 1~4cm。表面呈灰褐色或灰黄色，有断续的纵皱纹和支根痕。顶端有茎痕，周围有瘤状突起。质地坚重，难破碎，断面呈灰绿色、黄绿色或灰白色，木部微呈放射状排列（图8－16）。气微，味苦回甜。

筋条呈圆柱形或圆锥形，长2～6cm，上端直径约0.8cm，下端直径约0.3cm。

剪口呈不规则的皱缩块状或条状，表面有数个明显的茎痕及环纹，断面中心呈灰绿色或白色，边缘呈深绿色或灰色。

以个大、体重坚实、断面灰黑无裂隙者为佳。

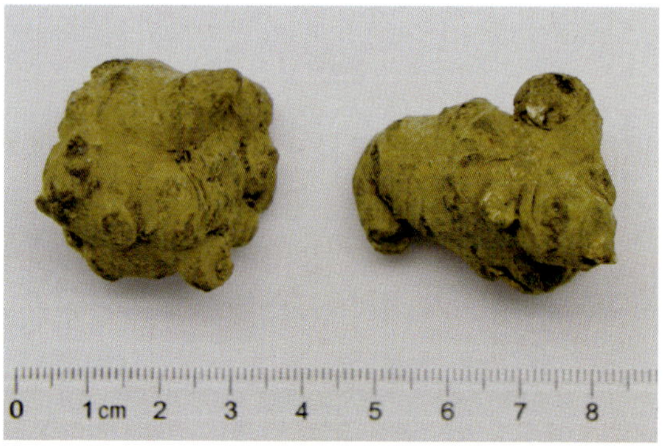

图8－16　三七药材

（三）显微鉴别

三七粉末：灰黄色。淀粉粒甚多，单粒呈圆形、半圆形或圆多角形，直径4～30μm；复粒由2～10余分粒组成。树脂道碎片含黄色分泌物。梯纹导管、网纹导管及螺纹导管直径15～55μm。草酸钙簇晶少见，直径50～80μm。

（四）功效应用

散瘀止血，消肿定痛。用于咯血，吐血，衄血，便血，崩漏，外伤出血，胸腹刺痛，跌扑肿痛。孕妇慎用。成药举例：云南白药。

👁 **看一看**

三七伪品

1. 莪术、姜黄去皮雕刻仿制。形状、颜色和正品相似，但无外皮，有刀削痕，质坚实极难辨断，口尝味微辛辣。

2. 常见有菊三七、藤三七和景天三七等，民间作三七用，但和正品三七来源、功效都有较大差别，不可混淆。菊三七：为菊科植物菊三七 *Gynura japonica* 的根茎，又称土三七或血三七，拳块状，表面灰棕色或棕黄色，全体有瘤状突起，质坚实，断面淡黄色，有菊花心，疏松或中空。味甘淡后微苦。藤三七：为落葵科植物藤三七 *Boussingaultia gracilis* Miers var. Pseudobaselloides Bailey 的珠芽，呈瘤状，少数圆柱形。表面灰棕色，具数个瘤状突起。质实而脆，易碎裂。断面灰黄色或灰白色，略粉性。气微，味微苦。景天三七：为景天科植物景天三七 *Sedum aizoon* L. 或横根费菜 *S. kamtschaticum* Fisch. 的根或全草。茎圆形，青绿色，断面中空，残留叶皱缩或破碎。块根粗细不匀，表面灰棕色。支根圆柱形或略带圆锥形，表面剥裂状。有刀削痕及突起根痕，质较疏松或坚实，断面暗棕色或灰白色。味微辛辣。

十四、当归

（一）来源

当归（Angelicae Sinensis Radix）为伞形科植物当归 *Angelica sinensis*（Oliv.）Diels 的干燥根。主产

于甘肃。秋末采挖，除去须根和泥沙，待水分稍蒸发后，捆成小把，上棚，用烟火慢慢熏干。

（二）性状鉴别

略呈圆柱形，下部有支根 3～5 条或更多，长 15～25cm。表面黄棕色至棕褐色，具纵皱纹和横长皮孔样突起。根头（归头）直径 1.5～4cm，具环纹，上端圆钝，或具数个突出的茎痕，有紫色或黄绿色茎和叶鞘残基；主根（归身）表面凹凸不平；支根（归尾）直径 0.3～1cm，上粗下细，多扭曲，有少数须根痕。质柔韧，断面黄白色或淡黄棕色，皮部厚，有裂隙和多数棕色点状分泌腔，木部色较淡，形成层环黄棕色（图 8-17）。气香浓郁，味甘、辛、微苦。

以个大、切面黄白油性足，香气浓、味甘者为佳。柴性大、干枯无油或断面呈绿褐色者不可供药用。

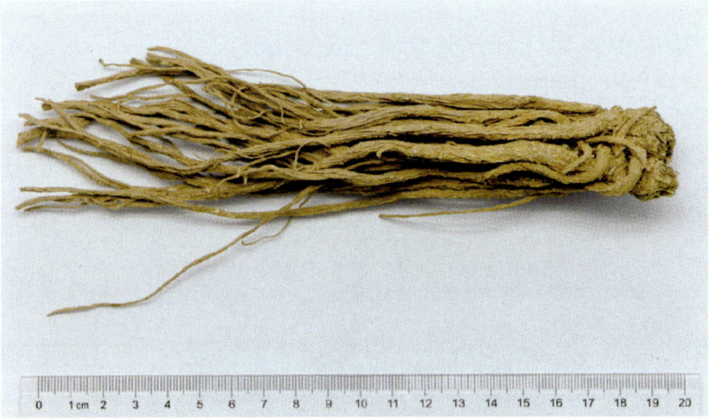

图 8-17　当归药材

（三）显微鉴别

当归粉末：淡黄棕色。韧皮薄壁细胞呈纺锤形，壁略厚，表面有极微细的斜向交错纹理，有时可见菲薄的横隔；油室碎片内含棕色分泌物及油滴；导管主为梯纹和网纹；其他可见木栓细胞、淀粉粒，偶见木纤维。

（四）功效应用

补血活血，调经止痛，润肠通便。用于血虚萎黄，眩晕心悸，月经不调，经闭痛经，虚寒腹痛，风湿痹痛，跌扑损伤，痈疽疮疡，肠燥便秘。酒当归活血通经。用于经闭痛经，风湿痹痛，跌扑损伤。成药举例：芪蛭通络胶囊、消癥丸。

👁 **看一看**

当归的贮藏及其硫熏辨别

当归易虫蛀、霉变、泛油，应贮于阴凉干燥处，温度在 28℃ 以下，相对湿度 70%～75%，商品安全水分为 13%～15%。贮藏期间应定期检查，发现吸潮或轻度霉变、虫蛀，应及时晾晒或 60℃ 左右温度烘下。有条件的可用密闭抽氧充氮技术养护。

市场上需特别注意被硫黄熏过的当归。熏过的当归会有刺鼻的酸味；其次，颜色过于发白也需要警惕；第三就是口尝，用硫黄熏过的当归口尝会有异常的酸味，应特别注意。

十五、柴胡

（一）来源

柴胡（Bupleuri Radix）为伞形科植物柴胡 *Bupleurum chinense* DC. 或狭叶柴胡 *Bupleurum scorzonerifo-*

lium Willd. 的干燥根。主产于北方各省。分别习称"北柴胡"和"南柴胡"。春、秋二季采挖，除去茎叶和泥沙，干燥。

（二）性状鉴别

北柴胡（硬柴胡）：呈圆柱形或长圆锥形，长 6～15cm，直径 0.3～0.8cm。根头膨大，顶端残留 3～15 个茎基或短纤维状叶基，下部分枝。表面黑褐色或浅棕色，具纵皱纹、支根痕及皮孔。质硬而韧，不易折断，断面显纤维性，皮部浅棕色，木部黄白色（图 8-18）。气微香，味微苦。

南柴胡（红柴胡、软柴胡）：根较细，圆锥形，顶端有多数细毛状枯叶纤维，下部不分枝或稍分枝。表面红棕色或黑棕色，靠近根头处多具细密环纹。质稍软，易折断，断面略平坦，不显纤维性。具败油气。

以条粗长、毛茎短、须根少者为佳。北柴胡优于南柴胡。

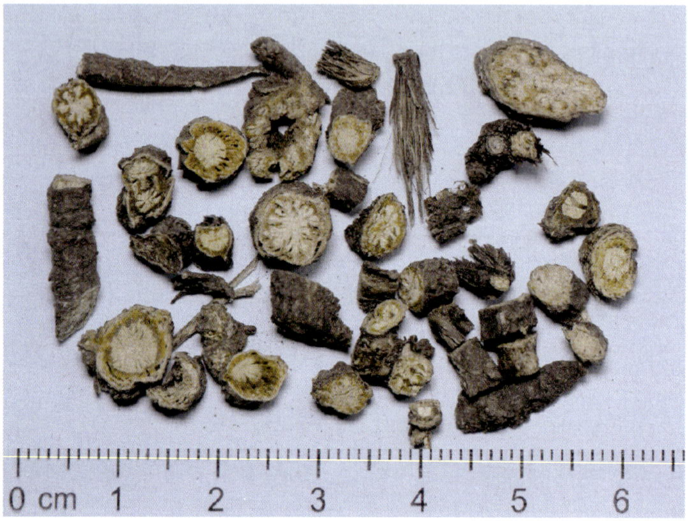

图 8-18　柴胡药材

（三）理化鉴别

柴胡水溶液，用力振摇，有持久性泡沫产生。（检查皂苷）

（四）显微鉴别

北柴胡粉末：灰棕色。木纤维成束或散在，呈长梭形，无色或淡黄色，末端渐尖；油管中含黄棕色或绿黄色条状分泌物，周围薄壁细胞大多皱缩，细胞接线不明显；导管为网纹或双螺纹；木栓细胞黄棕色，表面观呈类多角形，壁稍厚，有的微弯曲，常数层重叠。

（五）功效应用

疏散退热，疏肝解郁，升举阳气。用于感冒发热，寒热往来，胸胁胀痛，月经不调，子宫脱垂，脱肛。成药举例：小柴胡颗粒、柴胡舒肝丸。

👁看一看

柴胡的伪品

同属植物大叶柴胡 *Bupleurum longiradiatum* Turcz. 的干燥根茎有毒，不可作为柴胡使用。表面密生环节，切面黄白色，纤维性，长中空；具芹菜样香气，味微苦、涩，有麻舌感。

十六、丹参

（一）来源

丹参（Salviac Miltiorrhiza Radix et Rhizoma）为唇形科植物丹参 *Salvia miltiorrhiza* Bge. 的干燥根和根茎。主产于四川、山西、河北等省。春、秋二季采挖，除去泥沙，干燥。

（二）性状鉴别

根茎短粗，有时残留茎基。根数条，长圆柱形，略弯曲，有的分枝并具细根，长 10～20cm，直径 0.3～1cm。表面砖红色、棕红色或暗棕红色，粗糙，具纵皱纹。老根外皮疏松，多显紫棕色，常呈鳞片状剥落。质硬而脆，断面疏松，有裂隙或略平整而致密，皮部棕红色，木部灰黄色或紫褐色，呈放射状排列（图 8-19）。气微，味微苦涩。

栽培品较粗壮，直径 0.5～1.5cm。表面红棕色，具纵皱纹，外皮紧贴不易剥落。质坚实，断面较平整，略呈角质样。

以条粗壮、表面砖红或红褐色者为佳。表面灰褐色者不用。

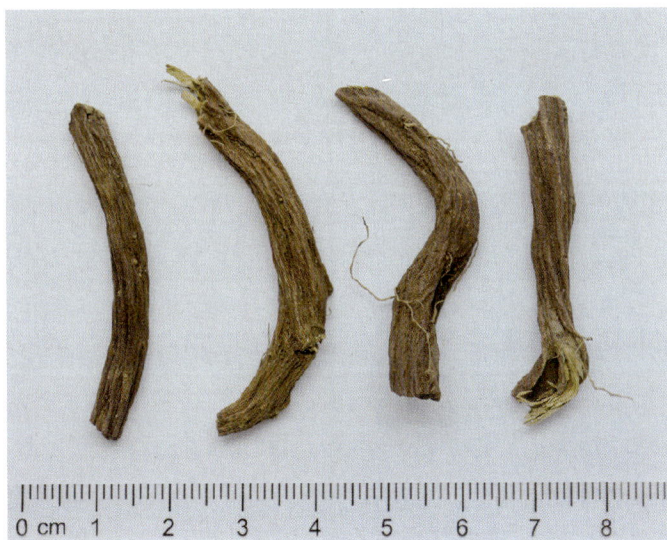

图 8-19　丹参药材

（三）功效应用

活血祛瘀，通经止痛，清心除烦，凉血消痈。用于胸痹心痛，脘腹胁痛，癥瘕积聚，热痹疼痛，心烦不眠，月经不调，痛经经闭，疮疡肿痛。不宜与藜芦同用。成药举例：复方丹参片、复方丹参喷雾剂、复方丹参滴丸等。

十七、黄芩

（一）来源

黄芩（Scutellariae Radix）为唇形科植物黄芩 *Scutellaria baicalensis* Georgi 的干燥根。主产于华北地区。春、秋二季采挖，除去须根和泥沙，晒后撞去粗皮，晒干。商品有"条芩"（又称"枝芩""子芩"，系充实不空心的新根、幼根）和"枯芩"（又称"枯碎芩"，系老根枯朽空洞和撞皮时产生的碎片块）两种规格。

（二）性状鉴别

呈圆锥形，扭曲，长 8～25cm，直径 1～3cm。表面棕黄色或深黄色，有稀疏的疣状细根痕，上部较粗糙，有扭曲的纵皱纹或不规则的网纹，下部有顺纹和细皱纹。质硬而脆，易折断，断面黄色，中心红棕色；老根中心呈枯朽状或中空，暗棕色或棕黑色（图 8-20）。气微，味苦。

栽培品较细长，多有分枝。表面呈浅黄棕色，外皮紧贴，纵皱纹较细腻。断面呈黄色或浅黄色，略呈角质样。味微苦。

以色鲜黄、中实、苦味明显者为佳。绿色者质次。

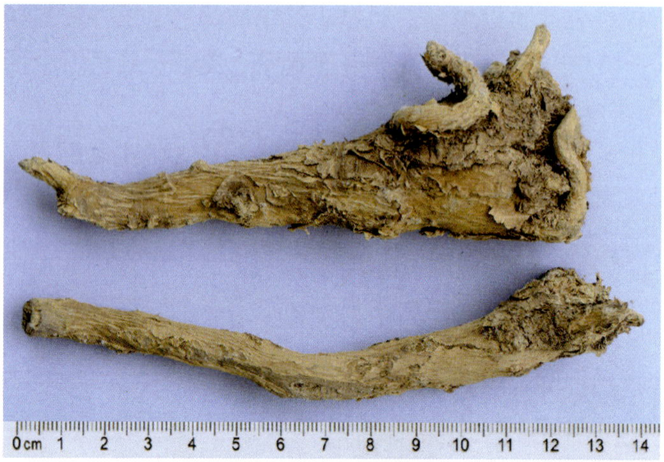

图 8-20　黄芩药材

（三）显微鉴别

黄芩粉末：黄色。韧皮纤维单个散在或数个成束，梭形，壁厚，孔沟细；木纤维多碎断，具稀疏斜纹孔；石细胞类圆形、类方形或长方形，壁厚；木薄壁细胞纺锤形，伴于导管旁，壁稍厚，中部有横隔；韧皮薄壁细胞壁连珠状增厚，纺锤形或长圆形；导管多为网纹及具缘纹孔导管；木栓细胞多角形，棕黄色；具淀粉粒。

（四）功效应用

清热燥湿，泻火解毒，止血，安胎。用于湿温、暑湿，胸闷呕恶，湿热痞满，泻痢，黄疸，肺热咳嗽，高热烦渴，血热吐衄，痈肿疮毒，胎动不安。成药举例：三黄片、芩连片、银黄口服液等。

👁 看一看

黄芩变绿的原因

黄芩加工或贮藏不当，会使有效成分黄芩苷在黄芩酶的作用下发生水解，经水解后生成的黄芩素分子中具有的邻三酚羟基易被氧化成醌类衍生物而显绿色，从而使有效成分受到破坏，质量降低。

十八、地黄

（一）来源

地黄（Rehmanniae Radix）为玄参科植物地黄 *Rehmannia glutinosa* Libosch. 的新鲜或干燥块根。主产于河南、山东。秋采挖，去芦头须根及泥沙，鲜用称"鲜地黄"；将地黄焙至八成干，称"生地黄"。

（二）性状鉴别

鲜地黄呈纺锤形或条块；长 8～24cm，直径 2～9cm。外皮薄，表面浅红黄色，具弯曲的纵皱纹、芽痕、横长皮孔样突起及不规则疤痕。肉质，易折断。断面皮部淡黄白色，可见橘红色油点（分泌细胞）；木部黄白色，有放射状纹理。气微，味微甜，微苦。

生地黄多呈不规则的团块状或长圆形，中间膨大，两端稍细，有的细小，长条状，稍扁而扭曲，长 6～12cm，直径 2～6cm。表面棕黑色或棕灰色，极皱缩，具不规则的横曲纹。体重，质较软而韧，不易折断，断面棕黑色或乌黑色，有光泽，具黏性；未烘透者中心色较浅，黄褐色、粉红色或淡黄色，无明显纹理（图8－21）。无臭，味微甜，微苦。

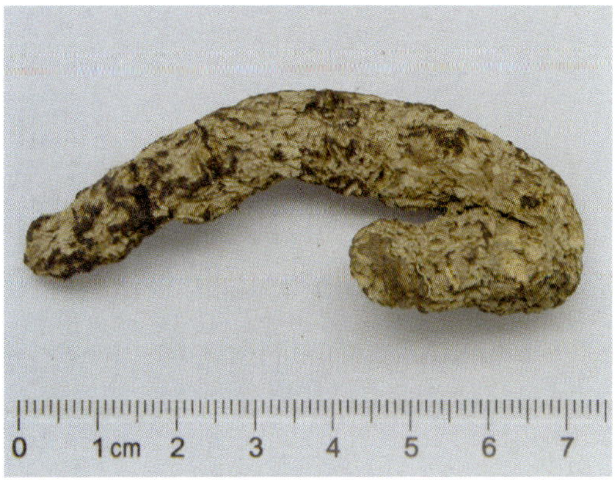

生地黄以肥大、体重、断面乌黑油润者为佳。

图 8－21　地黄药材

（三）显微鉴别

生地黄粉末：棕黄色。木栓细胞淡棕色；薄壁细胞类圆形，内含类圆形核状物；分泌细胞形状与一般薄壁细胞相似，内含橙黄色或橙红色油滴状物；导管主为具缘纹孔及网纹导管。

（四）功效应用

鲜地黄清热生津，凉血，止血。用于热病伤阴，舌绛烦渴，温毒发斑，吐血，衄血，咽喉肿痛。

生地黄清热凉血，养阴生津。用于热入营血，温毒发斑，吐血衄血，热病伤阴，舌绛烦渴，津伤便秘，阴虚发热，骨蒸劳热，内热消渴。成药举例：四生丸、犀角地黄丸、导赤散。

十九、巴戟天

（一）来源

巴戟天（Morindae Officinalis Radix）为茜草科植物巴戟天 *Morinda officinalis* How. 的干燥根。主产于广东、广西、福建。全年均可采挖，洗净，除去须根，晒至六七成干，轻轻捶扁，晒干。

（二）性状鉴别

为扁圆柱形，略弯曲，长短不等，直径 0.5～2cm。表面灰黄色或暗灰色，具纵纹和横裂纹，有的皮部横向断离露出木部；质韧，断面皮部厚，紫色或淡紫色，易与木部剥离；木部坚硬，黄棕色或黄白色，直径 1～5mm。气微，味甘而微涩。取巴戟天皮部（肉片）少许，开水泡后液体呈淡蓝紫色。

以个大、皮部厚紫黑色、味甜为佳。

（三）显微鉴别

巴戟天粉末：淡紫色或紫褐色。石细胞淡黄色，呈类圆形、类方形、类长方形、长条形或不规则形，壁厚，有的层纹明显，纹孔及孔沟明显；草酸钙针晶多成束存在于薄壁细胞中；具缘纹孔导管淡黄色，纤维管胞长梭形，具缘纹孔较大，纹孔口斜缝状或相交成人字形、十字形。

（四）理化鉴别

紫外光灯（365nm）下观察，外表面呈紫红色荧光；横断面皮部呈淡红色荧光，木部呈蓝色荧光。

（五）功效应用

补肾阳，强筋骨，祛风湿。用于阳痿遗精，宫冷不孕，月经不调，少腹冷痛，风湿痹痛，筋骨痿软。成药举例：锁阳固精丸。

二十、党参

（一）来源

党参（Codonopsis Radix）为桔梗科植物党参 *Codonopsis pilosula*（Franch.）Nannf.、素花党参 *C. pilosula* Nannf. var. modesta（Nannf.）L. T. Shen 或川党参 *C. tangshen* 01iv. 的干燥根。主产于山西、陕西、甘肃、四川及东北地区。秋季采挖，洗净，晒干。产于山西、陕西的习称"台党""潞党"。产于甘肃、四川，习称"西党"。甘肃陇南文县所产最佳，称"纹党"。产于重庆、湖北、陕西等地，习称"川党参""条党"。

（二）性状鉴别

党参呈长圆柱形，稍弯曲，长 10～35cm，直径 0.4～2cm。表面黄棕色至灰棕色，根头部有多数疣状突起的茎痕及芽（"狮子盘头"），每个茎痕的顶端呈凹下的圆点状；根头下有致密的环状横纹，向下渐稀疏，有的达全长的一半，栽培品环状横纹少或无；全体有纵皱纹和散在的横长皮孔样突起，支根断落处常有黑褐色胶状物。质稍硬或略带韧性，断面稍平坦，有裂隙或放射状纹理，皮部淡黄白色至淡棕色，木部淡黄色（图 8-22）。有特殊香气，味微甜。

素花党参（西党参）长 10～35cm，直径 0.5～2.5cm。表面黄白色至灰黄色，根头下致密的环状横纹常达全长的一半以上。断面裂隙较多，皮部灰白色至淡棕色。

川党参长 10～45cm，直径 0.5～2cm。表面灰黄色至黄棕色，有明显不规则的纵沟。质较软而结实，断面裂隙较少，皮部黄白色。

均以条粗长、皮松肉紧、狮子盘头较大、横纹多、味香甜、嚼无渣者为佳。

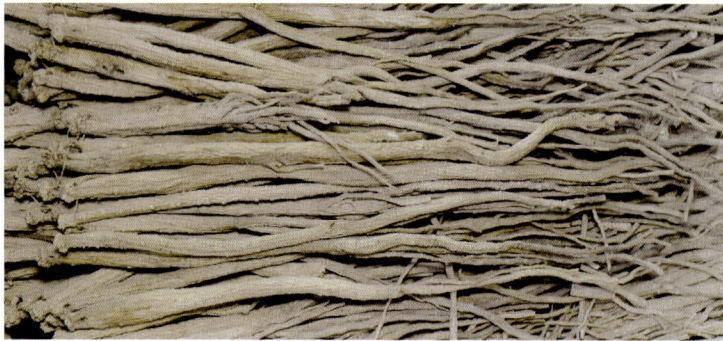

图 8-22　党参药材

（三）显微鉴别

党参粉末：淀粉粒呈类球形，脐点呈星状或裂缝状；石细胞呈方形、长方形或多角形，壁不甚厚；节状乳管碎片含淡黄色颗粒状物；导管为网纹或具缘纹孔导管；菊糖呈扇形，表面具放射状纹理（图 8-23）。

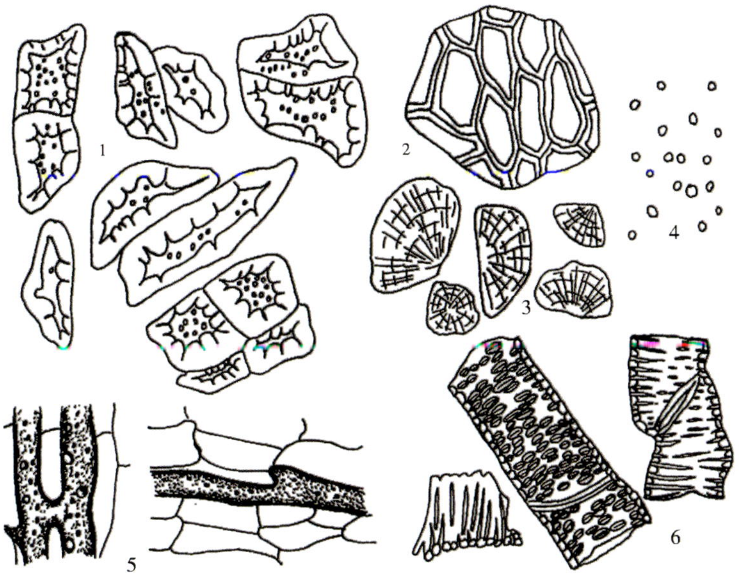

图 8 - 23　党参粉末特征

1. 石细胞　2. 木栓细胞　3. 菊糖　4. 淀粉粒　5. 节状乳管碎片　6. 导管

（四）功效应用

健脾益肺，养血生津。用于脾肺气虚，食少倦怠，咳嗽虚喘，气血不足，面色萎黄，心悸气短，津伤口渴，内热消渴。不宜与藜芦同用。成药举例：归脾丸、生脉饮（党参方）、补中益气丸等。

👁 看一看

党参的药理作用

党参为中国常用的传统补益药，古代以山西上党地区出产的党参为上品，具有补中益气、健脾益肺之功效。现代研究，党参有增强免疫力、扩张血管、降压、改善微循环、增强造血功能等作用。此外对化疗放疗引起的白细胞下降有提升作用。

二十一、苍术

（一）来源

苍术（Atractylodis Rhizoma）为菊科植物茅苍术 *Atractylodes lancea*（Thunb.）DC. 或北苍术 *Atractylodes chinensis*（DC.）Koidz 的干燥根茎。茅苍术主产于江苏、湖北、河南等省。北苍术主产于河北、山西。春、秋二季采挖，除去泥沙，晒干，撞去须根。

（二）性状鉴别

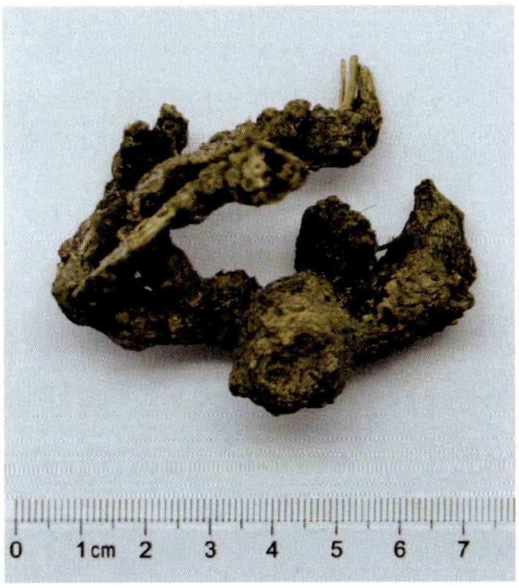

茅苍术呈不规则连珠状或结节状圆柱形，略弯曲，偶有分枝，长 3～10cm，直径 1～2cm。表面灰棕色，有皱纹、横曲纹及残留须根，顶端具茎痕或残留茎基（图 8 - 24）。质坚实，断面黄白色或灰白色，散有多数橙黄色或棕红色油室（"朱砂点"），暴露稍久可析出白色细针状结晶（"起霜"）。气香特

图 8 - 24　茅苍术药材

异，味微甘、辛、苦。

以质坚实、断面朱砂点多、香气浓者为佳。

北苍术呈疙瘩块状或结节状圆柱形，长 4 ~ 9cm，直径 1 ~ 4cm。表面黑棕色，除去外皮者黄棕色。质较疏松，断面散有黄棕色油室。香气较淡，味辛、苦。

以质坚实、断面油点多、香气浓者为佳。

（三）显微鉴别

茅苍术粉末：草酸钙针晶细小，长 5 ~ 30μm，不规则地充塞于薄壁细胞中。纤维大多成束，长梭形，直径约至 40μm，壁甚厚，木化。石细胞甚多，有时与木栓细胞连结，呈多角形、类圆形或类长方形，直径 20 ~ 80μm，壁极厚。油室碎片多见。菊糖多见，成扇状或块状，表面呈放射状纹理。

（四）功效应用

燥湿健脾，祛风散寒，明目。用于湿阻中焦，脘腹胀满，泄泻，水肿，脚气痿躄，风湿痹痛，风寒感冒，夜盲，眼目昏涩。成药举例：龟苓膏、二妙散、苍术丸等。

👁 **看一看**

关苍术的鉴别

关苍术为菊科植物关苍术 A. japonica Koidz. ex Kitam. 的根茎。药材呈结节状圆柱形，表面深棕色；质较轻泡，纤维性强；气特异，味辛、苦。具特有的香味，根茎叶可食用。日本和朝鲜历来将关苍术当作白术药用，但中国药典未收载。

二十二、木香

（一）来源

木香（Aucklandiae Radix）为菊科植物木香 Aucklandia lappa Decne. 的干燥根。主产于云南。秋、冬二季采挖，除去泥沙和须根，切段，大的再纵剖成瓣，干燥后撞去粗皮。

（二）性状鉴别

呈圆柱形或半圆柱形，长 5 ~ 10cm，直径 0.5 ~ 5cm。表面黄棕色至灰褐色，有明显的皱纹、纵沟及侧根痕。质坚，不易折断，断面灰褐色至暗褐色，周边灰黄色或浅棕黄色，形成层环棕色，有放射状纹理及散在的棕褐色点状油室（图 8 - 25）。气香特异，味微苦。

以个大、油点多、香气浓者为佳。

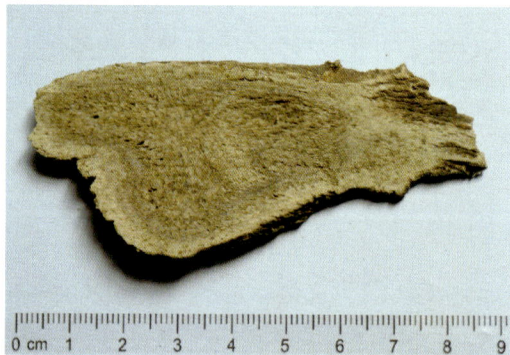

图 8 - 25 木香药材

（三）显微鉴别

木香粉末：黄绿色。木栓细胞黄棕色，多角形；木纤维长梭形，多成束，纹孔口横裂缝状、十字状或人字形；导管为网纹或具缘纹孔导管；油室碎片内含黄色或棕色分泌物；具菊糖，可见小型草酸钙方晶。

（四）功效应用

行气止痛，健脾消食。用于胸胁、脘腹胀痛，泻痢后重，食积不消，不思饮食。成药举例：木香顺气丸、开胸顺气丸、开郁顺气丸。

👁 看一看

川木香的鉴别

川木香为菊科植物川木香 *Vladimiria souliei*（Franch.）Ling 或灰毛川木香 *Vladimiria souliei*（Franch.）Ling var. *cinerea* Ling 的干燥根。主产于四川、西藏。呈圆柱形或有纵槽的半圆柱形，直径 1～3cm；表面黄褐色或棕褐色，外皮脱落处见丝瓜络状细筋脉，根头偶有黑色发黏胶状物（习称"油头"）。体较轻，质硬脆。断面黄白色或黄色，有深黄色稀疏油点及裂隙，木部宽广，有放射状纹理；有的中心呈枯朽状。气清香，味苦，嚼之粘牙。

二十三、半夏

（一）来源

半夏（Pinelliae Rhizoma）为天南星科植物半夏 *PinelLia ternata*（Thunb.）Breit. 的干燥块茎。主产于四川、湖北、河北等省。夏、秋二季采挖，洗净，除去外皮和须根，晒干。

（二）性状鉴别

呈类球形，有的稍偏斜，直径 1～1.5cm。表面白色或浅黄色，顶端有凹陷的茎痕，周围密布麻点状根痕；下面钝圆，较光滑（图 8－26）。质坚实，断面洁白，富粉性。气微，味辛辣、麻舌而刺喉。

以个大、色白坚实、粉性足者为佳。

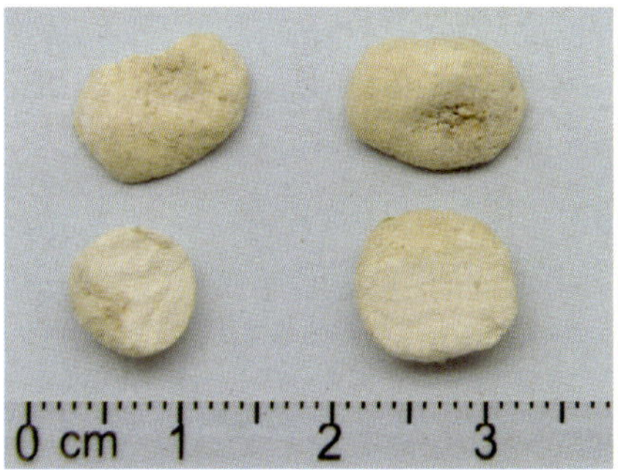

图 8－26　半夏药材

（三）显微鉴别

半夏粉末：类白色。具甚多淀粉粒；草酸钙针晶束随处散在，或存在椭圆形的黏液细胞中，长 20～144μm；导管多为螺纹或环纹导管。

（四）功效应用

燥湿化痰，降逆止呕，消痞散结。用于湿痰寒痰，咳喘痰多，痰饮眩悸，风痰眩晕，痰厥头痛，呕吐反胃，胸脘痞闷，梅核气；外治痈肿痰核。一般炮制后使用。不宜与川乌、制川乌、草乌、制草乌、附子同用；生品内服宜慎。成药举例：通宣理肺丸、藿香正气口服液、清肺散结丸。

👁 看一看

半夏的常见炮制品

清半夏：为半夏以清水和白矾水反复浸漂泡后，煮透切薄片，阴干。呈椭圆形、类圆形或不规则的片状。切面淡灰色至灰白色，可见灰白色点状或短线状维管束迹。质脆易折断，断面略角质样。气微，味微涩、微有麻舌感。

法半夏：为半夏先后以水、白矾水反复浸漂泡后，再以甘草煎液加适量石灰液的混合液浸泡后的加工品。类球形或不规则颗粒状。表面淡黄白色、黄色或棕黄色。断面黄色或淡黄色，质稍硬脆。气微，味淡略甘、微有麻舌感。

姜半夏：为半夏以清水和白矾水反复浸漂泡后，加明姜水泡后，煮透切片阴干。片状、不规则颗粒状或类球形。表面棕色至棕褐色。切面淡黄棕色，具角质样光泽。质硬脆。气微香，味淡、微有麻舌感，嚼之略黏牙。

生半夏消肿散结，多外用；清半夏长于燥湿化痰；姜半夏偏于降逆止呕；法半夏和胃燥湿。

二十四、川贝母

（一）来源

川贝母（Fritillariae Cirrhosae Bulbus）为百合科植物川贝母 *Fritillaria cirrhosa* D. Don.、暗紫贝母 *F. unibracteata* Hsiao et K. C. Hsia、甘肃贝母 *F. przewalskii* Maxim.、梭砂贝母 *F. delavayi* Franch.、太白贝母 *F. taipaiensis* P. Y. Li 或瓦布贝母 *F. unibracteata* Hsiao et K. C. Hsia var. wabuensis（S Y. Tang et S C. Yue）Z. D. Liu, S. Wang et S. C. Chen 的干燥鳞茎。主产于四川、青海、甘肃等地。按性状不同分别习称"松贝""青贝""炉贝"和"栽培品"。夏、秋二季或积雪融化后采挖，除去须根、粗皮及泥沙，晒干或低温干燥。

（二）性状鉴别

松贝呈类圆锥形或近球形，高 0.3 ~ 0.8cm，直径 0.3 ~ 0.9cm。表面类白色。外层鳞叶 2 瓣，大小悬殊，大瓣紧抱小瓣，未抱部分呈新月形，习称"怀中抱月"；顶部闭合，内有类圆柱形、顶端稍尖的心芽和小鳞叶 1 ~ 2 枚；先端钝圆或稍尖，底部平，微凹入，能稳坐不倒，中心有 1 灰褐色的鳞茎盘，偶有残存须根。质硬而脆，断面白色，富粉性。气微，味微苦（图 8 - 27）。

青贝呈类扁球形，高 0.4 ~ 1.4cm，直径 0.4 ~ 1.6cm。外层鳞叶 2 瓣，大小相近，相对抱合，顶部开裂，内有心芽和小鳞叶 2 ~ 3 枚及细圆柱形的残茎（图 8 - 27）。

炉贝呈长圆锥形，高 0.7 ~ 2.5cm，直径 0.5 ~ 2.5cm。表面类白色（白炉贝）或浅棕黄色（黄炉贝），有的具黄棕色斑点（习称"虎皮斑"）。外层鳞叶 2 瓣，大小相近，顶部开裂而略尖，基部稍尖或较钝（图 8 - 27）。

栽培品呈类扁球形或短圆柱形，高 0.5 ~ 2cm，直径 1 ~ 2.5cm。表面类白色或浅棕黄色，稍粗糙，有的具浅黄色斑点。外层鳞叶 2 瓣，大小相近，顶部多开裂而较平。

以个小完整、色白坚实、粉性足者为佳。

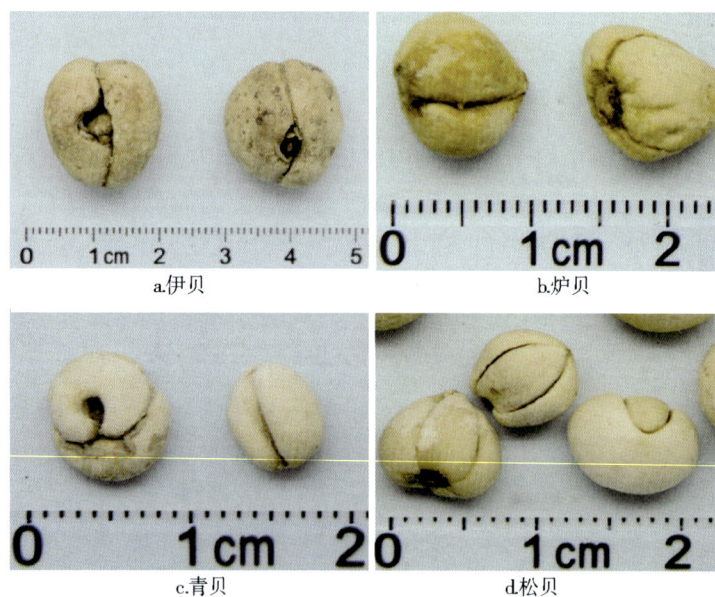

a.伊贝　　b.炉贝　　c.青贝　　d松贝

图 8 - 27　川贝母药材

（三）显微鉴别

川贝母粉末呈白色或浅黄色。

松贝、青贝及栽培品淀粉粒甚多，广卵形、长圆形或不规则圆形，有的边缘不平整或略作分枝状，直径 5~64μm，脐点短缝状、点状、人字状或马蹄状，层纹隐约可见。表皮细胞类长方形，垂周壁微波状弯曲，偶见不定式气孔，圆形或扁圆形。螺纹导管直径 5~26μm。

炉贝淀粉粒广卵形、贝壳形、肾形或椭圆形，直径约至 60μm，脐点人字状、星状或点状，层纹明显。螺纹导管和网纹导管直径可达 64μm。

（四）功效应用

清热润肺，化痰止咳，散结消痈。用于肺热燥咳，干咳少痰，阴虚劳嗽，痰中带血，瘰疬，乳痈，肺痈。注意不宜与川乌、制川乌、草乌、制草乌、附子同用。成药举例：川贝止咳糖浆、川贝枇杷糖浆等。

二十五、麦冬

（一）来源

麦冬（Ophiopogonis Radix）为百合科植物麦冬 *Ophiopogon japonicus*（L. f）Ker – Gawl. 的干燥块根。主产于浙江、四川。夏季采挖，洗净，反复曝晒、堆置，至七八成干，去须根，干燥。商品有"浙麦冬"和"川麦冬"等。

（二）性状鉴别

呈纺锤形，两端略尖，长 1.5~3cm，直径 0.3~0.6cm。表面黄白色或淡黄色，有细纵纹。质柔韧，断面黄白色，半透明，中柱细小。气微香，味甘、微苦。

以个大、黄白色、半透明、质柔、嚼之发黏者为佳。

（三）显微鉴别

麦冬粉末呈白色或黄白色。根被细胞多角形，壁木化；草酸钙针晶散在或成束存在于黏液细胞中，有的为柱状针晶；石细胞表面观呈类方形或类多角形，常成群存在，细胞壁三面增厚，木化，壁孔细密；内皮层细胞呈长方形或长条形，壁厚，木化，纹孔点状，孔沟明显；木纤维细长，壁稍厚，微木化，纹孔斜裂缝状，多相交成十字形或人字形；导管多为单纹孔及网纹，少为具缘纹孔，常与木纤维相连（图 8 – 28）。

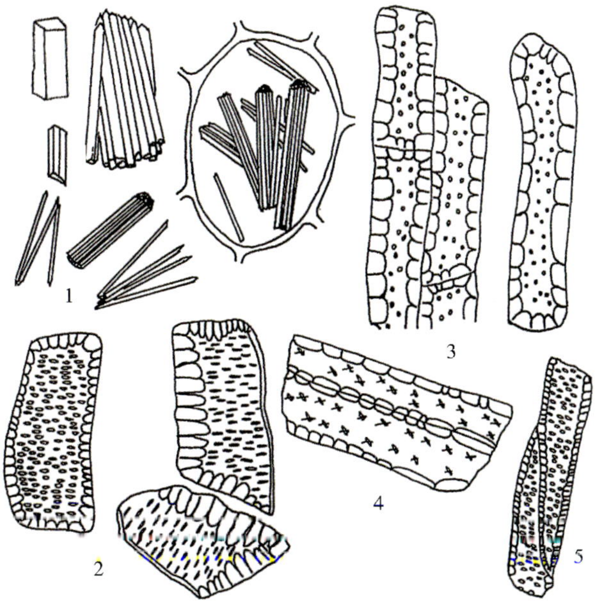

图 8 – 28　麦冬粉末特征

1. 针晶束及柱状结晶　2. 石细胞　3. 内皮层细胞　4. 木纤维　5. 管胞

（四）功效应用

养阴生津，润肺清心。用于肺燥干咳，阴虚痨嗽，喉痹咽痛，津伤口渴，内热消渴，心烦失眠，肠燥便秘。成药举例：生脉饮、麦味地黄丸、养阴清肺丸等。

👁 看一看

山麦冬的鉴别

山麦冬为百合科植物湖北麦冬 *Liriope spicata*（Thunb.）Lour. var. *prolifera* Y. T. Ma 或短葶山麦冬 *Liriope muscari*（Decne.）Baily 的干燥块根。

湖北麦冬：呈两端略尖的纺锤形，长 1.2~3cm，直径 0.4~0.7cm。呈淡黄色至棕黄色，具不规则纵皱纹。质柔韧，干后硬脆，易折断，断面淡黄色至棕黄色，角质样，中柱细小。气微，味甜，嚼之发黏。切面在紫外光灯（365nm）下显浅蓝色荧光。

短葶山麦冬：稍扁，长 2~5cm，直径 0.3~0.8cm，具粗纵纹。味甘、微苦。

功效与麦冬类似。现行版《中国药典》（2020 年版）以"山麦冬"单列。

二十六、天麻 📱 微课3 📱 微课4

（一）来源

天麻（Gastrodiae Rhizoma）为兰科植物天麻 *Gastrodia elata* Blume. 的干燥块茎。主产于四川、云南、贵州、陕西等省，东北及华北各地亦产。原为野生，今多栽培。立冬后至次年清明前采挖，洗净，蒸透，敞开低温干燥。

（二）性状鉴别

呈椭圆形或长条形，略扁，皱缩而稍弯曲，长 3~15cm，宽 1.5~6cm，厚 0.5~2cm。表面黄白色至淡黄棕色，有纵皱纹及由点状潜伏芽排列而成的横环纹多轮（竹节环纹），有时可见棕褐色菌索。顶端有红棕色至深棕色鹦嘴状的芽（习称"鹦哥嘴"）或残留茎基（习称"红小瓣"）；另一端有圆脐形疤痕（习称"肚脐疤"）。质坚硬，不易折断，断面较平坦，黄白色至淡棕色，角质样有光泽（习称"起镜面"），春麻有空心。气微，温水浸泡略有马尿臭气，味甘（图 8-29）。

以个大、黄白色、半透明角质状、不空心为佳。

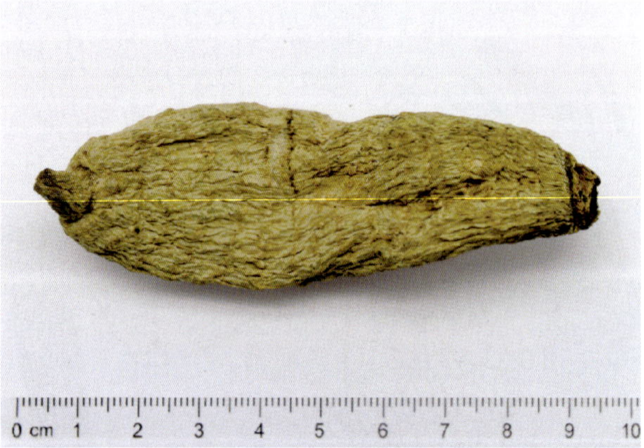

图 8-29　天麻药材

（三）显微鉴别

天麻粉末呈黄白色至黄棕色。厚壁细胞椭圆形或类多角形，直径 70～180μm，壁厚 3～8μm，木化，纹孔明显。草酸钙针晶成束或散在，长 25～75（93）μm。用醋酸甘油水装片观察含糊化多糖类物的薄壁细胞无色，有的细胞可见长卵形、长椭圆形或类圆形颗粒，遇碘液显棕色或淡棕紫色。螺纹导管、网纹导管及环纹导管直径 8～30μm（图 8－30）。

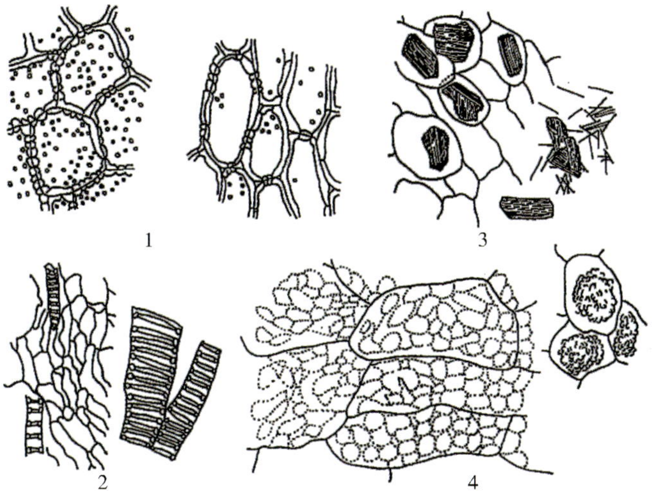

图 8－30　天麻粉末特征
1. 厚壁细胞　2. 导管　3. 草酸钙针晶　4. 多糖颗粒

（四）功效应用

息风止痉，平抑肝阳，祛风通络。用于小儿惊风，癫痫抽搐，破伤风，头痛眩晕，手足不遂，肢体麻木，风湿痹痛。成药举例：天麻头痛片、天麻钩藤颗粒、天舒胶囊、强力天麻杜仲胶囊等。

👁 **看一看**

天麻的伪品

天麻通常是用土豆及蕉芋根、羊角天麻、入地老鼠、大理菊等来造假，或用人工种植的天麻充当野生天麻或掺杂其中，或在中空的野生天麻里面加淀粉增重，这在旅游景区尤为普遍。但是只要我们掌握了天麻的"鹦哥嘴，肚脐疤，竹节环纹和起镜面的特征"，天麻也是不难鉴别的。

💜 **药爱生命**

药学专业教育与人文关怀能力培养应相互渗透而不是独产存在的，药学服务人员除了具备扎实的药学、医学知识以外，还应有高尚的职业操守、高超的沟通技巧、良好的人文素养与充足的法律知识。学生上岗之前，应进行必要的药学礼仪和技能实训，树立坚定的信念，使专业知识、操作技能与人文素养融为一体。

十七、其他根及根茎类一般药材

其他根及根茎类一般药材简介见表 8－3。

表 8 - 3　其他根及根茎类一般药材简介

药名	来源	性状	功效
狗脊	蚌壳蕨科植物金毛狗脊 *Cibotium barometz*（L.）J. Sm. 的干燥根茎	不规则长块状，表面深棕色，残留金黄色绒毛；有数个红棕色木质叶柄，残存黑色细根。质坚硬不易折断。无臭，味淡、微涩	祛风湿，补肝肾，强腰膝
骨碎补	水龙骨科植物槲蕨 *Drynaria fortunei*（Kunze）J. Sm. 的干燥根茎	扁长条状，有分枝。表面密被深棕色至暗棕色小鳞片，柔软如毛，火燎者棕褐色或暗褐色，具突起或凹下圆形叶痕，残留深棕色鳞毛。质轻脆易折断，断面红棕色，维管束呈黄色点状，环列。气微，味淡、微涩	疗伤止痛，补肾强骨，外用消风祛斑
贯众（绵马贯众）	鳞毛蕨科植物粗茎鳞毛蕨 *Dryopteris crassirhizoma* Nakai 的干燥根茎和叶柄残基	长倒卵形，略弯曲，上端钝圆下端较尖，或纵剖两半。表面黄棕色至黑褐色，密被排列整齐的叶柄残基和红棕色鳞片及弯曲须根。叶柄残基及根茎断面均具黄白色维管束小点 5～13 个，环列；根茎外散有叶迹维管束。气特异，味初淡而微涩，后渐苦、辛	清热解毒，止血，杀虫 微课5
牛膝	苋科植物牛膝 *Achyranthes bidentata* Blume. 的干燥根	细长圆柱形。表面灰黄色或淡棕色，有扭曲细纵纹、稀疏支根痕及横长皮孔。质硬脆，受潮变软，断面淡棕色，略角质样显油润，中心黄白色，木质部小点较大，其外周有多数黄白色小点（习称"筋脉点"），断续排列成 2～4 轮。气微，味微甜而稍苦涩	逐瘀通经，补肝肾，强筋骨，利尿通淋，引血下行 微课6
太子参	石竹科植物孩儿参 *Pseudostellaria heterophylla*（Miq.）Pax ex Pax et Hoffm. 的干燥块根	细长纺锤形或细长条形。表面黄白色，微有纵皱，凹陷处有须根痕。顶端残留茎痕。质硬脆，断面淡黄白色，角质样（烫品）；或类白色，有粉性（晒品）。气微，味微甘	益气健脾，生津润肺
远志	远志科植物远志 *Polygala tenuifolia* Willd. 或卵叶远志 *Polygala sibirica* L. 的干燥根	圆柱形略弯曲。表面灰黄色至灰棕色，有较密而深陷的横皱纹、纵皱纹及裂纹，老根横纹更密而深陷，略结节状。质硬脆，断面皮部棕黄色，木部黄白色，皮木部易剥离。气微，味苦、微辛，嚼之有刺喉感	安神益智，交通心肾，祛痰，消肿
赤芍	毛茛科植物芍药 *Paeonia lactiflora* Pall. 或川赤芍 *Paeonia veitchii* Lynch 的干燥根。春、秋二季采挖，除去根茎、须根及泥沙，晒干	圆柱形。表面棕褐色，有纵皱沟纹及须根痕和横长突起皮孔，外皮易脱落。质硬脆，断面粉白色或粉红色，皮部窄，木部放射状纹理明显。气微香，味微苦、酸涩	清热凉血，散瘀止痛
葛根	豆科植物野葛 *Pueraria lobata*（Willd.）Ohwi 或甘葛藤 *Pueraria thomsonii* Benth. 的干燥根。前者习称"野葛"，后者称"粉葛"	纵切的长方形厚片或小方块。外皮淡棕色，有纵皱纹，粗糙。切面黄白色，纹理不明显。质韧，纤维性强。粉葛黄白色，未去外皮者灰棕色；横切面可见浅棕色同心环纹；纵切面为数条纵纹；体重质硬；富粉性；纤维性弱，有的呈绵毛状。气微，味微甜	解肌退热，生津止渴，透疹，升阳止泻，通经活络，解酒毒
南沙参	桔梗科植物轮叶沙参 *Adenophora tetraphylla*（Thunb.）Fisch. 或沙参 *Adenophora stricta* Miq. 的干燥根	圆锥形或圆柱形。表面黄白色或淡棕黄色，凹陷处有粗皮残留，上部有深陷横纹，断续环状。茎基 1～2 个。体轻，质松泡，断面黄白色，多裂隙。气微，味微甘	养阴清肺，益胃生津，化痰，益气
桔梗	桔梗科植物桔梗 *Platycodon grandiflorum*（Jacq.）A. DC. 的干燥根	圆柱形或略呈纺锤形，下部渐细，有的分枝。表面白色或淡黄白色，未去皮者黄棕色至灰棕色，具扭曲纵皱沟、横长皮孔样斑痕及支根痕，上部有横纹。根茎短或不显，有半月形茎痕。质脆，断面形成层环棕色，皮部类白色，木部淡黄白色（"金井玉栏菊花心"）。气微，味微甜后苦	宣肺，利咽，祛痰，排脓
北沙参	伞形科植物珊瑚菜 *Glehnia littoralis* Fr. Schmidt ex Miq. 的干燥根	圆柱形。表面淡黄白色，不去皮者黄棕色。全体有细纵皱沟纹及棕黄色点状细根痕；顶端残留茎基；上端稍细，中部略粗，下部渐细。质脆易折断，断面皮部浅黄白色，木部黄色。气特异，味微甘	养阴清肺，益胃生津

续表

药名	来源	性状	功效
防风	伞形科植物防风 Saposhnikovia divaricata (Turcz.) Schischk. 的干燥根	长圆锥形或长圆柱形，下部渐细少分枝。表面灰棕色，有纵皱纹、横长皮孔突起及点状根痕。根头部有明显密集环纹（"蚯蚓头"），有的环纹上残存棕褐色毛状叶基（"帚把头"）。体轻松，断面皮部浅棕色，有裂隙，木部浅黄色。气特异，味微甘	祛风解表，胜湿止痛，止痉
白芷	伞形科植物白芷 Angelica dahurica (Fisch. ex Hoffm.) Benth. et Hook. f. 或杭白芷 A. dahurica (Fisch. ex Hoffm) Benth. et Hook. f. var. formosana (Boiss.) Shan et Yuan 的干燥根	长圆锥形。表面灰棕色或黄棕色，根头部钝四棱形或近圆形，具纵皱、支根痕及多数皮孔样横向突起（"疙瘩丁"），有的排列成四纵行。顶端有凹陷茎痕。质坚实，断面白色，粉性，形成层环棕色，近方形或近圆形，皮部散有多数棕色油点。气芳香，味辛、微苦	解表散寒，祛风止痛，宣通鼻窍，燥湿止带，消肿排脓
川芎	伞形科植物川芎 Ligusticum chuam. iong Hort. 的干燥根茎	不规则结节状拳形团块。表面黄褐色，粗糙皱缩，有多数平行隆起的轮节，顶端有凹陷茎痕，下侧及轮节上有多数小瘤状根痕。质坚实，断面黄白色或灰黄色，散有黄棕色油室，形成层环呈波状。气浓香，味苦、辛，稍有麻舌感，微回甜	活血行气，祛风止痛
羌活	伞形科植物羌活 Notopterygium incisum Ting ex H. T. Chang 或宽叶羌活 N. franchetii H. de Boiss. 的干燥根茎和根	圆柱状或圆锥形，具茎痕。表面棕褐色至黑褐色。根茎节间呈紧密隆起的环状，形似蚕，习称"蚕羌"；近根茎节间延长如竹节状者称"竹节羌"或节稀疏称"条羌"。根茎粗大结节状，顶部具数个茎基者称"大头羌"。节上多数疣突状根痕及棕色鳞片。体轻脆，断面多裂隙，皮部黄棕色至暗棕色，有棕色油点（习称"朱砂点"），木部黄白色，射线明显，髓部黄色至黄棕色。气香特异，味微苦而辛	解表散寒，祛风除湿，止痛
独活	伞形科植物重齿毛当归 Angelica pubescens Maxim. f. biserrata Shan et Yuan 的干燥根	略圆柱形，下部 2~3 分枝或更多。根头膨大，圆锥状，多横皱，顶端有茎叶残基或凹陷。表面灰褐色或棕褐色，具纵皱纹、横长皮孔及细根痕。质较硬，受潮变软，断面皮部灰白色，有多数散的棕色油室，木部灰黄色至黄棕色，形成层环棕色。气香特异，味苦、辛、微麻舌	祛风除湿，通痹止痛
前胡	伞形科植物白花前胡 Peucedanum praeruptorum Dunn 的干燥根	不规则圆锥形、圆柱形或纺锤形，稍扭曲，下部常有分枝。表面黑褐色至灰黄色，根头部中央多有茎痕及纤维状叶鞘残基，上部有密集的细环纹，下部有纵沟、纵纹及横向皮孔。质较柔软，断面不整齐，可见棕色形成层环及放射状纹理，皮部淡黄色，散有多数棕黄色小油点，木部黄棕色。气芳香，味微苦、辛	降气化痰，散风清热
白术	菊科植物白术 Atractylodes macrocephala Koidz. 的干燥根茎	不规则肥厚团块。表面灰黄色或灰棕色，有瘤状突起、断续纵皱和凹沟及须根痕，顶端残留茎基。质坚硬不易折断，断面黄白色至淡棕色，有棕黄色点状油室散在；烘干者断面角质样，色较深或有裂隙。气清香，味甘、微辛，嚼之带黏性	健脾益气，燥湿利水，止汗，安胎
玄参	玄参科植物玄参 ScrophuLaria ningpoensis Hemsl. 的干燥根	类圆柱形，中间略粗或上粗下细，微弯曲。表面灰黄色或灰褐色，有不规则纵沟、横长突起皮孔和稀疏横裂纹及须根痕。质坚实不易折断，断面黑色，微有光泽。气似焦糖，味甘、微苦	清热凉血，滋阴降火，解毒散结
天花粉	葫芦科植物栝楼 Trichosanthes kirilozvii Maxim. 或双边栝楼 T. rosthornii Harms 的干燥根	不规则圆柱形、纺锤形或块瓣。表面黄白色或淡棕黄色，有纵皱、细根痕及略凹陷横长皮孔，残留外皮黄棕色。断面白色或淡黄色，富粉性，横切面可见黄色木质部略放射状排列，纵切面可见黄色条纹。气微，味微苦	清热泻火，生津止渴，消肿排脓
泽泻	泽泻科植物泽泻 Alisma orientalis (Sam.) Juzep. 的干燥块茎	类球形、椭圆形或卵圆形。表面黄白色或淡黄棕色，有数圈略突起粗横环纹（习称"岗纹"）和多数细根痕，底部有的有瘤状芽迹。质坚实，断面黄白色，粉性，密具细孔，偶见黄色筋脉。气微，味微苦	利水渗湿，泄热，化浊降脂

续表

药名	来源	性状	功效
白茅根	禾本科植物白茅 *Imperata cylindrical* Beauv. var. major（Nees）C. E. Hubb. 的干燥根茎	长圆柱形，直径 0.2～0.4cm。表面黄白色，节明显，节间长短不等。体轻，断面白色，中央有一小孔，孔外侧有一薄而硬的环圈（木部），木部外侧为皮部，有多数放射状裂隙；纹理呈车轮状，气微，味微甜	凉血止血，清热利尿
香附	莎草科植物莎草 *Cyperus rotundus* L. 的干燥根茎	纺锤形，略弯曲。表面棕褐色或黑褐色，有 6～10 个略隆起环节，节上残留棕色毛须；去毛须者较光滑，环节不明显。质硬。蒸煮者断面黄棕色或红棕色，角质样；生晒者断面色白显粉性，内皮层环明显，中柱色较深，有小点散在。气香，味微苦	疏肝解郁，理气宽中，调经止痛
生姜	姜科植物姜 *Zingiber ojjcinale* Rosc. 的新鲜根茎	不规则块状，略扁，具指状分枝。表面黄褐色或黄棕色，有环节，顶端有茎痕或芽。质脆易折断，断面浅黄色，内皮层环纹明显，维管束散在。气香特异，味辛辣	解表散寒，温中止呕，化痰止咳，解鱼蟹毒
黄精	百合科植物滇黄精 *Polygonatum kingianum coll. et* Hemsl. 、黄精 *P. sibirifum* Red. 或多花黄精 *P. cyrtonema* Hua 的干燥根茎。按形状不同，习称"大黄精""鸡头黄精""姜形黄精"	肥厚结节块状或结节状弯柱形。表面淡黄色至黄棕色，具环节，结节膨大，有的形如鸡头，上侧具圆盘状茎痕，圆周凹入，中部突出。质硬韧，不易折断，断面角质，有的半透明，淡黄色至黄棕色。气微，味甜，嚼之有黏性	补气养阴，健脾，润肺，益肾
土茯苓	百合科植物光叶菝葜 *Smilar glabra* Roxb. 的干燥根茎	略圆柱形或不规则块，有结节状隆起。表面黄棕色或灰褐色，凹凸不平，有坚硬须根残基或不规则裂纹和残留鳞叶。质坚硬。切片长圆形或不规则形，厚 1～5mm；切面类白色至淡红棕色，粉性，可见小点及多数小亮点；质略韧，折断时有粉尘，以水湿润有黏滑感。气微，味微甘、涩	解毒，除湿，通利关节
浙贝母	百合科浙贝母 *Fritillaria thunbergii* Miq. 的干燥鳞茎。主产于浙江。初夏植株枯萎时采挖，洗净。有去芯芽"大贝"；不去芯芽"珠贝"	大贝为鳞茎外层的单瓣鳞叶，略呈新月形，高 1～2cm，直径 2～3.5cm。外表面类白色至淡黄色，内表面白色或淡棕色，被有白色粉末。质硬而脆，易折断，断面白色至黄白色，富粉性。气微，味微苦 珠贝为完整的鳞茎，呈扁球形，高 1～1.5cm，直径 1～2.5cm。表面类白色，外层鳞叶 2 瓣，肥厚，略似肾形，互相抱合，内有小鳞叶 2～3 枚和干缩的残茎 浙贝片为鳞茎外层的单瓣鳞叶切成的片。椭圆形或类圆形，直径 1～2cm，边缘表面淡黄色，切面平坦，粉白色。质脆，易折断，断面粉白色，富粉性	清热化痰止咳，解毒散结消痈
山药	薯蓣科植物薯蓣 *Dioscorea opposita* Thunb. 的干燥根茎。分"毛山药""光山药"	毛山药略圆柱形，弯曲而稍扁。表面黄白色或淡黄色，有须根痕及残留浅棕色外皮。体重，质坚实不易折断，断面白色，粉性，有淡黄棕色小点。气微，味淡、微酸，嚼之发黏 光山药圆柱形，两端平齐。表面光滑，洁白色或黄白色	补脾养胃，生津益肺，补肾涩精
知母	百合科植物知母 *Anemarrhena asphodeloides* Bge. 的干燥根茎	长条状，微弯曲略扁，一端有浅黄色的茎叶残迹（习称"金包头"）。表面黄棕色至棕色，上面一凹沟，紧密排列环节，节上密生黄棕色叶残基，由两侧向根茎上方生长；下面隆起略皱缩，有凹陷或突起的点状根痕。断面黄白色具筋脉小点。气微，味微甜、略苦，嚼之带黏性	清热泻火，滋阴润燥
天南星	天南星科植物天南星 *Arisaema erubescens*（Wall.）Schott. 、异叶天南星 *A. heterophyllum* Blume 或东北天南星 *A. amurense* Maxim. 的干燥块茎	扁球形，高 1～2cm，直径 1.5～6.5cm。表面类白色或淡棕色，顶端有凹陷茎痕，周围有多数小麻点状根痕，有的块茎周边有小扁球状侧芽。质坚硬不易破碎，断面白色，粉性。气微辛，味麻辣	散结消肿
郁金	姜科植物温郁金 *Curcuma rcenyujin* Y, H. Chen et C. Ling、姜黄 *C. longa* L. 、广西莪术 *C. kwangsiensis* S. G. Les et C. F. Liang 或蓬莪术 *C. phaeocaulis* Val. 的干燥块根	长圆形、长圆锥形或卵圆形、纺锤形，两端渐尖。表面灰褐色、灰棕色或灰黄色，具不规则纵皱或网状皱纹，纵纹隆起处色较浅。质坚实，断面灰棕色或橙黄色，角质样；内皮层环明显，白色或黄色。气微香，味微苦。断面橙黄色者气芳香，味辛辣	活血止痛，行气解郁，清心凉血，利胆退黄。不宜与丁香、母丁香同用

续表

药名	来源	性状	功效
白及	兰科植物白及 *Bletilla striata* (Thunb.) Reichb. f. 的干燥块茎	不规则扁圆形，具2~3个爪状分枝。表面灰白色或黄白色，有数圈同心环节和棕色点状须根痕，上面有突起茎痕。质坚硬不易折断，断面类白色，角质样，有筋脉小点。气微，味苦，嚼之有黏性	收敛止血，消肿生肌。不宜与川乌、制川乌、草乌、制草乌、附子同用

目标检测

答案解析

一、单项选择题

1. 双子叶植物根类生药的一般特点是（　　）

　　A. 长圆形或类圆形，断面有放射状结构，有髓，外表有栓皮

　　B. 纺锤形或长圆柱形，断面有环纹，有髓，有栓化组织

　　C. 圆柱形或纺锤形，断面有环纹及放射状结构，无髓，外表有栓皮

　　D. 外表无木栓，断面有放射状结构，有髓

　　E. 无髓，外表多具表皮

2. 单子叶植物根及根茎断面有一圈环纹，它是（　　）

　　A. 形成层　　　　　B. 内皮层　　　　　C. 外皮层　　　　　D. 木质部　　　　　E. 韧皮部

3. 何首乌"云锦花纹"的存在部位为（　　）

　　A. 皮部　　　　　B. 栓内层　　　　　C. 木部　　　　　D. 髓部　　　　　E. 形成层

4. 大黄具有的特征是（　　）

　　A. 星点　　　　　B. 蚯蚓头　　　　　C. 朱砂点　　　　　D. 油头　　　　　E. 罗盘纹

5. 附子的商品规格有（　　）

　　A. 泥附子、盐附子、白附子　　　　　　　　　　　B. 盐附子、黑顺片、白附片

　　C. 泥附子、黑顺片、白附片　　　　　　　　　　　D. 黑顺片、白顺片、黄顺片

　　E. 白附片、黄顺片、泥附子

6. 味连的特征为（　　）

　　A. 多分枝，聚成簇，形如鸡爪　　　　　　　　　B. 多单枝，较细小，弯曲

　　C. 多单枝，较粗壮，"过桥"长　　　　　　　　　D. 长圆柱形，外皮易脱落，断面粉性

　　E. 味苦

7. 黄连横断面在紫外灯下显金黄色荧光的部位是（　　）

　　A. 韧皮部　　　　　B. 木质部　　　　　C. 皮层　　　　　D. 髓部　　　　　E. 形成层

8. 延胡索的药用部位是（　　）

　　A. 根　　　　　B. 块根　　　　　C. 块茎　　　　　D. 根茎　　　　　E. 根及根茎

9. 白芍的加工方法中需要（　　）

　　A. 烫　　　　　B. 染色　　　　　C. 煮　　　　　D. 发汗　　　　　E. 硫熏

10. 除哪项外均为板蓝根的性状特征（　　）

　　A. 根头部略膨大，可见轮状排列的暗绿色或暗棕色叶柄残基和密集的疣状突起

　　B. 质坚实，不易折断

　　C. 气微，味微甜而后苦涩

    D. 断面皮部黄白色木质部黄色

    E. 十字花科

11. 甘草的气味为（　　）

    A. 气微，味苦　　　　　　　　　　　　B. 气香，味甜

    C. 气微，味淡　　　　　　　　　　　　D. 气微，味甜而特殊

    E. 气微，味酸

12. 横切面可见晶鞘纤维的生药是（　　）

    A. 黄芪　　　　　B. 黄连　　　　　C. 黄芩　　　　　D. 甘草　　　　　E. 人参

13. 板蓝根的原植物松蓝为（　　）

    A. 蓼科　　　　　B. 爵床科　　　　C. 十字花科　　　D. 豆科　　　　　E. 菊科

14. 黄芪具有（　　）

    A. 表面红棕色，味甜而特殊

    B. 表面黄棕色，气芳香，味苦辛

    C. 表面淡棕黄色，气微味微甜，嚼之有豆腥味

    D. 表面类白色，气微味微苦

    E. 气微，味苦

15. 来源于五加科植物的药材是（　　）

    A. 何首乌　　　　B. 人参　　　　　C. 桔梗　　　　　D. 附子　　　　　E. 白芍

16. 关于红参的说法中，表述错误的是（　　）

    A. 药用根　　　　　　　　　　　　　　B. 表面红棕色，半透明

    C. 蒸后干燥　　　　　　　　　　　　　D. 断面淡黄白色，粉性

    E. 五加科

17. 人参具有（　　）

    A. 朱砂点　　　　B. 珍珠盘　　　　C. 狮子盘头　　　D. 芦头　　　　　E. 云锦花纹

18. 生药三七横切面皮层有（　　）

    A. 大型油室　　　B. 树脂道　　　　C. 乳汁管　　　　D. 油细胞　　　　E. 菊糖

19. 当归的气味为（　　）

    A. 有香气，味苦　　　　　　　　　　　B. 香气浓郁，味甘、辛、微苦

    C. 有香气，味酸　　　　　　　　　　　D. 气微，味苦

    E. 气微，味淡

20. 不能作柴胡药用的是（　　）

    A. 南柴胡　　　　B. 大叶柴胡　　　C. 红柴胡　　　　D. 北柴胡

21. 来源于伞形科植物具有皂苷类泡沫反应的生药是（　　）

    A. 当归　　　　　B. 防风　　　　　C. 柴胡　　　　　D. 川芎　　　　　E. 苍术

22. 丹参表面为（　　）

    A. 浅黄色　　　　　　　　　　　　　　B. 黄褐色

    C. 棕红色或暗棕红色　　　　　　　　　D. 黄棕色

    E. 紫白色

23. 地黄的主产地是（　　）

    A. 河南　　　　　B. 河北　　　　　C. 陕西　　　　　D. 江苏　　　　　E. 安徽

24. 巴戟天断面皮部厚，呈（　　）

    A. 红色　　　　　B. 黄色　　　　　C. 紫色　　　　　D. 绿色　　　　　E. 黑色

25. 生药党参横切面皮层有（　　）

　　A. 油室　　　　　　B. 树脂道　　　　　C. 乳汁管　　　　　D. 油细胞　　　　　E. 橙皮苷

26. 党参根头部有多数疣状突起的茎痕及芽，习称（　　）

　　A. 狮子盘头　　　　D. 芦头　　　　　　C. 蚯蚓头　　　　　D. 珍珠疙瘩　　　　　E. 星点

27. 木香的主产地是（　　）

　　A. 广西　　　　　　B. 山西　　　　　　C. 四川　　　　　　D. 云南　　　　　　E. 东北

28. 苍术横切面可见（　　）

　　A. 油细胞　　　　　B. 油室　　　　　　C. 油管　　　　　　D. 树脂道　　　　　E. 乳汁管

29. 具有明显的"怀中抱月"特征的是（　　）

　　A. 珠贝　　　　　　B. 松贝　　　　　　C. 青贝　　　　　　D. 炉贝　　　　　　E. 平贝

30. 麦冬根维管束的类型是（　　）

　　A. 有限外韧型　　　B. 周木型　　　　　C. 辐射型　　　　　D. 无限外韧型　　　E. 周韧型

31. "鹦哥嘴"或"红小辫"是形容哪个药材的性状鉴别特征（　　）

　　A. 天麻　　　　　　B. 地黄　　　　　　C. 党参　　　　　　D. 丹参　　　　　　E. 人参

32. "疙瘩丁"是形容哪种药材的性状特点（　　）

　　A. 白术　　　　　　B. 党参　　　　　　C. 白及　　　　　　D. 白芷　　　　　　E. 三七

33. 玄参根横断面特征为（　　）

　　A. 黑色有光泽　　　B. 黄色角质性　　　C. 黑色粉性　　　　D. 棕色粉性　　　　E. 紫白色

34. 断面中心木部较大，黄白色，其外围散有多数点状维管束，排列成 2～4 轮，该药材是（　　）

　　A. 白芍　　　　　　B. 赤芍　　　　　　C. 川牛膝　　　　　D. 牛膝　　　　　　E. 商陆

35. 绵马贯众来源于哪一种植物的带叶柄残基的干燥根茎（　　）

　　A. 球子蕨科植物荚果蕨　　　　　　　　　　　B. 鳞毛蕨科植物粗茎鳞毛蕨

　　C. 乌毛蕨科植物单芽狗脊蕨　　　　　　　　　D. 蚌壳蕨科植物金毛狗脊

　　E. 球子蕨科植物，粗茎鳞毛蕨

36. 狗脊表面（　　）

　　A. 被粗刺　　　　　B. 被鳞片　　　　　C. 被金黄色茸毛　D. 被硬毛　　　　　E. 被黑色茸毛

37. "蚯蚓头"是形容哪一药材的性状鉴别特征（　　）

　　A. 丹参　　　　　　B. 防风　　　　　　C. 党参　　　　　　D. 巴戟天　　　　　E. 银柴胡

38. 某药材呈长倒卵形，密被排列整齐的叶柄残基及鳞片，叶柄及根茎横断面有 5～13 黄白小点（维管束）环列。此药材是（　　）

　　A. 大黄　　　　　　B. 黄连　　　　　　C. 贯众　　　　　　D. 胡黄连　　　　　E. 何首乌

二、多项选择题

1. 来源于五加科植物的药材有（　　）

　　A. 西洋参　　　　　B. 远志　　　　　　C. 人参　　　　　　D. 三七　　　　　　E. 车前子

2. 菊科植物的中药材有（　　）

　　A. 党参　　　　　　B. 白术　　　　　　C. 苍术　　　　　　D. 木香　　　　　　E. 白芷

3. 党参的性状特征为（　　）

　　A. 圆柱形，根头部有"狮子盘头"

　　B. 表面黄棕色至灰棕色，根头下有致密的横纹，支根断落处常有黑褐色胶状物

　　C. 质稍硬或略带韧性　　　　　　　　　　　　D. 气微，味苦涩

　　E. 气微，味淡

4. 大黄的来源为（　　）

A. 蓼科植物　　　　　　　　　　　　　　B. 原植物有药用大黄

C. 原植物有掌叶大黄　　　　　　　　　　D. 原植物有唐古特大黄

E. 药用部位为根

5. 主产于河南的道地药材是（　　）

A. 党参　　　　　B. 牛膝　　　　　C. 地黄　　　　　D. 山药　　　　　E. 人参

6. 白芷为（　　）

A. 伞形科植物　　　　　　　　　　　　　B. 药用部分为根

C. 表面有皮孔样的横向突起（疙瘩芋）　　D. 气芳香浓烈，味微苦

E. 菊科植物

7. 人参（生晒参）的性状鉴别特征有（　　）

A. 主根上部有横纹　　　　　　　　　　　B. 顶端有根茎，具不定根

C. 根茎上有茎痕，习称芦碗　　　　　　　D. 断面形成层内外有红棕色油点

E. 气香，味甜，辣

8. 以下生药中，药用部分是根的是（　　）

A. 何首乌　　　　B. 黄连　　　　　C. 延胡索　　　　D. 怀牛膝　　　　E. 天麻

9. 西洋参的性状鉴别特征是（　　）

A. 主根呈纺锤形、圆柱形或圆锥形　　　　B. 表面可见横环纹及线状皮孔

C. 皮部有多数黄棕色点状树脂道　　　　　D. 气微而特异，味微苦、甘

E. 味微苦，辛

10. 含有树脂道的中药有（　　）

A. 党参　　　　　B. 人参　　　　　C. 三七　　　　　D. 西洋参　　　　E. 桔梗

三、简答题

1. 天麻（冬麻）的性状鉴别特征有哪些？

2. 松贝、青贝和炉贝的主要性状鉴别点是什么？

3. 简述三七的性状鉴别特征。

4. 南柴胡与柴胡的性状特征有何不同？

书网融合……

重点回顾　　微课1　　微课2　　微课3　　微课4　　微课5

微课6　　黄连根茎显微图　　麦冬显微图　　石菖蒲显微图　　天然药物图谱相册1

天然药物图谱相册2　　天然药物图谱相册3　　习题

第九章 茎木类药材

知识目标：

1. 掌握 茎木类重点药材木通、沉香、钩藤的来源、主要性状鉴别特征；典型代表药材木通、沉香的显微结构、理化鉴别特征及功效。

2. 熟悉 茎木类一般药材的主要性状鉴别特征和功效应用。

3. 了解 茎木类药材的采收加工与主要产地。

技能目标：

学会正确运用性状鉴定、显微鉴别等方法和技巧，准确鉴别茎木类药材。

素质目标：

严谨科学的态度鉴别药材真伪优劣，特别对毒性药材绝不马虎。

导学情景

情景描述： 2003 年，新华社有一篇报道《龙胆泻肝丸——清火良药还是"致病"根源》引起社会和医药界的轩然大波。

情景分析： 当时很多人发现，自己久治不愈的肾病，竟然是平时因为"上火"、耳鸣或者便秘所服用的龙胆泻肝丸所致。

讨论： 我们祖先使用了千百年的验方，怎么会出了问题？

学前导语： 酿成这一悲剧，主要是由于关木通的误用。造成肾损伤的龙胆泻肝丸里使用的"木通"是马兜铃科的关木通，关木通因含马兜铃酸具有肾毒性；而原组方中的"木通"，则主要指的是木通科的木通或毛茛科的川木通，不含马兜铃酸。到底该怎么区别几个木通呢？

第一节 茎木类药材的概述

PPT

茎木类药材是茎类药材和木类药材的总称。

茎类药材主要以木本植物的茎为主，包括茎藤，如鸡血藤、大血藤；茎枝，如桑枝、桂枝；茎刺，如皂角刺；茎髓，如通草、灯心草。少数为草本植物的茎，如紫苏梗、首乌藤。

木类药材指木本植物茎形成层以内的部分，分为边材和心材。边材形成较晚，含水分多，颜色较浅，质地松软；心材形成较早，颜色较深，质地坚硬，其中积累了一些代谢产物，如单宁、树脂、树胶等。木类药材多采用心材部分，如沉香、降香等。

一、性状鉴别

茎木类药材应该注意其形状、大小、表面、颜色、质地、折断面以及气、味，部分药材还应注意观察水试和火试现象。若是带叶茎枝，还要注意叶的特征。

木质藤茎和茎枝多呈圆柱形或扁圆柱形，有的扭曲不直，粗细大小不一。表面大多为棕黄色，少数为特殊颜色。外表因有木栓组织而较粗糙,有深浅不一的裂纹或栓皮剥落的痕迹,并可见皮孔。断面纤维性或裂片状,木质部占大部分,呈放射状排列,形成"车轮纹",如大血藤;有的可见特殊环纹,如鸡血藤。气味亦是重要的鉴别依据,如海风藤苦味,有辛辣感,青风藤味苦却无辛辣感。

草质茎较细长,多呈圆柱形,也有呈类方柱形者。表面多呈黄绿色,节和节间明显,有的节部膨大并残存有小枝痕、叶痕或芽痕。质脆,易折断。断面中央可见明显的髓部,类白色,疏松,有的呈空洞状。

木类药材多呈不规则的块状、厚片或条状,表面颜色各异,如黄白色的沉香、紫红色的降香、棕红色的苏木。多数质重,如(进口)沉香、降香等水试能沉于水或半沉于水;少数质轻,如土沉香(白木香)。

二、显微鉴别

(一)茎类药材

双子叶植物木质茎类中药的横切面,自外而内依次为周皮、皮层、韧皮部、形成层、木质部和髓部;单子叶植物茎不形成周皮,没有形成层,不形成次生构造。注意各类组织细胞的分布排列,特别是石细胞和纤维,以及草酸钙结晶和淀粉粒的有无及其形状。

(二)木类药材

应作三个方向的切片进行观察,即横切片、径向纵切片和切向纵切片。注意导管、木纤维、木薄壁细胞及木射线等组织特征(图9-1)。

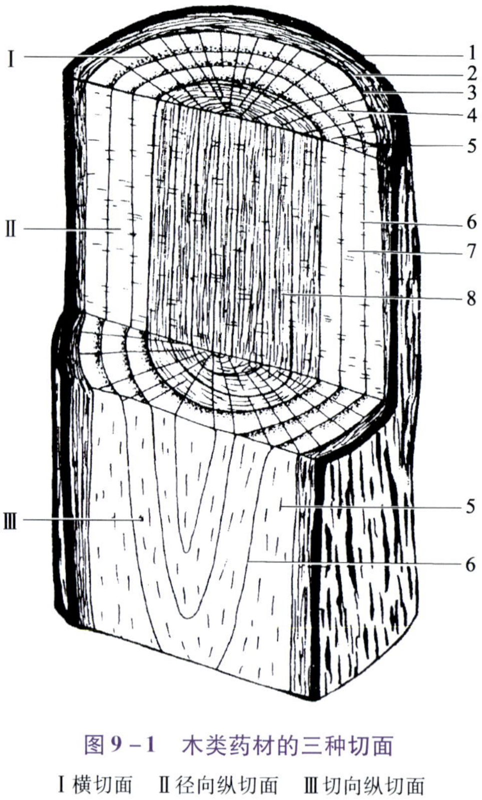

图 9-1 木类药材的三种切面

Ⅰ横切面　Ⅱ径向纵切面　Ⅲ切向纵切面

1. 外树皮　2. 内树皮　3. 维管形成层　4. 次生木质部

5. 射线　6. 年轮　7. 边材　8. 心材

导管:大多为具缘纹孔导管与网纹导管,纹孔呈圆形或斜梯形。松柏科木材无导管,只有管胞。

木纤维：占木材的大部分，纵切面是狭长的厚壁细胞，有单纹孔。有的具有分隔纤维。

木薄壁细胞：贮藏营养物质的细胞，有内含物（淀粉或草酸钙结晶），细胞壁大多木质化。

木射线：类似木薄壁细胞，方向不同（垂直于导管与纤维）。表现不同。①横切面：辐射状，显示射线宽度。②切向纵切面：纺锤形，显示宽度与高度。③径向纵切面：长方形，显示高度。

少数具有特殊结构：沉香具有内涵韧皮部（木间韧皮部）。

（三）茎木类药材的粉末特征

主要观察木纤维、导管、木薄壁细胞、草酸钙晶体、淀粉粒等，木类药材的粉末中细胞组织通常全部木化。

第二节　常用茎木类药材

一、木通 微课

（一）来源

木通（Akebiae Caulis）为木通科植物木通 *Akebia quinata*（Thunb.）Decne.、三叶木通 *Akebia trifoliate*（Thunb.）Koidz. 或白木通 *Akebia trifoliata*（Thunb.）Koidz. var. australis（Diels）Rehd. 的干燥藤茎。木通主产于江苏、浙江、安徽、江西等省；三叶木通主产于浙江省；白木通主产于四川。秋季采收，截取茎部，除去细枝，阴干。

（二）性状鉴别

呈圆柱形，常稍扭曲，长 30～70cm，直径 0.5～2cm。表面灰棕色至灰褐色，外皮粗糙而有许多不规则的裂纹或纵沟纹，具突起的皮孔。节部膨大或不明显，具侧枝断痕。体轻，质坚实，不易折断，断面不整齐，皮部较厚，黄棕色，可见淡黄色颗粒状小点，木部黄白色，射线呈放射状排列，髓小或有时中空，黄白色或黄棕色。气微，味微苦而涩。

以条粗、断面黄白色者为佳。

（三）显微鉴别

木通粉末呈浅棕色或棕色。含晶石细胞方形或长方形，胞腔内含 1 至数个棱晶。中柱鞘纤维细长梭形，直径 10～40μm，胞腔内含密集的小棱晶，周围常可见含晶石细胞。木纤维长梭形，直径 8～28μm，壁增厚，具裂隙状单纹孔或小的具缘纹孔。具缘纹孔导管直径 20～110（220）μm，纹孔椭圆形、卵圆形或六边形。

（四）功效应用

利尿通淋，清心除烦，通经下乳。用于淋证，水肿，心烦尿赤，口舌生疮，经闭乳少，湿热痹痛。成药举例：龙胆泻肝丸、大黄清胃丸、小儿金丹片、分清五淋丸、甘露消毒丸等。

【附注】

1. 川木通 Clematidis Armandii Caulis

【来源】为毛茛科植物小木通 *Clematis armandii* Franch. 或绣球藤 *Clematis montana* Buch. Ham. 的干燥藤茎。

【性状鉴别】药材呈长圆柱形，略扭曲，长 50～100cm，直径 2～3.5cm。表面黄棕色或黄褐色，有纵向凹沟及棱线；节处多膨大，有叶痕及侧枝痕。残存皮部易撕裂。质坚硬，不易折断。切片厚 2～4mm，边缘不整齐，残存皮部黄棕色，木部浅黄棕色或浅黄色，有黄白色放射状纹理及裂隙，其间布满导管孔，髓部较小，类白色或黄棕色，偶有空腔。气微，味淡。如图 9-2 所示。

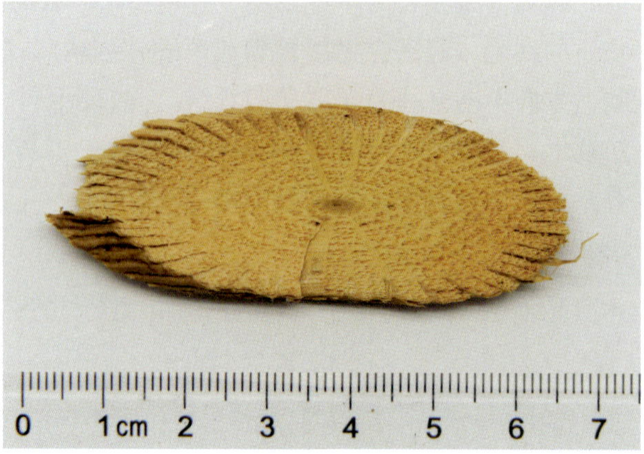

图 9 - 2　川木通药材

【功效应用】性味功能类同木通。《中国药典》（2020 年版）收载品种。

2. 关木通（混伪品）

【来源】为马兜铃科植物东北马兜铃 *Aristolochia manshuriensis* Kom 的藤茎。主产于东北地区。

【性状鉴别】药材呈长圆柱形，略扭曲。表面灰黄色，节部稍膨大。体轻，质硬，不易折断。断面黄色，导管与射线整齐排列成放射状，髓极小。气微，味苦。

练一练

多项选择题

1. 目前药典收载的木通基源植物为（　　）

A. 马兜铃科植物东北马兜铃　　　　　B. 毛茛科植物小木通

C. 木通科植物木通　　　　　　　　　D. 木通科植物三叶木通

E. 木通科植物白木通

2. 木类药材显微观察应该做的切面是（　　）

A. 横切面　　B. 纵切面　　C. 切向切面　　D. 粉末　　E. 以上都不是

答案解析

二、沉香

（一）来源

沉香（Aquilariae Lignum Resinatum）为瑞香科植物白木香 *Aquilaria sinensis*（Lour.）Gilg 含有树脂的木材。主产于海南省，广东、广西、福建亦产，习称"国产沉香"。全年均可采收，割取含树脂的木材，除去不含树脂的部分，阴干。刨片或磨细粉用。

（二）性状鉴别

呈不规则块、片状或盔帽状，有的为小碎块。表面凹凸不平，有刀痕，偶有孔洞，可见黑褐色树脂与黄白色木部相间的斑纹，孔洞及凹窝表面多呈朽木状。质较坚实，断面刺状。气芳香，味苦。

燃烧时有浓烟及强烈香气，并有黑色油状物渗出。以色黑、质坚硬、油性足、香气浓而持久、能沉水者佳。

（三）显微鉴别

1. 横切面　①木射线宽 1～2 列细胞，呈径向延长，壁非木化或微木化，有的具壁孔，含少量棕色树脂。②木纤维呈多角形，占大部分，壁不甚厚，木化。③导管呈多角形或圆形，经常2～10个相集成群，偶有单个散在；有的导管中充满树脂状物质。④木间韧皮部呈扁长椭圆状或条带状，常与射线相交，细胞壁薄，非木化，内含棕色树脂；其间散有少数纤维，有的薄壁细胞含草酸钙柱晶（图9-3A）。

2. 径向纵切面 木射线呈横向带状，细胞呈方形或长方形（图9-3B）。

3. 切向纵切面 射线高4～20个细胞，宽1～2列细胞。导管分子长短不一，多数较短，两端平截，具缘纹孔排列紧密，内含黄棕色树脂团块。纤维细长，壁较薄（图9-3C）。

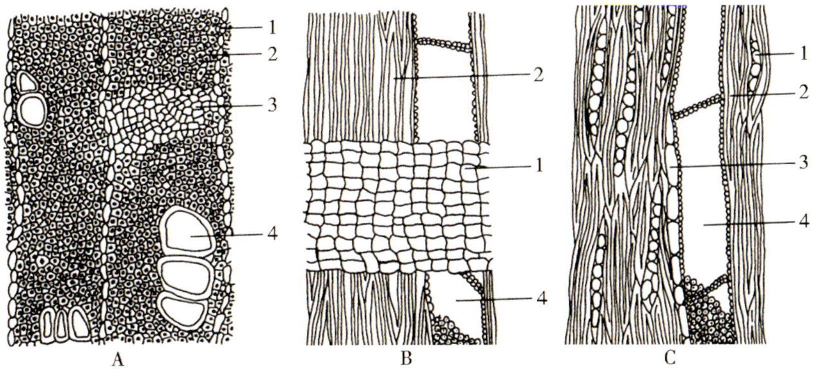

图9-3 沉香组织特征图

A. 国产沉香横切面图 B. 国产沉香径向纵切面图 C. 国产沉香切向纵切面图

1. 木射线 2. 木纤维 3. 木间韧皮部 4. 导管

4. 沉香粉末 黑棕色。纤维管胞多成束，呈长棱形，壁较薄，径向壁上有具缘纹孔，切向壁上少见。韧型纤维较少见，多散离，直径25～45μm，径向壁上有单斜纹孔。木间韧皮薄壁细胞，含黄棕色物质，壁非木化，可见菌丝腐蚀形成的纵横交错的纹理。具缘纹孔导管直径约至128μm，纹孔排列紧密，内含黄棕色树脂块，常破碎脱出。草酸钙柱晶少见，为四柱体，长约至68μm。直径9～18μm。木射线宽1～2列细胞，壁连珠状增厚（图9-4）。

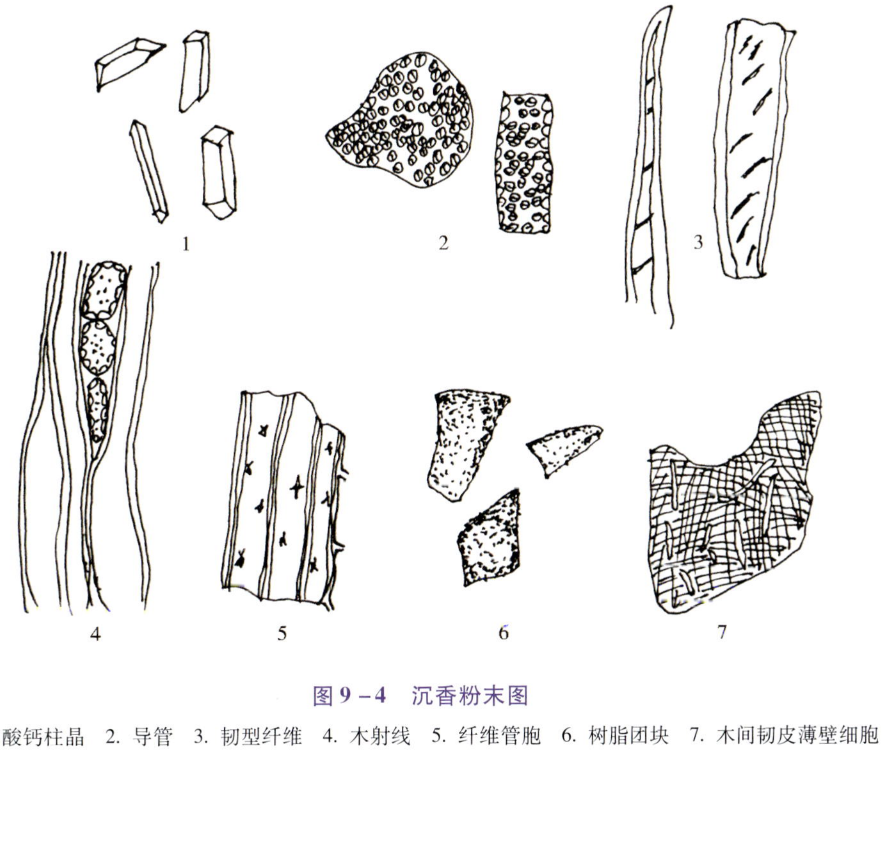

图9-4 沉香粉末图

1. 草酸钙柱晶 2. 导管 3. 韧型纤维 4. 木射线 5. 纤维管胞 6. 树脂团块 7. 木间韧皮薄壁细胞

（四）理化鉴别

取醇溶性浸出物蒸干，进行微量升华，得黄褐色油状物，香气浓郁，在油状物上加盐酸1滴与香草醛少量，再滴加乙醇1~2滴，渐显樱红色，放置后颜色加深（检查萜类成分）。

（五）功效应用

行气止痛，温中止呕，纳气平喘。用于胸腹胀闷疼痛，胃寒呕吐呃逆，肾虚气逆喘急。成药举例，如十五味沉香丸、八味沉香散、沉香化气丸、二十五味珍珠丸等。

👁 **看一看**

进口沉香

进口沉香为瑞香科植物沉香 *Aquilaria agallocha* Roxb. 含树脂的心材。主产于印度、马来西亚等地，由刀劈加工而成，外形极不规则，多呈圆柱状或不规则棒状、片状、盔帽状。表面褐色，常有黑色与黄色交错的纹理，平滑光润。质坚实，沉重，难折断，用刀劈开，破开面呈灰褐色。有特殊香气，味苦。能沉于水或半沉半浮。药材含树脂量高，点燃时产生浓烟，有油渗出，香气浓烈。

三、钩藤

（一）来源

钩藤（Uncariae Ramulus Cum Uncis）为茜草科植物钩藤 *Uncaria rhynchophylla*（Miq.）Miq. ex Havil.、大叶钩藤 *Uncaria macrophylla* Wall.、毛钩藤 *Uncaria hirsuta* Havil.、华钩藤 *Uncaria sinensis*（Oliv.）Havil. 或无柄果钩藤 *Uncaria sessilifructus* Roxb. 的干燥带钩茎枝。主产于浙江、广西、广东等地。以广西产量大，浙江温州产质量最佳。秋、冬两季采收有钩的嫩枝，去叶，剪成短段，晒干或蒸后晒干。

（二）性状鉴别

茎枝呈圆柱形或类方柱形，长2~3cm，直径0.2~0.5cm。表面呈红棕色至紫红色者具细纵纹，光滑无毛；黄绿色至灰褐色者被黄褐色柔毛，有的可见白色点状皮孔。多数枝节上对生两个向下弯曲的钩（不育花序梗），或仅一侧有钩，另一侧为突起的疤痕。钩略扁或稍圆，先端细尖，基部较阔。钩基部的枝上可见叶柄脱落后的窝点状痕迹和环状的托叶痕。质坚韧，断面黄棕色，皮部纤维性，髓部黄白色或中空。气微、味淡。

以双钩、茎细、钩结实，光滑、色紫红，无枯枝钩者为佳（图9-5）。

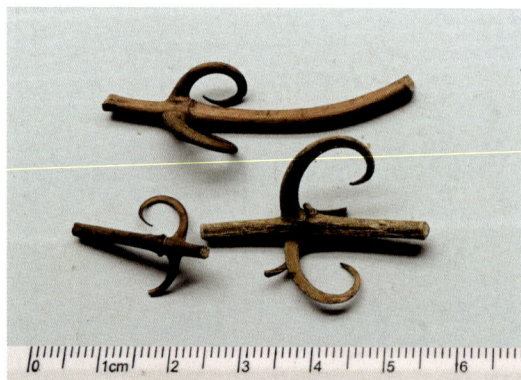

图9-5 钩藤药材

（三）功效应用

息风定惊，清热平肝。用于肝风内动，惊痫抽搐，高热惊厥，感冒夹惊，小儿惊啼，妊娠子痫，头痛眩晕。入煎剂宜后下。成药举例，如小儿七星茶口服液、儿童清热导滞丸、天麻钩藤颗粒、女珍颗粒等。

❓ 想一想

为什么钩藤入煎剂后下？

答案解析

💜 药爱生命

茎木类药材基源植物一般生长年限较久。如果一味地只砍伐，不种植，必然造成其基源植物过度消耗、日益匮乏，所以用药的过程中，很有必要处理好开发和保护的关系，以实现药用植物资源的可持续利用。

四、其他茎木类一般药材

其他茎木类一般药材简介见表9-1。

表9-1　其他茎木类一般药材简介

药名	来源	性状	功能
桑寄生	桑寄生科植物桑寄生 *Taxillus chinensis*（DC.）Danser 的干燥带叶茎枝	茎枝圆柱形，表面红褐色或灰褐色，具细纵纹，并有众多细小皮孔，小枝有棕褐色茸毛。叶多卷缩，完整者呈卵圆形，全缘，表面黄褐色，革质，幼叶亦被棕红色细毛。茎坚硬，断面不整齐，皮部红棕色，木质部色较浅。气微，味涩	祛风湿，补肝肾，强筋骨，安胎元
槲寄生	桑寄生科植物槲寄生 *Viscum coloratum*（Komar.）Nakai 的干燥带叶茎枝	茎枝呈圆柱形，2~5叉状分枝，节部膨大，表面黄绿色、金黄色或黄棕色；有不规则纵斜皱纹。叶对生，易脱落，无柄；叶片呈长椭圆状披针形。先端钝圆，基部楔形、全缘；表面金黄色至黄绿色，多横皱纹，主脉5出，中间3条明显，革质。体轻、质脆，易折断，断面不平坦，皮部黄色，疏松，形成层环明显，木部有放射状纹理，髓小。气微，味微苦，嚼之有黏性	祛风湿，补肝肾，强筋骨，安胎元
鸡血藤	豆科植物密花豆 *Spatholobus suberectus* Dunn 的干燥藤茎	茎扁圆柱形，表面灰棕色，有的可见灰白色斑块，栓皮脱落处现红棕色。切面木部呈红棕色或棕色，有多数小孔（导管）；树脂样分泌物红棕色或黑棕色，与木部相间排列呈3~8个偏心性半圆环；髓部偏向一侧。质坚实，不易折断，折断面呈不整齐的裂片状。气微，味涩	活血补血，调经止痛，舒筋活络
苏木	豆科植物苏木 *Caesalpinia sappan* L. 的干燥心材	呈圆柱形，表面黄红色或棕红色，可见红黄相间的纵向条纹，有刀削痕及细小的凹入油孔。质坚硬沉重，断面致密，强纤维性，横断面有显著的类圆形同心环纹（年轮），有的中央具黄白色的髓，并有点状的闪光结晶物。取碎片投入热水，水染成红色，加酸变成黄色，再加碱液，仍变红色。气微，味微涩	活血祛瘀，消肿止痛
大血藤	木通科植物大血藤 *Sargentodoxa cuneata*（Oliv.）Rehd. et Wils. 的干燥藤茎，药材习称"红藤"	呈圆柱形，略弯曲，表面灰棕色，粗糙，有浅纵沟及明显的横裂纹及突起（小疙瘩）。栓皮有时呈片状剥落而露出暗红棕色内皮，有的可见膨大的节及凹陷的枝痕或叶痕。平整的横断面皮部呈红棕色环状，有入处向内嵌入木部，木部黄白色，被红棕色射线隔开，呈放射状花纹（车轮纹）排列不规则的细孔（导管）。质硬体轻，折断面裂片状。气微，味微涩	清热解毒，活血，祛风止痛

续表

药名	来源	性状	功能
降香	豆科植物降香檀 Dalbergia odorifera T. Chen 的树干和根的干燥心材	呈类圆柱形或不规则块状。表面紫红色或红褐色，有致密的纵向纹理，可见刀削痕。质坚硬，富油性。点燃后有黑烟及油冒出，残留灰烬为白色。气微香，味微苦	化瘀止血，理气止痛
通草	五加科植物通脱木 Tetrapanax papyrifer（Hook.）K. Koch 的干燥茎髓	呈圆柱形，表面白色或淡黄色，有浅纵沟纹。体轻，质松软，稍有弹性，易折断，断面平坦，显银白色光泽，中部有直径0.3~1.5cm的空心或半透明的薄膜，纵剖面呈梯状排列，实心者少见。气微，味淡	清热利尿，通气下乳

目标检测

答案解析

一、单项选择题

1. 药材横切面射线呈放射状排列的是（　）
    A. 鸡血藤　　　　B. 木通　　　　C. 钩藤　　　　D. 通草　　　　E. 灯芯草

2. 以含树脂木材入药的是（　）
    A. 钩藤　　　　B. 沉香　　　　C. 木通　　　　D. 通草　　　　E. 桂枝

3. 钩藤基源植物来源于（　）
    A. 茜草科　　　　B. 唇形科　　　　C. 桔梗科　　　　D. 菊科　　　　E. 木通科

4. 钩藤入煎剂宜（　）
    A. 包煎　　　　B. 先煎　　　　C. 另煎　　　　D. 后下　　　　E. 烊化

5. 具有偏心性髓部的茎木类药材是（　）
    A. 大血藤　　　　B. 鸡血藤　　　　C. 川木通　　　　D. 钩藤　　　　E. 通草

6. 断面皮部红棕色，有数处向内嵌入木部的药材是（　）
    A. 沉香　　　　B. 钩藤　　　　C. 大血藤　　　　D. 苏木　　　　E. 降香

7. 通草的入药部位是（　）
    A. 根　　　　B. 茎髓　　　　C. 根茎　　　　D. 藤茎　　　　E. 茎枝

8. 把药材碎片投入热水中，水染成桃红色的是（　）
    A. 木通　　　　B. 鸡血藤　　　　C. 大血藤　　　　D. 苏木　　　　E. 以上都不是

9. 鸡血藤的入药部位是（　）
    A. 根　　　　B. 茎髓　　　　C. 根茎　　　　D. 藤茎　　　　E. 茎枝

10. 火烧时有浓烟及强烈香气，并由黑色油状物渗出的是（　）
    A. 沉香　　　　B. 降香　　　　C. 苏木　　　　D. 钩藤　　　　E. 木通

二、多项选择题

1. 关于木通的描述，正确的是（　）
    A. 来源于木通科
    B. 木部黄白色，射线呈放射状排列，髓小或有时中空
    C. 木部有黄白色放射状纹理及裂隙，其间布满导管孔
    D. 气味，味淡
    E. 气微，味微苦而涩

2. 药材沉香的性状特征是 （ ）

    A. 盔帽状　　　　　B. 有刀削痕　　　　C. 黑褐色树脂　　　　D. 木部黄白色　　　E. 气芳香

3. 钩藤的原植物有 （ ）

    A. 钩藤　　　　　　B. 无柄果钩藤　　　C. 毛钩藤　　　　　　D. 大叶钩藤　　　　E. 攀茎钩藤

4. 水试法，能沉水的药材有 （ ）

    A. 钩藤　　　　　　B. 进口沉香　　　　C. 降香　　　　　　　D. 木通　　　　　　E. 通草

5. 下列药材的药用部位为心材的是 （ ）

    A. 木通　　　　　　B. 苏木　　　　　　C. 通草　　　　　　　D. 降香　　　　　　E. 钩藤

6. 来源于豆科植物的药材有 （ ）

    A. 苏木　　　　　　B. 大血藤　　　　　C. 鸡血藤　　　　　　D. 钩藤　　　　　　E. 降香

7. 以下属于木类中药的有 （ ）

    A. 苏木　　　　　　B. 桑寄生　　　　　C. 降香　　　　　　　D. 通草　　　　　　E. 沉香

三、简答题

1. 茎木类中药为什么多采用心材？

2. 木通、川木通和关木通在基源和性状上有何区别？

3. 在基源、产地及性状上如何区别沉香和进口沉香？

书网融合……

    重点回顾　　　　微课　　　　习题　　　　天然药物图谱相册　　　中药微观相册

第十章　皮类药材

知识目标：

1. 掌握　皮类重点药材牡丹皮、厚朴、肉桂、杜仲、黄柏的来源、主要性状鉴别特征；典型代表药材牡丹皮、厚朴、肉桂、黄柏的显微结构、理化鉴别特征及功效。

2. 熟悉　皮类一般药材的主要性状鉴别特征和功效应用。

3. 了解　皮类药材的采收加工与主要产地。

技能目标：

学会正确运用性状鉴定、显微鉴别等方法和技巧，准确鉴别皮类药材。

素质目标：

培养学生细致入微的做事态度；渗透诚信做人，依法鉴定的理念。

📖 导学情景

情景描述： 古时候，洞庭湖畔的纤夫长年累月低头弯腰拉纤，很多人患上了腰膝疼痛的顽症。有一个名叫杜仲的青年纤夫，想找到一味药能解除纤夫们的疾苦。一天，他遇到一位采药老翁，上前拜求老翁。老翁告诉他对面山上有一胶丝树木，树皮有此功效，但叮嘱杜仲："山高坡陡，采药时可要小心性命！"杜仲连连道谢，拜别了老翁，又沿山间险道攀登而去。半路上，遇到一位老樵夫，因上山之路险要，极力劝阻，但杜仲一心要为同伴解除病痛，毫不动摇。最终找到了这棵树，但终因精疲力竭，掉下悬崖。当纤夫们找到杜仲的尸体时，他手上还紧紧抱着一捆采集的树皮，纤夫们含着泪水，吃了他采集的树皮，腰膝痛果真好了。为了纪念他，人们从此将这种树皮正式命名为"杜仲"。

情景分析： 杜仲性味甘，温，有补肝肾，强筋骨，安胎的功效。现代药理学研究表示，杜仲有一定的降压作用，这与其中含有的生物碱、桃叶珊瑚苷、绿原酸和糖类等物质有关。除此之外，杜仲还有增强机体免疫、抗氧化、抗衰老、抗肌肉骨骼老化以及抗菌、抗病毒的作用。杜仲里面含有杜仲胶，掰开药材后看到的白丝就是杜仲胶的体现，这个杜仲胶和天然橡胶是同分异构体，可以用作化工原料和新型医用材料，因此杜仲还有"中国橡胶树"的称号。

讨论： 杜仲有什么特点？与常用香料桂皮有何不同？

学前导语： 杜仲为第三纪冰川期残留下来的古生树种，被誉为"活化石"，全世界只有一种，为我国特有种。杜仲和牛膝经常一块出现，因为牛膝偏重于引血下行，活血祛瘀作用更强。而杜仲可补肝肾、强筋骨、安胎，补益力更强。两者搭配，用来治疗因肝肾不足而导致的腰膝酸痛、乏力等症状，治疗效果更佳。

PPT

第一节　皮类生药的概述

皮类中药是指以植物的茎干、茎枝、根的形成层以外的部位为药用的药材。通常分为树皮（干皮和枝皮）和根皮两类。

一、性状鉴别

皮类生药的鉴别要注意观察药材形状、表面、折断面、气味等特征。外表面上皮孔的颜色、形状和分布密度、横向折断面的特征是鉴别皮类药材的重要特征。

皮类药材横向折断面的特征与组织构造和排列方式密切相关。如牡丹皮断面平坦，因其皮中组织多为薄壁细胞而无石细胞或纤维束；肉桂断面颗粒状，因其皮中组织含石细胞群多；桑白皮断面纤维状，组织中富含纤维。

皮类药材气味和皮中所含成分有密切关系，各种皮的外形有时很像，但气味完全不同，应注意区别。

二、显微鉴别

1. 组织特征　皮类药材的构造由外向内一般可分为周皮、皮层、中柱鞘和韧皮部。

（1）周皮　包括栓内层、木栓形成层、木栓层3部分。木栓层细胞多整齐排列成行，细胞呈扁平形，切向延长，壁薄，栓化或木化，黄棕色或含红棕色物质。木栓形成层细胞常为扁平的薄壁细胞。栓内层存在于木栓形成层的内侧，径向排列成行，细胞壁不栓化，不含有棕色物质。

（2）皮层　大多由薄壁细胞组成，略切向延长，常可见细胞间隙，靠近周皮部分常分化成厚角组织。皮层中可见厚壁组织、分泌组织及内含物、草酸钙结晶。

（3）中柱鞘　位于中柱外侧，在茎皮中存在。如果中柱鞘特化为连续或间断的纤维群环带或石细胞环带，则易于辨别。

（4）韧皮部　由韧皮射线、韧皮部束组成。射线的宽度和形状在鉴别时是重要的依据。韧皮部束主要由韧皮纤维和韧皮薄壁细胞组成，可能还存在纤维、石细胞、分泌组织等。

2. 粉末特征　主要注意木栓细胞、筛管（或筛胞）、韧皮纤维（常形成晶纤维和嵌晶纤维）、石细胞、分泌组织、草酸钙晶体、淀粉粒等特征。其中筛管（或筛胞）是皮类药材粉末鉴别的主要标志之一。皮类药材粉末中一般不应含有木质部组织，如导管、管胞等。

第二节　常用皮类生药

PPT

一、牡丹皮　微课

（一）来源

牡丹皮（Moutan Cortex）为毛茛科植物牡丹 *Paeonia suffruticosa* Andr. 的干燥根皮。主产于安徽、四川、河南等地。秋季采挖根部，除去细根和泥沙，剥取根皮，晒干；或刮去粗皮，除去木心，晒干。前者习称"连丹皮"，后者习称"刮丹皮"。

（二）性状鉴别

1. 连丹皮　呈筒状或半筒状，有纵剖开的裂缝，略向内卷曲或张开，长5～20cm，直径0.5～1.2cm，厚0.1～0.4cm。外表面灰褐色或黄褐色，有多数横长皮孔样突起和细根痕，栓皮脱落处粉红色；内表面淡灰黄色或浅棕色，有明显的细纵纹，常见发亮的结晶。质硬而脆，易折断，断面较平坦，淡粉红色，粉性。气芳香，味微苦而涩。

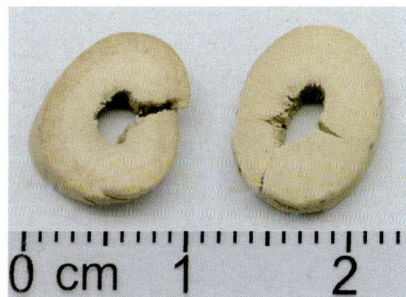

图 10-1　牡丹皮药材

2. 刮丹皮 外表面有刮刀削痕，外表面红棕色或淡灰黄色，有时可见灰褐色斑点状残存外皮。

以条粗长、皮厚、无木心、断面粉白色、粉性足、亮银星多、香气浓者为佳。

（三）显微鉴别

牡丹皮粉末呈淡红棕色。淀粉粒甚多，单粒类圆形或多角形，直径 3 ~ 16μm，脐点点状、裂缝状或飞鸟状；复粒由 2 ~ 6 分粒组成。草酸钙簇晶直径 9 ~ 45μm，有时含晶细胞连接，簇晶排列成行，或一个细胞含数个簇晶。连丹皮可见木栓细胞长方形，壁稍厚，浅红色（图 10 - 2）。

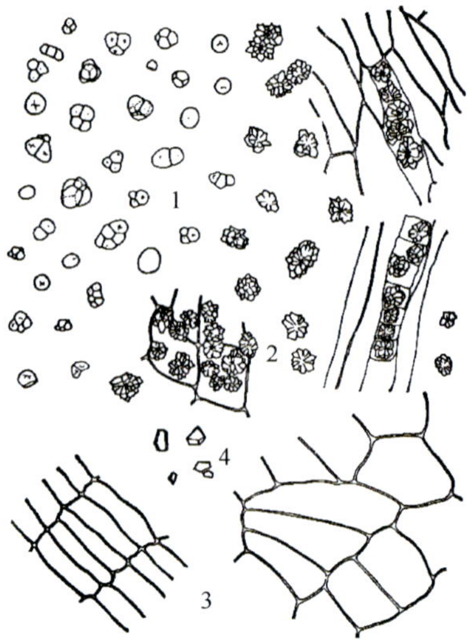

（四）功效应用

清热凉血，活血化瘀。用于热入营血，温毒发斑，吐血衄血，夜热早凉，无汗骨蒸，经闭痛经，跌扑伤痛，痈肿疮毒。成药举例：六味地黄丸、加味逍遥丸、桂枝茯苓丸等。

图 10 - 2　牡丹皮粉末主要特征

1. 淀粉粒　2. 草酸钙簇晶
3. 木栓细胞　4. 草酸钙方晶

二、厚朴

（一）来源

厚朴（Magnoliae Officinalis Cortex）为木兰科植物厚朴 *Magnolia officinalis* Rehd. et Wils. 或凹叶厚朴 *Magnolia officinalis* Rehd. et Wils. var. *biloba* Rehd. et Wils. 的干燥干皮、根皮及枝皮。产于四川、湖北、浙江等地。4 ~ 6 月剥取，根皮和枝皮直接阴干；干皮置沸水中微煮后，堆置阴湿处，"发汗"至内表面变紫褐色或棕褐色时，蒸软，取出，卷成筒状，干燥。

👁 **看一看**

厚朴花

厚朴花为木兰科植物厚朴或凹叶厚朴的干燥花蕾。春季花未开放时采摘，稍蒸后，晒干或低温干燥。厚朴花药材呈长圆锥形。红棕色至棕褐色。花被多为 12 片，肉质，外层的呈长方倒卵形，内层的呈匙形。雄蕊多数，花药条形，淡黄棕色，花丝宽而短。心皮多数，分离，螺旋状排列于圆锥形的花托上。花梗密被灰黄色绒毛，偶无毛。质脆，易破碎。气香，味淡。

厚朴花芳香化湿，理气宽中。用于脾胃湿阻气滞，胸腹痞闷胀满，纳谷不香。

（二）性状鉴别

1. 干皮 呈卷筒状或双卷筒状，长 30 ~ 35cm，厚 0.2 ~ 0.7cm，习称"筒朴"；近根部的干皮一端展开如喇叭口，长 13 ~ 25cm，厚 0.3 ~ 0.8cm，习称"靴筒朴"。外表面灰棕色或灰褐色，粗糙，有时呈鳞片状，较易剥落，有明显椭圆形皮孔和纵皱纹，刮去粗皮者显黄棕色。内表面紫棕色或深紫褐色，较平滑，具细密纵纹，划之显油痕。质坚硬，不易折断，断面颗粒性，外层灰棕色，内层紫褐色或棕色，有油性，有的可见多数小亮星。气香，味辛辣、微苦。

2. 根皮（根朴） 呈单筒状或不规则块片；有的弯曲似鸡肠，习称"鸡肠朴"。质硬，较易折断，断面纤维性。

3. 枝皮（枝朴） 呈单筒状，长 10 ~ 20cm，厚 0.1 ~ 0.2cm。质脆，易折断，断面纤维性。

以皮厚、肉细、内面色紫棕、油性足、断面有小亮星、气味浓厚者为佳。

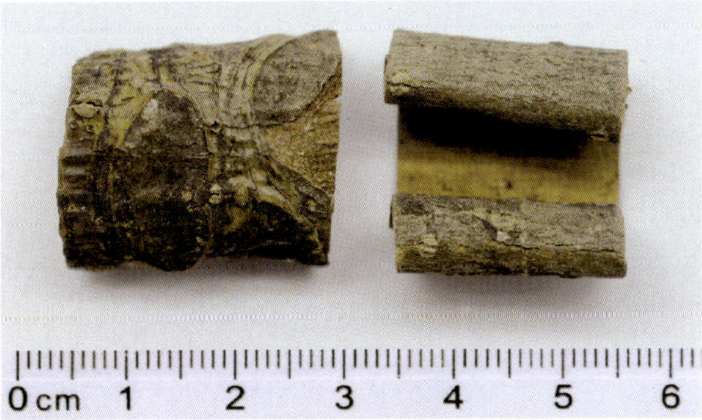

图 10-3 厚朴药材

（三）显微鉴别

厚朴粉末：棕色。纤维甚多，直径 15~32μm，壁甚厚，有的呈波浪形或一边呈锯齿状，木化，孔沟不明显。石细胞类方形、椭圆形、卵圆形或不规则分枝状，直径 11~65μm，有时可见层纹。油细胞椭圆形或类圆形，直径 50~85μm，含黄棕色油状物（图 10-4）。

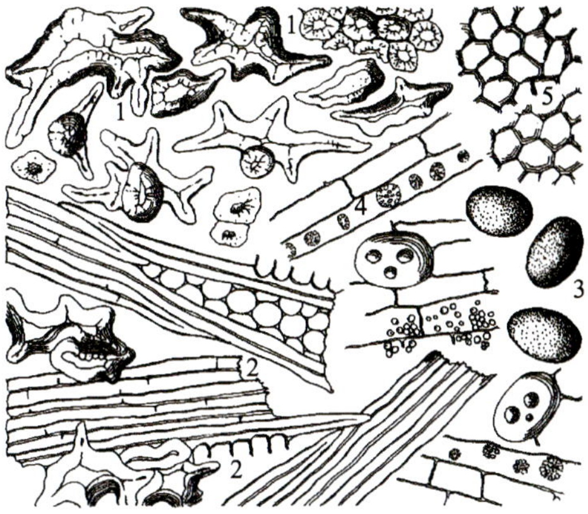

（四）功效应用

燥湿消痰，下气除满。用于湿滞伤中，脘痞吐泻，食积气滞，腹胀便秘，痰饮喘咳。成药举例：保济丸、舒肝丸、香砂养胃丸等。

图 10-4 厚朴粉末主要特征

1. 石细胞 2. 纤维 3. 油细胞
4. 筛管分子 5. 木栓细胞

三、肉桂

（一）来源

肉桂（Cinnamomi Cortex）为樟科植物肉桂 *Cinnamomum cassia* Presl 的干燥树皮。主产于广东、广西、海南、福建等省。多于秋季剥取，阴干。

👁 看一看

阴香

为樟科植物阴香 *Cinnamomum burmanni* (Nees et T. Nees) Blume 的树皮，常作肉桂代用品。此树种芳香油醛酮含量较高，其皮、叶、根均可提制芳香油，广泛用于香料工业及医药工业。从树皮提取的芳香油称广桂油，从枝叶提取的芳香油称广桂叶油，前者可用于食用香精、皂用香精和化妆品，后者则通常用于化妆品香精。叶可代替肉桂树的叶作为腌菜及肉类罐头的香料。

（二）性状鉴别

呈槽状或卷筒状，长 30~40cm，宽或直径 3~10cm，厚 0.2~0.8cm。外表面灰棕色，稍粗糙，有不规则的细皱纹和横向突起的皮孔，有的可见灰白色的斑纹；内表面红棕色，略平坦，有细纵纹，划之显油痕。质硬而脆，易折断，断面不平坦，外层棕色而较粗糙，内层红棕色而油润，两层间有 1 条黄棕色的线纹。气香浓烈，味甜、辣（图 10-5）。

以不破碎、皮厚体重、外表面细致、油性大、香气浓、味甜浓

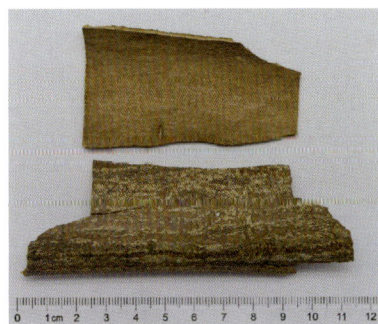

图 10-5 肉桂药材

而微辛、嚼之渣少者为佳。

（三）显微鉴别

肉桂粉末：红棕色。纤维大多单个散在，长梭形，长195～920μm，直径约至50μm，壁厚，木化，纹孔不明显。石细胞类方形或类圆形，直径32～88μm，壁厚，有的一面菲薄。油细胞类圆形或长圆形，直径45～108μm。草酸钙针晶细小，散在于射线细胞中。木栓细胞多角形，含红棕色物（图10-6）。

（四）功效应用

补火助阳，引火归元，散寒止痛，温通经脉。用于阳痿宫冷，腰膝冷痛，肾虚作喘，虚阳上浮，眩晕目赤，心腹冷痛，虚寒吐泻，寒疝腹痛，痛经经闭。成药举例：桂附地黄丸、右归丸、八味肉桂胶囊、丁桂温胃散等。

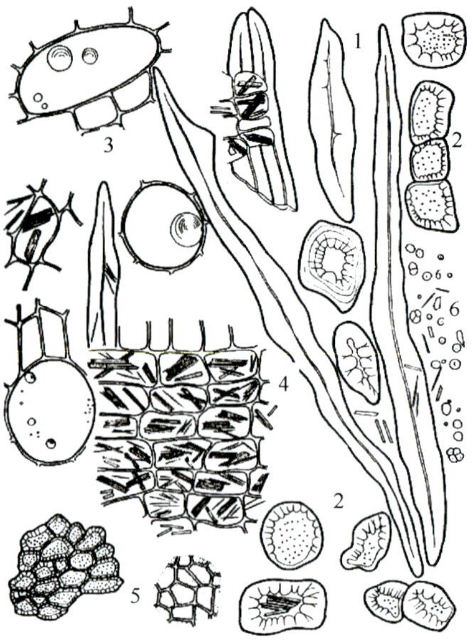

图10-6 肉桂药材粉末主要特征

1. 纤维 2. 石细胞 3. 油细胞
4. 草酸钙针晶 5. 木栓细胞

四、杜仲

（一）来源

杜仲（Eucommiae Cortex）为杜仲科植物杜仲 *Eucommia ulmoides* Oliv. 的干燥树皮。主产于四川、贵州、陕西、湖北等省。4～6月剥取，刮去粗皮，堆置"发汗"至内皮呈紫褐色，晒干。夏初花开放前采收，干燥。

👁 **看一看**

杜仲叶

杜仲叶为杜仲科植物杜仲的干燥叶。夏、秋二季枝叶茂盛时采收，晒干或低温烘干。

杜仲叶药材多破碎，完整叶片展平后呈椭圆形或卵形。表面黄绿色或黄褐色，微有光泽，先端渐尖，基部圆形或广楔形，边缘有锯齿，具短叶柄。质脆，搓之易碎，折断面有少量银白色橡胶丝相连。气微，味微苦。

功能与杜仲相似，具有补肝肾，强筋骨的作用。用于肝肾不足，头晕目眩，腰膝酸痛，筋骨痿软。

（二）性状鉴别

呈板片状或两边稍向内卷，大小不一，厚3～7mm。外表面淡棕色或灰褐色，有明显的皱纹或纵裂槽纹，有的树皮较薄，未去粗皮，可见明显的皮孔。内表面暗紫色，光滑。质脆，易折断，断面有细密、银白色、富弹性的橡胶丝相连。气微，味稍苦（图10-7）。

以皮厚、块大、断面丝多、内表面暗紫色为佳。

图10-7 杜仲药材

（三）显微鉴别

杜仲粉末：棕色。橡胶丝成条或扭曲成团，表面显颗粒性。石细胞甚多，大多成群，类长方形、类圆形、长条形或形状不规则，长约至180μm，直径20～80μm，壁厚，有的胞腔内含橡胶团块。木栓细胞表面观多角形，直径15～40μm，壁不均匀增厚，木化，有细小纹孔；侧面观长方形，壁三面增厚，一面薄，孔沟明显。

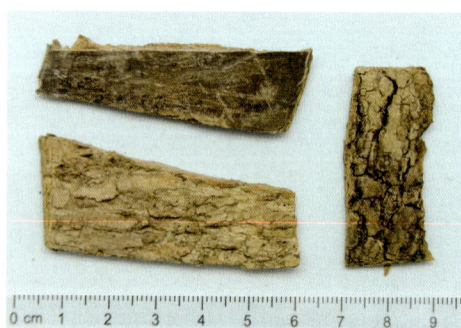

（四）功效应用

补肝肾，强筋骨，安胎。用于肝肾不足，腰膝酸痛，筋骨无力，头晕目眩，妊娠漏血，胎动不安。成药举例：复方杜仲丸、杜仲降压片、强力天麻杜仲丸、杜仲壮骨胶囊等。

练一练

1. 杜仲的药用部分是（ ）
A. 树皮 　 B. 干皮 　 　 C. 枝皮 　 　 D. 根皮 　 　 E. 地上茎
2. 牡丹皮的药用部位是（ ）
A. 树皮 　 B. 干皮 　 　 C. 枝皮 　 　 D. 根皮 　 　 E. 干皮和枝皮
3. 厚朴来源于哪一科植物（ ）
A. 芸香科 　 B. 木兰科 　 　 C. 毛茛科 　 　 D. 樟科 　 　 E. 菊科

答案解析

五、黄柏

（一）来源

黄柏（Phellodendri Chinensis Cortex）为芸香科植物黄皮树 *Phellodendron chinense* Schneid. 的干燥树皮。主产于四川、重庆、贵州等地。习称"川黄柏"。剥取树皮后，除去粗皮，晒干。

（二）性状鉴别

板片状或浅槽状，长宽不一，厚 1～6mm。外表面黄褐色或黄棕色，平坦或具纵沟纹，有的可见皮孔痕及残存的灰褐色粗皮；内表面暗黄色或淡棕色，具细密的纵棱纹。体轻，质硬，断面纤维性，呈裂片状分层，深黄色。气微，味极苦，嚼之有黏性（图 10 - 8）。

以皮厚、断面色黄者为佳。

（三）显微鉴别

粉末：鲜黄色。纤维鲜黄色，直径 16～38μm，常成束，周围细胞含草酸钙方晶，形成晶纤维；含晶细胞壁木化增厚。石细胞鲜黄色，类圆形或纺锤形，直径 35～128μm，有的呈分枝状，枝端锐尖，壁厚，层纹明显；有的可见大型纤维状的石细胞，长可达 900μm。草酸钙方晶众多（图 10 - 9）。

图 10 - 8　黄柏药材

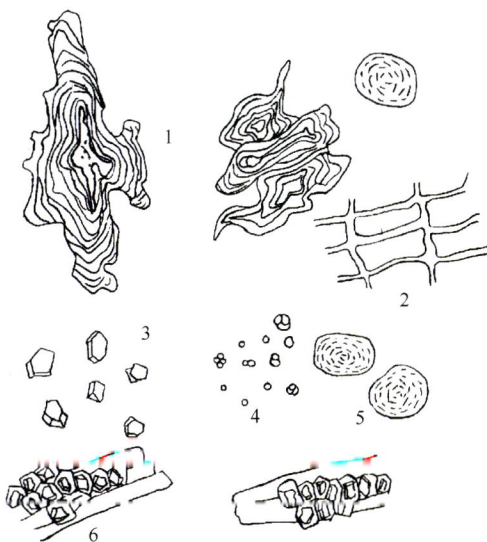

图 10 - 9　黄柏药材粉末主要特征
1. 石细胞　2. 木栓细胞　3. 草酸钙方晶　4. 淀粉粒
5. 黏液细胞　6. 晶纤维

? 想一想

黄柏和另一种药典品种关黄柏有什么区别？

答案解析

（四）功效应用

清热燥湿，泻火除蒸，解毒疗疮。用于湿热泻痢，黄疸尿赤，带下阴痒，热淋涩痛，脚气痿躄，骨蒸劳热，盗汗，遗精，疮疡肿毒，湿疹湿疮。盐黄柏滋阴降火，用于阴虚火旺，盗汗骨蒸。成药举例：三黄膏、止痢宁胶囊、炎可宁片、妇宁栓等。

♥ 药爱生命

市场上一些不法商贩用非法染料金胺O染色其他树皮充当黄柏，金胺O属于工业染色剂，可刺激皮肤黏膜，引起结膜炎、皮炎和上呼吸道刺激症状，且金胺O较难以自然降解，体内残留物具有致癌、致突变、致畸等毒性。故而在鉴定过程中不仅需要严谨、细致、认真，还要有"依法鉴定、质量第一"的法制意识，这样才能守住药材质量安全。

六、其他皮类一般药材

其他皮类一般药材简介，见表10-1。

表10-1 其他皮类一般药材简介

药名	来源	性状	功效
桑白皮	桑科植物桑 *Morus alba* L. 的干燥根皮	呈扭曲的卷筒状、槽状或板片状，长短宽窄不一，厚1～4mm。外表面白色或淡黄白色，较平坦，有的残留橙黄色或棕黄色鳞片状粗皮；内表面黄白色或灰黄色，有细纵纹。体轻，质韧，纤维性强，难折断，易纵向撕裂，撕裂时有粉尘飞扬。气微，味微甘	泻肺平喘，利水消肿
（附：桑枝）	桑科植物桑 *Morus alba* L. 的干燥嫩枝	呈长圆柱形，少有分枝，长短不一，直径0.5～1.5cm。表面灰黄色或黄褐色，有多数黄褐色点状皮孔及细纵纹，并有灰白色略呈半圆形的叶痕和黄棕色的腋芽。质坚韧，不易折断，断面纤维性。切片厚0.2～0.5cm，皮部较薄，木部黄白色，射线放射状，髓部白色或黄白色。气微，味淡	祛风湿，利关节
（附：桑叶）	桑科植物桑 *Morus alba* L. 的干燥叶	皱缩、破碎。完整者有柄，叶片展平后呈卵形或宽卵形，长8～15cm，宽7～13cm。先端渐尖，基部截形、圆形或心形，边缘有锯齿或钝锯齿，有的不规则分裂。上表面黄绿色或浅黄棕色，有的有小疣状突起；下表面颜色稍浅，叶脉突出，小脉网状，脉上被疏毛，脉基具簇毛。质脆。气微，味淡、微苦涩	疏散风热，清肺润燥，清肝明目
（附：桑椹）	桑科植物桑 *Morus alba* L. 的干燥果穗	聚花果，由多数小瘦果集合而成，呈长圆形，长1～2cm，直径0.5～0.8cm。黄棕色、棕红色或暗紫色，有短果序梗。小瘦果卵圆形，稍扁，长约2mm，宽约1mm，外具肉质花被片4枚。气微，味微酸而甜	滋阴补血，生津润燥
五加皮	五加科植物细柱五加 *Acanthopanax gracilistylus* W. W. Smith 的干燥根皮	呈不规则卷筒状，长5～15cm，直径0.4～1.4cm，厚约0.2cm。外表面灰褐色，有稍扭曲的纵皱纹和横长皮孔样斑痕；内表面淡黄色或灰黄色，有细纵纹。体轻，质脆，易折断，断面不整齐，灰白色。气微香，味微辣而苦	祛风除湿，补益肝肾，强筋壮骨，利水消肿
香加皮	萝藦科植物杠柳 *Periploca sepium* Bge. 的干燥根皮	呈卷筒状或槽状，少数呈不规则的块片状，长3～10cm，直径1～2cm，厚0.2～0.4cm。外表面灰棕色或黄棕色，栓皮松软常呈鳞片状，易剥落。内表面淡黄色或淡黄棕色，较平滑，有细纵纹。体轻，质脆，易折断，断面不整齐，黄白色。有特异香气，味苦	利水消肿，祛风湿，强筋骨

续表

药名	来源	性状	功效
地骨皮	茄科植物枸杞 Lycium chinense Mill. 或宁夏枸杞 Lycium barbarum L. 的干燥根皮	呈筒状或槽状，长 3～10cm，宽 0.5～1.5cm，厚 0.1～0.3cm。外表面灰黄色至棕黄色，粗糙，有不规则纵裂纹，易成鳞片状剥落。内表面黄白色至灰黄色，较平坦，有细纵纹。体轻，质脆，易折断，断面不平坦，外层黄棕色，内层灰白色。气微，味微甘而后苦	凉血除蒸，清肺降火
合欢皮	豆科植物合欢 Albizia julibrissin Durazz. 的干燥树皮	卷曲筒状或半筒状，长 40～80cm，厚 0.1～0.3cm。外表面灰棕色至灰褐色，稍有纵皱纹，有的成浅裂纹，密生明显的椭圆形横向皮孔，棕色或棕红色，偶有突起的横棱或较大的圆形枝痕，常附有地衣斑；内表面淡黄棕色或黄白色，平滑，有细密纵纹。质硬而脆，易折断，断面呈纤维性片状，淡黄棕色或黄白色。气微香，味淡、微涩、稍刺舌，而后喉头有不适感	解郁安神，活血消肿
（附：合欢花）	豆科植物合欢 Albizia julibrissin Durazz. 的干燥花序或花蕾。前者习称"合欢花"，后者习称"合欢米"	合欢花：头状花序，皱缩成团。总花梗长 3～4cm，有时与花序脱离，黄绿色，有纵纹，被稀疏毛茸。花全体密被毛茸，细长而弯曲，长 0.7～1cm，淡黄色或黄褐色，无花梗或几无花梗。花萼筒状，先端有 5 小齿；花冠筒长约为萼筒的 2 倍，先端 5 裂，裂片披针形；雄蕊多数，花丝细长，黄棕色至黄褐色，下部合生，上部分离，伸出花冠筒外。气微香，味淡。 合欢米：呈棒槌状，长 2～6mm，膨大部分直径约 2mm，淡黄色至黄褐色，全体被毛茸，花梗极短或无。花萼筒状，先端有 5 小齿；花冠未开放；雄蕊多数，细长并弯曲，基部连合，包于花冠内。气微香，味淡	解郁安神
苦楝皮	楝科植物川楝 Melia toosendan Sieb. et Zucc. 或楝 Melia azedarach L. 的干燥树皮和根皮	不规则板片状、槽状或半卷筒状，长宽不一，厚 2～6mm。外表面灰棕色或灰褐色，粗糙，有交织的纵皱纹和点状灰棕色皮孔，除去粗皮者淡黄色；内表面类白色或淡黄色。质韧，不易折断，断面纤维性，呈层片状，易剥离。气微，味苦	杀虫，疗癣
秦皮	木犀科植物苦枥白蜡树 Fraxinus rhynchophylla Hance、白蜡树 Fraxinus chinensis Roxb.、尖叶白蜡树 Fraxinus szaboana Lingelsh. 或宿柱白蜡树 Fraxinus stylosa Lingelsh. 的干燥枝皮或干皮	枝皮：呈卷筒状或槽状，长 10～60cm，厚 1.5～3mm。外表面灰白色、灰棕色至黑棕色或相间呈斑状，平坦或稍粗糙，并有灰白色圆点状皮孔及细斜皱纹，有的具分枝痕。内表面黄白色或棕色，平滑。质硬而脆，断面纤维性，黄白色。气微，味苦 干皮：为长条状块片，厚 3～6mm。外表面灰棕色，具龟裂状沟纹及红棕色圆形或横长的皮孔。质坚硬，断面纤维性较强	清热燥湿，收涩止痢，止带，明目

目标检测

答案解析

一、单项选择题

1. 黄柏来源于（　　）

　　A. 橘　　　　　　B. 黄皮树　　　　C. 黄檗　　　　D. 酸橙　　　　E. 柚

2. 折断面有细密、银白色、富弹性的橡胶丝相连的药材是（　　）

　　A. 杜仲　　　　　B. 牡丹皮　　　　C. 黄柏　　　　D. 肉桂　　　　E. 黄连

3. 牡丹皮粉末中含（　　）

　　A. 针晶　　　　　B. 砂晶　　　　　C. 方晶　　　　D. 簇晶　　　　E. 柱晶

4. 下列植物干皮、枝皮、根皮均可入药的是（　　）

　　A. 肉桂　　　　　B. 黄檗　　　　　C. 凹叶厚朴　　　D. 牡丹　　　　E. 合欢皮

5. 下列中药内表面红棕色，有细纵纹，划之显油痕。质硬而脆，断面不平坦，气香浓烈，味甜、

辣的是（　　）

A. 黄柏   B. 牡丹皮   C. 肉桂   D. 杜仲   E. 地骨皮

二、多项选择题

1. 厚朴粉末的显微特征是（　　）

    A. 油细胞椭圆形或类圆形，含黄棕色油状物

    B. 石细胞类方形、椭圆形、卵圆形或不规则分枝状

    C. 纤维甚多，壁甚厚，有的呈波浪形或一边呈锯齿状

    D. 石细胞类方形、椭圆形、卵圆形或不规则分枝状

    E. 薄壁细胞含草酸钙砂晶，并含多数淀粉粒

2. 关于牡丹皮，下列说法正确的是（　　）

    A. 牡丹皮为毛茛科植物牡丹的干燥根皮

    B. 牡丹采挖根部，刮去粗皮，除去木心，习称"连丹皮"

    C. 牡丹皮气芳香，味微苦而涩

    D. 牡丹皮质硬而脆，易折断，断面较平坦，淡粉红色，粉性

    E. 牡丹皮内表面紫棕色或深紫褐色，较平滑，具细密纵纹

3. 下列关于黄柏粉末特征描述，正确的是（　　）

    A. 分枝状石细胞   B. 草酸钙方晶   C. 石细胞鲜黄色   D. 油细胞   E. 粉末呈红棕色

三、简答题

1. 黄柏的性状鉴别特征有哪些？

2. 牡丹皮的粉末显微特征有哪些？

书网融合……

重点回顾   微课   习题   天然药物图谱相册

第十一章 叶类药材

导学情景

情景描述：某医院药剂科药士在进货时发现，本次由商家提供的番泻叶与以往有些差别：部分叶片呈卵圆形或倒卵形，长 1~2cm，全缘，叶端钝圆或微凹，基部对称或不对称，表面灰绿色或红棕色，密被灰白色绒毛。经药剂科认定，此批货品掺杂了番泻叶伪品耳叶番泻的干燥叶片，遂认定不予入库，退还商家。

情景分析：药材番泻叶是常用中药材，具有泻热行滞、通便、利水的功效。进口番泻叶中时有发现掺有耳叶番泻叶的干燥叶片。耳叶番泻叶含有的番泻苷含量甚微，无泻下作用，不供药用。

讨论：番泻叶的性状特征是什么？与耳叶番泻叶有哪些区别？市面上还有哪些植物的叶伪充番泻叶？

学前导语：带有"番"字的中药，往往指舶来品。番泻叶药名包含了产地、功效和药用部位，是我国进口药材之一，是临床常用的清热泻下药。

第一节 叶类生药的概述

PPT

叶类生药一般以完整的干燥叶入药。大多为单叶，如枇杷叶、艾叶；少数为复叶的小叶，如番泻叶；也有的是带叶的嫩枝，如侧柏叶。

一、性状鉴别

叶类生药的性状鉴别首先应观察叶片的状态和表面颜色，选择的样品一定要具有代表性。叶类天然药物一般呈蜷曲、皱缩或破碎状态，通常将其湿润后平展开再进行观察，判断是单叶还是复叶的小叶，应注意叶片的形状、大小、对称性、表面颜色、叶脉、叶端、叶缘、叶基、质地、叶柄的状态、托叶及茎枝的有无及状态、气、味等特征。叶片的表面特征复杂多样，有的覆盖有角质层，光滑无毛；

有的一面或全体被毛；有的在放大镜下可观察到腺鳞；有的对光可观察到腺点。

二、显微鉴别

叶类生药的显微鉴别主要观察叶片的表皮、叶肉和主脉三个部分的特征。一般应做叶主脉部分的横切片、表面制片或粉末制片。横切片观察表皮、叶肉和叶脉的组织构造；表面制片观察表皮细胞、气孔及各种附属物的形态；粉末制片与表面制片所观察的特征基本相同，但毛茸多断裂，还应注意晶体的类型及特征。

第二节　常用叶类生药 📱微课

PPT

一、大青叶

（一）来源

大青叶（Isatidis Folium）为十字花科植物菘蓝（*Isatis indigotica* Fort.）的干燥叶。全国各地均有栽培。夏、秋二季分 2 ~ 3 次采收，除去杂质，晒干。

（二）性状鉴别

多皱缩卷曲，有的破碎。完整叶片展平后呈长椭圆形至长圆状倒披针形，长 5 ~ 20cm，宽 2 ~ 6cm；上表面暗灰绿色，有的可见色较深稍突起的小点；先端钝，全缘或微波状，基部狭窄下延至叶柄呈翼状；叶柄长 4 ~ 10cm，淡棕黄色。质脆。气微，味微酸、苦、涩。

（三）显微鉴别

大青叶横切面：①表皮外被角质层，上下表皮为 1 列切向延长的细胞。②叶肉中海绵组织与栅栏组织无明显区分。③主脉外韧型维管束 4 ~ 9 个，中央 1 个形状较大，在每个维管束的上、下侧均可见到厚壁组织。④薄壁组织中有含芥子酶的类圆形分泌细胞，较其周围薄壁细胞小（图 11 - 1）。

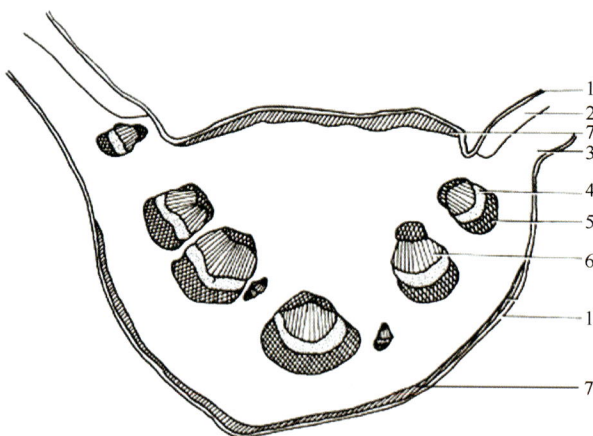

图 11 - 1　大青叶横切面简图
1. 表皮　2. 栅栏组织　3. 海绵组织　4. 韧皮部　5. 厚壁组织　6. 木质部　7. 厚角组织

大青叶粉末：绿褐色。下表皮细胞垂周壁稍弯曲，略成连珠状增厚；气孔不等式，副卫细胞 3 ~ 4 个。叶肉组织分化不明显；叶肉细胞中含蓝色细小颗粒状物，亦含橙皮苷样结晶。

（四）功效应用

清热解毒，凉血消斑。用于温病高热，神昏，发斑发疹，痄腮，喉痹，丹毒，痈肿。成药举例：复方大青叶合剂。

二、番泻叶

（一）来源

番泻叶（Sennae Folium）为豆科植物狭叶番泻（*Cassia angustifolia* Vahl）或尖叶番泻（*Cassia acutifolia* Delile）的干燥小叶。狭叶番泻主产于印度、埃及和苏丹。尖叶番泻主产于埃及。我国海南、云南和广东等地有栽培。狭叶番泻叶在开花前采收，阴干，用水压机打包。尖叶番泻叶在果实将近成熟时采收，晒干，按全叶与碎叶分别包装。

（二）性状鉴别

1. 狭叶番泻 呈长卵形或卵状披针形，长 1.5～5cm，宽 0.4～2cm，叶端急尖，叶基稍不对称，全缘。上表面黄绿色，下表面浅黄绿色，无毛或近无毛，叶脉稍隆起。革质。气微弱而特异，味微苦，稍有黏性。

2. 尖叶番泻 呈披针形或长卵形，略卷曲，叶端短尖或微突，叶基不对称，两面均有细短毛茸。

均以完整、色绿、无小枝及杂质者为佳（图 11-2）。

（三）显微鉴别

番泻叶横切面：表皮细胞 1 列，有气孔和单细胞非腺毛，非腺毛基部略弯曲，壁厚，疣状突起明显。叶肉两面均有栅栏组织，各为 1 列栅栏细胞，上面的栅栏组织较长，下面的较短；海绵组织的薄壁细胞中含有细小的草酸钙簇晶。主脉为外韧型维管束，微木化的纤维束分布于维管束上下两侧，纤维束外有含草酸钙方晶的薄壁细胞，形成晶纤维（图 11-3）。

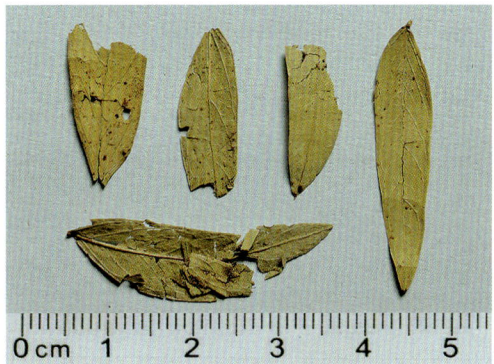

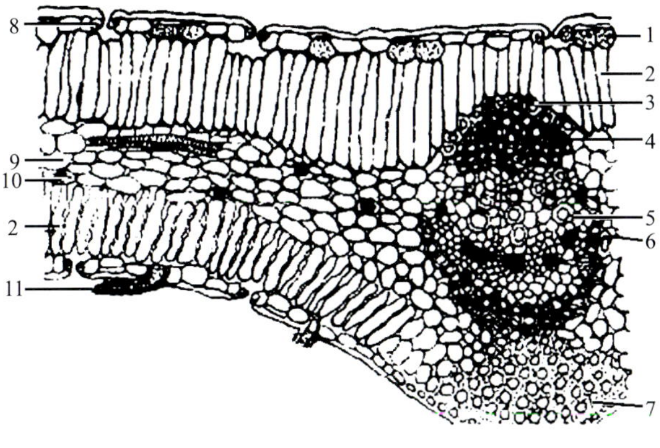

图 11-2 番泻叶药材

图 11-3 番泻叶横切面简图

1. 上表皮 2. 栅栏组织 3. 方晶 4. 中柱鞘纤维 5. 木质部 6. 韧皮部
7. 厚角组织 8. 气孔 9. 海绵组织 10. 簇晶 11. 非腺毛

番泻叶粉末：淡绿色或黄绿色。晶纤维多，草酸钙方晶直径 12～15μm。非腺毛单细胞，长 100～350μm，直径 12～25μm，壁厚，有疣状突起。草酸钙簇晶存在于叶肉薄壁细胞中，直径 9～20μm。上下表皮细胞表面观呈多角形，垂周壁平直；上下表皮均有气孔，主为平轴式，副卫细胞大多为 2 个，也有 3 个（图 11 - 4）。

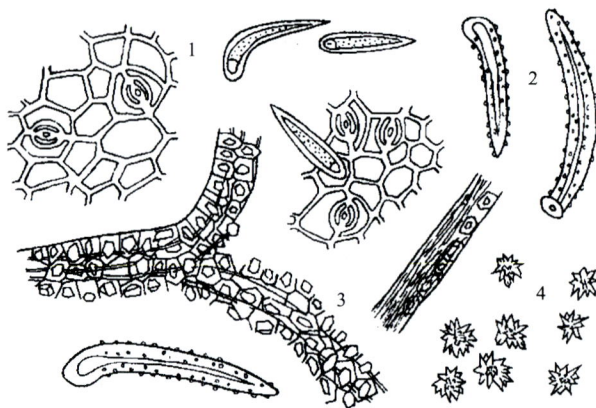

图 11 - 4　番泻叶粉末主要特征
1. 表皮细胞及平轴式气孔　2. 非腺毛　3. 晶鞘纤维　4. 草酸钙簇晶

✎ **练一练**

番泻叶的草酸钙簇晶位于（　　）

A. 表皮　　　　　　B. 厚角组织　　　　　　C. 海绵组织

D. 栅栏组织　　　　E. 纤维

答案解析

（三）功效应用

泻热行滞，通便，利水。用于热结积滞，便秘腹痛，水肿胀满。

❓ **想一想**

请以番泻叶为例解释等面叶。

答案解析

三、紫苏叶

（一）来源

紫苏（Perillae Folium）为唇形科植物紫苏（*Perilla frutescens* Britt.）的干燥叶（或带嫩枝）。夏季枝叶茂盛时采收，除去杂质，晒干。

（二）性状鉴别

叶片多皱缩卷曲、破碎，完整者展平后呈卵圆形，长 4 ~ 11cm，宽 2.5 ~ 9cm。先端长尖或急尖，基部圆形或宽楔形，边缘具圆锯齿。两面紫色或上表面绿色，下表面紫色，疏生灰白色毛，下表面有多数凹点状的腺鳞。叶柄长 2 ~ 7cm，紫色或紫绿色。质脆。带嫩枝者，枝的直径 2 ~ 5mm，紫绿色，断面中部有髓。气清香，味微辛（图 11 - 5）。

（三）显微鉴别

紫苏叶粉末：棕绿色。直径 16 ~ 346μm，表面具线状纹理，有的细胞充满紫红色或粉红色物。腺毛头部多为 2 细胞，直径 17 ~ 36μm，柄单细胞。腺鳞常破碎，头部 4 ~ 8 细胞。上、下表皮细胞不规则

图 11-5 紫苏叶药材

形，垂周壁波状弯曲，气孔直轴式，下表皮气孔较多。草酸钙簇晶细小，存在于叶肉细胞中。

（四）功效应用

解表散寒，行气和胃。用于风寒感冒，咳嗽呕恶，妊娠呕吐，鱼蟹中毒。成药举例：参苏丸、香苏正胃丸、苏黄止咳胶囊。

附：紫苏子（Perillae Fructus）

【来源】唇形科植物紫苏 *Perilla frutescens*（L.）Britt. 的干燥成熟果实。秋季果实成熟时采收，除去杂质，晒干。

【性状鉴别】呈卵圆形或类球形，直径约 1.5mm。表面灰棕色或灰褐色，有微隆起的暗紫色网纹，基部稍尖，有灰白色点状果梗痕。果皮薄而脆，易压碎。种子黄白色，种皮膜质，子叶 2，类白色，有油性。压碎有香气，味微辛。

【功效应用】降气化痰，止咳平喘，润肠通便。用于痰壅气逆，咳嗽气喘，肠燥便秘。成药举例：苏子降气丸。

👁 看一看

　　紫苏的茎叶有多种用途。它们的嫩茎叶可以用来凉拌或者做汤；还可以用来提取紫苏油。紫苏油里面含有一种叫紫苏醛的物质，正是这种物质赋予了紫苏浓郁的香气。除了在吃肉的时候为我们解腻，紫苏叶精油还可以用于烟草加工、蛋糕、牙膏等方面。

　　紫苏有用的不仅仅是它们的茎叶。它们的种子也有很大用处，因为有些变种的种子出油率可以高达 45%。所以，这些特别的紫苏有一个别称，叫做野芝麻。因为它像芝麻一样，能提供食用油。

四、艾叶

（一）来源

艾叶（Artemisiae Argyi Folium）为菊科植物艾（*Artemisia argyi* Levi. et Vant.）的干燥叶。夏季花未开时采摘，除去杂质，晒干。

（二）性状鉴别

本品多皱缩、破碎，有短柄。完整叶片展平后呈卵状椭圆形，羽状深裂，裂片椭圆状披针形，边缘有不规则的粗锯齿；上表面灰绿色或深黄绿色，有稀疏的柔毛和腺点；下表面密生灰白色绒毛（图 11-6）。质柔软。气清

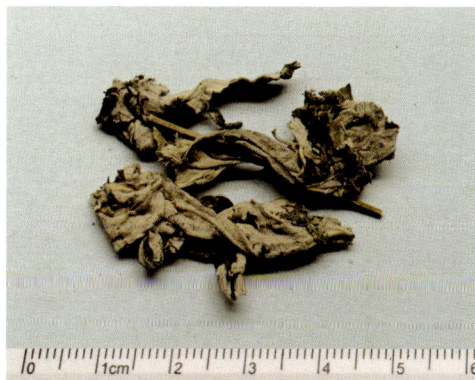

图 11-6 艾叶药材

香，味苦。

（三）显微鉴别

艾叶粉末：绿褐色。非腺毛有两种：一种为 T 形毛，顶端细胞长而弯曲，两臂不等长，柄 2~4 细胞；另一种为单列性非腺毛，3~5 细胞，顶端细胞特长而扭曲，常断落。腺毛表面观鞋底形，由 4、6 细胞相对叠合而成，无柄。草酸钙簇晶，直径 3~7μm，存在于叶肉细胞中（图 11-7）。

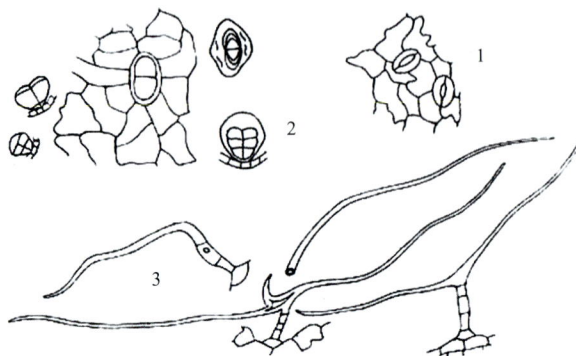

图 11-7　艾叶粉末主要特征
1. 表皮细胞及气孔　2. 腺毛　3. 非腺毛

（四）功效应用

温经止血，散寒止痛；外用祛湿止痒。用于吐血，衄血，崩漏，月经过多，胎漏下血，少腹冷痛，经寒不调，宫冷不孕；外治皮肤瘙痒。醋艾炭温经止血，用于虚寒性出血。成药举例：艾附暖宫丸、药艾条。

❤ 药爱生命

　　艾叶是我国劳动人民认识和应用较早的中药之一。在我国民间广泛利用，历史悠久，有的用来治疗养病如艾灸，有的用来食用充饥。艾叶容易生长，特别是在我国南方的丘陵地带，生长得极为茂盛。每逢端午人们吃粽子、赛龙舟、纪念屈原的同时，还会将艾叶插在自家的门楣上，用以辟邪驱毒，祈求平安。

五、其他叶类一般药材

其他叶类一般药材简介见表 11-1。

表 11-1　其他叶类一般药材简介

药名	来源	性状	功效
石韦	水龙骨科植物庐山石韦 *Pyrrosia sheareri* Ching、石韦 *Pyrrosia lingua* Farwell 或有柄石韦 *Pyrrosia petiolosa* Ching 的干燥叶	庐山石韦：叶片略皱缩，展平后呈披针形，长 10~25cm，宽 3~5cm。先端渐尖，基部耳状偏斜，全缘，边缘常向内卷曲；上表面黄绿色或灰绿色，散布有黑色圆形小凹点；下表面密生红棕色星状毛，有的侧脉间布满棕色圆点状的孢子囊群。叶柄具四棱，长 10~20cm，直径 1.5~3mm，略扭曲，有纵槽。叶片革质。气微，味微涩苦 石韦：叶片披针形或长圆披针形，长 8~12cm，宽 1~3cm。基部楔形，对称。孢子囊群在侧脉间，排列紧密而整齐。叶柄长 5~10cm，直径约 1.5mm 有柄石韦：叶片多卷曲呈筒状，展平后呈长圆形或卵状长圆形，长 3~8cm，宽 1~2.5cm。基部楔形，对称；下表面侧脉不明显，布满孢子囊群。叶柄长 3~12cm，直径约 1mm	利尿通淋，清肺止咳，凉血止血

续表

药名	来源	性状	功效
枇杷叶	蔷薇科植物枇杷 *Eriobotrya japonica* Lindl. 的干燥叶。全年均可采收，晒至七八成干时，扎成小把，再晒干	呈长圆形或倒卵形，长 12～30cm，宽 4～9cm。先端尖，基部楔形，边缘有疏锯齿，近基部全缘。上表面灰绿色、黄棕色或红棕色，较光滑；下表面密被黄色绒毛，主脉于下表面显著突起，侧脉羽状；叶柄极短，被棕黄色绒毛。革质而脆，易折断。气微，味微苦	清肺止咳，降逆止呕
淫羊藿	小檗科植物淫羊藿 *Epimedium brevicornu* Maxim.、箭叶淫羊藿 *Epimedium sagittatum* Maxim.、柔毛淫羊藿 *Epimedium pubescens* Maxim. 或朝鲜淫羊藿 *Epimedium koreanum* Nakai 的干燥叶。夏、秋季茎叶茂盛时采收，晒干或阴干	淫羊藿：二回三出复叶；小叶片卵圆形，长 3～8cm，宽 2～6cm；先端微尖，顶生小叶基部心形，两侧小叶较小，偏心形，外侧较大，呈耳状，边缘具黄色刺毛状细锯齿；上表面黄绿色，下表面灰绿色，主脉 7～9 条，基部有稀疏细长毛，细脉两面突起，网脉明显；小叶柄长 1～5cm。叶片近革质。气微，味微苦 箭叶淫羊藿：一回三出复叶，小叶片长卵形至卵状披针形，长 4～12cm，宽 2.5～5cm；先端渐尖，两侧小叶基部明显偏斜，外侧多呈箭形。下表面疏被粗短伏毛或近无毛。叶片革质	补肾阳，强筋骨，祛风湿
侧柏叶	柏科植物侧柏 *Platycladus orientalis* Franco 的干燥枝梢和叶。多在夏、秋二季采收，阴干	多分枝，小枝扁平。叶细小鳞片状，交互对生，贴伏于枝上，深绿色或黄绿色。质脆，易折断。气清香，味苦涩、微辛	凉血止血，化痰止咳，生发乌发
附：柏子仁	柏科植物侧柏 *Platycladus orientalis* Franco 的干燥成熟种仁。秋、冬二季采收成熟种子，晒干，除去种皮，收集种仁	呈长卵形或长椭圆形，长 4～7mm，直径 1.5～3mm。表面黄白色或淡黄棕色，外包膜质内种皮，顶端略尖，有深褐色的小点，基部钝圆。质软，富油性。气微香，味淡	养心安神，润肠通便，止汗
荷叶	睡莲科植物莲 *Nelumbo nucifera* Gaertn. 的干燥叶。夏、秋二季采收，晒至七八成干时，除去叶柄，折成半圆形或折扇形，干燥	呈半圆形或折扇形，展开后呈类圆形，全缘或稍呈波状，直径 20～50cm。上表面深绿色或黄绿色，较粗糙；下表面淡灰棕色，较光滑，有粗脉 21～22 条，自中心向四周射出；中心有突起的叶柄残基。质脆，易破碎。稍有清香气，味微苦	清暑化湿，升发清阳，凉血止血

目标检测

答案解析

一、单项选择题

1. 主要含有蒽醌衍生物的药材是（　）

    A. 大青叶　　　　B. 淫羊藿　　　　C. 枇杷叶　　　　D. 番泻叶　　　　E. 荷叶

2. 大青叶的原植物为（　）

    A. 爵床科的马蓝　　　　　　　　　　B. 蓼科的蓼蓝

    C. 十字花科的菘蓝　　　　　　　　　D. 马鞭草科的路边青

    E. 柏科的侧柏

3. 具有温经止血、散寒止痛功效的药材是（　）

    A. 艾叶　　　　　B. 淫羊藿　　　　C. 枇杷叶　　　　D. 大青叶　　　　E. 银杏叶

4. 叶脉是叶片中的（　）

    A. 导管　　　　　B. 纤维　　　　　C. 维管束　　　　D. 表皮　　　　　E. 栅栏组织

5. 两面紫色或上表面绿色，下表面紫色的药材是（　）

    A. 番泻叶　　　　B. 紫苏叶　　　　C. 大青叶　　　　D. 艾叶　　　　　E. 枇杷叶

6. 具二叉分支脉的药材是（　　）

  A. 荷叶　　　 B. 侧柏叶　　　 C. 银杏叶　　　 D. 石韦　　　 E. 大青叶

7. 具有凉血、止血作用的药材是（　　）

  A. 石韦　　　 B. 紫苏叶　　　 C. 大青叶　　　 D. 侧柏叶　　　 E. 艾叶

8. 下表面密被黄色绒毛的药材是（　　）

  A. 菊科植物艾的干燥叶　　　 B. 蔷薇科植物枇杷的干燥叶

  C. 唇形科植物紫苏的干燥叶　　　 D. 十字花科植物菘蓝的干燥叶

  E. 柏科植物侧柏的干燥叶

9. 呈半圆形或折扇形，展开后呈类圆形，全缘或稍呈波状的药材是（　　）

  A. 荷叶　　　 B. 侧柏叶　　　 C. 银杏叶　　　 D. 石韦　　　 E. 大青叶

10. 叶细小鳞片状，交互对生，贴伏于枝上的药材是（　　）

  A. 紫苏叶　　　 B. 番泻叶　　　 C. 枇杷叶　　　 D. 侧柏叶　　　 E. 石韦

二、多项选择题

1. 镜检具有晶纤维的药材有（　　）

  A. 番泻叶　　　 B. 大青叶　　　 C. 甘草　　　 D. 黄柏　　　 E. 荷叶

2. 下列为狭叶番泻叶性状特征的是（　　）

  A. 呈长卵形或卵状披针形，长 1.5~5cm，宽 0.4~2cm

  B. 叶端短尖或微突，叶基不对称

  C. 上表面黄绿色，下表面浅黄绿色，无毛或近无毛，叶脉稍隆起

  D. 气微弱而特异，味微苦，稍有黏性

  E. 一回三出复叶，小叶片长卵形至卵状披针形

3. 主要化学成分为挥发油的药材有（　　）

  A. 枇杷叶　　　 B. 紫苏叶　　　 C. 艾叶　　　 D. 银杏叶　　　 E. 荷叶

4. 番泻叶的主要显微特征有（　　）

  A. 草酸钙簇晶　　　 B. 单细胞非腺毛

  C. 晶纤维　　　 D. 直轴式气孔

  E. 碳酸钙晶体

三、简答题

狭叶番泻叶与尖叶番泻叶在性状上有什么区别？

书网融合……

 📄重点回顾　　　　e 微课　　　　📄习题　　　　📄薄荷茎显微图　　　　📄淡竹叶显微图

 📄番泻叶显微图　　　📄麻黄茎显微图　　　📄石斛茎显微图　　　📄天然药物图谱相册1　　　📄天然药物图谱相册2

第十二章　花类药材

📖 导学情景

情景描述： 王伯最近外感风寒，鼻腔黏膜充血，出现鼻塞、流清水涕、鼻痒、喉部不适、咳嗽等症状。前来咨询在市医院实习的药学专业邻居吕时珍。

情景分析： 日常生活中，有许多这样的人，只要受寒就出现这种症状。

讨论： 请问王伯患什么疾病？有哪种证候？推荐使用哪些中成药治疗？

学前导语： 病毒、细菌、花粉、环境变应原、各种理化因子等引起鼻腔黏膜的炎症，出现鼻塞、流清水涕、鼻痒、喉部不适、咳嗽等症状。辛夷具有散风寒，通鼻窍作用。药店有复方辛夷滴鼻液、辛夷鼻炎丸、十三味辛夷滴鼻剂等。请举出其他治疗鼻炎的方剂有哪些？

第一节　花类生药的概述

PPT

花类中药是指以植物未开放的花蕾或刚开放的花为药用的药材，通常包括完整的花、花序或花的某一部分。

一、性状鉴别

花类生药的鉴别要注意观察萼片、花瓣、雄蕊和雌蕊的数目及其着生位置、形状、颜色、被毛与否、气味等；以花序入药，除单朵花外，需注意花序类别、总苞片或苞片等。菊科植物还需观察花序托的形状，有无被毛等。以花的某一部分入药者，如松花粉、蒲黄，则应注意其色泽、粉末粗细度等，必要时结合显微鉴别。

花类生药的形状、颜色、气味一般较特异，易于鉴别；但同属植物的花较相近应仔细观察。

花类生药久储或保存不善易引起颜色变暗甚至变色，气味也较淡，应注意在阴凉干燥处贮藏。

二、显微鉴别

花类生药的显微鉴别一般只作表面制片和粉末片观察。

1. 苞片和萼片　与叶片构造类似，以观察表面观为主。注意上、下表皮细胞的形态，有无气孔及毛茸等分布，气孔和毛茸的类型、形状及分布情况等。

2. 花瓣　有无毛茸，少数气孔及气孔类型。有无分泌组织，如油室（丁香）、管状分泌组织（红花）。导管类型。

3. 雄蕊　注意花粉粒的形状、大小、表面纹理，萌发孔的类型、数目等，有重要鉴定意义。

4. 雌蕊　主要应观察子房壁表皮细胞、花柱表皮细胞、柱头表皮细胞。

5. 花梗和花托　与茎相似，注意表皮、皮层、内皮层、维管束及髓部是否明显，有无厚壁组织、分泌组织、草酸钙结晶、淀粉粒等。

◉ 看一看

花粉过敏

春天是花粉最多的时节，空气中飘浮的花粉，引起的过敏又称花粉症，就是指具有过敏体质的人因接触或吸入致敏花粉，身体出现各种过敏反应的免疫性疾病。当花粉触及皮肤的时候，皮肤细胞发生变态反应，表现为红肿、风团、发痒、脱皮等皮肤过敏症状。当通过呼吸道吸入花粉时，呼吸道黏膜发生一系列变态反应，表现为阵发性鼻内发痒、连续打喷嚏、流大量清水涕、鼻塞、眼痒、流泪、咳嗽、咽喉疼痛、头痛等症状。因此，花粉是引起过敏性鼻炎、过敏性咽喉炎、过敏性咳嗽、哮喘等呼吸系统过敏性疾病的重要过敏源之一。花粉过敏的发病机制为，过敏体质的人机体中含有一种被叫作IgE的免疫球蛋白，花粉与之结合，使肥大细胞脱粒，释放出过敏介质组织胺，而组织胺又能使机体毛细血管通透性增加，引起黏膜水肿、腺体分泌增加及瘙痒。

传统治疗方法主要还是以控制、缓解过敏症状、降低机体对抗原的敏感性为主，可局部用药，也可口服用药，如氯苯那敏、阿司咪唑等，但只能缓解过敏症状，无法有效改善过敏体质。

第二节　常用花类生药

PPT

一、辛夷

（一）来源

辛夷（Magnoliae Flos）为木兰科植物望春花 *MagnoLia biondii* Pamp.、玉兰 *M. denudate* Desr. 或武当玉兰 *M. sprengeri* Pamp. 的干燥花蕾。主产于四川、河南、安徽等省。冬末春初花未开放时采收，除去枝梗，阴干。

（二）性状鉴别

1. 望春花　呈长卵形，似毛笔头，长 1.2～2.5cm，直径 0.8～1.5cm。基部常具短梗，长约 5mm，梗上有类白色点状皮孔。苞片 2～3 层，每层 2 片，两层苞片间有小鳞芽，苞片外表面密被灰白色或灰绿色茸毛，内表面类棕色，无毛。花被片 9，棕色，外轮花被片 3，条形，约为内两轮长的 1/4，萼片状，内两轮花被片 6，每轮 3，轮状排列。雄蕊和雌蕊多数，螺旋状排列。体轻，质脆。气芳香，味辛凉而稍苦（图12-1）。

2. 玉兰 长1.5~3cm，直径1~1.5cm。基部枝梗较粗壮，皮孔浅棕色。苞片外表面密被灰白色或灰绿色茸毛。花被片9，内外轮同型。

3. 武当玉兰 长2~4cm，直径1~2cm。基部枝梗粗壮，皮孔红棕色。苞片外表面密被淡黄色或淡黄绿色茸毛，有的最外层苞片茸毛已脱落呈黑褐色。花被片10~12（15），内外轮无显著差异。

均以花蕾未开，身干，色黄绿，无枝梗者为佳。

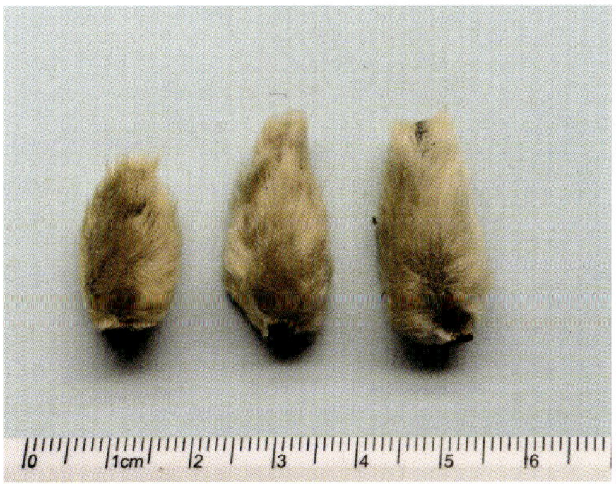

图12-1 辛夷药材

（三）功效应用

散风寒，通鼻窍。用于风寒头痛，鼻塞流涕，鼻衄，鼻渊。成药举例：复方辛夷滴鼻液，辛夷鼻炎丸，十三味辛夷滴鼻剂等。

二、丁香

（一）来源

丁香（Caryophylli Flos）为桃金娘科植物丁香 *Eugenia caryophllata* Thunb. 的干燥花蕾。产于马来西亚、印度尼西亚及东非沿岸国家。以桑给巴尔岛产量大，质量佳。现我国有栽培。当花蕾由绿色转红时采摘，晒干。

（二）性状鉴别

略呈研棒状，长1~2cm。花冠圆球形，直径0.3~0.5cm，花瓣4，复瓦状抱合，棕褐色或褐黄色，花瓣内为雄蕊和花柱，搓碎后可见众多黄色细粒状的花药。萼筒圆柱状，略扁，有的稍弯曲，长0.7~1.4cm，直径0.3~0.6cm，红棕色或棕褐色，上部有4枚三角状的萼片，十字状分开。质坚实，富油性。气芳香浓烈，味辛辣、有麻舌感（图12-2）。

水试：将丁香投入水中，则萼管垂直下沉（与已去油的丁香区别）。

以粗壮长大、红棕色、饱满、完整、油性足、气味浓烈者为佳。

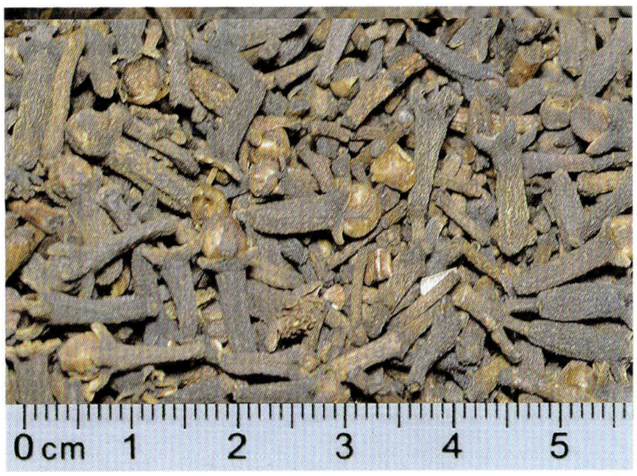

图12-2 丁香药材

（三）显微鉴别

丁香粉末：暗红棕色。纤维梭形，顶端钝圆，壁较厚。花粉粒众多，极面观三角形，赤道表面观双凸镜形，具3副合沟。草酸钙簇晶众多，直径4~26μm，存在于较小的薄壁细胞中。油室多破碎，分泌细胞界限不清，含黄色油状物（图12-3）。

（四）功效应用

温中降逆，补肾助阳。用于脾胃虚寒，呃逆呕吐，食少吐泻，心腹冷痛，肾虚阳痿。不宜与郁金同用。成药举例：复方丁香开胃贴、丁皮丸、丁香开胃丸等。

附：母丁香（**Caryophylli Fructus**）

【来源】为桃金娘科植物丁香 *Eugenia caryophllata* Thunb. 的干燥近成熟果实。果将熟时采摘，晒干。又名鸡舌香。

【性状鉴别】呈卵圆形或长椭圆形，长1.5~3cm，直径0.5~1cm。表面黄棕色或褐棕色，有细皱纹；顶端有四个宿存萼片向内弯曲成钩状；基部有果梗痕；果皮与种仁可剥离，种仁由两片子叶合抱而成，子叶形如鸡舌，棕色或暗棕色，显油性，中央具一明显的纵沟；胚细杆状。质硬难折断。气香，味麻辣。

【功效应用】同丁香，但气味较淡，功力较逊。

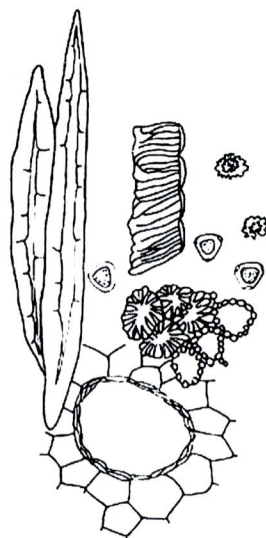

图12-3　丁香粉末主要特征
1. 纤维　2. 油室　3. 药室壁横切面观
4. 药室内壁表面观　5. 花室壁次生壁切面观
6. 花粉粒　7. 草酸钙簇晶

三、洋金花

（一）来源

洋金花（Daturae Flos）为茄科植物白曼陀罗 *Datura metel* L. 的干燥花。习称"南洋金花"。主产于江苏、浙江、福建、广东等省。4~11月花初开时分批采收，晒干或低温干燥。

（二）性状鉴别

多皱缩条状，完整者长9~15cm。花萼筒状，长为花冠的2/5，灰绿色或灰黄色，先端5裂，基部具5条纵脉纹，表面微有茸毛。花冠呈长喇叭状，淡黄色或黄棕色，先端5浅裂，裂片中部有短尖（此处微凹），短尖下有明显的纵脉纹3条，两裂片之间圆弧形。雄蕊5，花丝贴生于花冠筒内，长为花冠的3/4；雌蕊1，柱头棒状。烘干品质柔韧，晒干品质脆。烘干品气特异；晒干品气微；味微苦。

以朵大、整齐、黄棕色、气特异明显者为佳（图12-4）。

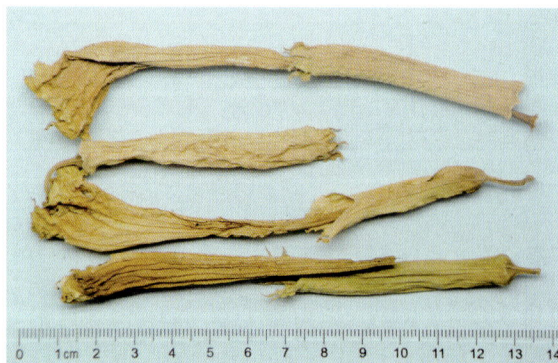

图12-4　洋金花药材

（三）功效应用

平喘止咳，解痉定痛。用于哮喘咳嗽，脘腹冷痛，风湿痹痛，小儿慢惊；外科麻醉。孕妇、外感及痰热咳喘、青光眼、高血压及心动过速患者禁用。

四、金银花 微课

（一）来源

金银花（Lonicerae Flos）为忍冬科植物忍冬 *Lonicera Japonica* Thunb. 的干燥花蕾或带初开的花。主产于山东（东银花）、河南（密银花）。夏初花开放前采收，干燥。

（二）性状鉴别

呈棒状，上粗下细，略弯曲，长 2～3cm，上部直径约 3mm，下部直径约 1.5mm。表面黄白或绿白色（贮久色渐深），密被短柔毛。偶见叶状苞片。花萼绿色，先端5 裂，裂片有毛，长约 2mm。开放者花冠筒状，先端二唇形；雄蕊 5 个，附于筒壁，黄色；雌蕊 1 个，子房无毛。气清香，味淡，微苦（图 12 - 5）。

以花蕾多、色浅、气清香、肥大者为佳；花开放较多、色深、香气弱、瘦小者质次。

图 12 - 5　金银花药材

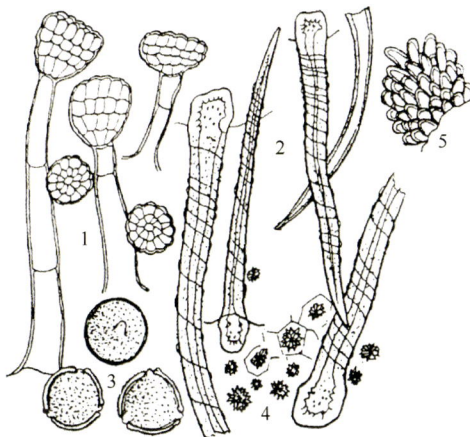

（三）显微鉴别

粉末：浅黄色。腺毛有两种，一种头部呈倒圆锥形，顶部略平坦，由 10～30 个细胞排成 2～4 层，腺柄 2～6 个细胞；另一种头部呈倒三角形，较小，由 4～20 数个细胞组成，腺柄 2～4 个细胞。非腺毛有两种，单细胞，一种长而弯曲，壁薄，有微细疣状突起。另一种非腺毛较短，壁稍厚，具壁疣，有的具单或双螺纹。花粉粒众多，黄色，球形，外壁具细刺状突起，萌发孔 3 个。柱头顶端表皮细胞呈绒毛状。薄壁细胞含细小草酸钙簇晶（图 12 - 6）。

（四）功效应用

清热解毒，疏散风热。用于痈肿疔疮，喉痹，丹毒，热毒血痢，风热感冒，温病发热。成药举例：银翘解毒丸、羚翘解毒丸、银黄口服液等。

图 12 - 6　金银花粉末图

1. 腺毛　2. 非腺毛　3. 花粉粒　4. 草酸钙簇晶
5. 柱头顶端表皮细胞

附：忍冬藤（**Lonicerae Japonicae Caulis**）

【来源】 为忍冬科植物忍冬 *Lonicera japonica* Thunb. 的干燥茎枝。主产于浙江、江苏、河南等省。秋、冬两季采割，晒干。

【性状鉴别】 呈长圆柱形，多分枝，常缠绕成束，直径 1.5～6mm。表面棕红色至暗红色，有的呈灰绿色，光滑或被绒毛；外皮易剥落，枝上多节，节长 6～9cm，有残叶或叶痕。质脆，易折断。断面黄白色，中空。无臭，老枝味微苦，嫩枝味淡。

【功效应用】 清热解毒，疏风通络。用丁温病发热，热毒血痢，痈肿疮疡，风湿热痹，关节红肿热痛。

❓ 想一想

简述金银花与山银花性状的主要区别。

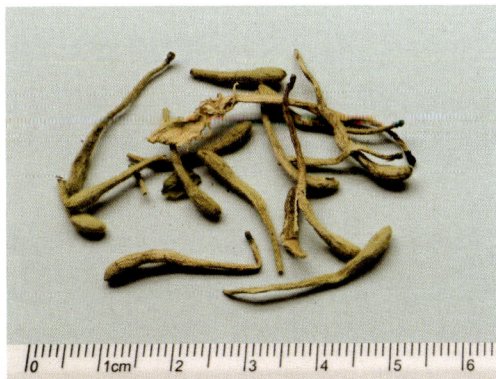

答案解析

五、红花

（一）来源

红花（Carthami Flos）为菊科植物红花 *Carthamus tinctorius* L. 的干燥不带子房的管状花。主产于河南、浙江、四川等地。夏季花由黄变红时采摘，阴干或晒干。

（二）性状鉴别

为不带子房的管状花，长 1~2cm，红黄色或红色。花冠筒细长，先端 5 裂，裂片呈狭条形，长 5~8mm；雄蕊 5，花药聚合成筒状，黄白色；柱头长圆柱形，顶端微分叉。质柔软；气微香，味微苦（图 12-7）。

水试：以水浸泡，水呈黄色，红花不褪色。

以花长、色红黄、鲜艳、质柔者为佳。

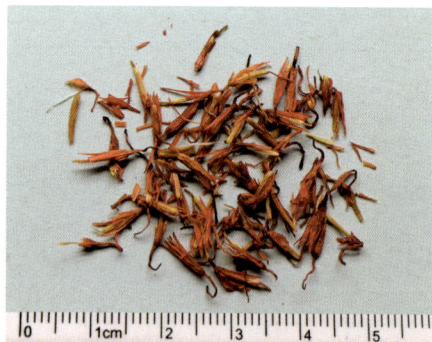

图 12-7　红花药材

（三）显微鉴别

粉末：花粉粒呈深黄色。类圆形、椭圆形或橄榄形，外壁有多层波状环纹，具短刺及疣状雕纹，具 3 个发芽孔；花瓣顶端碎片细胞外壁突起呈短绒毛状；柱头及花柱表皮细胞成圆锥形单细胞毛，先端尖，分泌管由分泌细胞单列纵向连接成长管道状，常位于导管旁，直径约 66μm，细胞充满淡黄色至红棕色分泌物；导管具螺纹，非木化（图 12-8）。

（四）功效应用

活血通经，散瘀止痛。用于经闭，痛经，恶露不行，癥瘕痞块，胸痹心痛，瘀滞腹痛，胸胁刺痛，跌扑损伤，疮疡肿痛。孕妇慎用。成药举例：红花如意丸。

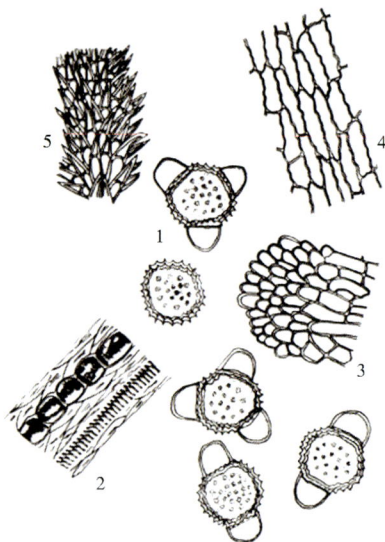

图 12-8　红花粉末特征

1. 花粉粒　2. 分泌管碎片

3、4. 花瓣顶端细胞及花瓣细胞　5. 柱头细胞

练一练

一、单项选择题

1. 下列关于金银花的叙述中，错误的是（　）

A. 表面黄白色，均无毛

B. 主要以花蕾入药

C. 主产河南、山东

D. 味淡、微苦

E. 别名双花

2. 槐花来源于豆科植物槐的干燥（　）

A. 花萼　　B. 花蕊　　C. 花蕾及花　　D. 花冠　　E. 花序

3. 西红花的药用部位是（　）

A. 花柱　　B. 花丝　　C. 雄蕊　　　　D. 雌蕊　　E. 柱头

二、多项选择题

4. 药用部位为花粉的中药是（　　）

A. 丁香　　B. 蒲黄　　C. 松花粉　　　D. 夏枯草　E. 芫花

5. 以花蕾入药的药是（　　）

A. 丁香　　B. 红花　　C. 槐米　　D. 番红花　　　E. 款冬花

六、菊花

（一）来源

菊花（Chrysanthemi Flos）为菊科植物菊 *Chrysanthemum morifolium* Ramat. 的头状花序。主产于浙江、安徽等省。9～11月花盛开时分批采收，阴干或焙干，或熏、蒸后晒干。按产地和加工方法不同，分为"亳菊""滁菊""贡菊""杭菊"。

（二）性状鉴别

1. 亳菊　呈倒圆锥形或圆筒形，有时稍压扁呈扇形，直径 1.5～3cm，离散。总苞碟状；总苞片 3～4 层，卵形或椭圆形，草质，黄绿色或褐绿色，外面被柔毛，边缘膜质。花托半球形，无托片或托毛。舌状花数层，雌性，位于外围，类白色，纵向折缩。管状花多数，两性，位于中央，被舌状花所遮盖，黄色，顶端 5 齿裂，不发育，无冠毛；体轻，质柔润，干时松脆；气清香，味甘，微苦。

2. 滁菊　不规则球形或扁球形，直径 1.5～2.5cm。舌状花类白色，不规则扭曲，内卷，边缘皱缩；管状花多被遮盖。

3. 贡菊　扁球形或不规则球形，直径 1.5～2.5cm。舌状花白或类白色，斜升，上部反折，边缘稍内卷而皱缩；管状花少，外露。

4. 杭菊　碟形或扁球形，直径 2.5～4cm，常数个相连成片。舌状花类白或黄色，平展或微折叠，彼此粘连；管状花多数，外露。

5. 怀菊花　头状花序大小不等，直径 2.5～4.5cm，总苞片中央绿色，有宽阔膜质边缘，具白色绒毛，外圈舌状花，花瓣长 1～2cm，多为黄白色，有的带有浅红色或棕红花的花瓣。中央管状花黄色，也有全为舌状花或管状花。花心细小，浅棕色，质松而柔软。

均以完整、颜色鲜艳、气清香者为佳；习以亳菊为最优。花序散碎、色暗淡、香气弱者为次。

（三）功效应用

散风清热，平肝明目，清热解毒。用于风热感冒，头痛眩晕，目赤肿痛，眼目昏花，疮痈肿毒。成药举例：桑菊感冒片、桑菊感冒颗粒等。

附：野菊花（Chrysanthemi Indici Flos）

【来源】为菊科植物野菊 *Chrysanthemum indicum* L. 干燥头状花序。产于全国大部分地区。秋、冬两季花初开时采摘，晒干，或蒸后晒干。

【性状鉴别】呈类球形，直径 0.3～1cm，棕黄色。舌状花一轮，黄色，皱缩卷曲；管状花多数，深黄色。体轻。气芳香，味苦。

【功效应用】清热解毒，泻火平肝。用于疔疮痈肿，目赤肿痛，头痛眩晕。

七、蒲黄

（一）来源

蒲黄（Typhae Pollen）为香蒲科植物水烛香蒲 *Typha angustifolia* L.、东方香蒲 *Typha orientalis presl*

或同属植物的干燥花粉。主产于江苏、河南、黑龙江等省。夏季采蒲棒上部黄色雄花序，晒干碾压筛取花粉为净蒲黄；剪取雄花，晒干成为带雄花的花粉，为草蒲黄。

（二）性状鉴别

为黄色粉末。体轻，置水中则漂浮水面，手捻有滑腻感，易附着在手指上。气微，味淡。

以身干、色鲜黄、光滑、纯净、无杂质者为佳。

（三）显微鉴别

花粉粒类圆形、椭圆形或三角形，直径 17~29μm，表面有网状雕纹，远极有不明显的单萌发孔。

（四）功效应用

止血，化瘀，通淋。用于吐血，衄血，咯血，崩漏，外伤出血，经闭通经，胸腹刺痛，跌扑肿痛，血淋涩痛。孕妇慎用。

💜 药爱生命

洋金花分布在全国大部分地区，多数生长于村边、路旁、荒地。洋金花又名曼陀罗、大喇叭花，花期特别长，一般在 4~11 月份。洋金花中毒的事件层出不穷，每年在各个地方都有很多事例报道。洋金花的叶子、果实、种子、花瓣都能让人中毒，主要是误食果实导致的中毒。有一些野菜外表和洋金花非常类似，春季吃野菜一定要注意鉴别。

洋金花中毒的主要临床表现是患者会出现头晕、幻听等症状，然后皮肤会出现潮红，心跳加快，伴随口干、口渴、口发麻等，中毒较深的患者会出现瞳孔放大、大小便失禁、幻觉、昏迷、抽搐等症状。洋金花中毒应该马上送往医院进行抢救。

八、其他花类一般药材

其他花类一般药材简介见表 12-1。

表 12-1　其他花类一般药材简介

药名	来源	性状	功效
槐花	豆科植物槐 Sophora japonica L. 的干燥花及花蕾。分"槐花"和"槐米"	槐花：皱缩卷曲，花瓣多散落。完整者花萼钟状，黄绿色，先端5浅裂；花瓣5，黄色或黄白色，1片较大，近圆形，先端微凹，余4片长圆形。雄蕊10，其中9个连合，花丝细长。雌蕊圆柱形。体轻。气微，味微苦 槐米：卵形或椭圆形，长2~6mm，直径约2mm。萼上方为黄白色未开放花瓣。花梗细小。体轻，捻即碎。气微，味微苦涩	凉血止血，清肝泻火
密蒙花	马钱科植物密蒙花 Buddleja officinalis Maxim. 的干燥花蕾和花序	多为花蕾密聚的花序小短枝。灰黄色或棕黄色，密被茸毛。花蕾短棒状，上端略大；花萼钟状，先端4齿裂；花冠筒状，与萼等长或稍长，先端4裂，裂片卵形；雄蕊4，着生花冠管中部。质柔软。气微香，味微苦、辛	清热泻火，养肝明目，退翳
旋覆花	菊科植物旋覆花 Inula japonica Thunb. 或欧亚旋覆花 Inula britannica L. 的干燥头状花序	扁球形或类球形绒球状。总苞苞片多数，覆瓦状排列，苞片披针形或条形，灰黄色；苞片及花梗表面被白色茸毛，舌状花1列，黄色，多卷曲，先端3齿裂；管状花多数，棕黄色，先端5齿裂；白色冠毛多数，长5~6mm。可见椭圆形小瘦果。体轻。气微，味微苦	降气，消痰，行水，止呕。
款冬花	菊科植物款冬 Tussilago farfara L. 的干燥花蕾	长圆棒状。常2~3个基部连生（"连三朵"）。上端较粗下端渐细或带短梗，被多数鱼鳞状苞片。苞片外表面紫红色或淡红色，内表面密被白色絮状毛。体轻，撕开后可见白色絮毛。气香，味微苦而辛	润肺下气，止咳化痰

续表

药名	来源	性状	功效
西红花	鸢尾科植物番红花 Crocus sativus L. 的干燥柱头。原产于希腊、法国、西班牙、意大利等。我国有栽培	呈线形，三分枝，长约3cm。暗红色，上部较宽略扁平，顶端边缘不整齐齿状，内侧有一短裂隙，下端残留黄色花柱。体轻质松软，无油润光泽。气特异，微有刺激性，味微苦。置水中可见一黄线下降，渐扩散，水被染成黄色，无沉淀。柱头呈喇叭状，有短缝，短时间内用针拨之不碎	活血化瘀，凉血解毒，解郁安神

目标检测

答案解析

一、单项选择题

1. 呈长卵形，似毛笔头，苞片外表面密被灰白色或灰绿色具光泽的长绒毛，内表面无毛，有此特征的花类药材是（　）

A. 丁香　　　　B. 金银花　　　　C. 菊花　　　　D. 辛夷　　　　E. 槐花

2. 下列花类药材具油室的是（　）

A. 丁香　　　　B. 西红花　　　　C. 红花　　　　D. 洋金花　　　　E. 菊花

3. 取药材少许，浸入水中，散出橙黄色，色素呈直线下降，逐渐扩散，水被染成黄色，是（　）

A. 金银花　　　　　　　　B. 西红花

C. 菊花　　　　　　　　　D. 槐花

E. 金银花

4. 金银花的花粉粒为（　）

A. 球形，黄色，外壁具细刺状突起

B. 略呈三角形

C. 圆球形，表面近光滑

D. 类球形，外壁有条状雕纹，自两极向四周呈放射状排列

E. 以上都是

5. 药用部位为菊科管状花的药材是（　）

A. 红花　　　　B. 菊花　　　　C. 金银花

D. 辛夷　　　　E. 槐花

二、多项选择题

1. 以花蕾入药的药是（　）

A. 丁香　　　　B. 红花　　　　C. 槐米

D. 金银花　　　　E. 槐花

2. 下列西红花特征中，表述错误的是（　）

A. 水泡后水液为红色

B. 药材呈线形，暗红色

C. 入水膨胀呈长喇叭状

D. 主产于山西、陕西等地

E. 药用部位为柱头

3. 西红花主产于（　）

    A. 伊朗   B. 西藏   C. 法国   D. 西班牙

三、简答题

1. 金银花的性状鉴别特征有哪些？

2. 丁香的粉末显微特征有哪些？

书网融合……

重点回顾   微课   习题   天然药物图谱相册

第十三章　果实与种子类药材

导学情景

情景描述：陈某是中药饮片厂的采购人员。9月份的一天，长期合作的公司送来一批"五味子"。他发现，这次送来的和上次送来的看起来有点不一样，那么陈某到底应不应该收这批"五味子"呢？

情景分析：经对比前后货物的不同发现，这批颜色没有以前的红润，质地也比之前的"五味子"更加干巴，果肉和果核容易黏连，果肉不易剥离，在体视镜下果核凹凸不平。

讨论：经性状鉴定后发现，此次公司供货的实为"南五味子"。"南五味子"和五味子有什么差别？临床上能不能按照同一药物处理呢？

学前导语：果实与种子类药材体积比较小，在进行性状鉴定时一定要认真严谨，必要时借助放大镜、体视镜，同时需要结合显微、理化鉴定，综合判断药材真伪。

第一节　果实与种子类药材概述 e 微课1　e 微课2

PPT

果实与种子是植物体两个不同的器官。果实由受精后的子房发育而成，其中包含种子，种子是受精后的胚珠发育而成。果实与种子在药材商品中并未严格分开，因此将果实与种子放在一章讲述。

一、果实类药材性状鉴别

果实类药材的药用部位通常是完全成熟或近成熟的果实。多数为完整果实，如五味了；少数为幼果，如枳实；有的用果实的部分果皮或全部果皮，如陈皮、大腹皮；有的用中果皮部分的维管束组织，如橘络、丝瓜络。

性状鉴别应注意其形状、大小、颜色、质地、顶端、基部、表面、断面及气味等。果实的顶端一般有柱基或其他附属物，下部有果柄或果柄脱落的痕迹。

显微鉴别应注意其外果皮、中果皮及内果皮的特点。外果皮通常为一列表皮细胞，外被角质层，有的具非腺毛，少数具腺毛，如吴茱萸；有的表皮细胞间嵌有油细胞，如五味子。中果皮大多由薄壁细胞组成，有的可见石细胞、油细胞、油室或油管等，如枳壳的中果皮内有油室，茴香的中果皮内可见油管。内果皮大多为一列薄壁细胞，有的内果皮细胞全为石细胞，如胡椒。伞形科植物的内果皮常成"镶嵌细胞"。

二、种子类药材性状鉴别

种子类药材药用部位通常是完整的成熟种子，包括种皮和种仁两部分；有的用种子的一部分，如种皮绿豆衣，假种皮肉豆蔻衣；有的用除去种皮的种仁，如肉豆蔻；有的用种子的胚，如莲子心。

性状鉴别应注意其形状、大小、颜色、表面纹理、质地、纵横切面、气味及水试等，如葶苈子水浸后显黏性，牵牛子水浸后种皮呈龟裂状。

显微鉴别应注意种子的种皮特征，其最有鉴别意义。种皮常由表皮层、栅状细胞层、油细胞层、石细胞等其中的一种或数种组织构成。另外，胚乳通常由贮藏大量脂肪油和糊粉粒的薄壁细胞组成，有时细胞中含淀粉粒。其中，糊粉粒是确定种子类粉末药材的主要标志。胚乳细胞中有的含草酸钙结晶；有时糊粉粒中也有小簇晶存在；有的则形成错入组织，如槟榔断面的大理石花纹。

第二节　常用果实和种子类生药　e 微课3　e 微课4　e 微课5

PPT

一、五味子

（一）来源

五味子（Schisandrae Chinensis Fructus）为木兰科植物五味子 *Schisandra chinensis*（Turcz.）Baill. 的干燥成熟果实，习称"北五味子"。秋季果实成熟时采摘，晒干或蒸后晒干，除去果梗和杂质。主产于黑龙江、辽宁、吉林。

（二）性状鉴别

呈不规则球形或扁球形，直径 5～8mm。表面红色、紫红色或暗红色，皱缩，油润；有的表面呈黑红色或出现"白霜"。果肉柔软，肾形种子1～2，表面棕黄色，有光泽，种皮薄而脆。果肉气微，味酸。种子破碎后有香气，味辛、微苦（图 13 – 1）。以粒大肉厚、色紫红、有油性者为佳。

（三）显微鉴别

粉末呈暗紫色。种皮表皮石细胞表面观呈多角形或长多角形，壁厚，胞腔内含深棕色物。种皮内层石细胞呈多角形、类圆形或不规则形。果皮表皮细胞表面观呈类多角形，表面有角质线纹；表皮中散有油细胞。中果皮细胞皱缩，含暗棕色物，并含淀粉粒（图 13 – 2）。

（四）理化鉴别

取1g 粗粉加水滤过浓缩后，用5 倍量酒精、水、活性炭滤过。将2ml 滤液以氢氧化钠中和，加1 滴硫酸汞试液煮沸滤过，滤液加高锰酸钾试液1 滴，紫红色消失而生成白色沉淀。

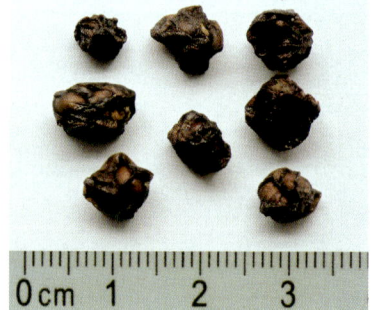

图 13 – 1　五味子药材

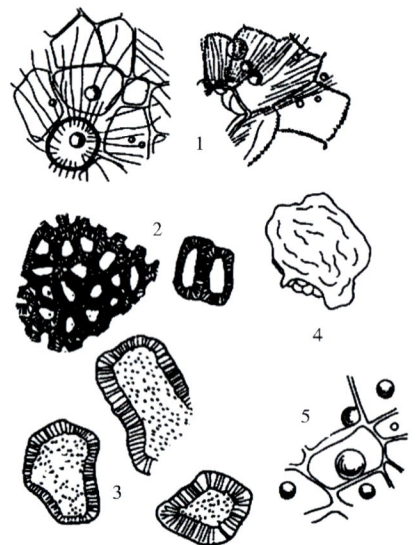

图 13 – 2　五味子粉末图

1. 果皮表皮细胞　2. 种皮表皮石细胞
3. 种皮内层石细胞　4. 中果皮细胞
5. 胚乳细胞及脂肪油

（五）功效应用

收敛固涩，益气生津，补肾宁心。用于久嗽虚喘，梦遗滑精，遗尿尿频，久泻不止（四神丸），自汗盗汗，津伤口渴，内热消渴（生脉散），心悸失眠。

👁 看一看

南北五味子

五味子，俗称秤砣子、药五味子、面藤、五梅子等。《新修本草》载有"五味皮肉甘酸，核中苦辛，皆有咸味"，故有五味子之名。其最早列于《神农本草经》上品，中药功效在于滋补强壮之力，药用价值极高。

五味子为木兰科植物五味子 *Schisandra chinensis*（Turcz.）Baill. 的干燥成熟果实，习称"北五味子"。

南五味子为华中五味子 *S. sphenanthera* Rehd. *et* Wils. 的干燥成熟果实。同北五味子一样也是不规则圆球形或扁球形，皱缩。不同之处为南五味子果实直径 4~6mm，较小。外皮暗红色或棕褐色，果肉薄，无光泽，味较淡。功效同五味子，行业中有将两者混用的情形，请同学们注意区分。两者在《中国药典》（2020 年版）中为两种不同药材品种。

二、木瓜

（一）来源

木瓜（Chaenomelis Fructus）为蔷薇科植物贴梗海棠 *Chaenomeles speciosa*（Sweet）Nakai 的干燥近成熟果实，习称"皱皮木瓜"。夏、秋二季果实绿黄时采收，置沸水中烫至外皮灰白色，对半纵剖，晒干。主产于安徽、浙江、湖北、四川等地，安徽宣城产者，习称宣木瓜，质量较佳。

（二）性状鉴别

长圆形，多纵剖成两半。外表面呈紫红色或红棕色，有不规则的深皱纹；剖面边缘向内卷曲，果肉红棕色，中心部分凹陷，棕黄色；种子扁三角形，多脱落。质坚硬。气微清香，味酸（图 13-3）。

图 13-3　木瓜药材

（三）功效应用

舒经活络，和胃化湿。用于湿痹拘挛，腰膝关节酸重疼痛，暑湿吐泻，转筋挛痛，脚气水肿。

三、山楂

（一）来源

山楂（Crataegi Fructus）为蔷薇科植物山里红 *Crataegus pinnatifida* Bge. var. major N. E. Br. 或山楂 *Crataegus pinnatifida* Bge. 的干燥成熟果实。习称"北山楂"。秋季果实成熟时采收，切片，干燥。主产于山东、河北、河南、辽宁、山西等省，多为栽培，其中，山东产量大，品质佳。

图 13-4　山楂药材

（二）性状鉴别

类球形，直径 1~2.5cm。表面深红色，有光泽，

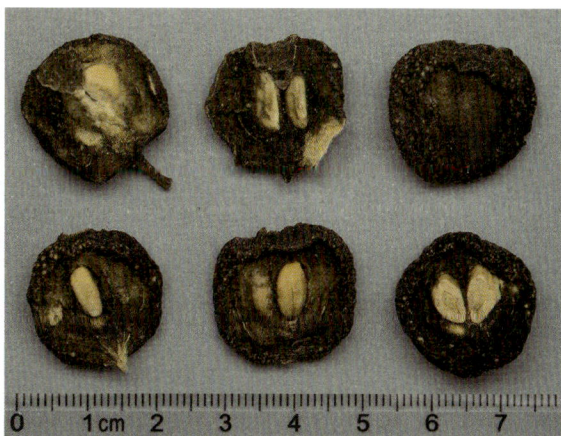

被有细小灰白色小斑点，基部有细果柄或柄痕；本品的切片为圆形，厚 0.2 ~ 0.4cm，果肉深黄色至浅棕色，中部横切片具 5 粒浅黄色果核，但多脱落。气微清香，味酸，微甜（图 13 - 4）。

（三）功效应用

性微温，味酸、甘。消食健胃，行气散淤，化浊降脂。用于肉食积滞，胃脘胀满，泻痢腹痛，瘀血经闭，产后瘀阻，疝气疼痛，高血压等病症，焦山楂消食导滞作用增强。

? 想一想

药材市场上有一种个头小小的"山楂"，老板说是南方的山楂，你认为他说的是正确的吗？

答案解析

四、苦杏仁

（一）来源

苦杏仁（Armeniacae Semen Amarum）为蔷薇科植物山杏 *Prunus armeniaca* L. var. ansu Maxim. 、西伯利亚杏 *Prunus sibirica* L. 、东北杏 *Prunus mandshurica*（Maxim.）Koehne 或杏 *Prunus armeniaca* L. 的干燥成熟种子。夏季采收成熟果实，除去果肉和核壳，取出种子，晒干。我国北方大部分地区均产，以内蒙古、辽宁、吉林、河北产量最大。

（二）性状鉴别

扁心形，长 1 ~ 1.9cm，宽 0.8 ~ 1.5cm，厚 0.5 ~ 0.8cm。表面黄棕色至深棕色，肥厚，一端尖，另一端钝圆，左右不对称，尖端一侧有短线性种脐，圆端合点处向上有多数深棕色的脉纹（图 13 - 5）。种皮与胚乳薄，子叶 2 枚，乳白色，富油性。气微，与水共研可产生苯甲醛香气；味苦。以颗粒饱满、完整、微苦者为佳。

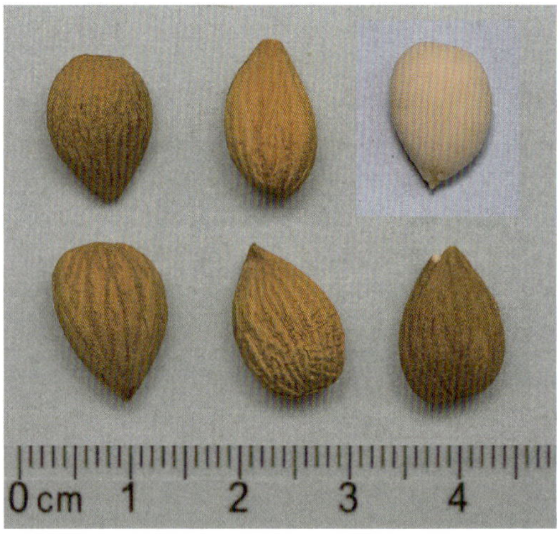

（三）理化鉴别

取约 0.1g 捣碎的苦杏仁，置于挂有三硝基苯酚试纸的试管中，加水湿润，用软木塞塞紧，于温水浴中 10 分钟后，试纸显砖红色。

（四）功效应用

性微温，味苦，有小毒。降气止咳平喘，润肠通便。

图 13 - 5　苦杏仁药材

用于咳嗽气喘，胸满痰多，肠燥便秘。生品入煎剂宜后下。内服不宜过量，以免中毒。

五、决明子

（一）来源

决明子（Cassiae Semen）为豆科植物决明 *Cassia obtusifolia* L. 或决明（小决明）*Cassia tora* L. 的干燥成熟种子。前者习称"大决明"。秋季采收成熟果实，晒干，打下种子，除去杂质。决明在全国各地多有栽培，产量较大，主产于安徽、江苏、四川等地；小决明多为野生或半野生，产量较小，主产于广西、云南等地。

（二）性状鉴别

决明略呈菱方形或短圆柱形，两端平行倾斜，长3～7mm，宽2～4mm。表面绿棕色或暗棕色，平滑有光泽。一端较平坦，另一端斜尖，背腹面各有1条突起的棱线，棱线两侧各有1条斜向对称而色较浅的线形凹纹。质坚硬，不易破碎。种皮薄，黄色子叶2，呈"S"形曲折并重叠。气微，味微苦（图13-6）。

小决明与决明类似，呈短圆柱形，较小，长3～5mm，宽2～3mm。表面棱线两侧各有1片宽广的浅黄棕色带，以颗粒饱满、色绿棕色者为佳。

（三）功效应用

性微寒，味甘、苦、咸。清热明目，润肠通便。用于目赤涩痛，羞明多泪，头痛眩晕，目暗不明，大便秘结。

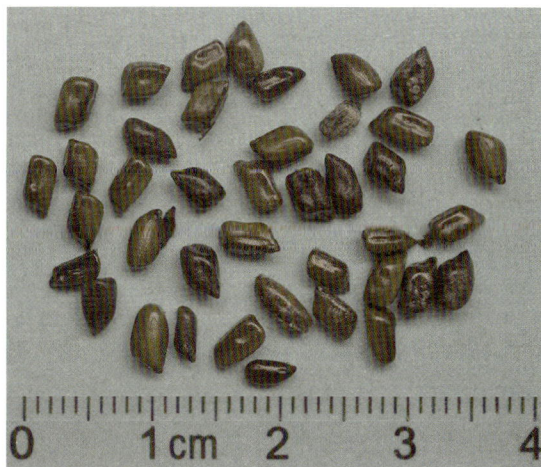

图13-6　决明子药材

六、枳壳

（一）来源

枳壳（Aurantii Fructus）为芸香科植物酸橙 *Citrus aurantium* L. 及其栽培变种（包括代代花、黄皮酸橙等）的干燥未成熟果实。7月果皮尚绿时采收，自中部横切为两半，晒干或低温干燥。主产于江西、四川、湖南、浙江等地。

（二）性状鉴别

呈半球形，直径3～5cm。外果皮棕褐色至褐色，有颗粒状突起，突起的顶端有凹点状油室；有明显的花柱残迹或果梗痕。切面中果皮黄白色，光滑而稍隆起，厚0.4～1.3cm，边缘散有1～2列油室，瓤囊7～12瓣，少数至15瓣，汁囊干缩呈棕色至棕褐色，内藏种子。质硬不易断。气清香，味苦、微酸。以外果皮色绿褐、果肉厚、质坚硬、香气浓者为佳（图13-7）。

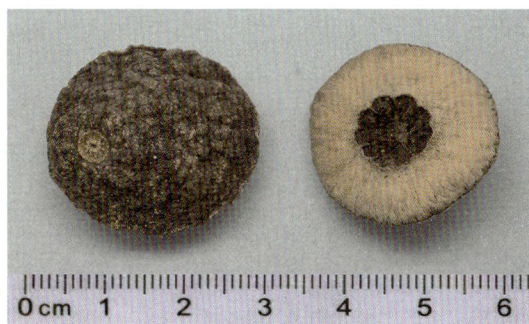

图13-7　枳壳药材

（三）功效应用

性微寒，味苦、辛、酸。理气宽中，行滞消胀。用于胸胁气滞，胀满疼痛，食积不化，痰饮内停，脏器下垂。麸炒枳壳与炒桔梗、炙甘草各等分用于治结胸。孕妇慎用。

【附】同科植物香橼及枸橘的未成熟果实在一些地区也作枳壳用。前者主产于江西、陕西等地；后者主产于福建。

枳实：芸香科植物酸橙及其栽培变种或甜橙的干燥幼果。半球形或球形，直径0.5～2.5cm。外果皮黑绿色或暗棕绿色，有颗粒状突起和皱纹，明显的花柱残迹或果梗痕。切面中果皮黄白色或黄褐色，边缘有1～2列油室，瓤囊棕褐色。质坚硬，气清香，味苦、微酸。用于破气消积，化痰散痞。

七、陈皮

（一）来源

陈皮（Citri Reticulatae Pericarpium）为芸香科植物橘 *Citrus reticulata* Blanco 及其栽培变种的干燥成熟果皮。药材分为"陈皮"和"广陈皮"。采摘成熟果实，剥取果皮，晒干或低温干燥。陈皮主产于福建、重庆、温州、江西、湖南等地；广陈皮主产于广东，以新会产者为最优。

（二）性状鉴别

陈皮常数瓣基部相连，有的呈不规则片状，厚 1～4mm。外表面橙红色或红棕色，有细皱纹和凹下的点状油室；内表面浅黄白色，粗糙，具黄白色或黄棕色筋络状维管束。质稍硬而脆。气香，味辛、苦。以陈久者为佳。

广陈皮常 3 瓣相连，形状整齐，厚约 1mm。点状油室较大，对光照视，透明清晰。质较柔软（图 13-8）。

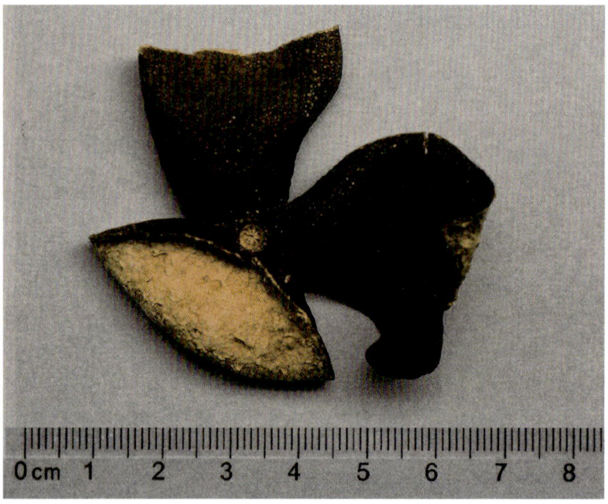

图 13-8　陈皮药材

（三）理化鉴别

本品粉末 0.3g 加甲醇 10ml，加热回流 20 分钟。滤过，取滤液 1ml，加少量镁粉与盐酸 1ml，溶液渐成红色。（检查橙皮苷）

（四）功效应用

性温，味苦、辛。理气健脾，燥湿化痰。用于脘腹胀满，食少吐泻，咳嗽痰多。

【附】1. 青皮：芸香科植物橘及其栽培变种的干燥幼果或未成熟果实的果皮。将幼果晒干，习称"个青皮"。将未成熟的果实的果皮纵剖成四瓣至基部，除尽瓤瓣，晒干，习称"四花青皮"。个青皮类球形，直径 0.5～2cm，表面灰绿或黑绿色，有细密凹下的油室，断面外缘有油室 1～2 列，瓤囊淡棕色。四花青皮果皮为 4 长椭圆形裂片，内表面黄白色或黄棕色小筋络，断面外缘有油室 1～2 列。两者气香，味苦、辛，用于胸胁胀痛、疝气疼痛、食积气滞等。

2. 橘核：芸香科植物橘及其栽培变种的干燥成熟种子。略呈卵形，表面光滑，淡黄白色或淡灰白色。一侧有种脊棱线，一端钝圆，另端渐尖。外种皮薄而韧，子叶 2，有油性。气微，味苦，用于疝气疼痛、睾丸肿痛、乳痈乳癖。

3. 橘络：芸香科植物橘的果皮内的筋络。由果皮内撕下，晒干。长条形的网络状。多为淡黄白色，陈久则变成棕黄色。用于咳嗽痰多，胸胁胀痛。

🞨 练一练

陈皮来源于（　）

A. 菊科　　　　　　　　　B. 豆科

C. 芸香科　　　　　　　　D. 五加科

E. 爵床科

答案解析

八、小茴香

（一）来源

小茴香（Foeniculi Fructus）为伞形科植物茴香 *Foeniculum vulgare* Mill. 的干燥成熟果实。秋季果实初熟时采割植株，晒干，打下果实，除去杂质。主产于内蒙古、山西、黑龙江等地，以山西的产量大，内蒙古的质量佳，我国大部分地区均有栽培。

（二）性状鉴别

双悬果圆柱形，长 4～8mm，直径 1.5～2.5mm。表面黄绿色或淡黄色，两端略尖，顶端残留有黄棕色突起的柱基，基部有时有细小的果梗；分果呈长椭圆形，背面有纵棱 5 条，接合面平坦而较宽；横切面略呈五边形，背面的四边约等长（图 13－9）。有特异香气，味微甜、辛。

（三）显微鉴别

分果横切面略呈五边形，外果皮为 1 列扁平细胞，外被角质层。中果皮纵棱处有维管束，其周围有多数木化网纹细胞；背面纵棱间各有大的椭圆形棕色油管 1 个，接合面有油管 2 个，共 6 个。内果皮为 1 列扁平长短不一的薄壁细胞。种皮细胞扁长，含棕色物。胚乳细胞多角形，含多数糊粉粒，每个糊粉粒中含有细小草酸钙簇晶（图 13－10）。

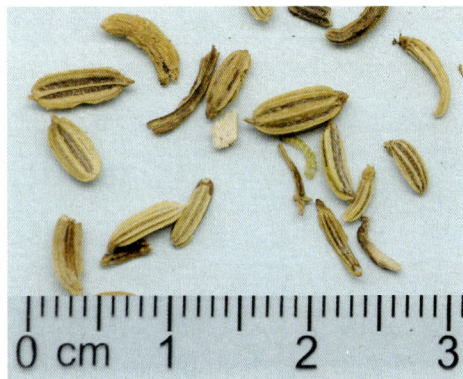

图 13－9　小茴香药材

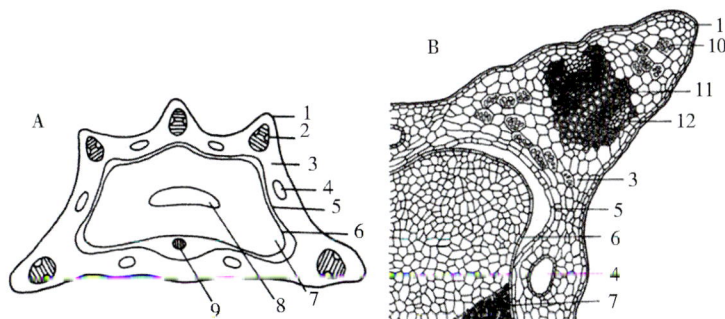

图 13－10　小茴香横切面显微鉴定图

A. 简图　B. 详图

1. 外果皮　2. 维管束　3. 中果皮　4. 油管　5. 内果皮　6. 种皮　7. 内胚乳

8. 胚　9. 种脊维管束　10. 网纹细胞　11. 木质部　12. 韧皮部

（四）理化鉴别

取本品粉末0.5g加适量乙醚中冷浸1h，滤过，滤液浓缩至1ml，加0.4% 2,4 - 二硝基苯肼2mol/L盐酸溶液2～3滴，溶液呈橘红色。

（五）功效应用

性温，味辛。散寒止痛，理气和胃。用于寒疝腹痛，睾丸偏坠，痛经，少腹冷痛，脘腹胀痛，食少吐泻。盐小茴香暖肾散寒止痛。用于寒疝腹痛，睾丸偏坠，经寒腹痛。外用适量。

九、连翘

（一）来源

连翘（Forsythiae Fructus）为木犀科植物连翘 *Forsythia suspensa*（Thunb.） Vahl 的干燥果实。秋季果实初熟带绿色时采收，除去杂质，蒸熟晒干，习称"青翘"；果实熟透时采收晒干，除去杂质，习称"老翘"。主产于山西、河南、陕西。

（二）性状鉴别

长卵形至卵形，稍扁，长1.5～2.5cm，直径0.5～1.3cm。表面有不规则的纵皱纹和突起的小斑点，两面各有1条明显的纵沟。青翘多不开裂，表面绿褐色，突起的灰白色小斑点较少；黄绿色种子多数，细长，一侧有翅。老翘从顶端开裂或裂成两瓣，表面黄棕色或红棕色，内表面多为浅黄棕色，平滑，具一纵隔；质脆；种子棕色，多已脱落（图13-11）。气微香，味苦。

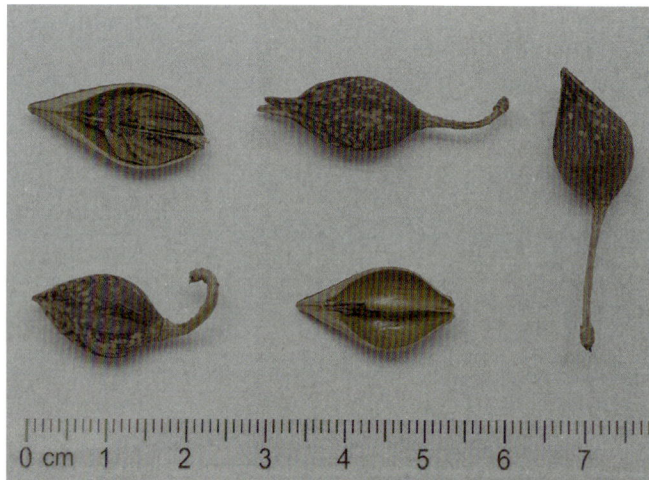

图13-11　连翘药材

（三）功效应用

性微寒，味苦。清热解毒，消肿散结，疏散风热。用于痈疽，瘰疬，乳痈，丹毒，风热感冒，温病初起，温热入营，高热烦渴，神昏发斑，热淋涩痛。

十、马钱子

（一）来源

马钱子（Strychni Semen）为马钱科植物马钱 *Strychnos nux - vomica* L. 的干燥成熟种子。冬季采收成熟果实，取出种子，洗净附着的果肉，晒干。主产于印度、越南、缅甸、泰国、斯里兰卡，多为进口。

（二）性状鉴别

纽扣状圆盘形，直径 1.5～3cm，厚 0.3～0.6cm。常一面隆起，一面微凹。表面密被有灰棕色或灰绿色的绢状茸毛，自中间向四周呈辐射状排列，有丝样光泽。边缘稍隆起，较厚，有突起的珠孔，底面中央有圆点状突起的种脐（图 13－12）。质坚硬，难破碎，平行剖面可见淡黄白色角质状胚乳，近珠孔处有 2 枚心形子叶，掌状叶脉 5～7 条（国产云南马钱子为 3 条）。气微，味极苦。以个大、肉厚、质坚者为佳，口尝谨慎。

（三）化学成分

主含吲哚类生物碱，包括番木鳖碱（士的宁）、马钱子碱等，前者为主要活性成分；另含多种微量生物碱，如异马钱子碱、番木鳖次碱、α－可鲁勃林与β－可鲁勃林等。

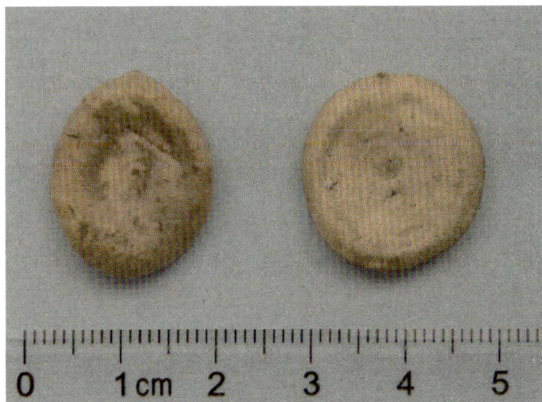

图 13－12　马钱子药材

（四）理化鉴别

取本品干燥种子的胚乳作切片，加 1% 钒酸铵硫酸溶液 1 滴，胚乳显蓝紫色。另取切片，加发烟硝酸 1 滴，即显橙红色。（前者为番木鳖碱反应，后者为马钱子碱反应）

（五）功效应用

性温，味苦，有大毒。通络止痛，散结消肿。用于跌打损伤，骨折肿痛，风湿顽痹，麻木瘫痪，痈疽疮毒，咽喉肿痛及小儿麻痹后遗症、类风湿性关节痛等。炮制后入丸散用；孕妇禁用；运动员慎用；有毒成分能经皮肤吸收，外用不宜大面积涂敷。含本品的中成药有九分散、马钱子散、风湿马钱片、舒筋丸、疏风定痛丸等。

❤ 药爱生命

王某，男，42 岁。患类风湿关节炎 1 年，5 天前配服自拟方"马钱类风湿胶囊"，每次 4 粒，每日 2 次，折算每次含马钱子 2g，超《中国药典》规定的每天 0.6g 之安全用量。初服两天感面部轻度发麻，牙关稍紧，至第 3 天出现颈项部肌肉紧张、口干、心悸、头晕、恶心，送医院抢救，诊断为马钱子超量中毒。急令先饮凉开水一杯，并取生绿豆 100g 捣碎，生甘草 50g，加水 500ml，武火急煎 10 分钟后频频服下。少顷，患者觉面部麻木感渐渐消失，颈部强硬减轻，心悸、头晕、恶心等症状渐减。2 小时后，各种不适症状全部消失。

十一、砂仁

（一）来源

砂仁（*Amomi Fructus*）为姜科植物阳春砂 *Amomum villosum* Lour.、绿壳砂 *Amomum villosum* Lour. var. *xanthioides* T. L. Wuet Senjen 或海南砂 *Amomum longiligulare* T. L. Wu 的干燥成熟果实。夏、秋二李果实成熟时采收，晒干或低温干燥。阳春砂主产于广东，以阳春、阳江产者为佳。广西亦产，多为栽培；绿壳砂主产于云南；海南砂主产于海南。

（二）性状鉴别

1. 阳春砂　呈椭圆形或卵圆形，有不明显的三棱，长 1.5～2cm，直径 1～1.5cm。表面棕褐色，密生刺状突起，顶端有花被残基，基部有果梗。果皮薄而软。种子聚集成团，具三钝棱，中有白色隔膜，将其分成3瓣，每瓣有种子5～26粒。种子为不规则多面体，表面棕红色或暗褐色，有细皱纹，外被淡棕色膜质假种皮（图13－13）。气芳香而浓烈，味辛凉、微苦。

2. 海南砂 呈长椭圆形或卵圆形，有明显的三棱，长1.5～2cm，直径0.8～1.2cm。表面密生片状、分枝的软刺，基部有果梗痕。果皮厚而硬，种子团较小，每瓣有种子3～24粒。气味稍淡。以个大、坚实、仁饱满、气味浓者为佳。

图13－13 阳春砂药材

（三）功效应用

性温，味辛。化湿开胃，温脾止泻，理气安胎。用于湿浊中阻，脘痞不饥，脾胃虚寒，呕吐泄泻，妊娠恶阻，胎动不安。入煎剂宜后下。

十二、其他果实与种子类一般药材

其他果实与种子类一般药材简介见表13－1。

表13－1 其他果实与种子类一般药材简介

药材名	来源	性状	功效
白果	银杏科植物银杏 *Ginkgo biloba* L. 的干燥成熟种子。其干燥叶为银杏叶	略呈椭圆形，表面黄白色或淡棕黄色，具2～3条棱线。中种皮骨质，内种皮膜质。种仁横断面外层胶质样，内层粉性，中间有空隙。气微，味甘、微苦 银杏叶完整者呈扇形，具细而密的二叉状平行叶脉，易纵向撕裂	敛肺定喘，止带缩尿。银杏叶活血化瘀，通络止痛，敛肺平喘，化浊降脂
桃仁	蔷薇科植物桃 *Prunus persica*（L.）Batsch 或山桃 *Prunus davidiana*（Carr.）Franch 的干燥成熟种子	扁长卵形，长1.2～1.8cm，宽0.8～1.2cm。表面黄棕色至红棕色，密布颗粒状突起。一端尖，另端钝圆稍偏斜，多数纵向维管束。富油性。气微，味微苦	活血祛瘀，润肠通便，止咳平喘
金樱子	蔷薇科植物金樱子 *Rosa laevigata* Michx. 的干燥成熟果实	假果倒卵形，表面红黄色或红棕色，有突起的棕色小点。顶端有盘状花萼残基，下部渐尖。质硬。气微，味甘、微涩	固精缩尿，固崩止带，涩肠止泻
巴豆	大戟科植物巴豆 *Croton tigLium* L. 的干燥成熟果实	卵圆形，一般具三棱。表面灰黄色或稍深，有纵线6条。种子呈略扁椭圆形。气微，味辛辣	外用蚀疮
酸枣仁	鼠李科植物酸枣 *Ziziphus jujube* Mill. var. *spinosa*（Bunge）Hu ex H. F. Chou 的干燥成熟种子	扁圆形或扁椭圆形。表面紫红色或紫褐色，平滑有光泽，有的有裂纹。种皮较脆，胚乳白色，浅黄色子叶2，富油性。气微，味淡	养心补肝，宁心安神，敛汗，生津
女贞子	木犀科植物女贞 *Ligustrum lucidum* Ait. 的干燥成熟果实	椭圆或肾形。表面黑紫色或灰黑色，皱缩不平。外果皮薄，黄棕色内果皮木质，具纵棱。1粒肾形种子紫黑色。气微，味甘、微苦涩	滋补肝肾，明目乌发
菟丝子	旋花科植物南方菟丝子 *Cuscuta australis* R. Br. 菟丝子 *Cuscuta chinensis* Lam. 的干燥成熟种子	类球形，直径1～2mm。表面灰棕色至棕褐色，种脐线形或扁圆形。质坚实，指甲不易压碎。气微，味淡	补益肝肾，固精缩尿，安胎，明目止泻；外用消风祛斑
瓜蒌	葫芦科植物栝楼 *Trichosanthes kirilowii* Maxim. 或双边栝楼 *Trichosanthes rosthornii* Harms 的干燥成熟果实。其干燥成熟种子为瓜蒌子，其干燥成熟果皮为瓜蒌皮	本品呈类球形或宽椭圆形，表面橙红色或橙黄色，皱缩或较光滑，顶端有圆形的花柱残基，基部略尖，具有残存的果梗，质脆，易破开，内表面黄白色，有红黄色丝络，果囊橙黄色，黏稠，多与种子黏结成团。具有焦糖气，味微酸、甜	瓜蒌清热涤痰，宽胸散结，润燥滑肠 瓜蒌子润肺化痰，滑肠通便 瓜蒌皮清热化痰，利气宽胸

续表

药材名	来源	性状	功效
枸杞子	茄科植物宁夏枸杞 *Lyciumbar barum* L. 的干燥成熟果实	类纺锤形或椭圆形，表面红色或暗红色，顶端有花柱痕，基部有果梗痕。类肾形种子数粒，扁而翘。气微，味甜	滋补肝肾，益精明目
山茱萸	山茱萸科植物山茱萸 *Cornu officinalis* Sieb. et Zucc. 的干燥成熟果肉	不规则的片状或囊状。表面紫红色至紫黑色，皱缩，有光泽。质柔软。气微，味酸、涩、微苦	补益肝肾，收涩固脱
吴茱萸	芸香科植物吴茱萸 *Euodia rutaecarpa*（Juss.）Benth.、石虎 *Euodia rutaecarpa*（Juss.）Benth. var. officinalis（Dode）Huang 或疏毛吴茱萸 *Euodia rutaecarpa*（Juss.）Benth. var. bodinieri（Dode）Huang 的干燥近成熟果实	球形或略呈五角状扁球形。表面暗黄绿色至褐色，有多数点状突起或凹下的油点。顶端有五角星状的裂隙。气芳香浓郁，味辛辣而苦	散寒止痛，降逆止呕，助阳止泻
栀子	茜草科植物栀子 *Gardenia jasminoides* Ellis 的干燥成熟果实	长卵圆形或椭圆形。表面具 6 条翅状纵棱，棱间常有 1 纵脉纹。内表面具 2～3 条隆起的假隔膜。种子集结成团，密布细小疣状突起。气微，味微酸而苦	泻火除烦，清热利湿，凉血解毒；外用消肿止痛
豆蔻	姜科植物白豆蔻 *Amomum kravanh* Pierre ex Gagnep. 或爪哇白豆蔻 *Amomum compactum* Soland ex Maton 的干燥成熟果实	球形，直径 1.2～1.8cm。表面黄白色至淡黄棕色，有 3 条较深的纵向槽纹。果皮易纵向裂开。气芳香，味辛凉略似樟脑	化湿行气，温中止呕，开胃消食
马兜铃	马兜铃科植物北马兜铃 *AristoLochia contorta* Bge. 或马兜铃 *Aristolochia debiLis* Sieb. et Zucc. 的干燥成熟果实	卵圆形。有 12 条纵棱线及横平行的细脉纹。果皮易裂为 6 瓣。果实内表面有横向脉纹。种子边缘有翅。气特异，味微苦	清肺降气，止咳平喘，清肠消痔
王不留行	石竹科植物麦蓝菜 *Vaccaria segetalis*（Neck.）Garcke 的干燥成熟种子	球形，直径约 2mm。表面黑色，少数红棕色，有细密颗粒状突起，一侧有 1 凹陷的纵沟。质硬。胚弯曲成环。气微，味微涩、苦	活血通经，下乳消肿，利尿通淋
芥子	十字花科植物白芥 *Sinapis alba* L. 或芥 *Brassica juncea*（L.）Czern. Et Coss. 的干燥成熟种子	球形，直径 1.5～2.5mm。表面灰白色至淡黄色，具细微的网纹，有明显的点状种脐。种皮薄而脆，子叶白色折叠，有油性。气微，味辛辣	温肺豁痰利气，散结通络止痛
乌梅	蔷薇科植物梅 *Prunus mume*（Sieo.）Sieb. et Zuce. 的干燥近成熟果实	类球或扁球形。表面乌黑或棕黑色，皱缩不平。棕黄色果核椭圆形，表面有凹点。气微，味极酸	敛肺，涩肠，生津，安蛔
蛇床子	伞形科植物蛇床 *Cnidiumm onnieri*（L）Cuss. 的干燥成熟果实	双悬果椭圆形，长 2～4mm。表面灰黄色或灰褐色，顶端有 2 枚向外弯曲的柱基。分果的背面有纵棱 5 条，接合面有 2 条棕色纵棱线。气香，味辛凉，有麻舌感	燥湿祛风，杀虫止痒，温肾壮阳
蔓荆子	马鞭草科植物单叶蔓荆 *Vitex trifolia* L. var. *simplicifolia* Cham. 或蔓荆 *Vitex trifolia* L. 的干燥成熟果实	球形，灰黑色或黑褐色，被灰白色茸毛，有纵向浅沟 4 条，基部有宿萼及短果梗。萼密被茸毛。不易碎。气芳香，味淡、微辛	疏散风热，清利头目
槟榔	棕榈科植物槟榔 *Areca catechu* L. 的干燥成熟种子 其干燥果皮为大腹皮	表面具网状沟纹，底部中心有圆形凹陷的珠孔，其旁有 1 种脐。质坚硬，断面可见大理石样花纹 大腹皮长卵形瓢状。内果皮凹陷，光滑硬壳状。体轻质硬，纵向撕裂后可见中果皮纤维。气微，味涩、微苦	杀虫，消积，行气，利水，截疟 大腹皮行气宽中，行水消肿
益智	姜科植物益智 *Alpiniae oxyphylla* Miq. 的干燥成熟果实	椭圆形，表面棕色或灰棕色，有纵向突起棱线 13～20 条。质硬。气芳香特异，味辛、微苦	暖肾固精缩尿，温脾止泻摄唾

目标检测

答案解析

一、单项选择题

1. 下列药材不是以种子入药的是（　　）

    A. 苦杏仁　　　　　B. 白芥子　　　　　C. 决明子　　　　　D. 五味子　　　　　E. 马钱子

2. 某药材呈纽扣状圆板形，表面密被灰棕或灰绿色的绢状茸毛，味极苦，剧毒，其是（　　）

    A. 巴豆　　　　　　B. 马钱子　　　　　C. 苦杏仁　　　　　D. 王不留行　　　　E. 决明子

3. 药材小茴香的原植物来源于（　　）

    A. 蔷薇科　　　　　B. 十字花科　　　　C. 伞形科　　　　　D. 毛茛科　　　　　E. 豆科

4. 小茴香分果横切面油管数为（　　）

    A. 4 个　　　　　　B. 5 个　　　　　　C. 6 个　　　　　　D. 7 个　　　　　　E. 8 个

5. 五味子的有效成分为（　　）

    A. 木脂素类　　　　B. 有机酸类　　　　C. 挥发油类　　　　D. 生物碱类　　　　E. 脂肪油类

6. 具有错入组织的药材是（　　）

    A. 槟榔　　　　　　B. 豆蔻　　　　　　C. 菟丝子　　　　　D. 补骨脂　　　　　E. 枳壳

7. 下列药材中除哪项外，均以果皮入药（　　）

    A. 大腹皮　　　　　B. 瓜蒌皮　　　　　C. 陈皮　　　　　　D. 四花青皮　　　　E. 枳壳

8. 略呈菱状方形或短圆柱形，横切面可见种皮薄，中间有"S"形折曲的黄色子叶 2 片重叠。气微，味微苦的药材是（　　）

    A. 沙苑子　　　　　B. 决明子　　　　　C. 菟丝子　　　　　D. 牵牛子　　　　　E. 北葶苈子

9. 决明子的主成分是（　　）

    A. 生物碱　　　　　B. 蒽醌类　　　　　C. 环烯醚萜　　　　D. 挥发油　　　　　E. 黄酮类

10. 下列药材除哪个外均为果实（　　）

    A. 女贞子　　　　　B. 五味子　　　　　C. 栀子　　　　　　D. 蛇床子　　　　　E. 马钱子

11. 来源为茄科植物的果实的药材是（　　）

    A. 天仙子　　　　　B. 栀子　　　　　　C. 连翘　　　　　　D. 枸杞子　　　　　E. 牵牛子

12. 下列除哪一项外均为五味子药材的性状特征（　　）

    A. 呈不规则的圆球形或扁球形

    B. 外皮紫红色或暗红色，皱缩显油性

    C. 果肉柔软，内含肾形种子 1 ~ 2 粒

    D. 种皮硬而脆，较易碎，种仁呈钩状

    E. 果肉味酸，嚼之有麻辣感

13. 种子类药材粉末的主要标志是含有（　　）

    A. 脂肪油滴　　　　B. 淀粉粒　　　　　C. 糊粉粒　　　　　D. 多糖颗粒　　　　E. 挥发油滴

14. 《中国药典》规定苦杏仁含苦杏仁苷不得少于（　　）

    A. 5.0%　　　　　　B. 4.0%　　　　　　C. 0.50%　　　　　D. 1.0%　　　　　　E. 3.0%

15. 外果皮散有油细胞的药材是（　　）

    A. 五味子　　　　　B. 补骨脂　　　　　C. 小茴香　　　　　D. 牛蒡子　　　　　E. 栀子

16. 益智气味是（ ）
    A. 气芳香，味辛凉略似樟脑
    B. 气芳香特异，味辛微苦
    C. 气微，味涩微苦
    D. 气无，味甘淡
    E. 气无，味辛苦、有麻舌感

17. 连翘采收熟透的果实称为（ ）
    A. 青翘　　　B. 熟翘　　　C. 老翘　　　D. 绿翘　　　E. 黄翘

18. 内胚乳细胞含糊粉粒，糊粉粒中有草酸钙小簇晶的药材是（ ）
    A. 小茴香　　B. 栀子　　　C. 砂仁　　　D. 豆蔻　　　E. 连翘

19. 横切呈半圆球形，外表绿褐色或棕绿色，密被凹点状油室，中央褐色，有中心柱及 7～15 瓣瓤囊，有此特征的药材是（ ）
    A. 木瓜　　　B. 瓜蒌　　　C. 枳壳　　　D. 乌梅　　　E. 金樱子

20. 下列药材除哪一种外，均来源于蔷薇科植物（ ）
    A. 酸枣仁　　B. 金樱子　　C. 木瓜　　　D. 山楂　　　E. 乌梅

21. 砂仁不同于药材豆蔻的主要特征是（ ）
    A. 砂仁外表密生短钝软刺
    B. 砂仁来源于姜科植物
    C. 砂仁种子团分成 3 瓣
    D. 砂仁种子呈多面体状
    E. 砂仁种子外具假种皮

22. 植物马钱种子的形状和子叶叶脉数目是（ ）
    A. 长圆形，叶脉 3 条
    B. 卵圆形，叶脉 3 条
    C. 圆球形，叶脉 3～4 条
    D. 扁椭圆形，叶脉 3 条
    E. 扁圆纽扣状，叶脉 5～7 条

23. 种子类中药的显微鉴别特征主要在（ ）
    A. 假种皮　　B. 种仁　　　C. 胚乳　　　D. 种皮　　　E. 种胚

24. 内果皮由"镶嵌细胞"组成，此药材的原植物科名是（ ）
    A. 胡椒科　　B. 蔷薇科　　C. 木兰科　　D. 伞形科　　E. 芸香科

25. 呈纺锤形或椭圆形，长 1～2cm，表面鲜红色或暗红色，质柔软而滋润。内藏种子多数，黄色，扁平似肾脏形。此药材是（ ）
    A. 天仙子　　B. 牛蒡子　　C. 枸杞子　　D. 牵牛子　　E. 女贞子

26. 陈皮来源于（ ）
    A. 蔷薇科　　B. 芸香科　　C. 木兰科　　D. 伞形科　　E. 胡椒科

27. 五味子粉末镜检中糊粉粒存在于（ ）
    A. 外果皮细胞中
    B. 中果皮细胞中
    C. 内果皮细胞中
    D. 种皮细胞中
    E. 胚乳细胞中

28. 马钱子胚乳滴加 1% 钒酸铵的硫酸液显（ ）
    A. 橙红色　　B. 樱红色　　C. 紫色　　　D. 淡红色　　E. 橙黄色

29. 枳壳的功效为（ ）
    A. 清热解毒，消肿散结
    B. 通络止痛，消肿散结
    C. 祛风湿，强筋骨
    D. 理气宽中，行滞消胀
    E. 清利湿热，通淋消肿

30. 呈扁球形或五角状扁球形,顶端有五角星状裂隙的药材是 ( )

    A. 巴豆   B. 豆蔻   C. 吴茱萸   D. 牵牛子   E. 沙苑子

二、多项选择题

1. 小茴香横切面的显微特征有 ( )

    A. 外果皮为 1 列扁平细胞,外被角质层

    B. 中果皮纵棱处有维管束,韧皮部位于木质部的两侧

    C. 内果皮为 1 列扁平薄壁细胞,细胞长短不一

    D. 种皮细胞扁长,含棕色物

    E. 胚乳细胞多角形,含多数糊粉粒,每个糊粉粒中含有细小草酸钙方晶

2. 以果实入药的药材有 ( )

    A. 山楂   B. 桃仁   C. 吴茱萸   D. 连翘   E. 五味子

3. 山楂的植物来源是 ( )

    A. 山里红   B. 山楂   C. 野山楂   D. 楂楂   E. 湖北山楂

4. 《中国药典》(2020 年版) 收载砂仁的原植物有 ( )

    A. 红壳砂仁   B. 海南假砂仁   C. 阳春砂   D. 绿壳砂   E. 海南砂

5. 五味子粉末显微鉴别特征是 ( )

    A. 果皮的表皮细胞呈多角形,有角质线纹,随处可见油细胞,其四周有 6~7 个细胞围绕

    B. 种皮外层石细胞群呈多角形或稍长,大小颇均匀,壁厚,孔沟极细密,胞腔小,内含棕色物质

    C. 内层石细胞呈类圆形、多角形或不规则形,壁稍厚,纹孔较大

    D. 胚乳细胞呈多角形,内含脂肪油及糊粉粒

    E. 种皮油细胞呈类圆形,含黄色挥发油

6. 来源于蔷薇科植物的药材是 ( )

    A. 芥子   B. 山楂   C. 苦杏仁   D. 桃仁   E. 金樱子

7. 决明子的性状特征有 ( )

    A. 略呈菱状方形或短圆柱形,两端平行倾斜

    B. 表面绿棕色或暗棕色,平滑有光泽

    C. 质坚硬,不易破碎

    D. 气微香,味微苦

    E. 形似马蹄,或一端平坦、另端斜尖

8. 来源于姜科植物的药材有 ( )

    A. 牵牛子   B. 牛蒡子   C. 砂仁   D. 豆蔻   E. 益智

9. 五味子的性状特征有 ( )

    A. 不规则的球形或扁球形   B. 紫红色、油润

    C. 果肉柔软   D. 种子 1~2 粒、肾形

    E. 果肉气微、味酸

10. 关于马钱子的描述,下列说法正确的是 ( )

    A. 马钱科植物马钱的干燥浆果

    B. 表面的茸毛由中央向四周呈辐射状排列

    C. 底面中央有突起的圆点状种脐

D. 种皮表皮细胞分化成单细胞毛

E. 用量为 0.3 ~ 0.6g，需炮制后入丸散用

书网融合······

重点回顾　　微课 1　　微课 2　　微课 3　　微课 4　　微课 5　　习题

五味子显微图　　天然药物图谱相册　　中药微观相册 1　　中药微观相册 2

第十四章 全草类药材

学习目标

知识目标：

1. 掌握 全草类重点药材的来源、主要性状鉴别特征；典型代表药材的显微结构及功效。

2. 熟悉 全草类一般药材的主要性状鉴别特征和功效应用。

3. 了解 全草类药材的采收加工与主要产地。

技能目标：

学会正确运用性状鉴定、显微鉴别等方法和技巧，准确鉴别全草类药材。

素质目标：

爱护自然，爱护一草一木，具有仁爱之心。

导学情景

情景描述：张某在市面上买了一些"铁皮石斛"，路过药店，咨询药师，买的"铁皮石斛"是否是正品，药师看后告诉他，买的不是铁皮石斛。

情景分析：铁皮石斛被称为"清热滋阴佳品"，一直以来受到人们的青睐。近年来，随着铁皮石斛的销量大增，市面上出现了一些铁皮石斛的伪品。伪品有同科植物流苏金石斛（又称"有瓜石斛"）和同科石仙桃属植物石仙桃等。

讨论：铁皮石斛的识别特征是什么？有哪些主治应用？

学前导语：鉴别全草类药材，适当湿润后再展开观察。根据药材根、茎、叶、花等形态来鉴定药材更为重要，原植物的特征可以反映药材性状的特征。

第一节 全草类生药的概述

全草类生药是指草本植物的全株或地上部分为药用的药材，主要包括植物体带叶的茎枝，如广藿香、益母草等；有时包括花和果实，如荆芥等；少数带有根及根茎，如蒲公英等；或小灌木草质茎，如麻黄等；或草本植物的草质茎，如石斛等，均列入全草类。

一、性状鉴别

全草类药材的鉴别，应根据其不同的器官，如根、茎、叶、花、果实、种子等分别进行处理。这些器官的特点在前面各章中已有叙述，故此不再重复。这类药材是由植物体的全株或地上部分干燥而成，质脆易碎，故鉴别时可适当湿润后再展开观察。除此之外，在全草类药材的鉴别中，依靠原植物的分类知识来鉴定药材更为重要，原植物的特征可以反映药材性状的特征。

二、显微鉴别

全草类生药的显微鉴别一般只作横切面观察。草本植物茎的横切面，自外向内可分为以下几部分。

1. 表皮 草本植物的茎一般没有木栓形成层，所以大多不存在周皮，一直由表皮行使保护作用。表皮上可见角质层、气孔、毛茸等结构。

2. 皮层 其最外层有时可分化成厚角组织或厚壁组织，内层为薄壁组织。

3. 维管柱 可进一步分为中柱鞘、维管束和髓。

4. 中柱鞘 由一列或多列细胞组成，一般为厚壁组织。由于维管束次生结构的加粗，常使中柱鞘厚壁组织断裂成为不连续的环。

5. 维管束 在中柱鞘内方，排列呈环状。大多数双子叶植物为外韧型维管束。初生韧皮部在最外边，常已被挤压而成颓废组织。次生韧皮部在初生韧皮部内方，常由筛管、伴胞和韧皮薄壁细胞组成。形成层呈环状或不成环状，细胞扁平。次生木质部常由导管、管胞、木纤维和木薄壁细胞组成。由于形成层分化的木质部细胞较多，所以次生木质部占有很大的部分。初生木质部位于维管束的最内方，最内的细胞最先分化，同时也最小。射线宽窄不一。

6. 髓 位于茎的中央，通常所占比例较大，有时破碎称为空洞。

第二节 常用全草类生药

PPT

一、麻黄 微课 I

（一）来源

麻黄（Ephedrae Herba）为麻黄科植物草麻黄 *Ephedra sinica* Stapf、中麻黄 *Ephedra intermedia* Schrenk et C. A. Mey. 或木贼麻黄 *Ephedra equisetina* Bge. 的干燥草质茎。主产于内蒙古、甘肃、山西等地。秋季采割绿色的草质茎，晒干。

（二）性状鉴别

1. 草麻黄 呈细长圆柱形，少分枝，直径 1～2mm。有的带少量棕色木质茎。表面淡绿色至黄绿色，有细纵脊线，触之微有粗糙感。节明显，节间长 2～6cm。节上有膜质鳞叶，长 3～4mm；裂片 2（稀 3），锐三角形，先端灰白色，反曲，基部联合成筒状，红棕色。体轻，质脆，易折断，断面略呈纤维性，周边绿黄色，髓部红棕色，近圆形（图 14-1）。气微香，味涩、微苦。

2. 中麻黄 多分枝，直径 1.5～3mm，有粗糙感。节上膜质鳞叶长 2～3mm，裂片 3（稀 2），先端锐尖。断面髓部呈三角状圆形。

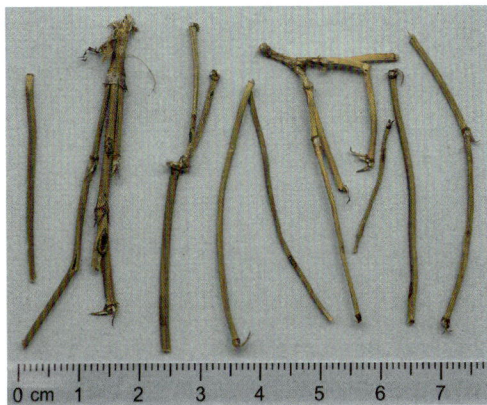

图 14-1 草麻黄药材

3. 木贼麻黄 较多分枝，直径 1～1.5mm，无粗糙感。节间长 1.5～3cm。膜质鳞叶长 1～2mm。裂片 2（稀 3），上部为短三角形，灰白色，先端多不反曲，基部棕红色至棕黑色。

均以干燥、茎粗、淡绿色、内心充实、味苦涩者为佳。

（三）显微鉴别

1. 茎横切面

（1）草麻黄 表皮细胞外被厚的角质层；脊线较密，有蜡质疣状突起，两脊线间有下陷气孔。下皮纤维束位于脊线处，壁厚，非木化。皮层较宽，纤维成束散在。中柱鞘纤维束新月形。维管束外韧型，8～10 个。形成层环类圆形。木质部呈三角状。髓部薄壁细胞含棕色块；偶有环髓纤维。表皮细胞外壁、皮层薄壁细胞及纤维均有多数微小草酸钙砂晶或方晶（图 14 – 2）。

（2）中麻黄　维管束 12 ~ 15 个。形成层环类三角形。环髓纤维成束或单个散在。

（3）木贼麻黄　维管束 8 ~ 10 个。形成层环类圆形。无环髓纤维。

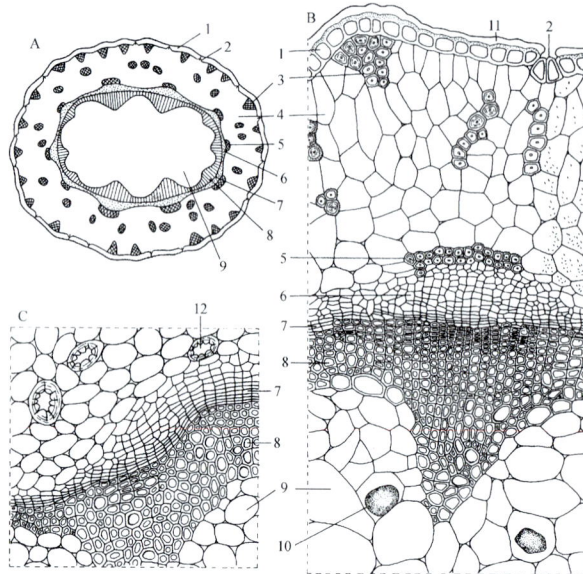

图 14 – 2　草麻黄茎横切面显微特征图

1. 表皮　2. 气孔　3. 皮层　纤维　4. 皮层　5. 中柱鞘纤维　6. 韧皮部　7. 形成层
8. 木质部　9. 髓部　10. 棕色块　11. 角质层　12. 后壁纤维

2. 草麻黄粉末　呈淡棕色或绿色。①表皮碎片较多，细胞呈类长方形，含有较多细小草酸钙砂晶，角质层较厚。②气孔特异，内陷，保卫细胞侧面观呈哑铃形或电话听筒状。③皮层纤维多且长，壁厚，微木化，细胞腔狭小，外壁布满草酸钙砂晶和方晶，形成晶鞘纤维。④红棕色块状物散存在薄壁细胞中，形状不规则。⑤螺纹、具缘纹孔导管直径为 10 ~ 15μm，导管分子斜面相接，相接面有多个圆形穿孔，形成特殊的麻黄式穿孔板（图 14 – 3）。

（四）功效应用

发汗散寒，宣肺平喘，利水消肿。用于风寒感冒，胸闷喘咳，风水浮肿。蜜麻黄润肺止咳。多用于表证已解，气喘咳嗽。成药举例：麻杏甘石软胶囊、麻姜颗粒、麻黄止嗽丸等。

附：麻黄根（**Ephedrae Radix Et Rhizoma**）

【来源】为麻黄科植物草麻黄 *Ephedra sinica* Stapf 或中麻黄 *Ephedra intermedia* Schrenk et C. A. Mey. 的干燥根和根茎。秋末采挖，除去残茎、须根和泥沙，干燥。

【性状鉴别】呈圆柱形，略弯曲，长 8 ~ 25cm，直径 0.5 ~ 1.5cm。表面红棕色或灰棕色，有纵皱纹和支根痕。

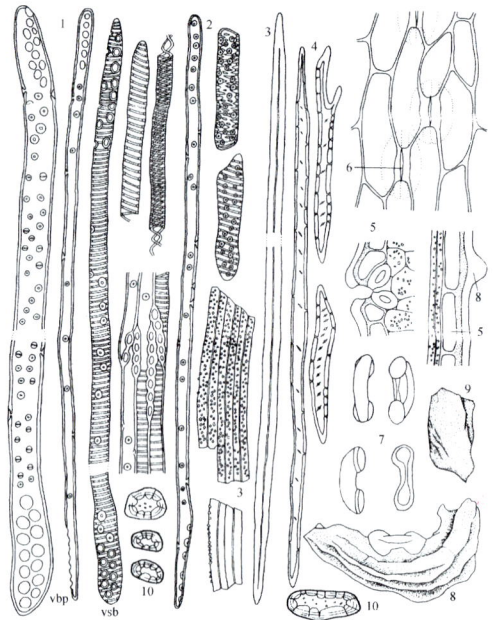

图 14 – 3　草麻黄粉末显微特征图

1. 导管　2. 管胞　3. 皮部纤维（嵌晶纤维）
4. 木纤维　5. 表皮　6. 气孔　7. 气孔保卫细胞
8. 角质层　9. 棕色块　10. 石细胞

外皮粗糙，易成片状剥落。根茎具节，节间长 0.7 ~ 2cm，表面有横长突起的皮孔。体轻，质硬而脆，断面皮部黄白色，木部淡黄色或黄色，射线放射状，中心有髓。气微，味微苦。

【功效应用】固表止汗。用于自汗，盗汗。

💜 **药爱生命**

根据相关条例管理规定，麻黄碱受公安部门管制。

麻黄碱是合成苯丙胺类毒品也就是制作"冰毒"最主要的原料。并且大部分感冒药中含有麻黄碱成分，有可能被不法分了大量购买用于提炼制造毒品。各药店对含麻黄碱成分的数十种常用感冒、止咳平喘药限量销售，每人每次购买量不得超过 5 个最小零售包装。

二、鱼腥草

（一）来源

鱼腥草（Houttuyniae Herba）为三白草科植物蕺菜 *Houttuynia cordata* Thunb. 的新鲜全草或干燥地上部分。主产于江苏、浙江、江西等地。鲜品全年均可采割；干品夏季茎叶茂盛花穗多时采割，除去杂质，晒干。

（二）性状鉴别

1. 鲜鱼腥草　茎呈圆柱形，长 20～45cm，直径 0.25～0.45cm；上部绿色或紫红色，下部白色，节明显，下部节上生有须根，无毛或被疏毛。叶互生，叶片心形，长 3～10cm，宽 3～11cm；先端渐尖，全缘；上表面绿色，密生腺点，下表面常紫红色；叶柄细长，基部与托叶合生成鞘状。穗状花序顶生。具鱼腥气，味涩。

2. 干鱼腥草　茎呈扁圆柱形，扭曲，表面黄棕色，具纵棱数条；质脆，易折断。叶片卷折皱缩，展平后呈心形，上表面暗黄绿色至暗棕色，下表面灰绿色或灰棕色。穗状花序黄棕色。

以叶多、色绿、有花穗、鱼腥气浓者为佳。

（三）显微鉴别

鱼腥草粉末呈灰绿色至棕色。油细胞呈类圆形或椭圆形，直径 28～104μm，内含黄色油滴。非腺毛 1～16 细胞，基部直径 12～104μm，表面具线状纹理。腺毛头部 2～5 细胞，内含淡棕色物，直径 9～34μm。叶表皮细胞表面具波状条纹，气孔不定式。草酸钙簇晶直径可达 57μm。

（四）功效应用

清热解毒，消痈排脓，利尿通淋。用于肺痈吐脓，痰热喘咳，热痢，热淋，痈肿疮毒。不宜久煎。成药举例：鱼腥草滴眼液、复方鱼腥草片、复方鱼腥草合剂等。

👁 **看一看**

鱼腥草根的食疗价值

鱼腥草根，又名折耳根，有特异气味，营养价值较高；含有蛋白质、脂肪和丰富的碳水化合物，同时含有甲基正壬酮、羊脂酸和月桂油烯等。我国古代有用鱼腥草根进行食疗的习惯，凉拌鱼腥草根是民间的一道传统佳肴。除此之外，鱼腥草根还可以煮粥、炖汤等食用。但使用时注意，虚寒性体质及疔疮肿疡属阴寒，无红肿热痛者，不宜服食。

三、金钱草

（一）来源

金钱草（Lysimachiae Herba）为报春花科植物过路黄 *Lysimachia christinae* Hance 的干燥全草。主产于四川、贵州等地。夏、秋二季采收，除去杂质，晒干。

（二）性状鉴别

常缠结成团，无毛或被疏柔毛。茎扭曲，表面棕色或暗棕红色，有纵纹，下部茎节上有时具须根，断面实心。叶对生，多皱缩，展平后呈宽卵形或心形，长 1 ~ 4cm，宽 1 ~ 5cm，基部微凹，全缘；上表面灰绿色或棕褐色，下表面色较浅，主脉明显突起，用水浸后，对光透视可见黑色或褐色条纹；叶柄长 1 ~ 4cm（图 14 - 4）。有的带花，花黄色，单生叶腋，具长梗。蒴果球形。气微，味淡。

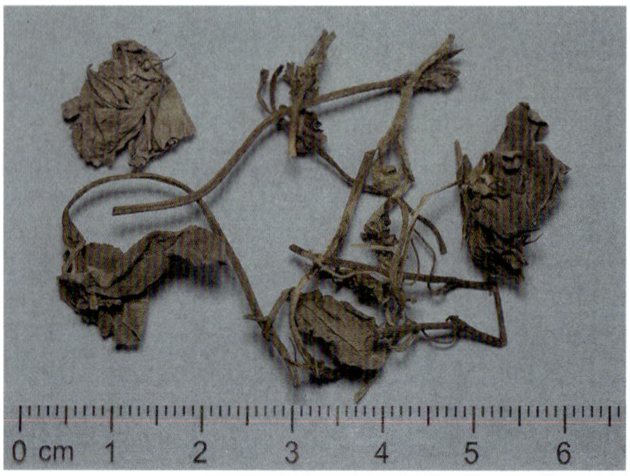

以叶大、色绿者为佳。

图 14 - 4　金钱草药材

（三）显微鉴别

1. 茎横切面　表皮细胞外被角质层，有时可见腺毛，头部单细胞，柄部 1 ~ 2 细胞。栓内层宽广，细胞中有的含红棕色分泌物；分泌道散在，周围分泌细胞 5 ~ 10 个，内含红棕色块状分泌物；内皮层明显。中柱鞘纤维断续排列成环，壁微木化。韧皮部狭窄。木质部连接成环。髓常成空腔。薄壁细胞含淀粉粒。

2. 叶表面观　腺毛红棕色，头部单细胞，类圆形，直径 25μm，柄单细胞。分泌道散在于叶肉组织内，直径 45mm，含红棕色分泌物。被疏毛者茎、叶表面可见非腺毛，1 ~ 17 细胞，平直或弯曲，有的细胞呈缢缩状，长 59 ~ 1070μm，基部直径 13 ~ 53μm，表面可见细条纹，胞腔内含黄棕色物。

（四）功效应用

利湿退黄，利尿通淋，解毒消肿。用于湿热黄疸，胆胀胁痛，石淋，热淋，小便涩痛，痈肿疔疮，蛇虫咬伤。成药举例：金钱草片、金钱草颗粒等。

附：广金钱草（Desmodii Styracifolii Herba）

【来源】为豆科植物广金钱草 *Desmodium styracifolium*（Osb.）Merr. 的干燥地上部分。主产于广东、广西等地。夏、秋二季采割，除去杂质，晒干。

【性状鉴别】茎呈圆柱形，长可达 1m；密被黄色伸展的短柔毛；质稍脆，断面中部有髓。叶互生，小叶 1 或 3，圆形或矩圆形，直径 2 ~ 4cm；先端微凹，基部心形或钝圆，全缘；上表面黄绿色或灰绿色，无毛，下表面具灰白色紧贴的绒毛，侧脉羽状；叶柄长 1 ~ 2cm，托叶 1 对，披针形，长约 0.8cm。气微香，味微甘。

【功效应用】利湿退黄，利尿通淋。用于黄疸尿赤，热淋，石淋，小便涩痛，水肿尿少。

? **想一想**

金钱草的混淆品有哪些？

答案解析

四、广藿香

（一）来源

广藿香（Pogostemonis Herba）为唇形科植物广藿香 *Pogostemon cablin*（Blanco）Benth. 的干燥地上部分。主产于广东、海南。枝叶茂盛时采割，日晒夜闷，反复至干。

（二）性状鉴别

茎略呈方柱形，多分枝，枝条稍曲折，长 30~60cm，直径 0.2~0.7cm；表面被柔毛；质脆，易折断，断面中部有髓；老茎类圆柱形，直径 1~1.2cm，被灰褐色栓皮。叶对生，皱缩成团，展平后叶片呈卵形或椭圆形，长 4~9cm，宽 3~7cm；两面均被灰白色绒毛；先端短尖或钝圆，基部楔形或钝圆，边缘具大小不规则的钝齿；叶柄细，长 2~5cm，被柔毛（图 14-5）。气香特异，味微苦。

图 14-5 广藿香药材

以茎叶粗壮、不带须根、香气浓郁者为佳。《中国药典》（2020 年版）规定：叶不得少于 20%。

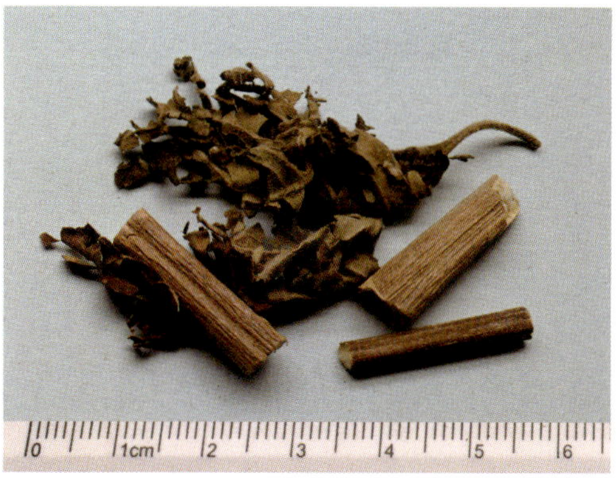

（三）显微鉴别

广藿香粉末呈淡棕色。叶表皮细胞呈不规则形，气孔直轴式。非腺毛 1~6 细胞，平直或先端弯曲，长约 590μm，壁具疣状突起，有的胞腔含黄棕色物。腺鳞头部 8 细胞，直径 37~70μm；柄单细胞，极短。间隙腺毛存在于叶肉组织的细胞间隙中，头部单细胞，呈不规则囊状，直径 13~50μm，长约至 113μm，柄短，单细胞。小腺毛头部 2 细胞；柄 1~3 细胞，甚短。草酸钙针晶细小，散在于叶肉细胞中，长约至 27μm。

（四）功效应用

芳香化浊，和中止呕，发表解暑。用于湿浊中阻，脘痞呕吐，暑湿表证，湿温初起，发热倦怠，胸闷不舒，寒湿闭暑，腹痛吐泻，鼻渊头痛。成药举例：藿香正气滴丸、藿香正气口服液、藿香正气软胶囊等。

附：藿香（Agastache Herba）

【来源】为唇形科植物藿香 *Agastache rugosa*（Fisch. et Mey.）O. Ktze. 的干燥地上部分。产于全国各地。6~7 月，当花序抽出而未开花时采收。

【性状鉴别】茎略呈方柱形，对生分枝，质脆，断面白色，髓部中空。叶对生，纸质，多皱缩或破碎，完整者展平后呈卵形或三角状长卵形，先端急尖或渐尖，基部圆形或心形，边缘呈钝锯齿状；两面绿色，微有茸毛。有时枝端留有穗状轮伞花序，宿萼筒状，内有 4 枚小坚果。气香特异，味微凉。

【功效应用】同广藿香。

五、荆芥

（一）来源

荆芥（Schizonepetae Herba）为唇形科植物荆芥 *Schizonepeta tenuifolia* Briq. 的干燥地上部分。主产于江苏、浙江、江西等地。夏、秋二季花开到顶、穗绿时采割，除去杂质，晒干。

（二）性状鉴别

茎呈方柱形，上部有分枝，长 50~80cm，直径 0.2~0.4cm；表面淡黄绿色或淡紫红色，被短柔毛；体轻，质脆，断面类白色。叶对生，多已脱落，叶片3~5羽状分裂，裂片细长。穗状轮伞花序顶生，长2~9cm，直径约0.7cm。花冠多脱落，宿萼钟状，先端5齿裂，淡棕色或黄绿色，被短柔毛；小坚果棕黑色（图14-6）。气芳香，味微涩而辛凉。

以色淡黄绿、穗长而密、香气浓者为佳。

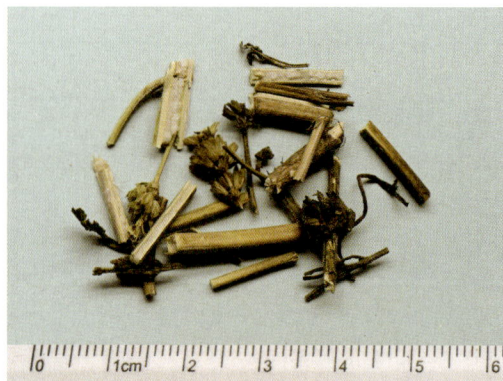

图 14-6　荆芥药材

（三）显微鉴别

荆芥粉末呈黄棕色。宿萼表皮细胞垂周壁深波状弯曲。腺鳞头部8细胞，直径96~112μm，柄单细胞，棕黄色。小腺毛头部1~2细胞，柄单细胞。非腺毛1~6细胞，大多具壁疣。外果皮细胞表面观呈多角形，壁黏液化，胞腔含棕色物；断面观细胞呈类方形或类长方形，胞腔小。内果皮石细胞淡棕色，表面观呈垂周壁深波状弯曲，密具纹孔。纤维直径14~43μm，壁平直或微波状。

（四）功效应用

解表散风，透疹，消疮。用于感冒，头痛，麻疹，风疹，疮疡初起。外用适量。表虚自汗、阴虚头痛忌服。是外用药"复方荆芥熏洗剂"的成分之一，用于痔疮、肛裂等。

六、益母草 　微课2

（一）来源

益母草（Leonuri Herba）为唇形科植物益母草 *Leonurus japonicus* Houtt. 的新鲜或干燥地上部分。产于全国各地。鲜品春季幼苗期至初夏花前期采割；干品夏季茎叶茂盛、花未开或初开时采割，晒干，或切段晒干。

（二）性状鉴别

1. 鲜益母草　幼苗期无茎，基生叶圆心形，5~9浅裂，每裂片有2~3钝齿。花前期茎呈方柱形，上部多分枝，四面凹下成纵沟，长30~60cm，直径0.2~0.5cm；表面青绿色；质鲜嫩，断面中部有髓。叶交互对生，有柄；叶片青绿色，质鲜嫩，揉之有汁；下部茎生叶掌状3裂，上部叶羽状深裂或浅裂成3片，裂片全缘或具少数锯齿。气微，味微苦。

2. 干益母草　茎表面灰绿色或黄绿色；体轻，质韧，断面中部有髓。叶片灰绿色，多皱缩、破碎，易脱落。轮伞花序腋生，小花淡紫色，花萼筒状，花冠二唇形。切段者长约2cm（图14-7）。

以质嫩、叶多、色灰绿者为佳；质老、枯黄、无叶者不可供药用。

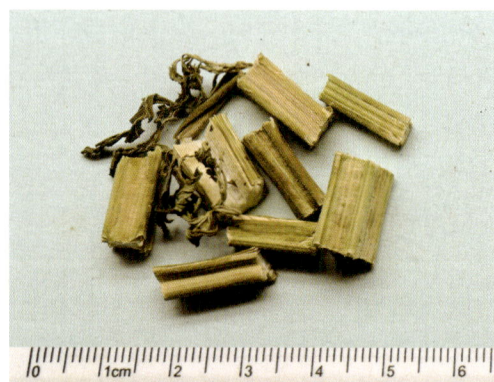

图 14-7　益母草药材

（三）显微鉴别

益母草茎横切面：表皮细胞外被角质层，有茸毛；腺鳞头部4、6细胞或8细胞，柄单细胞；非腺毛1~4细胞。下皮厚角细胞在棱角处较多。皮层为数列薄壁细胞；内皮层明显。中柱鞘纤维束微木化。韧皮部较窄。木质部在棱角处较发达。髓部薄壁细胞较大。薄壁细胞含细小草酸钙针晶和小方晶。鲜品近表皮部分皮层薄壁细胞含叶绿体。

（四）功效应用

活血调经，利尿消肿，清热解毒。用于月经不调，痛经经闭，恶露不尽，水肿尿少，疮疡肿毒。孕妇慎用。成药举例：益母草颗粒、益母草膏等。

附：茺蔚子（Fructus Leonuri）

【来源】为益母草干燥成熟的果实。秋季果实成熟时采割地上部分，晒干，打下果实，除去杂质。广泛分布于全国各地。

【性状鉴别】呈三棱形，长 2～3mm，宽约 1.5mm。表面灰棕色至灰褐色，有深色斑点，一端稍宽，平截状，另一端渐窄而钝尖。果皮薄，子叶类白色，富油性。无臭，味苦。

【功效应用】活血调经，清肝明目。

七、薄荷 📱微课 3

（一）来源

薄荷（Menthae Haplocalycis Herba）为唇形科植物薄荷 *Mentha haplocalyx* Briq. 的干燥地上部分。主产于江苏、江西、浙江、湖南等地，江苏产的量大质优，称为"苏薄荷"。夏、秋二季茎叶茂盛或花开至三轮时，选晴天，分次采割，晒干或阴干。

（二）性状鉴别

茎呈方柱形，有对生分枝，长 15～40cm，直径 0.2～0.4cm；表面紫棕色或淡绿色，棱角处具茸毛，节间长 2～5cm；质脆，断面白色，髓部中空。叶对生，有短柄；叶片皱缩卷曲，完整者展平后呈宽披针形、长椭圆形或卵形，长 2～7cm；宽 1～3cm；上表面深绿色，下表面灰绿色，被稀茸毛，有凹点状腺鳞。轮伞花序腋生，花萼钟状，先端 5 齿裂，花冠淡紫色（图14 - 8）。揉搓后有特殊清凉香气，味辛凉。

以叶多、色深绿、香气浓者为佳。《中国药典》（2020 年版）规定：叶不得少于 30%。

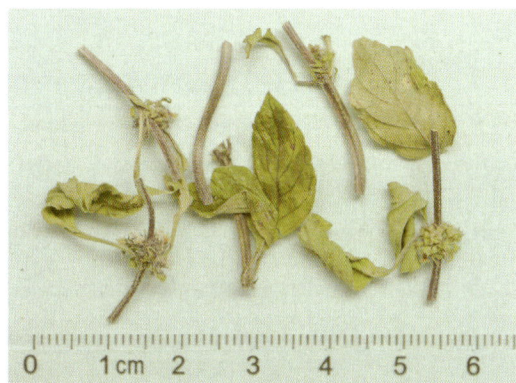

图 14 - 8　薄荷药材

（三）显微鉴别

叶横切面：①上表皮细胞长方形，下表皮细胞细小扁平，均被角质层，有气孔；上、下表皮有多数凹陷，内有大型特异的扁球状腺鳞。②栅栏组织通常为 1 列细胞，偶有 2 列；海绵组织为 4～5 列细胞，叶肉细胞含有针簇状橙皮苷结晶，以栅栏组织为多见。③主脉上下表皮内方有厚角组织及薄壁组织。④主脉维管束外韧型，木质部导管常 2～6 个排列成行，韧皮部细胞细小。⑤表皮细胞、叶肉细胞、薄壁细胞及导管中有时含有橙皮苷结晶（图 14 -9）。

茎横切面：①切面呈四方形，表皮细胞 1 列，长方形，外被角质层，有扁球形腺鳞、单细胞头的腺毛和非

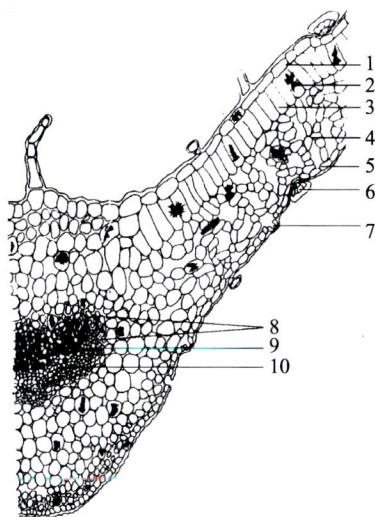

图 14 -9　薄荷叶横切面详图

1. 上表皮　2. 橙皮苷结晶　3. 栅栏组织

4. 海绵组织　5. 下表皮　6. 腺鳞　7. 气孔

8. 厚角组织　9. 木质部　10. 韧皮部

腺毛。②皮层为数列薄壁细胞，细胞间隙大，排列疏松。③四角有明显的棱脊，向内有 10 数列厚角细胞。④内皮层 1 列，明显，凯氏点清晰可见。⑤维管束于四角处较发达，于相邻两角间具数个小维管束。⑥韧皮部狭窄。形成层成环。⑦木质部于四角处较发达，由导管、木薄壁细胞及木纤维组成。⑧髓部薄壁细胞大，中心常有空洞。⑨茎各部细胞内有时含有针簇状橙皮苷结晶（图 14 - 10）。

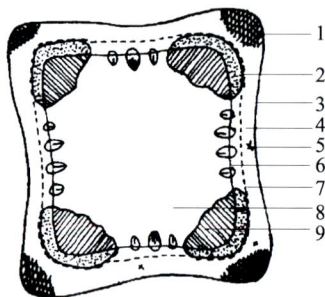

图 14 - 10　薄荷茎横切面简图

1. 表皮　2. 厚角细胞　3. 皮层　4. 内皮层　5. 形成层
6. 髓部　7. 木质部　8. 韧皮部　9. 橙皮苷结晶

图 14 - 11　薄荷粉末图

1 腺鳞顶面观　2. 腺鳞侧面观　3. 橙皮苷结晶
4. 气孔　5. 小腺毛　6. 非腺毛

叶粉末：①腺鳞头部 8 细胞，直径约至 90μm，柄单细胞；小腺毛头部及柄部均为单细胞。②非腺毛 1 ~ 8 细胞，常弯曲，壁厚，微具疣突。③下表皮气孔多见，直轴式（图 14 - 11）。

（四）功效应用

疏散风热，清利头目，利咽，透疹，疏肝行气。用于风热感冒，风温初起，头痛，目赤，喉痹，口疮，风疹，麻疹，胸胁胀闷。入煎剂宜后下。

练一练

1. 下列叶对生，茎方形的药材有（　）

A. 鱼腥草　　　　B. 广藿香　　　　C. 穿心莲　　　　D. 益母草　　　　E. 薄荷

2. 薄荷茎横切面特征有（　）

A. 表面处被角质层，有腺毛、腺鳞和非腺毛

B. 皮层在四棱脊处有厚角组织

C. 内皮层明显

D. 维管束外韧型，在四棱处者较发达

E. 薄壁细胞中含草酸钙结晶

3. 广藿香鉴别特征有（　）

A. 不嫩茎方柱形，被柔毛　　　　　　B. 气香特异，味辛辣麻舌

C. 茎皮层中具细胞间隙腺毛　　　　　D. 主产于广西

E. 叶对生，卵形，边缘有不整齐锯齿，两面均被灰白色茸毛

答案解析

八、其他全草类一般药材 📱 微课4　📱 微课5

其他全草类一般药材简介见表14-1。

表14-1　其他全草类一般药材简介

药名	来源	性状	功效
穿心莲	爵床科植物穿心莲 *Andrographis paniculata*（Burm. f.）Nees 的干燥地上部分	茎呈方柱形，多分枝，长50~70cm，节稍膨大；质脆，易折断。单叶对生，叶柄短或近无柄；叶片皱缩、易碎，完整者展平后呈披针形或卵状披针形，长3~12cm，宽2~5cm，先端渐尖，基部楔形下延，全缘或波状；上表面绿色，下表面灰绿色，两面光滑。气微，味极苦	清热解毒，凉血，消肿
青蒿	菊科植物黄花蒿 *Artemisia annua* L. 的干燥地上部分 📱 微课6	茎呈圆柱形，上部多分枝，长30~80cm，直径0.2~0.6cm；表面黄绿色或棕黄色，具纵棱线；质略硬，易折断，断面中部有髓。叶互生，暗绿色或棕绿色，卷缩易碎，完整者展平后为三回羽状深裂，裂片和小裂片矩圆形或长椭圆形，两面被短毛。气香特异，味微苦	清虚热，除骨蒸，解暑热，截疟，退黄
绞股蓝	葫芦科植物绞股蓝 *Gynostemma pentaphyllum*（Thunb.）Mak. 的干燥地上部分	多缠绕成团。茎纤细柔弱，有纵沟，被稀疏柔毛；卷须腋生，二分叉或不分叉。叶互生，叶柄被柔毛，长2~7cm。叶片皱缩，似鸟足状，展平后小叶片呈卵状长圆形，长3~12cm，宽2~6cm，先端渐尖，基部楔形，两面披粗毛，边缘具锯齿。残留花或果实偶见，花雌雄异株；浆果球形，直径约0.5cm。具草香气，味苦	清热解毒，止咳祛痰
茵陈	菊科植物滨蒿 *Artemisia scoparia* Waldst. et Kit. 或茵陈蒿 *Artemisia capillaries* Thunb. 的干燥地上部分	绵茵陈：多卷曲成团状，灰白色或灰绿色，全体密被白色茸毛，绵软如绒。茎细小，长1.5~2.5cm，直径0.1~0.2cm，除去表面白色茸毛后可见明显纵纹；质脆，易折断。叶具柄平后叶片呈一至三回羽状分裂，叶片长1~3cm，宽约1cm；小裂片卵形或稍呈倒披针形、条形，先端锐尖。气清香，味微苦 花茵陈：茎呈圆柱形，多分枝，长30~100cm，直径2~8mm；表面淡紫色或紫色，有纵条纹，被短柔毛；体轻，质脆，断面类白色。叶密集，或多脱落；下叶二至三回羽状深裂，裂片条形或细条形，两面密被白色柔毛；茎生叶一至二回羽状全裂，基部抱茎，裂片细丝状。头状花序卵形，多数集成圆锥状，长1.2~1.5mm，直径1~1.2mm，有短梗；总苞片3~4层，卵形，苞片3裂；外层雌花6~10个，可多达15个，内层两性花2~10个。瘦果长圆形，黄棕色。气芳香，味微苦	清利湿热，利胆退黄
石斛	兰科植物金钗石斛 *Dendrobium nobile* Lindl.、鼓槌石斛 *Dctidrobium chrysotoxum* Lindl. 或流苏石斛 *Dendrobium fimbriatum* Hook. 的栽培品及其同属植物近似种的新鲜或干燥茎	鲜石斛：呈圆柱形或扁圆柱形，长约30cm，直径0.4~1.2cm。表面黄绿色，光滑或有纵纹，节明显，色较深，节上有膜质叶鞘。肉质多汁，易折断。气微，味微苦而回甜，嚼之有黏性 金钗石斛：呈扁圆柱形，长20~40cm，直径0.4~0.6cm，节间长2.5~3cm。表面金黄色或黄中带绿色，有深纵沟。质硬而脆，断面较平坦而疏松。气微，味苦 鼓槌石斛：呈粗纺锤形，中部直径1~3cm，具3~7节。表面光滑，金黄色，有明显凸起的棱。质轻而松脆，断面海绵状。气微，味淡，嚼之有黏性 流苏石斛：呈长圆柱形，长20~150cm，直径0.4~1.2cm，节明显，节间长2~6cm。表面黄色至暗黄色，有深纵槽。质疏松，断面平坦或呈纤维性。味淡或微苦，嚼之有黏性	益胃生津，滋阴清热

药名	来源	性状	功效
伸筋草	石松科植物石松 *Lycopodium japonicum* Thunb. 的干燥全草	匍匐茎呈细圆柱形，略弯曲，长可达 2m，直径 1～3mm，其下有黄白色细根；直立茎作二叉状分枝。叶密生茎上，螺旋状排列，皱缩弯曲，线形或针形，长 3～5mm，黄绿色至淡黄棕色，无毛，先端芒状，全缘，易碎断。质柔软，断面皮部浅黄色，木部类白色。气微，味淡	祛风除湿，舒筋活络
仙鹤草	蔷薇科植物龙芽草 *Agrimonia pilosa* Ledeb. 的干燥地上部分	长 50～100cm，全体被白色柔毛。茎下部圆柱形，直径 4～6mm，红棕色，上部方柱形，四面略凹陷，绿褐色，有纵沟和棱线，有节；体轻，质硬，易折断，断面中空。单数羽状复叶互生，暗绿色，皱缩卷曲；质脆，易碎；叶片有大小 2 种，相间生于叶轴上，顶端小叶较大，完整小叶展平后呈卵形或长椭圆形，先端尖，基部楔形，边缘有锯齿；托叶 2，抱茎，斜卵形。总状花序细长，花萼下部呈筒状，萼筒上部有钩刺，先端 5 裂，花瓣黄色。气微，味微苦	收敛止血，截疟，止痢，解毒，补虚
鹤草芽	蔷薇科植物龙芽草 *Agrimonia pilosa* Ledeb. 的干燥冬芽	茎基部圆柱形，木质化，淡棕褐色，上部茎方形，四边略凹陷，绿褐色，有纵沟和棱线，茎节明显，体轻，质硬，易折断，断面中空。叶灰绿色，皱缩而卷曲，质脆，易碎。气微，味微苦	杀虫，驱绦虫
泽兰	唇形科植物毛叶地瓜儿苗 *Lycopus lucidus* Turcz. var. *hirtus* Regel 的干燥地上部分	茎呈方柱形，少分枝，四面均有浅纵沟，长 50～100cm，直径 0.2～0.6cm；表面黄绿色或带紫色，节处紫色明显，有白色茸毛；质脆，断面黄白色，髓部中空。叶对生，有短柄或近无柄；叶片多皱缩，展平后呈披针形或长圆形，长 5～10cm；上表面黑绿色或暗绿色，下表面灰绿色，密具腺点，两面均有短毛；先端尖，基部渐狭，边缘有锯齿。轮伞花序腋生，花冠多脱落，苞片和花萼宿存，小苞片披针形，有缘毛，花萼钟形，5 齿。气微，味淡	活血调经，祛瘀消痈，利水消肿
香薷	唇形科植物石香薷 *Mosla chinensis* Maxim. 或江香薷 *Mosla chinensis* 'Jiangxiangru' 的干燥地上部分	青香薷：长 30～50cm，基部紫红色，上部黄绿色或淡黄色，全体密被白色茸毛。茎方柱形，基部类圆形，直径 1～2mm，节明显，节间长 4～7cm；质脆，易折断。叶对生，多皱缩或脱落，叶片展平后呈长卵形或披针形，暗绿色或黄绿色，边缘有 3～5 疏浅锯齿。穗状花序顶生及腋生，苞片圆卵形或圆倒卵形，脱落或残存；花萼宿存，钟状，淡紫红色或灰绿色，先端 5 裂，密被茸毛。小坚果 4，直径 0.7～1.1mm，近圆球形，具网纹。气清香而浓，味微辛而凉 江香薷：长 55～66cm。表面黄绿色，质较柔软。边缘有 5～9 疏浅锯齿。果实直径 0.9～1.4mm，表面具疏网纹	发汗解表，化湿和中
车前草	车前科植物车前 *Plantago asiatica* L. 或平车前 *Plantago depressa* Willd. 的干燥全草	车前：根丛生，须状。叶基生，具长柄；叶片皱缩，展平后呈卵状椭圆形或宽卵形，长 6～13cm，宽 2.5～8cm；表面灰绿色或污绿色，具明显弧形脉 5～7 条；先端钝或短尖，基部宽楔形，全缘或有不规则波状浅齿。穗状花序数条，花茎长。蒴果盖裂，萼宿存。气微香，味微苦 平车前：主根直而长。叶片较狭，长椭圆形或椭圆状披针形，长 5～14cm，宽 2～3cm	清热利尿通淋，祛痰，凉血，解毒
车前子	车前科植物车前 *Plantago asiatica* L. 或平车前 *Plantago depressa* Willd. 的干燥成熟种子	呈椭圆形、不规则长圆形或三角状长圆形，略扁，长约 2mm，宽约 1mm。表面黄棕色至黑褐色，有细皱纹，一面有灰白色凹点状种脐。质硬。气微，味淡	清热利尿通淋，渗湿止泻，明目，祛痰

续表

药名	来源	性状	功效
佩兰	为菊科植物佩兰 Eupatorium fortunei Turcz. 的干燥地上部分	茎呈圆柱形，长 30～100cm，直径 0.2～0.5cm；表面黄棕色或黄绿色，有的带紫色，有明显的节和纵棱线；质脆，断面髓部白色或中空。叶对生，有柄，叶片多皱缩、破碎，绿褐色；完整叶片 3 裂或不分裂，分裂者中间裂片较大，展平后呈披针形或长圆状披针形，基部狭窄，边缘有锯齿；不分裂者展平后呈卵圆形、卵状披针形或椭圆形。气芳香，味微苦	芳香化湿，醒脾开胃，发表解暑
小蓟	菊科植物刺儿菜 Cirsium setosum（Willd.）MB. 的干燥地上部分	茎呈圆柱形，有的上部分枝，长 5～30cm，直径 0.2～0.5cm；表面灰绿色或带紫色，具纵棱及白色柔毛；质脆，易折断，断面中空。叶互生，无柄或有短柄；叶片皱缩或破碎，完整者展平后呈长椭圆形或长圆状披针形，长 3～12cm，宽 0.5～3cm；全缘或微齿裂至羽状深裂，齿尖具针刺；上表面绿褐色，下表面灰绿色，两面均具白色柔毛。头状花序单个或数个顶生；总苞钟状，苞片 5～8 层，黄绿色；花紫红色。气微，味微苦	凉血止血，散瘀解毒消痈
蒲公英	菊科植物蒲公英 TaraxacMm mongolicum Hand. – Mazz.、碱地蒲公英 Taraxacum borealisinense Kitam. 或同属数种植物的干燥全草	呈皱缩卷曲的团块。根呈圆锥状，多弯曲，长 3～7cm；表面棕褐色，抽皱；根头部有棕褐色或黄白色的茸毛，有的已脱落。叶基生，多皱缩破碎，完整叶片呈倒披针形，绿褐色或暗灰绿色，先端尖或钝，边缘浅裂或羽状分裂，基部渐狭，下延呈柄状，下表面主脉明显。花茎 1 至数条，每条顶生头状花序，总苞片多层，内面一层较长，花冠黄褐色或淡黄白色。有的可见多数具白色冠毛的长椭圆形瘦果。气微，味微苦	清热解毒，消肿散结，利尿通淋
墨旱莲	菊科植物鳢肠 Ecliptaprostrata L. 的干燥地上部分	全体被白色茸毛。茎呈圆柱形，有纵棱，直径 2～5mm；表面绿褐色或墨绿色。叶对生，近无柄，叶片皱缩卷曲或破碎，完整者展平后呈长披针形，全缘或具浅齿，墨绿色。头状花序直径 2～6mm。瘦果椭圆形而扁，长 2～3mm，棕色或浅褐色。气微，味微咸	滋补肝肾，凉血止血
淡竹叶	禾本科植物淡竹叶 Lophatherum gracile Brongn. 的干燥茎叶	长 25～75cm。茎呈圆柱形，有节，表面淡黄绿色，断面中空。叶鞘开裂。叶片披针形，有的皱缩卷曲，长 5～20cm，宽 1～3.5cm；表面浅绿色或黄绿色。叶脉平行，具横行小脉，形成长方形的网格状，下表面尤为明显。体轻，质柔韧。气微，味淡	清热泻火，除烦止渴，利尿通淋
瞿麦	石竹科植物瞿麦 Dianthus superbus L. 或石竹 Dianthus chinensis L. 的干燥地上部分	瞿麦：茎圆柱形，上部有分枝，长 30～60cm；表面淡绿色或黄绿色，光滑无毛，节明显，略膨大，断面中空。叶对生，多皱缩，展平叶片呈条形至条状披针形。枝端具花及果实，花萼筒状，长 2.7～3.7cm；苞片 4～6，宽卵形，长约为萼筒的 1/4；花瓣棕紫色或棕黄色，卷曲，先端深裂成丝状。蒴果长筒形，与宿萼等长。种子细小，多数。气微，味淡 石竹：萼筒长 1.4～1.8cm，苞片长约为萼筒的 1/2；花瓣先端浅齿裂	利尿通淋，活血通经
半枝莲	唇形科植物半枝莲 Scutellaria barbata D. Don 的干燥全草	长 15～35cm，无毛或花轴上疏被毛。根纤细。茎丛生，较细，方柱形；表面暗紫色或棕绿色。叶对生，有短柄；叶片多皱缩，展平后呈三角状卵形或披针形，长 1.5～3cm，宽 0.5～1cm；先端钝，基部宽楔形，全缘或有少数不明显的钝齿；上表面暗绿色，下表面灰绿色。花单生于茎枝上部叶腋，花萼裂片钝或较圆；花冠二唇形，棕黄色或浅蓝紫色，长约 1.2cm，被毛。果实扁球形，浅棕色。气微，味微苦	清热解毒，化瘀利尿

续表

药名	来源	性状	功效
老鹳草	牛儿苗科植物牛儿苗 *Erodium stephanianum* Willd. 、老鹳草 *Geranium wilfordii* Maxim. 或野老鹳草 *Geranium carolinianum* L. 的干燥地上部分，前者习称"长嘴老鹳草"，后两者习称"短嘴老鹳草"	长嘴老鹳草：茎长 30～50cm，直径 0.3～0.7cm，多分枝，节膨大。表面灰绿色或带紫色，有纵沟纹和稀疏茸毛。质脆，断面黄白色，有的中空。叶对生，具细长叶柄；叶片卷曲皱缩，质脆易碎，完整者为二回羽状深裂，裂片披针线形。果实长圆形，长 0.5～1cm；宿存花柱长 2.5～4cm，形似鹳喙，有的裂成 5 瓣，呈螺旋形卷曲。气微，味淡 短嘴老鹳草：茎较细，略短。叶片圆形，3 或 5 深裂，裂片较宽，边缘具缺刻。果实球形，长 0.3～0.5cm。花柱长 1～1.5cm，有的 5 裂向上卷曲呈伞形。野老鹳草叶片掌状 5～7 深裂，裂片条形，每裂片又 3～5 深裂	祛风湿，通经络，止泻痢

目标检测

答案解析

一、单项选择题

1. 麻黄的入药部位是（　　）

 A. 全草　 B. 带根全草　 C. 地上部分　 D. 木质茎　 E. 草质茎

2. 薄荷来源于（　　）

 A. 蔷薇科　 B. 唇形科　 C. 伞形科　 D. 毛茛科　 E. 豆科

3. 薄荷的主要成分是（　　）

 A. 生物碱　 B. 黄酮类　 C. 薄荷脑　 D. 苷类　 E. 内酯

4. 叶灰绿色或棕褐色，水浸后透光可见黑色或棕色条纹的药材是（　　）

 A. 金钱草　 B. 荆芥　 C. 广藿香　 D. 仙鹤草　 E. 鱼腥草

5. 广藿香和藿香为（　　）

 A. 同种中药的不同习用名　 B. 同科同属不同种植物

 C. 同科不同属植物　 D. 不同科植物

 E. 不同产地同种植物

6. 金钱草（过路黄）髓部的特点是（　　）

 A. 中空　 B. 圆形　 C. 长圆形　 D. 有纤维散在　 E. 含分泌道

7. 粉末显微鉴别时，可观察到嵌晶纤维的是（　　）

 A. 穿心莲　 B. 甘草　 C. 薄荷　 D. 麻黄　 E. 广藿香

8. 不属于麻黄性状特征的是（　　）

 A. 茎细长圆柱形，节明显　 B. 表面黄绿色至淡绿色，有细纵脊

 C. 节上有膜质鳞叶　 D. 体轻，断面周边黄绿色，髓部黄色

 E. 气微香，味涩，微苦

9. 以色淡黄绿、穗长而密、香气浓者为佳的药材是（　　）

 A. 薄荷　 B. 淫羊藿　 C. 荆芥　 D. 金钱草　 E. 广藿香

10.《中国药典》（2020 年版）规定金钱草的来源是（　　）

 A. 报春花科的过路黄　 B. 豆科的广金钱草

 C. 唇形科的连钱草　 D. 报春花科的聚花过路黄

E. 伞形科的落得打

11. 下列不属于全草类的药材是（　　）

A. 车前草　　　　B. 通草　　　　C. 益母草　　　　D. 鱼腥草　　　　E. 金钱草

12. 口尝味极苦，且经久不减的药材是（　　）

A. 麻黄　　　　B. 细辛　　　　C. 金钱草　　　　D. 槲寄生　　　　E. 穿心莲

13. 益母草来源于（　　）

A. 豆科　　　　B. 唇形科　　　　C. 报春花科　　　　D. 菊科　　　　E. 旋花科

14. 麻黄药材的纵切面置于紫外灯下观察可见（　　）

A. 边缘亮白色荧光，中心亮棕色荧光

B. 边缘亮白色荧光，中心金黄色荧光

C. 边缘亮白色荧光，中心蓝色荧光

D. 不显荧光

E. 灰色荧光

15. 鱼腥草的植物来源是（　　）

A. 堇菜科　　　　B. 三白草科　　　　C. 蔷薇科　　　　D. 罂粟科　　　　E. 毛茛科

16. 下列含有橙皮苷结晶的药材是（　　）

A. 麻黄　　　　B. 细辛　　　　C. 紫花地丁　　　　D. 薄荷　　　　E. 穿心莲

17. 青蒿的原植物为（　　）

A. 菊科植物青蒿　　　　　　　　　　　　B. 菊科植物黄花蒿

C. 菊科植物滨蒿　　　　　　　　　　　　D. 唇形科植物黄花蒿

E. 唇形科植物邪蒿

18. 益母草和薄荷的药材性状的主要区别是（　　）

A. 茎的形状　　B. 叶片的形状　　C. 叶序类型　　D. 花序类型　　E. 果实类型

19. 叶粉末经微量升华得油状物，加硫酸 2 滴及香草醛结晶少量，显黄色至橙黄色，再加水 1 滴，即变紫红色，用该法鉴别的药材是（　　）

A. 青蒿　　　　B. 半枝莲　　　　C. 薄荷　　　　D. 穿心莲　　　　E. 荆芥

20. 关于广金钱草，不正确的是（　　）

A. 来源于豆科植物　　　　　　　　　　　B. 浅黄色，密被黄色的短柔毛

C. 单叶对生　　　　　　　　　　　　　　D. 叶下表面具灰白色的绒毛

E. 广金钱草的地上部分

二、多项选择题

1. 来源于唇形科的药材有（　　）

A. 薄荷　　　　B. 荆芥　　　　C. 益母草　　　　D. 广藿香　　　　E. 穿心莲

2. 药用全草的药材是（　　）

A. 麻黄　　　　B. 荆芥　　　　C. 金钱草　　　　D. 车前草　　　　E. 蒲公英

3. 草麻黄的横切面特征是（　　）

A. 表皮两棱线间有下陷气孔

B. 棱线处有下皮纤维，皮层有纤维束散在

C. 外韧型维管束 8 ~ 10 个

D. 髓薄壁细胞常含棕色块，无环髓纤维

E. 本品含多数细小草酸钙方晶及砂晶

4. 下列药材主要含有挥发油的是（   ）

    A. 麻黄   B. 广藿香   C. 荆芥   D. 益母草   E. 薄荷

5. 广藿香与薄荷的共同点为（   ）

    A. 来源于唇形科   B. 含挥发油

    C. 主产于广东、海南   D. 薄壁细胞内有结晶

    E. 药用部分为全草

书网融合……

重点回顾	微课1	微课2	微课3	微课4	微课5	微课6

习题   天然药物图谱相册

第十五章　藻、菌、地衣类药材

<table>
<tr><td rowspan="1">学习目标</td><td>

知识目标：

1. 掌握　藻、菌、地衣类重点药材的来源、主要性状鉴别特征、显微鉴别特征及理化鉴别方法；典型代表药材冬虫夏草、茯苓、猪苓的性状鉴别特征、显微鉴别特征及功效。

2. 熟悉　藻、菌、地衣类一般药材的来源、性状与功效。

3. 了解　常用藻、菌、地衣类药材的采收加工与主要产地。

技能目标：

能够运用性状鉴定、显微鉴定等方法和技巧，准确鉴别藻、菌、地衣类药材。

素质目标：

能够进行相关药事活动，提升中药学专业知识技能和素养，具备求真务实的工作作风。
</td></tr>
</table>

📖 导学情景

情景描述： 孙某最近自己买的冬虫夏草来到广东省中医院，请中药师看看是不是真药。省中医院中药师一看，这哪是冬虫夏草啊，完全是用淀粉模子压出来的假货。他请教中药师，在哪里能够买到真正的冬虫夏草，他能否服用冬虫夏草达到养生保健的目的。

情景分析： 养生保健正在逐渐成为人们日常生活中的一部分内容，中药以其自然、安全等特性备受广大中老年人欢迎。但是在哪购买、如何选择、如何服用成为人们进行养生保健活动的难题。

讨论： 冬虫夏草是哪类药材？植物类药材、动物类药材还是矿物类药材？

学前导语： 有一些药材虽然看上去没有明显的植物器官的分化，但是属于植物类药材。本章我们来一起学习藻类、菌类、地衣类药材的鉴别方法和种类。继续探索冬虫夏草、茯苓、猪苓等中药的性状鉴定和显微鉴定方法。

第一节　藻、菌、地衣类药材概述

PPT

藻类、菌类、地衣类均称为低等植物。在形态上无根、茎、叶的分化，是单细胞或多细胞的叶状体或菌丝体，可以分枝或不分枝，在构造上一般无组织的分化，无维管束和胚胎。

一、藻类

藻类植物是植物界中一群最原始的低等类群。多为单细胞、多细胞群体、丝状体、叶状体和枝状体等。藻类植物含有各种不同的色素，能进行光合作用，生活方式为自养，绝大多数是水生。不同的藻类因含有特殊的色素，使藻体显不同颜色。与药用关系密切的藻类主要来自褐藻门和红藻门，少数在绿藻门。

二、菌类

菌类一般不含有光合作用的色素，不能进行光合作用，是典型的异养型植物。异养方式有寄生、腐生和共生。除少数种类为单细胞的丝状体外，绝大部分是由多细胞菌丝构成的。菌类的药用部位主要为菌核、子实体或子座与幼虫尸体的复合体。菌核是繁殖期时菌丝紧密交织在一起形成的坚硬组织体，如茯苓菌核。子实体是某些高等真菌在繁殖时期形成的能产生孢子的结构。容纳子实体的褥座称为子座。子座是真菌从营养阶段到繁殖阶段的一种过渡形式，如冬虫夏草菌体上的棒状物。

菌类常含多糖、氨基酸、生物碱、蛋白质、蛋白酶和抗生素等成分。其中多糖类如灵芝多糖、茯苓多糖、猪苓多糖、银耳多糖等有增强免疫及抗肿瘤作用。

三、地衣类

地衣是藻类和真菌共生的复合体，形态分为壳状、叶状或枝状。通常由藻类进行光合作用，制造营养；菌类吸收水分和无机盐，并包裹藻类细胞以保持一定的温度。地衣含有特有的地衣酸、地衣聚糖、地衣色素等成分，其中地衣酸具有抗菌作用。常用的地衣类中药如松萝。

第二节　常用藻、菌、地衣类药材

PPT

一、冬虫夏草 微课1

（一）来源

冬虫夏草（Cordyceps）为麦角菌科真菌冬虫夏草菌 *Cordyceps sinensis*（Berk.）Sacc. 寄生在蝙蝠蛾科昆虫幼虫上的子座和幼虫尸体的干燥复合体。主产于四川、青海、甘肃、云南、西藏等地，以四川产量最大。夏初子座出土、孢子未发散时挖取，晒至六七成干，除去似纤维状的附着物及杂质，晒干或低温干燥。

（二）性状鉴别

冬虫夏草由虫体与从虫头部长出的真菌子座相连而成。虫体似蚕，长 3～5cm，直径 0.3～0.8cm；表面深黄色至黄棕色，有环纹 20～30 个，近头部的环纹较细；头部红棕色；足 8 对，中部 4 对较明显；质脆，易折断，断面略平坦，淡黄白色。子座呈细长圆柱形，长 4～7cm，直径约 0.3cm；表面深棕色至棕褐色，有细纵皱纹，上部稍膨大；质柔韧，断面类白色（图 15 – 1）。气微腥，味微苦。

以完整、虫体丰满肥大、外色黄亮、内色白、子座短者为佳。

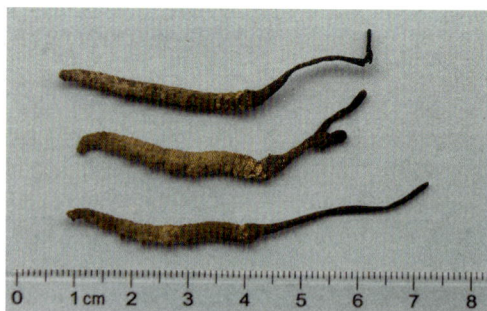

图 15 – 1　冬虫夏草药材

👁 看一看

冬虫夏草

蝙蝠科许多种的蝙蝠蛾为繁衍后代，产卵于土壤中，卵慢慢转变为幼虫。在此前后，冬虫夏草菌侵入幼虫体内，吸收幼虫体内的物质作为生存的营养条件，并在幼虫体内不断繁殖，致使幼虫体内充满菌丝。在来年的 5～7 月天气转暖时，自幼虫头部长出黄或浅褐色的菌座，生长后冒出地面呈草梗状，形成我们平时见到的冬虫夏草。因此，虽然兼有虫和草的外形，却非虫非草，属于菌类生物。

练一练

一、单项选择题

冬虫夏草是（　　）类中药

A. 动物类　　　　　　B. 矿物类　　　　　　C. 微生物类

D. 茎木类　　　　　　E. 植物类

二、多项选择题

冬虫夏草的性状鉴别特征是（　　）

A. 虫体似蚕

B. 头部红棕色，足 8 对，中部 4 对较明显

C. 子座细长圆柱形

D. 子座质柔韧，断面类白色

E. 子座坚硬，断面灰黑色

答案解析

（三）显微鉴别

子座头部横切面：周围由 1 列子囊壳组成，子囊壳卵形至椭圆形，下半部埋于凹陷的子座内。子囊壳内有多数线形子囊，每个子囊内又有线形的子囊孢子。子座中部充满菌丝，间有裂隙（图 15-2）。

（四）功效应用

补肾益肺，止血化痰。用于肾虚精亏，阳痿遗精，腰膝酸痛，久咳虚喘，劳嗽咯血。成药举例：至灵胶囊。

二、茯苓 微课2

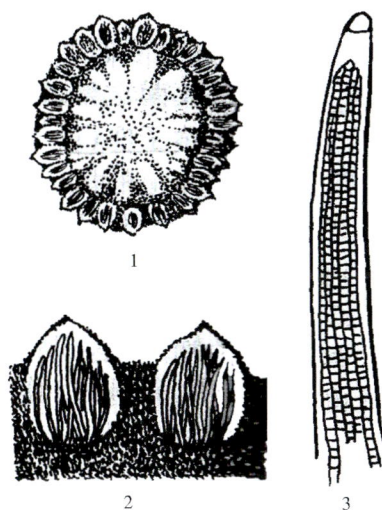

图 15-2　冬虫夏草图横切面显微图
1. 子座横切面　2. 子囊壳放大　3. 子囊及子囊孢子

（一）来源

茯苓（Poria）为多孔菌科真菌茯苓 *Poria cocos*（Schw.）Wolf 的干燥菌核。多产于云南、安徽、湖北等地，以云南产者质量最佳，习称"云苓"；安徽产量最大，习称"安苓"。主要寄生于赤松、马尾松等松科植物的根部。多于 7～9 月采挖，挖出后除去泥沙，堆置"发汗"后，摊开晾至表面干燥，再"发汗"，反复数次至现皱纹、内部水分大部散失后，阴干，称为"茯苓个"；或将鲜茯苓按不同部位切制，阴干，分别称为"茯苓块"和"茯苓片"。

看一看

茯苓的伪品

近来市场出现一种用淀粉加工的伪品"茯苓块"，是茯苓打粉，掺杂淀粉后经压制切片所得，其颜色、性状、气味均与正品相似。伪品仔细观察，可见表面色泽略有不均匀，偶见霉斑，入口尝略有甜味。打碎水装片置普通光学显微镜下可见菌丝和淀粉粒，取少许粉末滴加稀碘液变淡蓝色。正品在显

微镜下不可见淀粉粒，滴加稀碘液无明显颜色变化。

（二）性状鉴别

1. 茯苓个 呈类球形、椭圆形、扁圆形或不规则团块，大小不一。外皮薄而粗糙，棕褐色至黑褐色，有明显的皱缩纹理。体重，质坚实，断面颗粒性，有的具裂隙，外层淡棕色，内部白色，少数淡红色，有的中间抱有松根（习称"茯神"）。气微，味淡，嚼之粘牙（图15-3）。

2. 茯苓块 为去皮后切制的茯苓，呈立方块状或方块状厚片，大小不一。白色（白茯苓）、淡红色或淡棕色（赤茯苓）。

3. 茯苓片 为去皮后切制的茯苓，呈不规则厚片，厚薄不一。白色、淡红色或淡棕色。

以质重坚实、外皮黑褐色、无裂隙、断面白色、细腻、粘齿力强者为佳。

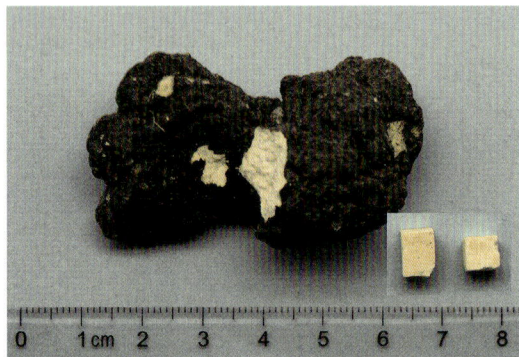

图15-3 茯苓药材

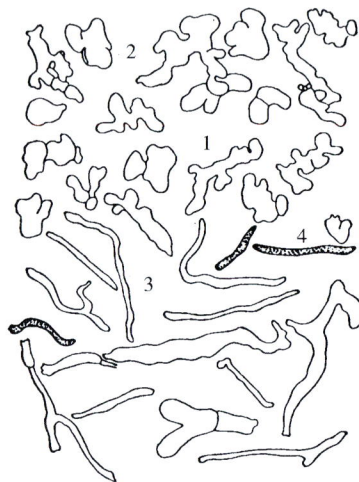

图15-4 茯苓粉末图

1. 分枝状团块　2. 颗粒状团块

3. 无色菌丝　4. 棕色菌丝

（三）显微鉴别

茯苓粉末呈灰白色。不规则颗粒状团块和分枝状团块无色，遇水合氯醛液渐溶化。菌丝无色或淡棕色，细长，稍弯曲，有分枝，直径 $3\sim8\mu m$，少数至 $16\mu m$（图15-4）。

? 想一想

菌类药材的显微特征是什么？为了在光学显微镜下观察到特征性结构，可选择哪种试剂做为临时装片的封藏剂？

答案解析

（四）理化鉴别

1. 取茯苓粉末 1g，加丙酮 10ml，加热回流 10 分钟，滤过，蒸干滤液，残渣加冰醋酸 1ml 溶解，加浓硫酸数滴，显淡红色-淡褐色（检查甾醇）。

2. 取茯苓粉末少许，加碘-碘化钾试液数滴，显深红色（检查多糖）。

（五）功效应用

利水渗湿，健脾，宁心。用于水肿尿少，痰饮眩悸，脾虚食少，便溏泄泻，心神不安，惊悸失眠。

成药举例：桂枝茯苓丸、四君子丸。

附：茯苓皮（Poriae Cutis）

【来源】为多孔菌科真菌茯苓 *Poria cocos*（Schw.）Wolf 菌核的干燥外皮。多于 7~9 月采挖，加工"茯苓片""茯苓块"时，收集削下的外皮，阴干。

【性状鉴别】呈长条形或不规则块片，大小不一。外表面棕褐色至黑褐色，有疣状突起，内面淡棕色并常带有白色或淡红色的皮下部分。质较松软，略具弹性。气微、味淡，嚼之粘牙。

【功效应用】利水消肿。用于水肿，小便不利。

三、猪苓

（一）来源

猪苓（Polyporus）为多孔菌科真菌猪苓 *Polyporus umbellatus*（Pers.）Fries 的干燥菌核。主产于陕西、云南、河南、甘肃等地，多寄生在椴树、桦树、枫树、槭树、柞树等植物的根部。春、秋二季采挖，除去泥沙，干燥。

（二）性状鉴别

呈条形、类圆形或扁块状，有的有分枝，长 5~25cm，直径 2~6cm。表面黑色、灰黑色或棕黑色，皱缩或有瘤状突起。体轻，质硬，断面类白色或黄白色，略呈颗粒状（图 15-5）。气微，味淡。

以个大、身干、断面色白、体重质坚者为佳。

（三）显微鉴别

猪苓粉末呈灰黄白色。菌丝交织成团，不易分离，大多无色，少数棕色，菌丝细长弯曲。草酸钙结晶呈正方八面体形、双锥八面体形或不规则多面体，有时可见数个结晶聚集在一起（图 15-6）。

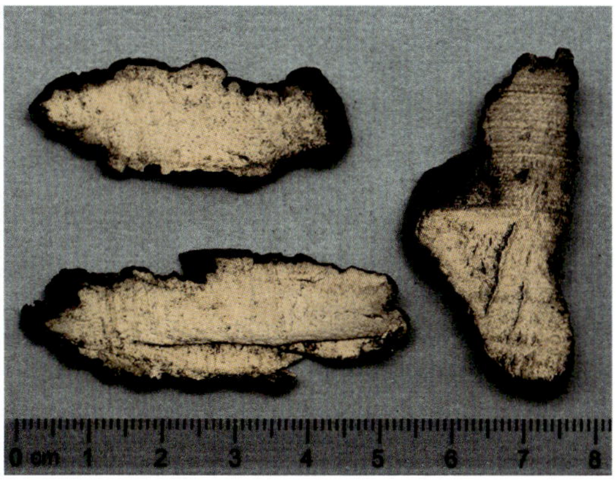

图 15-5　猪苓药材

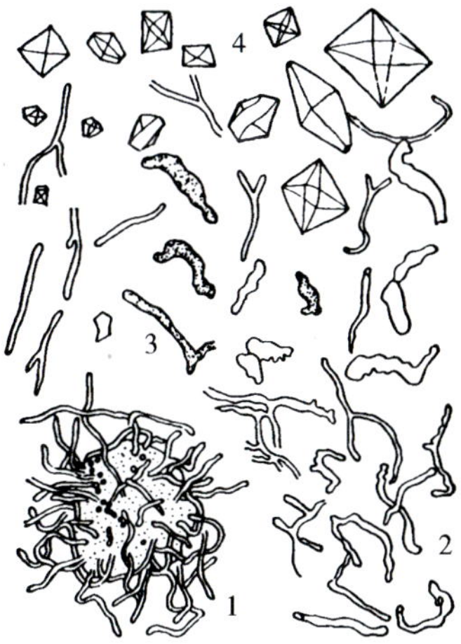

图 15-6　猪苓粉末图
1. 无色菌丝　2. 棕色菌丝　3. 菌丝团　4. 草酸钙晶体

✂ 练一练

茯苓和猪苓的显微特征区别点是（　　）

A. 淀粉粒　　　　　B. 菊糖

C. 导管　　　　　　D. 晶体

E. 纤维

答案解析

（四）理化鉴别

1. 取粉末 1g，加稀盐酸 10ml，置水浴上煮沸 15min，搅拌，呈黏胶状。

2. 取本品粉末少量，加氢氧化钠溶液适量，搅拌，呈悬浮状，不溶成黏胶状。

（五）功效应用

利水渗湿。用于小便不利，水肿，泄泻，淋浊，带下。成药举例：四苓散、金砂五淋丸。

💜药爱生命

为保证药品生产质量，提高监管效果。2006 年，国家食品药品监督管理总局发布《药品 GMP 飞行检查暂行规定》，建立了飞行检查制度，即事先不通知被检查企业而对其实施快速的现场检查。2021 年5 月 16 日，国家药品监督管理局官网通报对某公司中药饮片厂的飞行检查情况。原药材仓库现存的部分中药材，如茯苓（批号：161101、161201）出库单显示产地为"山东"，而成品包装标签标注的产地为"西藏"。益母草、板蓝根、茯苓等药材包装上均没有任何标识，工人仅凭经验在物料卡上随意写上产地。

这些问题主要是中药从业人员规范从业意识淡薄、责任心缺失导致的。而在药品生产和流通的每个环节如果不按照规范操作最终都会导致药品的质量问题甚至产生药品质量安全事件。作为一名药学专业学生，我们要牢牢树立药品的质量观。

四、其他藻菌地衣类一般药材

其他藻菌地衣类一般药材简介见表 15 – 1。

表 15 – 1　其他藻菌地衣类一般药材简介

药名	来源	性状	功效
昆布	海带科植物海带 *Laminaria japonica* Aresch. 或翅藻科植物昆布 *Ecklonia kurome* Okam. 的干燥叶状体	海带：卷曲折叠成团状，或缠结成把。全体呈黑褐色或绿褐色，表面附有白霜。用水浸软则膨胀成扁平长带状，长 50～150cm，宽 10～40cm，中部较厚，边缘较薄而呈波状。类革质，残存柄部扁圆柱状。气腥，味咸 昆布：卷曲皱缩成不规则团状。全体呈黑色，较薄。用水浸软则膨胀呈扁平的叶状，长宽为 16～26cm，厚约 1.6mm；两侧呈羽状深裂，裂片呈长舌状，边缘有小齿或全缘。质柔滑	消痰软坚散结，利水消肿
海藻	马尾藻科植物海蒿子 *Sargassum pallidum*（Turn.）C. Ag. 或羊栖菜 *sargassum fusiforme*（Harv.）Setch. 的干燥藻体。前者习称"大叶海藻"，后者习称"小叶海藻"	大叶海藻：皱缩卷曲，黑褐色，有的被白霜。主干呈圆柱状，具圆锥形突起，主枝自主干两侧生出，侧枝自主枝叶腋生出，具短小的刺状突起。初生叶披针形或倒卵形，长 5～7cm，宽约 1cm，全缘或具粗锯齿；次生叶条形或披针形，叶腋间有着生条状叶的小枝。气囊黑褐色，呈球形或卵圆形，有的有柄，顶端钝圆，有的具细短尖。质脆，潮润时柔软；水浸后膨胀，肉质，黏滑。气腥，味微咸 小叶海藻：较小，分枝互生，无刺状突起。叶条形或细匙形，先端稍膨大，中空。气囊腋生，纺锤形或球形，囊柄较长。质较硬	消痰软坚散结，利水消肿
灵芝	多孔菌科真菌赤芝 *Ganoderma lucidum*（Leyss. ex Fr.）Karst. 或紫芝 *Ganoderma sinense* Zhao，Xu et Zhang 的干燥子实体	赤芝：外形呈伞状，菌盖肾形、半圆形或近圆形，直径 10～18cm，厚 1～2cm。皮壳坚硬，黄褐色至红褐色，有光泽，具环状棱纹和辐射状皱纹，边缘薄而平截，常稍内卷。菌肉呈白色至淡棕色。菌柄圆柱形，侧生，少偏生，长 7～15cm，直径 1～3.5cm，红褐色至紫褐色，光亮。孢子细小，黄褐色。气微香，味苦涩 紫芝：皮壳紫黑色，有漆样光泽。菌肉锈褐色。菌柄长 17～23cm。栽培品子实体较粗壮、肥厚，直径 12～22cm，厚 1.5～4cm。皮壳外常被有大量粉尘样的黄褐色孢子	补气安神，止咳平喘

续表

药名	来源	性状	功效
雷丸	白蘑科真菌雷丸 *Omphalia lapidescens* Schroet. 的干燥菌核	类球形或不规则团块，直径1～3cm。表面黑褐色或棕褐色，有略隆起的不规则网状细纹。质坚实，不易破裂，断面不平坦，白色或浅灰黄色，常有黄白色大理石样纹理。气微，味微苦，嚼之有颗粒感，微带黏性，久嚼无渣	杀虫消积
马勃	灰包科真菌脱皮马勃 *Lasiosphaera fenzlii* Reich.、大马勃 *Calvatia gigantea* (Batsch ex Pers.) Lloyd 或紫色马勃 *Calvatia lilacina* (Mont. et Berk.) Lloyd 的干燥子实体	脱皮马勃：呈扁球形或类球形，无不孕基部。包被灰棕色至黄褐色，纸质，常破碎呈块片状，或已全部脱落。孢体灰褐色或浅褐色，紧密，有弹性。用手撕之，内有灰褐色棉絮状的丝状物。触之则孢子呈尘土样飞扬，手捻有细腻感。臭似尘土，无味 大马勃：不孕基部小或无。残留的包被由黄棕色的膜状外包被和较厚的灰黄色的内包被所组成。光滑，质硬而脆，成块脱落。孢体浅青褐色，手捻有润滑感 紫色马勃：陀螺形，或已压扁呈扁圆形，直径5～12cm，不孕基部发达。包被薄，两层，紫褐色，粗皱，有圆形凹陷，外翻，上部常裂成小块或已部分脱落。孢体紫色	清肺利咽，止血

目标检测

答案解析

一、单项选择题

1. 以菌核入药的是（ ）

    A. 茯苓　　　　　　B. 灵芝　　　　　　C. 银耳　　　　　　D. 冬虫夏草　　　　E. 蜂蜜

2. 冬虫夏草的入药部位是（ ）

    A. 虫体　　　　　　　　　　　　　　　　B. 孢子囊

    C. 菌核　　　　　　　　　　　　　　　　D. 子座

    E. 真菌的子座和幼虫尸体的复合体

3. 镜检可见不规则的菌丝团；菌丝细长，有分枝，无色或带棕色，含有八面形结晶体的药材是（ ）

    A. 猪苓　　　　　　B. 灵芝　　　　　　C. 松萝　　　　　　D. 茯苓　　　　　　E. 昆布

4. 猪苓有抗肿瘤作用的化学成分是（ ）

    A. 有机酸　　　　　B. 粗蛋白　　　　　C. 猪苓多糖　　　　D. 维生素H　　　　E. 黄酮

5. 下列不是茯苓的性状鉴别特征的为（ ）

    A. "个苓"呈类圆球形、椭圆球形或不规则块状

    B. 外皮薄而粗糙，呈棕褐色至黑褐色

    C. 断面颗粒性，外层淡棕色，内部白色

    D. 气腥

    E. 有的内含松根

二、多项选择题

1. 冬虫夏草的性状鉴别特征是（ ）

    A. 虫体形如蚕，长3～5cm

    B. 虫体外表深黄色至黄棕色，有20～30条环纹

    C. 虫头部红棕色，断面淡黄色

    D. 从虫体口部长出真菌子座

    E. 有典型叶的结构

2. 冬虫夏草的混淆品有（　　）

    A. 草石蚕   B. 地蚕   C. 凉山虫草   D. 蛹草   E. 蚕

3. 来源于多孔菌科，药用部位是菌核的药材是（　　）

    A. 灵芝   B. 茯苓   C. 冬虫夏草   D. 猪苓   E. 天花粉

书网融合……

重点回顾	微课1	微课2	习题

猪苓内部菌丝显微图	天然药物图谱相册	中药微观相册

第十六章　树脂类药材

知识目标：

1. 掌握　树脂类重点药材的来源、主要性状鉴别特征及理化鉴别特征；典型代表药材血竭、乳香、没药的性状鉴别特征及功效。

2. 熟悉　树脂类药材的功效应用。

3. 了解　树脂类药材的存在、采收和通性。

技能目标：

学会正确运用性状鉴定、理化鉴别等方法和技巧，准确鉴别树脂类药材。

素质目标：

能够运用中药鉴定的依据、方法，对树脂类中药进行鉴定；具备求真务实的工作作风。

导学情景

情景描述： 两名同学正在中药标本馆参观学习树脂类中药材。当老师讲到树脂类中药为固体时，有一位同学想到了一个问题：日常生活中的树脂，有的是固体，有的是液体，都能燃烧。那么树脂是不是危险品呢？树脂类中药是不是危险品呢？

情景分析： 液体树脂是危险品。液体树脂由于含有一级易燃溶剂而属于易燃类三级危险品。树脂分为人工树脂和天然树脂。常见的人工树脂有酚醛树脂、环氧树脂等。

树脂的易燃程度是由其所包含的有机溶剂含量决定的。而固体树脂因其不包含有机溶剂而不属于易燃固体，所以树脂类中药不属于危险品。但是液体树脂则由于使用了有机溶剂，如二甲苯、醛、甲醇等，有机溶剂闪点低，易燃易爆。所以以有机物做溶剂的液体树脂成了第三类易燃液体危险品，在运输上必须遵循危险品运输条例。

讨论： 树脂类中药是固态还是液态？常见伪品的来源有哪些？

学前导语： 有一些中药虽然没有固定的形态，但是属于植物类中药中的树脂类中药。本章我们一起学习树脂类中药的鉴别方法和种类，探索乳香、没药等中药的性状鉴定方法！

PPT

第一节　树脂类药材概述

树脂是指存在于植物树脂道中，当植物体受伤后分泌出来露于空气中干燥形成的一种无定形的固体或半固体物质。树脂类中药是以植物体的分泌物入药的药材总称。树脂组成较复杂，大多数为挥发油、树胶、有机酸等混合存在，具有一定的活血化瘀、消肿止痛、防腐、抑菌、消炎等功效。

一、树脂在植物界中的存在和采收

树脂多存在于植物体内的细胞和组织中，如树脂道、分泌细胞、导管或细胞间隙等，大多是种子植物，根、茎、叶、种子等部位均可产生树脂。根据产生的方式不同，可分为正常代谢物和非正常代谢物。

正常代谢物是植物体在生长发育过程中，其组织和细胞所产生的代谢产物，如血竭、阿魏等。非正常代谢物是植物体受到异常刺激，如机械损伤、病虫害的刺激而产生或增加的分泌物，如安息香、苏合香，原本植物体内没有树脂道，经损伤后新形成树脂道及渗出物。有的植物受到机械损伤后，会增加树脂的产生，如松树等。

采收树脂，除一部分为收集自然渗出的树脂外，不少是将植物体的某些部分用刀切割后引流或直接加工处理而得到。如用刀切割树皮，使树脂从刀切割口处流出。有的植物经一次切割后，可持续数日甚至数月不断产生树脂，有的则需要经常切割才能不断流出树脂。在切口处收集树脂，必要时可在刀口处插竹片或其他引流物引导树脂流入接收容器中。存在于分泌细胞或心材中的树脂（如愈创木脂），则需将植物粉碎，用有机溶剂（如乙醇、丙酮）提取，提取液浓缩后加水，树脂即沉淀出来。

二、树脂的通性

树脂大多为无定形的固体，少数为半固体甚至流体，表面微有光泽，质硬而脆。不溶于水，也不吸水膨胀；易溶于醇、乙醚、氯仿等多数有机溶剂，在碱性溶液中能部分溶解或完全溶解，在酸性溶液中不溶。固体树脂加热至一定的温度时，则软化，直至熔融，并具黏性，燃烧时有浓烟及明亮的火焰，并具特殊香气或臭气。将树脂的乙醇溶液蒸干，则形成薄膜状物质。

第二节　常用树脂类生药

PPT

一、乳香

（一）来源

乳香（Olibanum）为橄榄科植物乳香树 *Boswellia carterii* Birdw. 及同属植物 *Boswellia bhaw－dajiana* Birdw. 树皮渗出的树脂。分为索马里乳香和埃塞俄比亚乳香，每种乳香又分为乳香珠和原乳香。主产于索马里和埃塞俄比亚及阿拉伯半岛南部。广西有引种。春季于树干的皮部由下向上顺序切伤，开一狭沟，使树脂从伤口渗出，流入沟中，数天后凝成硬块，即可采取。落于地面者常黏附砂土杂质，品质较次。

（二）性状鉴别

呈长卵形滴乳状、类圆形颗粒或粘合成大小不等的不规则块状物。大者长达2cm（乳香珠）或5cm（原乳香）。表面黄白色，半透明，被有黄白色粉末，久贮则颜色加深。质坚脆，破碎面有玻璃样或蜡样光泽。具特异香气，味微苦。嚼时开始碎成小块，后迅速软化成胶块状，粘附牙齿，唾液成乳白色。并微有香辣感。遇热变软，燃烧时显油性，冒黑烟，有香气（不应有松香气）；加水研磨成白色或黄白色乳状液。

以颗粒状、半透明、色黄白、无杂质、气芳香浓烈者为佳。

👁 **看一看**

洋乳香

洋乳香为漆树科植物黏胶乳香树 *Pistacia lentiscus L.* 的树干或树枝切伤后流出的干燥树脂。主产于希腊。外形与乳香相似，但颗粒小而圆，直径3～8mm。新鲜品表面有光泽，半透明。质脆，断面透明，玻璃样。气微香，味苦。嚼之软化成可塑性团块，不粘牙。与水共研不形成乳状物。多用作硬膏剂原料及填齿料。

（三）功效应用

活血定痛，消肿生肌。用于胸痹心痛，胃脘疼痛，痛经经闭，产后瘀阻，癥瘕腹痛，风湿痹痛，筋脉拘挛，跌打损伤，痈肿疮疡。成药举例：疏风定痛丸、接骨七厘散。

二、没药

（一）来源

没药（Myrrha）为橄榄科植物地丁树 *Commiphora myrrha* Engl. 或哈地丁树 *Commiphora molmol* Engl. 的干燥树脂。分为天然没药和胶质没药。主产于索马里、埃塞俄比亚、阿拉伯半岛南部及印度等地。以索马里所产没药质量最佳。11 月至次年 2 月间将树刺伤，树脂由伤口或裂缝口自然渗出，初为淡黄白色液体，在空气中渐变为红棕色硬块，采收后拣去杂质。

（二）性状鉴别

1. 天然没药　呈不规则颗粒性团块，大小不等。大者直径长达 6cm 以上。表面黄棕色或红棕色，近半透明部分呈棕黑色，被有黄色粉尘。质坚脆，破碎面不整齐，无光泽。有特异香气，味苦而微辛。

2. 胶质没药　呈不规则块状和颗粒，多黏结成大小不等的团块，大者直径长达 6cm 以上，表面棕黄色至棕褐色，不透明，质坚实或疏松，有特异香气，味苦而有黏性。与水共研，形成黄棕色乳状液。

以块大、色红棕、半透明、香气浓而持久、杂质少者为佳。

？ 想一想

没药为进口贵重中药材。中国药品生物制品检定所报道指出，中药市场上常见的伪品是狗皮没药，20 世纪 50 年代起从印度进口至我国，因质量次、杂质多，不为药用。狗皮没药和没药的区别有哪些呢？

答案解析

（三）理化鉴别

1. 粉末遇硝酸呈紫色。

2. 本品粉末加香草醛试液数滴，天然没药立即染成红色，继而变为红紫色；胶质没药立即染成紫红色，继而变为蓝紫色。

（四）功效应用

散瘀定痛，消肿生肌。用于胸痹心痛，胃脘疼痛，痛经经闭，产后瘀阻，癥瘕腹痛，风湿痹痛，跌打损伤，痈肿疮疡。成药举例：疏风定痛丸、接骨七厘散。

三、血竭 🅴 微课

（一）来源

血竭（Draconis Sanguis）为棕榈科植物麒麟竭 *Daemonorops draco* Bl. 果实渗出的树脂经加工制成。主产于印度尼西亚、马来西亚和印度等地。采集成熟果实，充分晒干，加贝壳同入笼中强力振摇，松脆的红色树脂块即脱落，筛去果实鳞片及杂质，用布包起，入热水中使软化成团，取出放冷，即为原装血竭；加入辅料加工后成为加工血竭。

（二）性状鉴别

本品略呈类圆四方形或方砖形，表面暗红，有光泽，附有因摩擦而成的红粉。质硬而脆，破碎面红色，研粉为砖红色（图 16–1）。气微，味淡。在水中不溶，在热水中软化。

以外色黑似铁、研粉红似血、火燃呛鼻、有苯甲酸样香气者为佳。

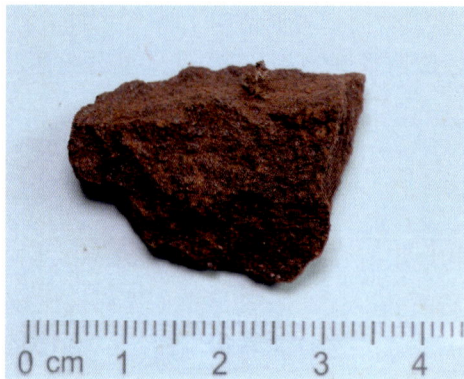

图 16 – 1 血竭药材

👁 **看一看**

国产血竭和伪品

血竭通常分为原装血竭和加工血竭。原装血竭是原产印度尼西亚，经初加工所得的团块，形状不定，一般不含外加辅料。加工血竭为原装血竭在新加坡掺入辅料，经加工而成，并多用布袋扎成类圆四方形，底部印贴有手牌、皇冠牌等金色商标。

过去按商标分规格，现改用按质量分一、二等加工血竭。进口血竭主要为加工血竭。

龙血竭（国产血竭、广西血竭）为百合科植物剑叶龙血树的含脂木材提取而得的树脂。呈不规则块状，表面紫褐色，有光泽。质硬，易碎，有玻璃样光泽，断面有空隙。气微，味微涩，嚼之有炭粒感并微有粘牙感。

伪品由松香、红色染料、石粉和泥土等混合制成。形似血竭，表面暗红色，略具光泽，用刀刮之起白色粉痕。有松香气，火烧之气更浓。粉末放入水中，水染成暗红色，置于白纸上火烤，油迹会扩散。

（三）理化鉴别

1. 取药材粉末，置白纸上，用火隔纸烘烤即熔化，但无扩散的油迹，对光照视呈鲜艳的红色。
2. 本品粉末少许，放在沸水中振摇，粉末不溶化而成团，水不染色。

（四）功效应用

活血定痛，化瘀止血，生肌敛疮。用于跌打损伤，心腹瘀痛，外伤出血，疮疡不敛。成药举例：七厘散、止痛紫金丸。

⚒ **练一练**

下列中药中主要成分不是树脂、挥发油和树胶的是（　）

A. 人工冰片　　　B. 血竭　　　C. 乳香
D. 没药　　　　　E. 儿茶

答案解析

💗 **药爱生命**

根据公开报道，药监部门查处广东普宁、电白等地的不法分子伪造大量假血竭案件一宗。其所制造假血竭的原料多为松香、红脂石粉、黑粉、红粉、猪血、立德粉、乌烟等。假商标有 A、AA 甚至印有皇冠牌。外形与正品酷似，各地发现的血竭伪品和上述伪造血竭案件有关。该案已经广东省卫生厅查处，对现有的假血竭就地封存；已销售至外地的假血竭责成当地医药公司追回，交卫生部门监督销毁，并追究当事人的法律责任，避免假血竭继续在市场流散。

目标检测

答案解析

一、单项选择题

1. 乳香与水共研，所生成乳状液的颜色是（　　）

    A. 黄棕色　　　　　B. 黄色　　　　　C. 白色　　　　　D. 棕色　　　　　E. 红色

2. 燃烧时发生呛鼻烟气的是（　　）

    A. 血竭　　　　　B. 冰片　　　　　C. 芦荟　　　　　D. 海金沙　　　　　E. 松萝

3. 没药粉末遇硝酸后，所呈颜色是（　　）

    A. 红色　　　　　B. 黄棕色　　　　　C. 蓝紫色　　　　　D. 淡红色　　　　　E. 橙色

4. 血竭粉末与水共摇，水的变化是（　　）

    A. 水染成红色　　　B. 水染成黄色　　　C. 水染成红棕色　　D. 水染成蓝色　　E. 水染成黑色

5. 血竭颗粒置白纸上，用火烘烤熔化，无扩散的油迹，对光照视的颜色是（　　）

    A. 铁黑色　　　　　B. 黄棕色　　　　　C. 粉红色　　　　　D. 鲜艳的红色　　　E. 黄绿色

二、多项选择题

1. 血竭颗粒置白纸上，用火烘烤，应出现（　　）

    A. 颗粒熔化　　　　　　　　　　　　　　B. 无扩散的油迹

    C. 对光照视显鲜艳的红色　　　　　　　　D. 以火烧之则发生呛鼻烟气

    E. 有松香气

2. 血竭的主要成分是（　　）

    A. 血竭素　　　　　B. 挥发油　　　　　C. 儿茶素　　　　　D. 鞣质　　　　　E. 多糖

3. 血竭的鉴别特征有（　　）

    A. 表面铁黑色，研粉血红色　　　　　　　B. 用火燃烧，冒烟呛鼻

    C. 入水水不染色　　　　　　　　　　　　D. 水染成红色

    E. 水染成黑色

书网融合……

重点回顾　　　　　微课　　　　　习题

第十七章 其他类药材

学习目标

知识目标：

1. 掌握 其他类重点药材的来源、主要性状鉴别特征；典型代表药材的理化鉴别特征及功效。

2. 熟悉 其他类一般药材的主要性状鉴别特征和功效应用。

3. 了解 其他类药材的采收加工与主要产地。

技能目标：

学会正确运用性状鉴定、理化鉴别等方法和技巧，准确鉴别其他类药材。

素质目标：

培养学生爱护自然资源，保护环境的意识。

导学情景

情景描述： 就读于中药专业的李某观看了一期介绍我国中药的节目，里面介绍了一种深蓝色的粉末——青黛。有医生应用这种粉末治疗白血病，取得了非常好的功效，这引起了他的好奇。

情景分析： 青黛含有靛蓝、靛玉红、靛黄、靛棕等成分。药理初步研究表明：青黛中的靛玉红能使骨髓白细胞急骤减少，并有破坏白细胞的作用，其抗癌作用可能与提高机体免疫能力有关。

讨论： 青黛有哪些功效？怎样区别？

学前导语： 青黛宜在夏、秋二季采收茎叶，置缸内用清水浸泡2~3昼夜，至叶烂脱枝时捞去残渣，每10g叶中加入石灰1g，充分搅拌，待浸液由乌绿色变成紫红色时，捞取液面泡沫状物，晒干。

第一节 其他类药材的概述

PPT

其他类药材是指本教材其他各章中未能收载的药材。主要包括：①以植物体的某些植物器官为原料，经不同的加工处理所得到的产品，如青黛、儿茶、冰片等；②某些昆虫寄生于特定植物体上所形成的虫瘿，如五倍子；③植物体的分泌物，如天竺黄等；④蕨类植物的成熟孢子，如海金沙等；⑤某些发酵制品，如神曲等。

看一看

竹黄

为肉座菌科真菌竹黄 *Shiraia bambusicola* Henn. 的干燥子座。呈纺锤形或椭圆形，背部隆起并有不规则的横沟，基部凹陷；表面粉红色且有细密纹理及针状灰色斑点；质疏松，易折断，横断面略呈扇形，外层粉红色，内层及基部色浅；气特异，味淡。具有化痰止咳，祛风除湿，活血止痛的功效。用于百日咳，咳嗽痰多，小儿惊风，风湿痹痛，四肢麻木，跌打损伤，白带过多，胃痛及牙痛等。与天竺黄不同，不应混淆。

在其他类药材中鉴定方法依品种而异。当不具有生物组织结构的可使用性状鉴别及理化鉴别，具有生物组织结构的可加用显微鉴别。必要时配合水试与火试法，如海金沙。

第二节　其他类药材的鉴定

PPT

一、青黛 微课

（一）来源

青黛（Indigo Naturalis）为爵床科植物马蓝 *Baphicacanthus cusia*（Nees）Bremek.、蓼科植物蓼蓝 *Polygonum tinctorium* Ait. 或十字花科植物菘蓝 *Isatis indigotica* Fort. 的叶或茎叶经加工制得的干燥粉末、团块或颗粒。主产于福建、河北、云南、江苏、安徽等省。夏、秋二季采收茎叶，置缸内用清水浸泡 2～3 昼夜，至叶烂脱枝时捞去残渣，每 10g 叶中加入石灰 1g，充分搅拌，待浸液由乌绿色变成紫红色时，捞取液面泡沫状物，晒干。

（二）性状鉴别

深蓝色的粉末，体轻、易飞扬；或呈不规则多孔性的团块、颗粒，用手搓捻即成细末。微有草腥气，味淡。

以蓝色均匀、体轻、能浮于水面、火烧时有紫红色烟雾产生且时间较长者为佳。

（三）理化鉴别

1. 取粉末少量，用微火灼烧，有紫红色的烟雾发生。
2. 取粉末少量，滴加硝酸，产生气泡并显棕红色或黄棕色。

（四）功效应用

清热解毒，凉血消斑，泻火定惊。用于温毒发斑，胸痛咳血，血热吐衄，口疮，喉痹，痄腮，小儿惊痫。成药举例：复方青黛丸、青黛散、复方黄黛片。

［附］有些地区生产青黛的原料，还有豆科植物木蓝和野青树的叶或茎叶。

二、冰片

（一）来源

冰片（Borneolum Syntheticum）为樟脑、松节油等用化学方法合成的加工制成品，习称"合成龙脑"或"机制冰片"。主产于上海、天津、广东等地。全年均可生产。

（二）性状鉴别

为无色透明或白色半透明的片状松脆结晶。气清香，味辛凉。具挥发性。点燃发生浓烟并有带光的火焰。易溶于乙醇、乙醚或三氯甲烷中，几乎不溶于水。熔点为 205～210℃。

以片大、色洁白、质松脆且气味浓厚者为佳。

（三）理化鉴别

1. 取冰片 10mg，加乙醇数滴使溶解，加新制的 1% 香草醛硫酸溶液 1～2 滴，即显紫色。
2. 取冰片 3g，加硝酸 10ml，即产生红棕色的气体，待气体产生停止后，加水 20ml，振摇，滤过，滤渣用水洗净后，有樟脑臭。

（四）功效应用

开窍醒神，清热止痛。用于热病神昏，惊厥，中风痰厥，气郁暴厥，胸痹心痛，中恶昏迷，目赤，口疮，咽喉肿痛，耳道流脓。成药举例：冰硼散，七厘散、安宫牛黄丸等。

练一练

冰片在下面（　　）中几乎不溶

A. 乙醇　　　　B. 三氯甲烷　　　　C. 乙醚

D. 水　　　　　E. 甲醇

答案解析

附：

1. 天然冰片

【来源】樟科植物樟 *Cinnamomum camphora*（L.）Presl 的新鲜枝、叶经提取加工制成，习称"右旋龙脑"。

【性状鉴别】为白色结晶性粉末或片状结晶。气清香，味辛凉。具挥发性。点燃时有浓烟且火焰呈黄色。易溶于乙醇、乙醚或三氯甲烷中，几乎不溶于水。熔点为 204～209℃。

【功效应用】同冰片。

2. 艾片

【来源】菊科植物艾纳香 *Blumea balsamifera*（L.）DC. 的新鲜叶经提取加工制成的左旋龙脑结晶。

【性状鉴别】为白色半透明块状、片状或颗粒状结晶，质稍硬而脆，手捻不易碎。气清香，味辛凉，具挥发性，点燃时有黑烟且火焰呈黄色，无残迹遗留。易溶于乙醇、乙醚或三氯甲烷中，几乎不溶于水。熔点为 201～205℃。

【功效应用】同冰片。

3. 梅片

【来源】龙脑香科植物龙脑香 *Dryobalanops aromatica* Gaertn. f. 的树干经水蒸气蒸馏所提取的结晶，习称"龙脑冰片"。主产于印度尼西亚。

【性状鉴别】为类白色至淡灰棕色半透明颗粒状或块状结晶。嚼之慢慢溶化，气清香，味清凉。

【功效应用】同冰片。

三、五倍子

（一）来源

五倍子（Galla Chinensis）为漆树科植物盐肤木 *Rhuschinensis* Mill.、青麸杨 *Rhuspotaninii* Maxim. 或红麸杨 *Rhus punjabensis* Stew. var. *sinica*（Diels）Rehd. et Wils. 叶上的虫瘿，主要由五倍子蚜 *Melaphis chinensis*（Bell）Baker 寄生而形成。主产于四川、贵州、湖北、云南、陕西等地。秋季采摘，置沸水中略煮或蒸至表面呈灰色，杀死蚜虫，取出干燥。按外形不同分为"肚倍"和"角倍"。

？ 想一想

五倍子药材中如何区分肚倍与角倍？

答案解析

（二）性状鉴别

1. 肚倍　呈长圆形或纺锤形囊状，长 2.5 ~ 9cm，直径 1.5 ~ 4cm。表面灰棕色或灰褐色，微有柔毛。质硬而脆，易破碎，断面角质样并有光泽，壁厚 0.2 ~ 0.3cm，内壁半滑，有黑褐色死蚜虫及灰色粉状排泄物。气特异，味涩。

2. 角倍　呈菱形，具不规则的钝角状分枝，柔毛较明显且壁较薄（图 17 - 1）。

（三）功效应用

敛肺降火，涩肠止泻，敛汗止血，收湿敛疮。用于肺虚久咳，肺热痰咳，久泻久痢，自汗盗汗，消渴，外伤出血，便血痔血，痈肿疮毒，皮肤湿烂。

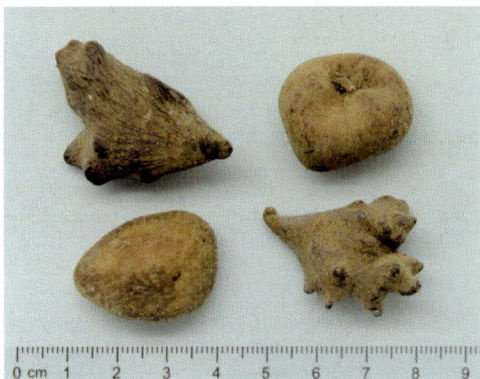

图 17 - 1　五倍子药材

💜药爱生命

有的药材在产地粗加工或饮片加工过程中，为了防虫防蛀，防霉防腐，保持干燥并达到漂白增白，利于美观等目的，有用硫黄熏蒸的传统习惯。硫黄熏蒸的主要残留物为亚硫酸盐，当少量摄入时不会产生明显危害，但过量摄入会破坏 B 族维生素，影响人体对钙的吸收，并对肝脏等器官造成损害。因此，《中国药典》要求测定传统用硫黄熏蒸处理的药材和饮片中二氧化硫的残留量，以保证人体用药的安全性。

四、其他类一般药材

其他类一般药材简介见表 17 - 1。

表 17 - 1　其他类一般药材简介

药名	来源	性状	功效
海金沙	海金沙科植物海金沙 *Lygodiumjaponicum*（Thunb.）Sw. 的干燥成熟孢子	粉末状，棕黄色或淡棕色，质极轻，手捻之有光滑感。置手掌中即由指缝滑落。撒在水中则浮于水面，加热后逐渐下沉；易着火燃烧而发爆鸣及闪光，不留灰渣	清热解毒，利水通淋
儿茶	豆科植物儿茶树 *Acacia catechu*（L. f.）Willd. 的去皮枝、干的干燥煎膏	方形或不规则块状，大小不一。表面黑褐色或棕褐色，光滑而稍有光泽。质硬易碎，断面不整齐具光泽，有细孔。遇潮有黏性。无臭，味涩苦，略回甜	清热化痰，敛疮止血

目标检测

答案解析

单项选择题

1. 为深蓝色粉末，火烧冒紫红色烟雾的中药是（　）
　　A. 冰片　　　　　B. 青黛　　　　　C. 五倍子　　　　D. 芦荟　　　　E. 儿茶

2. 儿茶的药用部位为（　）
　　A. 虫瘿　　　　　B. 菌丝　　　　　C. 孢子　　　　　D. 花粉　　　　E. 干燥的煎膏

3. 撒在火上，发出爆鸣声且有闪光的药材是（ ）

    A. 海金沙   B. 冰片   C. 青黛   D. 天竺黄   E. 石膏

4. 海金沙的药用部位是（ ）

    A. 树脂   B. 合成物   C. 虫瘿   D. 孢子   E. 分泌物

5. 药用部位为虫瘿的中药是（ ）

    A. 海金沙   B. 青黛   C. 儿茶   D. 芦荟   E. 五倍子

书网融合……

重点回顾   微课   习题   天然药物图谱相册

第十八章　动物类药材

学习目标

知识目标：

1. **掌握**　全蝎、斑蝥、麝香、鹿茸、牛黄、羚羊角的来源、主要性状鉴别特征；典型代表药材麝香、牛黄的显微结构、理化鉴别特征及功效。

2. **熟悉**　动物类一般的药材主要性状鉴别特征和功效应用。

3. **了解**　动物类药材的采收加工与主要产地。

技能目标：

学会正确运用性状鉴定、显微鉴别等方法和技巧，准确鉴别动物类药材。

素质目标：

培养学生人与自然和谐发展的新格局。

导学情景

情景描述：某同学的奶奶让她去买安宫牛黄丸，她走进药店发现里面的安宫牛黄丸价格差异很大。于是打电话问奶奶要哪一种，奶奶也不清楚。

情景分析：安宫牛黄丸里面有几味药材的价格较贵，其中一味药材就是牛黄。牛黄有人工牛黄和天然牛黄之分，如果是天然牛黄的话价格堪比黄金，所以价格相差较大。

讨论：牛黄是以什么入药的？人工牛黄与天然牛黄有什么差别？如何进行鉴别？

学前导语：安宫牛黄丸中有牛黄，其具有清心、豁痰、开窍、凉肝、息风、解毒等功效。请列举出安宫牛黄丸中其他几味动物药。

第一节　动物类生药的概述

动物类药材是指用动物的整体或动物体的某一部分、动物体的生理或病理产物、动物体的加工品等供药用的一类药材。

动物类药材在我国的应用历史悠久，早在 4000 年前甲骨文记载了麝、牛等 40 余种药用动物。在 3000 多年前，我国开始对蜜蜂的利用；珍珠、牡蛎、鹿茸等在我国的应用已有两、三千年之久。历代本草中对动物类药材均有记载，《神农本草经》载有动物药 65 种，《新修本草》载有 128 种，《本草纲目》载有 461 种，《本草纲目拾遗》载有 160 种。据统计，历代本草共载有动物药 600 余种。新中国成立后，我国开展了全国性和大规模区域性的药用动物资源普查。现有文献报道，我国有药用动物约 1850 种。

一、药用动物的分类

动物的分类主要是根据动物细胞的分化、胚层的形成、体腔的有无、对称的形式、体节的分化、骨骼的性质、附肢的特点及器官系统的发生、发展等基本特征而划分为若干动物类群。在动物分类系统中与药用动物有关的有 10 门，它们是（由低等到高等）：

原生动物门（Protozoa）

多孔动物门（Porifera），又称海绵动物门（Spongia）

腔肠动物门（Coelenterata）

扁形动物门（Platyhelminthes）

线性动物门（Nemathelminthes）

环节动物门（Annelida）

软体动物门（Mollusca）

节肢动物门（Arthropoda）

棘皮动物门（Echinodermata）

脊索动物门（Chordata）

二、动物类药材的分类

现代动物类药材的分类有多种方法，可按动物分类系统、药用部位、化学成分、药理作用及功效进行分类。常见的如按药用部位将动物类中药分类如下。

（一）动物的干燥全体

如水蛭、全蝎、蜈蚣、斑蝥等。

（二）除去内脏的动物体

如地龙、蛤蚧、金钱白花蛇等。

（三）动物体的某一部分

1. 角类　如鹿茸、羚羊角、水牛角等。

2. 鳞、甲类　如穿山甲、龟甲、鳖甲等。

3. 骨类　如豹骨等。

4. 贝壳类　如石决明、牡蛎等。

5. 脏器类　如蛤蟆油、鸡内金、桑螵蛸、紫河车等。

（四）动物的生理产物

1. 分泌物　如麝香、蟾酥等。

2. 排泄物　如五灵脂、蚕砂等。

3. 其他生理产物　如蝉蜕、蜂蜜等。

（五）动物的病理产物

如珍珠、牛黄、僵蚕等。

（六）动物体某一部分的加工品

如阿胶、血余炭等。

👁 **看一看**

动物药材的鉴定方法

动物类药材的鉴定，其方法与植物药及矿物药一样，应根据具体情况选用一种或多种方法配合进行。在实际工作中主要应用的是性状、显微、理化鉴定的方法。性状鉴定是目前使用最多的方法。贵重或破碎的动物类药材，除了进行性状鉴别外，常应用显微鉴别的方法鉴定真伪。近年来用理化鉴定法鉴定和研究动物类药材的真伪及内在质量的控制受到重视，常用的理化鉴定方法如有效成分分析法、物理常数测定法、凝胶电泳检测法、基因鉴定法等。

第二节 常用动物类生药

PPT

一、全蝎

（一）来源

全蝎（Scorpio）为钳蝎科动物东亚钳蝎 *Buthus martensii* Karsch 的干燥体。春末至秋初捕捉，除去泥沙，置沸水或沸盐水中，煮至全身僵硬，捞出，置通风处，阴干。

（二）性状鉴别

本品头胸部与前腹部呈扁平长椭圆形，后腹部呈尾状，皱缩弯曲，完整者体长约6cm。头胸部呈绿褐色，前面有1对短小的螯肢和1对较长大的钳状脚须，形似蟹螯，背面覆有梯形背甲，腹面有足4对，均为7节，末端各具2爪钩；前腹部由7节组成，第7节色深，背甲上有5条隆脊线。背面绿褐色，后腹部棕黄色，6节，节上均有纵沟，末节有锐钩状毒刺，毒刺下方无距。气微腥，味咸。

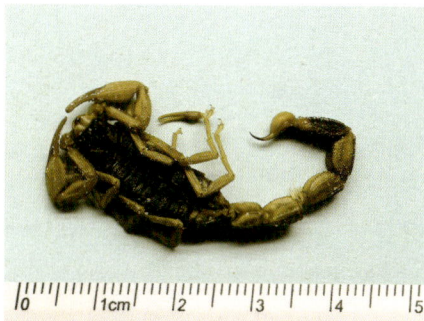

图 18-1 东亚全蝎药材

以身干、完整、色绿褐、腹中少杂质者为佳（图18-1）。

（三）功效应用

息风镇痉，通络止痛，攻毒散结。用于肝风内动，痉挛抽搐，小儿惊风，中风口㖞，半身不遂，破伤风，风湿顽痹，偏正头疼，疮疡，瘰疬。成药举例：七珍丸、人参再造丸、小儿至宝丹等。

👁 看一看

掺假全蝎

曾发现有人将全蝎放在食盐和泥土的混合泥浆中，使其喝足盐泥浆，再致死晒干。外表挂有多量盐霜。折断可见褐色泥土及盐的结晶，重量可超过全蝎体重的1/3以上。

二、斑蝥

（一）来源

斑蝥（Mylabris）为芫青科昆虫南方大斑蝥 *Mylabris phalerata* Pallas 或黄黑小斑蝥 *Mylabris cichorii* Linnaeus 的干燥体。夏、秋二季捕捉，闷死或烫死，晒干。

（二）性状鉴别

1. 南方大斑蝥 呈长圆形，长1.5~2.5cm，宽0.5~1cm。头及口器向下垂，有较大的复眼及触角各1对，触角多已脱落；背部具革质鞘翅1对，黑色，有3条黄色或棕黄色的横纹；鞘翅下面有棕褐色薄膜状透明的内翅2片。胸腹部乌黑色，胸部有足3对（图18-

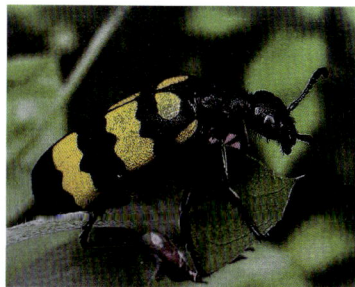

图 18-2 南方大斑蝥

2）。有特殊的臭气。

2. 黄黑小斑蝥 体型较小，长 1 ~ 1.5cm。

均以个大、完整、颜色鲜明、无败油气味者为佳。

（三）功效应用

破血逐瘀，散结消癥，攻毒蚀疮。用于癥瘕，经闭，顽癣，瘰疬，赘疣，痈疽不溃，恶疮死肌。

✎ **练一练18-1**

斑蝥具抗癌作用的成分是（　　）

A. 蚁酸　　　　　　B. 色素

C. 斑蝥素　　　　　D. 树脂

E. 脂肪油

答案解析

三、麝香

（一）来源

麝香（Moschus）为鹿科动物林麝 *Moschus berezovskii* Flerov、马麝 *Moschus sifanicus* Przewalski 或原麝 *Moschus moschiferus* Linnaeus 成熟雄体香囊中的干燥分泌物。野麝多在冬季至次春猎取，猎获后，割取香囊，阴干，习称"毛壳麝香"；剖开香囊，除去囊壳，习称"麝香仁"。家麝直接从其香囊中取出麝香仁，阴干或用干燥器密闭干燥（图 18 – 3）。

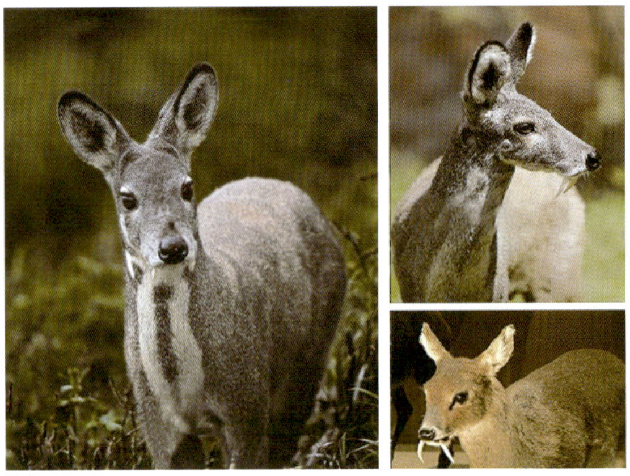

图 18 – 3　麝香原动物图

（二）性状鉴别

1. 毛壳麝香 为扁圆形或类椭圆形的囊状体，直径 3 ~ 7cm，厚 2 ~ 4cm。开口面的皮革质，棕褐色，略平，密生白色或灰棕色短毛，从两侧围绕中心排列，中间有 1 小囊孔。另一面为棕褐色略带紫色的皮膜，微皱缩，偶显肌肉纤维，略有弹性，剖开后可见中层皮膜呈棕褐色或灰褐色，半透明，内层皮膜呈棕色，内含颗粒状、粉末状的麝香仁和少量细毛及脱落的内层皮膜（习称"银皮"）（图 18 – 4）。

以饱满、皮薄、仁多、捏之有弹性、香气浓烈者为佳。

2. 麝香仁 野生者质软，油润，疏松；其中不规则圆球形或颗粒状者习称"当门子"，表面多呈紫黑色，油润光亮，微有麻纹，断面深棕色或黄棕色；粉末状者多呈棕褐色或黄棕色，并有少量脱落的内层皮膜和细毛。饲养者呈颗粒状、短条形或不规则的团块；表面不平，紫黑色或深棕色，显油性，微有光泽，并有少量毛和脱落的内层皮膜。气香浓烈而特异，味微辣、微苦带咸。

以当门子多、颗粒色紫黑、粉末色棕褐、质柔润、香气浓烈者为佳。

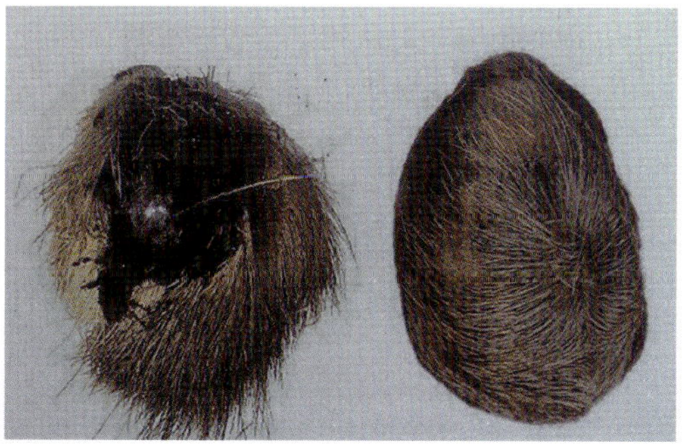

图18-4 毛壳麝香药材

[附] 1. 麝香经验鉴别法

（1）取毛壳麝香用特制槽针从囊孔插入，转动槽针，提取麝香仁，立即检视，槽内的麝香仁应有逐渐膨胀高出槽面的现象，习称"冒槽"。麝香仁油润，颗粒疏松，无锐角，香气浓烈。不应有纤维等异物或异常气味。

（2）取麝香仁粉末少量，置手掌中，加水润湿，用手搓之能成团，再用手指轻揉即散，不应粘手、染手、顶指或结块。

（3）取麝香仁少量，撒于炽热的坩埚中灼烧，初则迸裂，随即融化膨胀起泡似珠，香气浓烈四溢，应无毛、肉焦臭，无火焰或火星出现。灰化后，残渣呈白色或灰白色。

2. 毛壳麝香经验鉴别

（1）手试 将囊背向上，用拇指压，有弹性，无异物感。反之有掺伪。

（2）针试 不滞针，自然疏松不挡针，香气一致，无异臭味。

? 想一想

仔细观察毛壳麝香的性状特征，什么是"冒槽"现象？

答案解析

（三）显微鉴别

麝香仁粉末棕褐色或黄棕色。为无数无定形颗粒状物集成的半透明或透明团块，淡黄色或淡棕色；团块中包埋或散在有方形、柱状、八面体或不规则形的晶体；并可见圆形油滴，偶见毛和内皮层膜组织。

（四）功效应用

开窍醒神，活血通经，消肿止痛。用于热病神昏，中风痰厥，气郁暴厥，中恶昏迷，经闭，症瘕，难产死胎，胸痹心痛，心腹暴痛，跌扑伤痛，痹痛麻木，痈肿瘰疬，咽喉肿痛。成药举例：七厘散、五味麝香丸、片仔癀等。

附：麝香代用品和掺伪品

1. 代用品

（1）人工麝香 是根据天然麝香的组成人工合成的。成分以麝香酮为主。经药理、理化、临床试验证明，人工合成品与天然麝香性质功效相似，并对心绞痛有显著的缓解作用。

（2）灵猫香 指灵猫科动物大灵猫及小灵猫香囊中成熟腺细胞的分泌物。含灵猫香、香猫醇等。雌雄都产香。

（3）麝鼠香 指田鼠科动物麝鼠雄性香囊中的分泌物。具有类似麝香的特殊香气。含有大然麝香相同的麝香酮等大环化合物。

2. 掺伪品 掺伪品有植物、动物、矿物三类。植物掺伪常见儿茶、锁阳、桂皮、海金沙等；动物掺伪常见肝脏、肌肉等；矿物掺伪常见雄黄、砂石等。

练一练18-2

1. 火烧麝香不应出现的现象是（　　）

A. 轻微爆鸣声　　　　　　　　B. 熔化膨胀起泡似珠

C. 有火焰或火星　　　　　　　D. 有浓烈特异香气

E. 残留白色或灰白色灰烬

2. 有"冒槽"现象的是（　　）

A. 鹿茸　　　B. 斑蝥　　　C. 羚羊角　　　D. 牛黄　　　E. 麝香

答案解析

四、鹿茸 微课1

（一）来源

鹿茸（Cervi Cornu Pantotrichum）为鹿科动物梅花鹿 *Cervus nippon* Temminck 或马鹿 *Cervus elaphus* Linnaeus 的雄鹿未骨化密生茸毛的幼角。前者习称"花鹿茸"，后者习称"马鹿茸"。夏、秋二季锯取鹿茸，经加工后，阴干或烘干（图18-5）。

（二）性状鉴别

1. 花鹿茸　呈圆柱状分枝，具一个分枝者习称"二杠"，主枝习称"大挺"，长17~20cm，锯口直径4~5cm。离锯口约1cm处分出侧枝，习称"门庄"。长9~15cm，直径较大挺略细。外皮红棕色或棕色，多光润，表面密生红黄色或棕黄色细茸毛，上端较密，下端较疏；分岔间具1条灰黑色筋脉，皮茸紧贴。锯口黄白色，外围无骨质，中部密布细孔。具二个分枝者，习称"三岔"，大挺长23~33cm，直径较二杠细，略呈弓形，微扁，枝端略尖，下部多有纵棱筋及突起疙瘩；皮红黄色，茸毛较稀而粗。体轻。气微腥，味微咸。

二茬茸与头茬茸相似，但挺长而不圆或下粗上细，下部有纵棱筋。皮灰黄色，茸毛较粗糙，锯口外围多已骨化（图18-6）。体较重。无腥气。

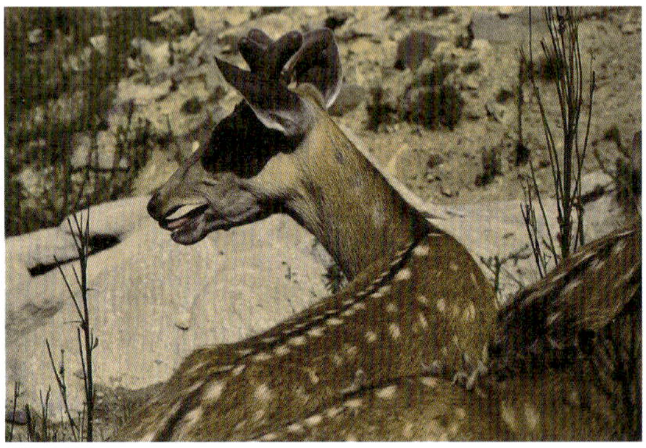

图18-5　鹿茸原动物图

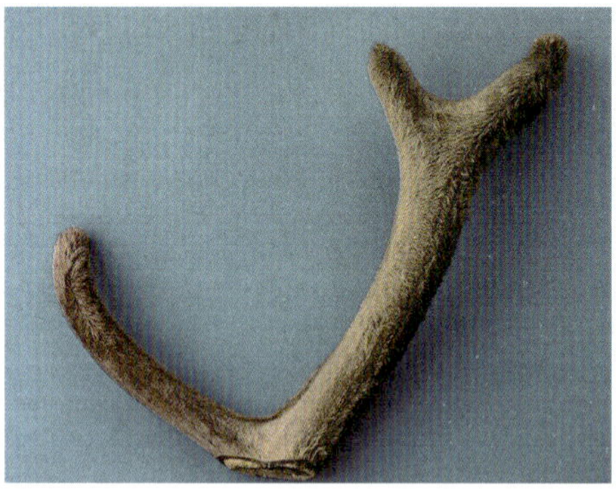

图18-6　花鹿茸

2. 马鹿茸　鹿茸粗大，分枝较多，侧枝一个者习称"单门"，二个者习称"莲花"，三个者习称"三岔"，四个者习称"四岔"或更多。按产地分为"东马鹿茸"和"西马鹿茸"（图18-7）。

东马鹿茸"单门"大挺长25~27cm，直径约3cm。外皮灰黑色，茸毛灰褐色或灰黄色，锯口面外皮较厚，灰黑色，中部密布细孔，质嫩；"莲花"大挺长可达33cm，下部有棱筋，锯口面蜂窝状小孔稍大；"三岔"皮色深，质较老；"四岔"茸毛粗而稀，大挺下部具棱筋及疙瘩，分枝顶端多无毛，习称"捻头"。

西马鹿茸大挺多不圆，顶端圆扁不一，长 30~100cm。表面有棱，多抽缩干瘪，分枝较长且弯曲，茸毛粗长，灰色或黑灰色。锯口色较深，常见骨质。气腥臭，味咸。

均以茸形粗壮、饱满、皮毛完整、质嫩、油润、无骨棱、无钉者为佳。

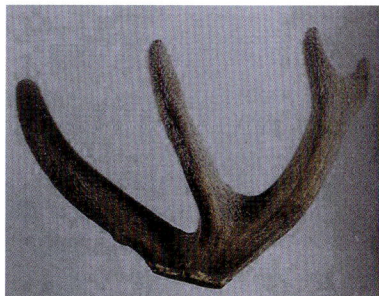

图 18-7　马鹿茸

（三）功效应用

壮肾阳，益精血，强筋骨，调冲任，托疮毒。用于肾阳不足，精血亏虚，阳痿滑精，宫冷不孕，羸瘦，神疲，畏寒，眩晕，耳鸣，耳聋，腰脊冷痛，筋骨痿软，崩漏带下，阴疽不敛。成药举例：二十七味定坤丸、小金丸等。

[附]

1. 鹿角　鹿科动物马鹿或梅花鹿已骨化的角或锯茸后翌年春季脱落的角基，分别习称"马鹿角""梅花鹿角""鹿角脱盘"。功能温肾阳，强筋骨，行血消肿。

2. 鹿角胶　鹿角经水煎煮，加黄酒、冰糖和豆油浓缩制成的固体胶。呈扁方形块，黄棕色或红棕色，半透明。质脆，易碎，断面光亮。气微，味微甜。功能温补肝肾，益精养血。

3. 鹿角霜　鹿角去胶质的角块。呈长圆柱形或不规则的块状。表面灰白色，显粉性。体轻，质酥，断面外层较致密，白色或灰白色，内层有蜂窝状小孔，灰褐色或灰黄色。有吸湿性。气微，味淡，嚼之有粘牙感。功能温肾助阳，收敛止血。

五、牛黄

（一）来源

牛黄（Bovis Calculus）为牛科动物牛 *Bostaurus domesticus* Gmelin 的干燥胆结石。宰牛时，如发现有牛黄，即滤去胆汁，将牛黄取出，除去外部薄膜，阴干。

（二）性状鉴别

本品多呈卵形、类球形、三角形或四方形，大小不一，直径 0.6~3（4.5）cm，少数呈管状或碎片。表面黄红色至棕黄色，有的表面挂有一层黑色光亮的薄膜，习称"乌金衣"，有的粗糙，具疣状突起，有的具龟裂纹。体轻，质酥脆，易分层剥落，断面金黄色，可见细密的同心层纹，有的夹有白心（图 18-8）。气清香，味苦而后甘，有清凉感，嚼之易碎，不粘牙。取本品少量，加清水调和，涂于指甲上，能将指甲染成黄色，习称"挂甲"。

以完整、色棕黄、质酥脆、断面层纹清晰而细腻者为佳。

（三）显微鉴别

牛黄粉末：水合氯醛试液装片，不加热，可观察到不规则团块由多数黄棕色或棕红色小颗粒集成，稍放置，色素迅速溶解，并显鲜明金黄色，久置后变绿色（图 18-9）。

（四）功效应用

清心，豁痰，开窍，凉肝，息风，解毒。用于热病神昏，中心痰迷，惊痫抽搐，癫痫发狂，咽喉肿痛，口舌生疮，痈肿疔疮。成药举例：安宫牛黄丸、牛黄解毒片、牛黄上清丸等。

[附]

1. 人工牛黄　由牛胆粉、胆酸、猪去氧胆酸、牛磺酸、胆红素、胆固醇、微量元素等加工制成。

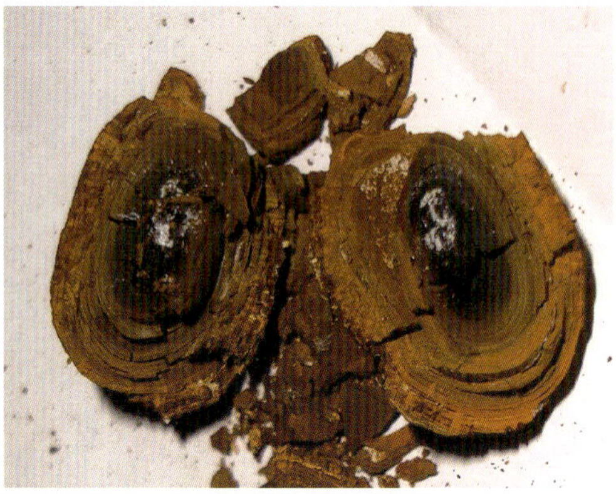

图 18－8　牛黄药材

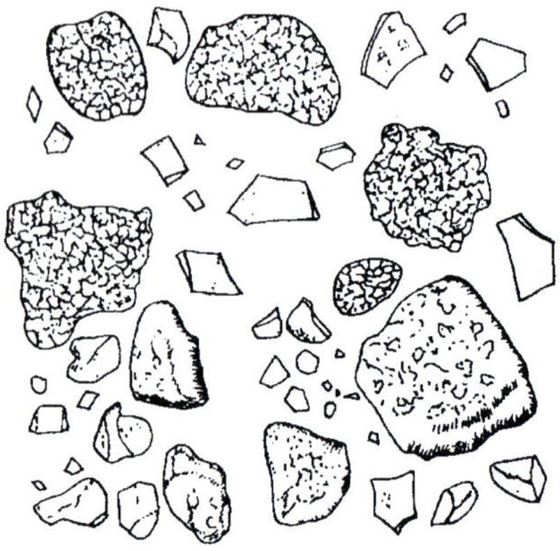

图 18－9　牛黄粉末图

2. 体外培育牛黄　牛科动物牛的新鲜胆汁作母液，加入去氧胆酸、胆酸、复合胆红素钙等制成。

六、羚羊角

（一）来源

羚羊角（Saigae Tataricae Cornu）为牛科动物赛加羚羊 *Saiga tatarica* Linnaeus 的角。猎取后锯取其角，晒干（图 18－10）。

（二）性状鉴别

呈长圆锥形，略呈弓形弯曲，长 15～33cm；类白色或黄白色，基部稍呈青灰色。嫩枝对光透视有"血丝"或紫黑色斑纹，光润如玉，无裂纹，老枝则有细纵裂纹。除尖端部分外，有 10～16 个隆起环脊（习称"水波纹"），间距约 2cm，用手握之，四指正好嵌入凹处。角的基部横截面圆形，直径 3～4cm，内有坚硬质重的角柱，习称"骨塞"，骨塞长约占全角的 1/2 或 1/3，表面有突起的纵棱与其外面角鞘内的凹沟紧密嵌合，从横断面观，其结合部呈锯齿状。除去"骨塞"后，角的下半段成空洞，全角呈半透明，对光透视，上半段中央有一条隐约可辨的细孔道直通角尖，习称"通天眼"。质坚硬。气微，味淡（图 18－11）。

以质嫩、色白、光润、内含红色斑纹、无裂纹者为佳。

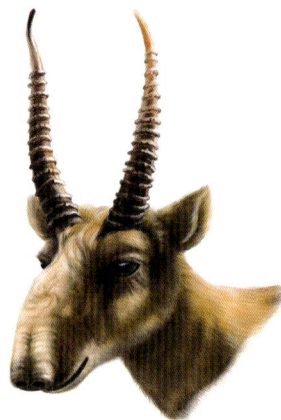

图 18－10　赛加羚羊

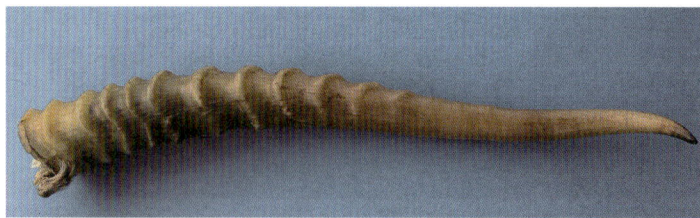

图 18－11　羚羊角药材

（三）功效应用

平肝息风，清肝明目，散血解毒。用于肝风内动，惊痫抽搐，妊娠子痫，高热痉厥，癫痫发狂，头痛眩晕，目赤翳障，温毒发斑，痈肿疮毒。成药举例：小儿金丹片、开光复明丸、牛黄降压片等。

［附］

1. 混淆品　同科动物鹅喉羚羊、藏羚羊、黄羊的角。

2. 掺伪品　进口的羚羊角曾发现角内灌有铅粒，以增加重量。可检查骨塞是否活动，或用 X 线检查。

💜 药爱生命

　　动物类药材功能广泛且药效显著。早在《山海经》中就有记述："何罗之鱼，食之已痈，青耕之鸟，可以御疫"。然而随着动物类药的品种逐步增多，保护动物药资源，使其能够可持续发展尤为重要。我们要理解人与自然和谐发展的内涵。

七、其他动物类一般药材

其他动物类一般药材简介见表18－1。

表 18－1　其他动物类一般药材简介

药名	来源	性状	功效
地龙	钜蚓科动物参环毛蚓 *Pheretima aspergillum*（E. Perrier）、通俗环毛蚓蚓 *Pheretima vulgaris* Chen、威廉环毛蚓 *Pheretima guillelmi*（Michaelsen）或栉盲环毛蚓 *Pheretima Pectinifera* Michaelsen 的干燥体。前一种习称"广地龙"，后三种习称"沪地龙"	广地龙：呈长条状薄片，弯曲，边缘略卷，长 15～20cm，宽 1～2cm。全体具环节，背部棕褐色至紫灰色，腹部浅黄棕色；第 14～16 环节为生殖带，习称"白颈"，较光亮。体前端稍尖，尾端钝圆，刚毛圈粗糙而硬，色稍浅。雄生殖孔在第 18 环节腹侧刚毛圈一小孔突上，外缘有数环绕的浅皮褶，内侧刚毛圈隆起，前面两边有横排（一排或二排）小乳突，每边 10～20 个不等。受精囊孔 2 对，位于 7/8 至 8/9 环节间一椭圆形突起上，约占节周 5/11。体轻，略呈革质，不易折断。气腥，味微咸 沪地龙：长 8～15cm，宽 0.5～1.5cm。全体具环节，背部棕褐色至黄褐色，腹部浅黄棕色；第 14～16 环节为生殖带，较光亮。第 18 环节有一对雄生殖孔。通俗环毛蚓的雄交配腔能全部翻出，呈花菜状或阴茎状；威廉环毛蚓的雄交配腔孔呈纵向裂缝状；栉盲环毛蚓的雄生殖孔内侧有 1 个或多个小乳突。受精囊孔 3 对，在 6/7 至 8/9 环节间	清热定惊，通络，平喘，利尿
水蛭	水蛭科动物蚂蟥 *Whitmania pigra* Whitman、水蛭 *Hirudo nipponica* Whitman 或柳叶蚂蟥 *Whitmania acranulata* Whitma 的干燥全体	蚂蟥：呈扁平纺锤形，有多数环节，长 4～10cm，宽 0.5～2cm。背部黑褐色或黑棕色，稍隆起，用水浸后，可见黑色斑点排成 5 条纵纹；腹面平坦，棕黄色。两侧棕黄色，前端略尖，后端钝圆，两端各具 1 吸盘。前吸盘不显著，后吸盘较大。质脆，易折断，断面胶质状。气微腥 水蛭：呈扁长圆柱形，体多弯曲扭转，长 2～5cm，宽 0.2～0.3cm 柳叶蚂蟥，狭长而扁，长 5～12cm，宽 0.1～0.5cm	有小毒。破血通经，逐瘀消癥
珍珠	珍珠贝科动物马氏珍珠贝 *Pteria martensii*（Dunker）、蚌科动物三角帆蚌 *Hyriopsis cumingii*（Lea）或褶纹冠蚌 *Cristaria plicata*（Leach）等双壳类动物受刺激形成的珍珠	呈类球形、长圆形、卵圆形或棒形，直径 1.5～8mm。表面类白色、浅粉红色、浅黄绿色或浅蓝色，半透明，光滑或微有凹凸，具特有的彩色光泽。质坚硬，破碎面显层纹。气微，味淡	安神定惊，明目消翳，解毒生肌，润肤祛斑　💿微课 2
蜂蜜	蜜蜂科昆虫中华蜜蜂 *Apis cerana* Fabricius 或意大利蜂 *Apis mellifera* Linnaeus 所酿的蜜	为半透明、带光泽、浓稠的液体，白色至淡黄色或橘黄色至黄褐色，放久或遇冷渐有白色颗粒状结晶析出。气芳香，味极甜	补中，润燥，止痛，解毒；外用生肌敛疮
蟾酥	蟾蜍科动物中华大蟾蜍 *Bufo bufogargarizans* Cantor 或黑眶蟾蜍 *Bufo melanostictus* Schneider 的干燥分泌物	呈扁圆形团块状或片状。棕褐色或红棕色。团块状者质坚，不易折断，断面棕褐色，角质状，微有光泽；片状者质脆，易碎，断面红棕色，半透明。气微腥，味初甜而后有持久的麻辣感，粉末嗅之作嚏	有毒。解毒，止痛，开窍醒神

续表

药名	来源	性状	功效
石决明	鲍科动物杂色鲍 Haliotis Diversicolor Reeve、皱纹盘鲍 Haliotis discushannai Ino、羊鲍 Haliotis ovina Gmelin、澳洲鲍 Haliotis ruber（Leach）、耳鲍 Haliotis asinina Linnaeus 或白鲍 Haliotis laevigata（Donovan）的贝壳	杂色鲍：呈长卵圆形，内面观略呈耳形，长 7～9cm，宽 5～6cm，高约 2cm。表面暗红色，有多数不规则的螺肋和细密生长线，螺旋部小，体螺部大，从螺旋部顶处开始向右排列有 20 余个疣状突起，末端 6～9 个开孔，孔口与壳面平。内面光滑，具珍珠样彩色光泽。壳较厚，质坚硬，不易破碎。气微，味微咸 皱纹盘鲍：呈长椭圆形，长 8～12cm，宽 6～8cm，高 2～3cm。表面灰棕色，有多数粗糙而不规则的皱纹，生长线明显，常有苔藓类或石灰虫等附着物，末端 4～5 个开孔，孔口突出壳面，壳较薄 羊鲍：近圆形，长 4～8cm，宽 2.5～6cm，高 0.8～2cm。壳顶位于近中部而高于壳面，螺旋部与体螺部各占 1/2，从螺旋部边缘有 2 行整齐的突起，尤以上部较为明显，末端 4～5 个开孔，呈管状 澳洲鲍：呈扁平卵圆形，长 13～17cm，宽 11～14cm，高 3.5～6cm。表面砖红色，螺旋部约为壳面的 1/2，螺肋和生长线呈波状隆起，疣状突起 30 余个，末端 7～9 个开孔，孔口突出壳面 耳鲍：狭长，略扭曲，呈耳状，长 5～8cm，宽 2.5～3.5cm，高约 1cm。表面光滑，具翠绿色、紫色及褐色等多种颜色形成的斑纹，螺旋部小，体螺部大，末端 5～7 个开孔，孔口与壳平，多为椭圆形，壳薄，质较脆 白鲍：呈卵圆形，长 11～14cm，宽 8.5～11cm，高 3～6.5cm。表面砖红色，光滑，壳顶高于壳面，生长线颇为明显，螺旋部约为壳面的 1/3，疣状突起 30 余个，末端 9 个开孔，孔口与壳平	平肝潜阳，清肝明目
蜈蚣	蜈蚣科动物少棘巨蜈蚣 Scolopendra subspinipes mutilans L. Koch 的干燥体	扁平长条形，长 9～15cm，宽 0.5～1cm。由头部和躯干部组成，全体共 22 个环节。头部呈暗红色或红褐色，略有光泽，有头板覆盖，头板近圆形，前端稍突出，两侧贴有颚肢一对，前端两侧有触角一对。躯干部第一背板与头板同色，其余 20 个背板为棕绿色或墨绿色，具光泽，自第四背板至第二十背板上常有两条纵沟线；腹部淡黄色或棕黄色，皱缩；自第二节起，每节两侧有步足一对，步足黄色或红褐色，偶有黄白色，呈弯钩形，最末一对步足尾状，故又称尾足，易脱落。质脆，断面有裂隙。气微腥，有特殊刺鼻的臭气，味辛、微咸	有毒。息风镇痉，通络止痛，攻毒散结
金钱白花蛇	眼镜蛇科动物银环蛇 Bungarus multinftus Blyth 的幼蛇干燥体	呈圆盘状，盘径 3～6cm，蛇体直径 0.2～0.4cm。头盘在中间，尾细，常纳口内，口腔内上颌骨前端有毒沟牙 1 对，鼻间鳞 2 片，无颊鳞，上下唇鳞通常各为 7 片。背部黑色或灰黑色，有白色环节 45～58 个，黑白相间，白环纹在背部宽 1～2 行鳞片，向腹面渐增宽，黑环纹宽 3～5 行鳞片，背正中明显突起一条脊棱，脊鳞扩大呈六角形，背鳞细密，通身 15 行，尾下鳞单行。气微腥，味微咸	有毒。祛风，通络，止痉
乌梢蛇	游蛇科动物乌梢蛇 Zaocys dhumnades（Cantor）的干燥体	呈圆盘状，盘径约 16cm。表面黑褐色或绿黑色，密被菱形鳞片；背鳞行数成双，背中央 2～4 行鳞片强烈起棱，形成两条纵贯全体的黑线。头盘在中间，扁圆形，眼大而下凹陷，有光泽。上唇鳞 8 枚，第 4、5 枚入眶，颊鳞 1 枚，眼前下鳞 1 枚，较小，眼后鳞 2 枚。脊部高耸成屋脊状。腹部剖开边缘向内卷曲，脊肌肉厚，黄白色或淡棕色，可见排列整齐的肋骨。尾部渐细而长，尾下鳞双行。剥皮者仅留头尾之皮鳞，中段较光滑。气腥，味淡	祛风，通络，止痉
土鳖虫	鳖蠊科昆虫地鳖 Eupolyphaga Sinesis Walker 或冀地鳖 Steleophaga plancyi（Boleny）的雌虫干燥体	地鳖：呈扁平卵形，长 1.3～3cm，宽 1.2～2.4cm。前端较窄，后端较宽，背部紫褐色，具光泽，无翅。前胸背板较发达，盖住头部；腹背板 9 节，呈覆瓦状排列。腹面红棕色，头部较小，有丝状触角 1 对，常脱落，胸部有足 3 对，具细毛和刺。腹部有横环节。质松脆，易碎。气腥臭，味微咸 冀地鳖：长 2.2～3.7cm，宽 1.4～2.5cm。背部黑棕色，通常在边缘带有淡黄褐色斑块及黑色小点	有小毒。破血逐瘀，续筋接骨
鸡内金	雉科动物家鸡 Gallus gallusdomesticus Brisson 的干燥沙囊内壁	不规则卷片，厚约 2mm。表面黄色、黄绿色或黄褐色，薄而半透明，具明显的条状皱纹。质脆，易碎，断面角质样，有光泽。气微腥，味微苦	健胃消食，涩精止遗，通淋化石

续表

药名	来源	性状	功效
牡蛎	牡蛎科动物长牡蛎 *Ostrea gigas* Thunberg、大连湾牡蛎 *Ostrea talienwhanensis* Crosse 或近江牡蛎 *Ostrea rivularis* Gould 的贝壳	长牡蛎：呈长片状，背腹缘几平行，长 10~50cm，高 4~15cm。右壳较小，鳞片坚厚，层状或层纹状排列。壳外面平坦或具数个凹陷，淡紫色、灰白色或黄褐色；内面瓷白色，壳顶二侧无小齿。左壳凹陷深，鳞片较右壳粗大，壳顶附着面小。质硬，断面层状，洁白。气微，味微咸 大连湾牡蛎：呈类三角形，背腹缘呈八字形。右壳外面淡黄色，具疏松的同心鳞片，鳞片起伏成波浪状，内面白色。左壳同心鳞片坚厚，自壳顶部放射肋数个，明显，内面凹下呈盒状，铰合面小 近江牡蛎：呈圆形、卵圆形或三角形等。右壳外面稍不平，有灰、紫、棕、黄等色，环生同心鳞片，幼体者鳞片薄而脆，多年生长后鳞片层层相叠，内面白色，边缘有的淡紫色	重镇安神，潜阳补阴，软坚散结
海螵蛸	乌贼科动物无针乌贼 *Sepiella maindroni* deRochebrune 或金乌贼 *Sepia esculenta* Hoyle 的干燥内壳	无针乌贼：呈扁长椭圆形，中间厚，边缘薄，长 9~14cm，宽 2.5~3.5cm，厚约 1.3cm。背面有瓷白色脊状隆起，两侧略显微红色，有不甚明显的细小疣点；腹面白色，自尾端到中部有细密波状横层纹；角质缘半透明，尾部较宽平，无骨针。体轻，质松，易折断，断面粉质，显疏松层纹。气微腥，味微咸 金乌贼：长 13~23cm，宽约 6.5cm。背面疣点明显，略呈层状排列；腹面的细密波状横层纹占全体大部分，中间有纵向浅槽；尾部角质缘渐宽，向腹面翘起，末端有 1 骨针，多已断落	收敛止血，涩精止带，制酸止痛，收湿敛疮
桑螵蛸	螳螂科昆虫大刀螂 *Tenodera sinensis* Saussure、小刀螂 *Statilia maculate*（Thunberg）或巨斧螳螂 *Hierodula patellifera*（Serville）的干燥卵鞘	团螵蛸：略呈圆柱形或半圆形，由多层膜状薄片叠成，长 2.5~4cm，宽 2~3cm。表面浅黄褐色，上面带状隆起不明显，底面平坦或有凹沟。体轻，质松而韧，横断面可见外层为海绵状，内层为许多放射状排列的小室，室内各有一细小椭圆形卵，深棕色，有光泽。气微腥，味淡或微咸 长螵蛸：略呈长条形，一端较细，长 2.5~5cm，宽 1~1.5cm。表面灰黄色，上面带状隆起明显，带的两侧各有一条暗棕色浅沟和斜向纹理。质硬而脆。黑螵蛸略呈平行四边形，长 2~4cm，宽 1.5~2cm。表面灰褐色，上面带状隆起明显，两侧有斜向纹理，近尾端微向上翘。质硬而韧	固精缩尿，补肾助阳
僵蚕	蚕蛾科昆虫家蚕 *Bombyx mori* Linnaeus 4~5 龄的幼虫感染（或人工接种）白僵菌 *Beauveria bassiana*（Bals.）Vuillant 而致死的干燥体	略呈圆柱形，多弯曲皱缩。长 2~5cm，直径 0.5~0.7cm。表面灰黄色，被有白色粉霜状的气生菌丝和分生孢子。头部较圆，足 8 对，体节明显，尾部略呈二分歧状。质硬而脆，易折断，断面平坦，外层白色，中间有亮棕色或亮黑色的丝腺环 4 个。气微腥，味微咸	息风止痉，祛风止痛，化痰散结
海马	海龙科动物线纹海马 *Hippocampus kelloggi* Jodan et Snyder、刺海马 *Hippocampus histrix* Kaup、大海马 *Hippocampus kuda* Bleeker、三斑海马 *Hippocampus trimaculatus* Leach 或小海马（海蛆）*Hippocampus japonicus* Kaup 的干燥体	线纹海马：呈扁长形而弯曲，体长约 30cm。表面黄白色。头略似马头，有冠状突起，具管状长吻，口小，无牙，两眼深陷。躯干部七棱形，尾部四棱形，渐细卷曲，体上有瓦楞形的节纹并具短棘。体轻，骨质，坚硬。气微腥，味微咸 刺海马：体长 15~20cm。头部及体上环节间的棘细而尖 大海马：体长 20~30cm。黑褐色 三斑海马：体侧背部第 1、4、7 节的短棘基部各有 1 黑斑 小海马（海蛆）：体形小，长 7~10cm。黑褐色。节纹和短棘均较细小	温肾壮阳，散结消肿
龟甲	龟科动物乌龟 *Chinemys reevesii*（Gray）的背甲及腹甲	背甲及腹甲由甲桥相连，背甲稍长于腹甲，与腹甲常分离。背甲呈长椭圆形拱状，长 7.5~22cm，宽 6~18cm。外表面棕褐色或黑褐色，脊棱 3 条；颈盾 1 块，前窄后宽；椎盾 5 块，第 1 椎盾长大于宽或近相等，第 2~4 椎盾宽大于长；肋盾两侧对称，各 4 块；缘盾每侧 11 块；臀盾 2 块。腹甲呈板片状，近长方椭圆形，长 6.4~21cm，宽 5.5~17cm；外表面淡黄棕色至棕黑色，盾片 12 块，每块常具紫褐色放射状纹理，腹盾、胸盾和肱盾中缝均长，喉盾、肛盾次之，肱盾中缝最短；内表面黄白色至灰白色，有的略带血迹或残肉，除净后可见骨板 9 块，呈锯齿状嵌接；前端钝圆或平截，后端具 5 角形缺刻，两侧残存呈翼状向斜上方弯曲的甲桥。质坚硬。气微腥，味微咸	滋阴潜阳，益肾强骨，养血补心，固经止崩

续表

药名	来源	性状	功效
鳖甲	鳖科动物鳖 *Trionyx sinensis* Wiegmann 的背甲	呈椭圆形或卵圆形，背面隆起，长 10~15cm，宽 9~14cm。外表面黑褐色或墨绿色，略有光泽，具细网状皱纹和灰黄色或灰白色斑点，中间有一条纵棱，两侧各有左右对称的横凹纹 8 条，外皮脱落后，可见锯齿状嵌接缝。内表面类白色，中部有突起的脊椎骨，颈骨向内卷曲，两侧各有肋骨 8 条，伸出边缘。质坚硬。气微腥，味淡	滋阴潜阳，退热除蒸，软坚散结
穿山甲	鲮鲤科动物穿山甲 *Manis pentadactylayla* Linnaeus 的鳞甲。	呈扇面形、三角形、菱形或盾形的扁平片状或半折合状，中间较厚，边缘较薄，大小不一，长宽各为 0.7~5cm。外表面黑褐色或黄褐色，有光泽，宽端有数十条排列整齐的纵纹及数条横线纹，窄端光滑。内表面色较浅，中部有一条明显突起的弓形横向棱线，其下方有数条与棱线相平行的细纹。角质，半透明，坚韧而有弹性，不易折断。气微腥，味淡	活血消癥，通经下乳，消肿排脓，搜风通络
五灵脂	鼯鼠科动物复齿鼯鼠 *Trogopterus xanthipes* Milne – Edwards 的干燥粪便	灵脂块：由多数粪粒凝结成不规则的块状，大小不一。表面黑棕色、棕褐色或棕灰色，不平坦，有的可见粪粒，间或有黄棕色树脂样物质。气腥臭，带有柏树叶样气味，味苦辛 灵脂米：粪粒呈长椭圆形，两端钝圆，长 0.5~1.5cm，直径 3~6mm，表面较平滑或微粗糙，黑褐色或灰棕色。质轻松，断面黄绿色或黑棕色，纤维性，捻之易碎，呈粉末状。具柏树叶样香气，味苦	活血，散瘀，止痛

目标检测

答案解析

一、单项选择题

1. 以动物病理产物入药的药材是（ ）

    A. 珍珠   B. 蝉蜕   C. 石决明   D. 牡蛎   E. 五灵脂

2. 以下药材中，药用部位不是动物的干燥整体的是（ ）

    A. 蜈蚣   B. 土鳖虫   C. 海螵蛸   D. 斑蝥   E. 全蝎

3. 具有"通天眼"的是（ ）

    A. 鹿茸   B. 牛黄   C. 麝香   D. 羚羊角   E. 全蝎

4. 有"挂甲"现象的是（ ）

    A. 麝香   B. 羚羊角   C. 牛黄   D. 鹿茸   E. 蜂蜜

5. 花鹿茸中具有 1 个侧枝的习称为（ ）

    A. 大挺   B. 单门   C. 二杠   D. 三岔   E. 莲花

6. 下列药孕妇禁用的是（ ）

    A. 牛黄   B. 鹿茸   C. 阿胶   D. 麝香   E. 羚羊角

7. 麝香具特殊香气的成分是（ ）

    A. 雄甾烷   B. 卵磷脂   C. 麝香酮   D. 麝吡啶   E. 氨基酸

二、简答题

牛黄的性状鉴别特征有哪些？

书网融合……

📖 重点回顾   e 微课1   e 微课2   🕐 习题   📱 天然图谱相册

第十九章 矿物类药材

学习目标

知识目标：

1. 掌握 矿物类重点药材的来源、主要性状鉴别特征；典型代表药材的理化鉴别特征及功效。

2. 熟悉 矿物类一般药材的主要性状鉴别特征和功效应用。

3. 了解 矿物类类药材的采收加工与主要产地。

技能目标：

学会正确运用性状鉴定、理化鉴别等方法和技巧，准确鉴别矿物类药材。

素质目标：

具备吃苦耐劳、勇于奉献的精神及诚实正直的品质。

导学情景

情景描述： 林某帮父亲做豆腐。在制作过程中，他发现父亲放了一些白色粉末到豆浆当中，并加以搅拌，慢慢地豆浆由液态变成了固态，他很好奇这种白色粉末是什么。父亲告诉他，这是一种矿物药"石膏"。

情景分析： 在矿物药石膏的作用下，液态的豆浆变成了固态的豆腐。

讨论： 日常生活中石膏有哪些应用？

学前导语： 制作豆腐的石膏是熟石膏粉，其化学成分是无水硫酸钙。其可以使豆浆中的蛋白质分子凝聚与水分离而成豆腐。矿物类药材的性状大多为粉末特征，应如何鉴别呢？

第一节 矿物类药材的概述 📱 微课

矿物是由地质作用而形成的天然单质或化合物。矿物类药材是可供药用的天然矿物、矿物的加工品、动物或动物骨骼的化石。

一、矿物类药材的应用

我国利用矿物作为药材，有着悠久的历史。公元前 2 世纪已能从丹砂中制炼出水银；北宋年间，已能从人尿中提取制造"秋石"。历代本草对矿物类药材都有记载，《神农本草经》中载有玉石类药物 41 种，宋代《证类本草》等书中的矿物药已达 139 种，明代《本草纲目》中记载矿物类药材共 161 种。

二、矿物类药材的性质

矿物除少数是自然元素以外，绝大多数是自然化合物，大部分是固态，少数是液态或气态。每一种固体矿物具有一定的物理和化学性质，利用这些性质的不同，对矿物类进行鉴定。

1. 结晶形状 由结晶质（晶体）组成的矿物都具有固定的结晶形状，凡是质点呈规律排列者为晶体，反之为非晶体。在三维空间内以固定距离作有规律格子状排列，这种构造称为空间格子。组成空间格子的最小单位，称为晶胞。晶胞的形状和大小，由其单位晶胞的棱长和棱间夹角决定。一般把棱长和棱间夹角称为晶体常数。根据结晶常数，可将晶体归为七大晶系即等轴晶系、三方晶系、四方晶系、六方晶系、斜方晶系、单斜晶系、三斜晶系。

2. 结晶习性 一般指晶体的外观形态。含水矿物中，水在矿物中存在的形式，直接影响到矿物的性质。按存在的形式，矿物中的水分为两大类：一是不加入晶格的吸附水或自由水；一是加入晶格组成的，包括以水分子（H_2O）形式存在的结晶水。

3. 透明度 矿物透光能力的大小称为透明度。矿物磨至 0.03mm 标准厚度时比较其透明度，分为三类，即透明矿物、半透明矿物、不透明矿物。透明度是鉴定矿物的特征之一。

4. 颜色 矿物的颜色，主要是矿物对光线中不同波长的光波均匀吸收或选择吸收所表现的性质。一般分为三类。本色，矿物的成分和内部构造所决定的颜色，如朱砂；外色，由混入的有色物质污染等原因形成的颜色，与矿物本身的成分和构造无关，如紫石英；假色，由于投射光受晶体内部裂缝、解理面及表面的氧化膜的反射所引起的光波的干涉作用而产生的颜色，如云母。

矿物在白色毛瓷板上划过后所留下的粉末痕迹称条痕，粉末的颜色称为条痕色。条痕色比矿物表面的颜色更为固定，因而具有鉴定意义。

5. 光泽 矿物表面对投射光线的反射能力称为光泽。矿物的光泽分为金属光泽、半金属光泽、金刚光泽、玻璃光泽、绢丝光泽等。

6. 硬度 矿物抵抗某种外来机械作用的能力称为硬度。一般鉴别矿物硬度常用摩氏硬度计，按其硬度大小分为十级。精密测定矿物的硬度，可用测硬仪和显微硬度计。

7. 解理、断口 矿物受力后沿一定结晶方向裂开成光滑平面的性能称为解理。解理是结晶物质特有的性质，其形成和晶体构造的类型有关，所以是矿物的主要鉴定特征。矿物受力后不是沿一定结晶方向断裂，断裂面是不规则和不平整的，这种断裂面称为断口。断口面形态有平坦状断口、贝壳状断口、参差状断口、锯齿状断口。

8. 矿物的力学性质 矿物受压轧、锤击、弯曲或拉引等力作用时所呈现的力学性质有以下几种。脆性，矿物容易被击破或压碎的性质；延展性，矿物能被压成薄片或抽成细丝的性质；挠性，矿物在外力作用下趋于弯曲而不发生折断，除去外力后不能恢复原状的性质；弹性，矿物在外力作用下而变形，外力取消后，在弹性限度内，能恢复原状的性质；柔性，矿物受外力切割并不发生碎裂的性质。

9. 磁性 矿物可以被磁铁或电磁吸引或其本身能够吸引物体的性质。

10. 比重 矿物在 4℃ 时与同体积水的重量比。各种矿物的比重在一定条件下为一常数。

11. 气味 有些矿物具有特殊气味，尤其是矿物受锤击、加热或湿润时较为明显。

12. 其他 少数矿物类药材具有吸水的能力，如龙骨等。

三、矿物类药材的分类

1. 按阳离子分，一般分为：汞化合物类，如朱砂等；铁化合物类，如自然铜等；铅化合物类，如铅丹等；铜化合物类，如铜绿等；铝化合物类，如白矾等；砷化合物类，如雄黄等；矽化合物类，如玛瑙等；镁化合物类，如滑石等；钙化合物类，如石膏等；钠化合物类，如硼砂等；其他类，如硫黄等。

2. 按阴离子分，一般分为：硫化合物类，如朱砂、雄黄等；硫酸盐类，如石膏、芒硝等；氧化物类，如磁石等；碳酸盐类，如炉甘石等；卤化物类，如轻粉等。

PPT

第二节 常用矿物类生药

一、朱砂

(一)来源

朱砂(Cinnabaris)为硫化物类矿物辰砂族辰砂,主含硫化汞(HgS)。采挖后,选取纯净者,用磁铁吸净含铁的杂质,再用水淘去杂石和泥沙。

主产于湖南、贵州、四川、广西等地,以湖南沅陵(古代辰州)、新晃及贵州铜仁,产量大,质量好。

👁 **看一看**

砒霜当石膏卖

2009年湖南双峰县某药店的中药工,将混有砒霜的石膏卖给豆腐店老板。随后中药工发现了错误,但没有豆腐店的信息,后来通过镇政府协助,出动七万多人追查,最终找到了豆腐店老板,万幸的是伴有砒霜的石膏还没有来得及点豆腐,否则后果不堪设想。

以上这些事例说明,中药工肩负着确保用药安全的重任,一定要认真负责。病人取药时也应该细心,有疑问和没有弄懂的地方一定要问清楚。

(二)性状鉴别

为粒状或块状集合体,呈颗粒状或块片状。鲜红色或暗红色,条痕红色至褐红色,具光泽。体重,质脆,片状者易破碎,粉末状者有闪烁的光泽(图19-1)。气微,味淡。

以色鲜红、有光泽、质脆者为佳。

呈细小颗粒或粉末状,色红鲜艳明亮,触之不染手者,称"朱宝砂"。

呈板片状,色红鲜艳,光亮如镜面,质松脆者,称"镜面砂"。

呈团块状,暗红色,质坚不易碎者,习称"豆瓣砂"。

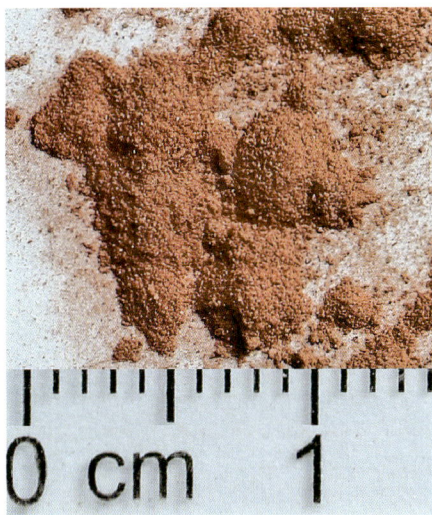

图19-1 朱砂药材

(三)理化鉴别

1. 取本品粉末,用盐酸湿润后,在光洁的铜片上摩擦,铜片表面显银白色光泽,加热烘烤后,银白色即消失。

❓ **想一想**

朱砂为什么不能用火煅烧?

答案解析

2. 取本品粉末2g,加盐酸 - 硝酸(3:1)的混合溶液2ml使溶解,蒸干,加水2ml使溶解,滤过,滤液显汞盐与硫酸盐的鉴别反应。

（四）功效应用

清心镇惊，安神，明目，解毒。用于心悸易惊，失眠多梦，癫痫发狂，小儿惊风，视物昏花，口疮，喉痹，疮疡肿毒。成药举例：七厘散、七珍丸、天王补心丹、朱砂安神丸。

二、雄黄

（一）来源

雄黄（Realgar）为硫化物类矿物雄黄族雄黄，主含二硫化二砷（As_2S_2）。采挖后，除去杂质。

（二）性状鉴别

本品为块状或粒状集合体，呈不规则块状。深红色或橙红色，条痕淡橘红色，晶面有金刚石样光泽。质脆，易碎，断面具树脂样光泽。微有特异的臭气，味淡。精矿粉为粉末状或粉末集合体，质松脆，手捏即成粉，橙黄色，无光泽。

以色红、块大、质松脆、有光泽者为佳。

（三）理化鉴别

1. 取本品粉末 10mg，加水润湿后，加氯酸钾饱和的硝酸溶液 2ml，溶解后，加氯化钡试液，生成大量白色沉淀。放置后，倾出上层酸液，再加水 2ml，振摇，沉淀不溶解。

2. 取本品粉末 0.2g，置坩埚内，加热熔融，产生白色或黄白色火焰，伴有白色浓烟。取玻片覆盖后，有白色冷凝物，刮取少量，置试管内加水煮沸使溶解，必要时滤过，溶液加硫化氢试液数滴，即显黄色，加稀盐酸后生成黄色絮状沉淀，再加碳酸铵试液，沉淀复溶解。

（四）功效应用

解毒杀虫，燥湿祛痰，截疟。用于痈肿疔疮，蛇虫咬伤，虫积腹痛，惊痫，疟疾。成药举例：七珍丸、小儿化毒散、小儿至宝丹。

［附］商品常分为雄黄、明雄黄等。明雄黄又名"腰黄""雄黄精"，为熟透的雄黄，多呈块状，色鲜红，半透明，有光泽，松脆，质最佳，但产量少。

三、石膏

（一）来源

石膏（Gypsum Fibrosum）为硫酸盐类矿物硬石膏族石膏，主含含水硫酸钙（$CaSO_4 \cdot 2H_2O$），采挖后，除去杂石及泥沙。

（二）性状鉴别

为纤维状的集合体，呈长块状、板块状或不规则块状。白色、灰白色或淡黄色，有的半透明。体重，质软，纵断面具绢丝样光泽（图 19-2）。气微，味淡。

以色白、块大、质松脆、纵断面如丝、无夹层、无杂石者为佳。

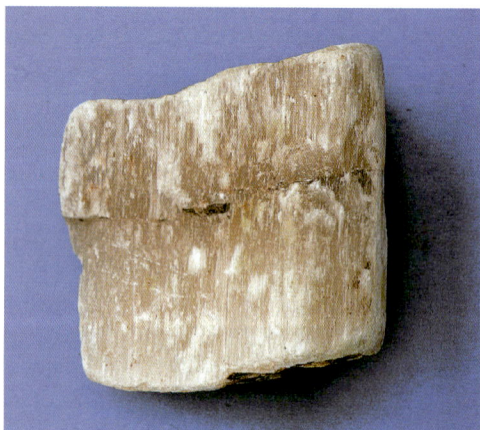

图 19-2　石膏药材

（三）理化鉴别

1. 取本品一小块（约 2g），置具有小孔软木塞的试管内，灼烧，管壁有水生成，小块变为不透明体。

2. 取本品粉末 0.2g，加稀盐酸 10ml，加热使溶解，溶液显钙盐与硫酸盐的鉴别反应。

（四）功效应用

清热泻火，除烦止渴。用于外感热病，高热烦渴，肺热喘咳，胃火亢盛，头痛，牙痛。成药举例：九一散、八味檀香散、小儿咳喘颗粒。

[附]

1. 煅石膏 石膏的炮制品，为白色的粉末或酥松块状物。表面透出微红色的光泽，不透明。体较轻，质软，易碎，捏之成粉。气微，味淡。性寒，味甘、辛、涩。功能收湿，生肌，敛疮，止血。外治溃疡不敛，湿疹瘙痒，水火烫伤，外伤出血。《中国药典》作为炮制品种另外加以收载，功能与石膏完全不同。

2. 过去有以方解石、寒水石作石膏用，其性能与石膏不同，不可代用。

四、芒硝

（一）来源

芒硝（Natrii Sulfas）为硫酸盐类矿物芒硝族芒硝，经加工精制而成的结晶体。主含含水硫酸钠（$Na_2SO_4 \cdot 10H_2O$）。

（二）性状鉴别

为棱柱状、长方形或不规则块状及粒状。无色透明或类白色半透明。质脆，易碎，断面呈玻璃样光泽。气微，味咸。

以无色、透明、呈长条棱柱结晶者为佳。

（三）功效应用

泻下通便，润燥软坚，清火消肿。用于实热积滞，腹满胀痛，大便燥结，肠痈肿痛；外治乳痈，痔疮肿痛。成药举例：大黄清胃丸、木香槟榔丸。

[附]

玄明粉 又称元明粉，为芒硝经风化干燥制得。主含硫酸钠（Na_2SO_4）。为白色粉末，气微，味咸。有湿性。性味功能同芒硝。多外用于牙龈肿痛，口舌生疮，目赤，丹毒等。

♥ 药爱生命

医药工作者，是美丽的白衣天使，要从爱、仁心出发，为患者提供满意的技术服务的基础上，全面提供心理的、精神的、情感的安慰和援助。有些矿石类中药含有重金属，对人体有毒，如朱砂、雄黄、信石，一般非必要不得内服，必要时也必须少量暂用，不得久服，以免中毒，危害生命健康。

⚒ 练一练

下列矿物类药中，属于氧化物类的药材是（　　　）

A. 雄黄　　　B. 白矾　　　C. 石膏　　　D. 赭石　　　E. 轻粉

答案解析

五、其他矿物类一般药材

其他矿物类一般药材简介见表 19-1。

表 19 - 1　其他矿物类一般药材简介

药材名	来源	性状	功效
自然铜（Pyritum）	硫化物类矿物黄铁矿族黄铁矿，主含二硫化铁（FeS$_2$）	本品晶形多为立方体，集合体呈致密块状。表面亮淡黄色，有金属光泽；有的黄棕色或棕褐色，无金属光泽。具条纹，条痕绿黑色或棕红色。体重，质坚硬或稍脆，易砸碎，断面黄白色，有金属光泽；或断面棕褐色，可见银白色亮星	散瘀止痛，续筋接骨
赭石（Haematitum）	氧化物类矿物刚玉族赤铁矿，主含三氧化二铁（Fe$_2$O$_3$）	多呈不规则扁平状，大小不一。全体棕红色或铁青色，表面附有少量棕红色粉末，有的具金属光泽。一面有圆形乳头状的"钉头"，另一面与突起的相对应处有同样大小的凹窝。质坚硬，不易砸碎，断面显层叠状，且每层均依"钉头"而呈波浪样弯曲，用手抚摸，则有棕红色粉末粘手，在石头上摩擦呈樱桃红色。气微，味淡	平肝潜阳，降逆，止血
信石（Arsenicum Sublimatum）	天然的砷华矿石，或由毒砂（硫砷铁矿，FeAsS）、雄黄加工制造而成	红信石：呈不规则的块状，大小不一。粉红色，具黄色与红色彩晕，略透明或不透明，具玻璃样光泽或无光泽。质脆，易砸碎，断面凹凸不平或呈层状纤维样的结构。无臭。本品极毒，不能口尝 白信石：为无色或白色，其余特征同上	有大毒。除痰截疟，杀虫，蚀疮
炉甘石（Calamina）	碳酸盐类矿物方解石族菱锌矿，主含碳酸锌（ZnCO$_3$）	本品为块状集合体，呈不规则的块状。灰白色或淡红色，表面粉性，无光泽，凹凸不平，多孔，似蜂窝状。体轻，易碎。气微，味微涩	解毒，明目退翳，收湿止痒敛疮
滑石（Talcum）	硅酸盐类矿物滑石族滑石，主含水硅酸镁 $[Mg_3(Si_4O_{10})(OH)_2]$	本品多为块状集合体。呈不规则的块状。白色、黄白色或淡蓝灰色，有蜡样光泽。质软，细腻，手摸有滑润感，无吸湿性。置水中不崩散。气微，味淡	利尿通淋，清热解暑；外用祛湿敛疮
磁石（Magnetitum）	氧化物类矿物尖晶石族磁铁矿，主含四氧化三铁（Fe$_3$O$_4$）	本品为块状集合体，呈不规则块状，或略带方形，多具棱角。灰黑色或棕褐色，条痕黑色，具金属光泽。体重，质坚硬，断面不整齐。具磁性。有土腥气，味淡	镇惊安神，平肝潜阳，聪耳明目，纳气平喘
青礞石（Chloriti Lapis）	变质岩类黑云母片岩或绿泥石化云母碳酸盐片岩	黑云母：片岩为鳞片状或片状集合体。呈不规则扁块状或长斜块状，无明显棱角。褐黑色或绿黑色，具玻璃样光泽。质软，易碎，断面呈较明显的层片状。碎粉主为绿黑色鳞片（黑云母），有似星点样的闪光。气微，味淡 绿泥石：化云母碳酸盐片岩为鳞片状或粒状集合体。呈灰色或绿灰色，夹有银色或淡黄色鳞片，具光泽。质松，易碎，粉末为灰绿色鳞片（绿泥石化云母片）和颗粒（主为碳酸盐），片状者具星点样闪光。遇稀盐酸产生气泡，加热后泡沸激烈。气微，味淡	坠痰下气，平肝镇惊
硫黄（Sulfur）	自然元素类矿物硫族自然硫，或用含硫矿物经加工制得	本品呈不规则块状。黄色或略呈绿黄色。表面不平坦，呈脂肪光泽，常有多数小孔。用手握紧置于耳旁，可闻轻微的爆裂声。体轻，质松，易碎，断面常呈针状结晶形。有特异的臭气，味淡	外用解毒疗疮、杀虫止痒；内服补火助阳通便
龙骨（Os Draconis）（附：龙齿）	古代哺乳动物如象类、犀类、牛类等的骨骼化石或象类门齿的化石	龙骨：呈骨骼状或已破碎呈不规则块状，大小不一。表面白色，灰白色，多较光滑，有的具纵纹裂隙或棕色条纹和斑点。质硬，不易破碎，断面不平坦，有的中空，吸湿性强，舐之粘舌。无臭，无味 五花龙骨：呈不规则块状，大小不一；全体呈淡灰白色或淡黄棕色，夹有红、白、黄或深浅粗细不同的纹理。表面光滑，略有光泽，有的有小裂隙。质硬，较酥脆，易片状剥落，吸湿性强，舐之粘舌。无臭，无味 龙齿：臼齿圆柱形或柱形，略弯曲，一端较细，外表多具深浅不同的沟棱。表面青黑色或黑褐色，有的呈牙白色或红白色，光滑或粗糙。有的表面具有光泽的珐琅质，体重，质坚硬，断面粗糙，凹凸不平。有吸湿性，舌舐之吸舌。气无，味淡	镇静安神，平肝潜阳，收敛固涩

目标检测

答案解析

一、单项选择题

1. 主要成分是二硫化二砷的药材为（　）

   A. 朱砂　　　　　B. 石膏　　　　　C. 芒硝　　　　　D. 雄黄　　　　　E. 硫黄

2. 石膏的主要化学成分是（　）

   A. As_2S_2

   B. $Na_2SO_4 \cdot 10H_2O$

   C. $CaSO_4 \cdot 2H_2O$

   D. HgS

   E. Fe_2O_3

3. 主要成分是硫化汞的药材为（　）

   A. 芒硝　　　　　B. 石膏　　　　　C. 雄黄　　　　　D. 朱砂　　　　　E. 赭石

4. 具有清热泻火，除烦止渴作用的药材是（　）

   A. 雄黄　　　　　B. 朱砂　　　　　C. 芒硝　　　　　D. 龙骨　　　　　E. 石膏

5. 能泻下通便，润燥软坚的药材是（　）

   A. 芒硝　　　　　B. 石膏　　　　　C. 龙骨　　　　　D. 滑石　　　　　E. 炉甘石

6. 主要成分为含水硫酸钠的药材为（　）

   A. 石膏　　　　　B. 朱砂　　　　　C. 芒硝　　　　　D. 雄黄　　　　　E. 滑石

7. 具有截疟作用的是（　）

   A. 石膏　　　　　B. 芒硝　　　　　C. 朱砂　　　　　D. 硫黄　　　　　E. 雄黄

8. 由矿物的成分和内部构造所决定的是（　）

   A. 外色　　　　　B. 表面色　　　　　C. 本色　　　　　D. 假色　　　　　E. 条痕色

9. 主要成分含锌的药材是（　）

   A. 石膏　　　　　B. 青礞石　　　　　C. 磁石　　　　　D. 滑石　　　　　E. 炉甘石

10. 条痕淡橘红色，晶面有金刚石样光泽的药材是（　）

    A. 朱砂　　　　　B. 磁石　　　　　C. 滑石　　　　　D. 雄黄　　　　　E. 硫黄

二、多项选择题

1. 下列矿物药中主要含砷的中药有（　）

   A. 朱砂　　　　　B. 雄黄　　　　　C. 自然铜　　　　　D. 信石　　　　　E. 石膏

2. 下列矿物药中主要含铁元素的中药有（　）

   A. 朱砂　　　　　B. 雄黄　　　　　C. 自然铜　　　　　D. 信石　　　　　E. 磁石

3. 下列矿物药中含硫元素的中药有（　）

   A. 朱砂　　　　　B. 雄黄　　　　　C. 自然铜　　　　　D. 硫黄　　　　　E. 磁石

4. 下列矿物药中主要含硫酸盐的中药有（　）

   A. 芒硝　　　　　B. 青礞石　　　　　C. 自然铜　　　　　D. 玄明粉　　　　　E. 石膏

书网融合······

📄 重点回顾　　　　📱 微课　　　　⏱ 习题　　　　📄 天然药物图谱相册

实训指导

实训项目一　植物器官的形态观察

【实训目标】

通过本实训项目使学生能熟悉根、茎、叶的形态特征及变态类型，花的结构及花序类型，果实和种子的形态特征及主要类型。

【实训准备】

1. 器具　解剖镜、放大镜、镊子、刀片、解剖针、培养皿、尺、吸水纸、擦镜纸。

2. 根标本　蒲公英、龙胆、甘草、圆白萝卜、白芷、何首乌、麦冬、爬山虎、小叶榕或吊兰、桑寄生、玉米等植物的根或选择具有代表性的其他根进行观察。

3. 茎标本　杨树枝条、黄精、天麻、泽泻、浙贝母、大蒜、仙人掌、皂荚、钩藤、南瓜藤等植物的茎或具有代表性的其他茎进行观察。

4. 叶标本　桃树枝条、枇杷叶、桑叶、肉桂、刺槐、南天竹、垂柳、玉竹、小叶女贞、夹竹桃、银杏、百合、马蹄莲等植物的叶或选择具有代表性的其他叶进行观察。

5. 花标本　5%福尔马林溶液浸泡的油菜花或于实验当天采集的鲜花，供观察解剖用。

6. 花序标本　车前草、柳、女贞、绣线菊、五加、白芷、向日葵、无花果、石竹、附地菜、鸢尾、大戟和益母草等植物的花序或选择具有代表性的其他花序进行观察。

7. 果实标本　番茄、枸杞、苹果或梨、桃或杏、黄瓜、橘子、荠菜、车前、白扁豆或蚕豆、瞿麦、马兜铃、百合、棉花、向日葵、玉米、板栗、槭树、小茴香、金樱子或蔷薇果、八角茴香、桑椹、菠萝、无花果等果实或选择具有代表性的其他果实进行观察。

8. 种子标本　蓖麻、大豆等种子或选择具有代表性的其他种子进行观察。

【实训内容】

1. 观察根的形态特征及变态根类型。
2. 观察茎的形态特征及变态茎类型。
3. 观察叶的形态特征及变态叶类型。
4. 观察解剖花的结构及花序类型。
5. 观察果实的形态与类型。
6. 观察种子的形态与类型。

【实训步骤】

1. 观察根的形态特征及变态根类型

（1）观察蒲公英和龙胆的根的形态，区分直根系和须根系。

（2）观察甘草、圆白萝卜、白芷、何首乌、麦冬、爬山虎、小叶榕或吊兰、桑寄生、玉米根的形态，判断变态根类型。

2. 观察茎的形态特征及变态茎类型

（1）观察杨树枝条的形态，辨别节、节间、皮孔、顶芽、腋芽等特征。

（2）观察黄精、天麻、泽泻、浙贝母、大蒜、仙人掌、皂荚、钩藤、南瓜藤的形态，判断变态茎类型。

3. 观察叶的形态特征及变态叶类型

（1）观察桃树枝条叶的组成，辨别叶片、叶柄和托叶等特征。

（2）观察枇杷叶、桑叶、肉桂、刺槐和南天竹，区分单叶和复叶。

（3）观察刺槐、百合和马蹄莲，判断变态叶类型。

4. 观察解剖花的结构及花序类型

（1）取油菜花一朵，先进行整体观察，然后用解剖针和镊子从外向内仔细解剖，注意观察花梗、花托、花被、雄蕊群、雌蕊群结构特征。

（2）观察车前草、柳、女贞、绣线菊、五加、白芷、向日葵、无花果、石竹、附地菜、鸢尾、大戟和益母草等植物的花序，判断花序的类型。

5. 观察果实的形态与类型

（1）观察单果　①肉果的观察：取番茄、枸杞、橘子、黄瓜、苹果或梨、桃或杏的果实，中部横切，注意观察其外、中、内各层果皮有无明显界限，形态如何，质地如何，区分果实类型，并观察子房室数和胎座类型，区分真果与假果；②干果的观察：取白扁豆或蚕豆、荠菜、车前、瞿麦、马兜铃、百合、棉花、向日葵、玉米、板栗、槭树、小茴香等果实，观察其外部形态。区分果实类型，注意果实成熟后的开裂情况，如果开裂，分别属于哪种开裂类型。

（2）观察聚合果　取金樱子或蔷薇果，中部纵切后观察，可见凹陷的壶形花托内聚生多数骨质瘦果；取八角茴香观察，通常可见有8个蓇葖果，轮状聚生在花杯上，下面有弯曲的果柄。

（3）观察聚花果　取桑椹观察，其由雌花序发育而成，每朵花的子房各发育成1个小瘦果，包藏在肥厚多汁的花被中，形成聚花果；取菠萝、无花果观察，注意肉质多汁部分是由花的哪些部位发育而来。

6. 观察种子的形态与类型

（1）有胚乳种子　取蓖麻种子，表面观察呈扁平广卵形，一面较平，一面略隆起。种皮坚硬，断面可见3层结构：外层为膜质，黑褐色花纹，有光泽；中层骨质，黑褐色；内层白色膜质。种子表面观还可以看到较狭窄的一端有一黄白色海绵状突起，即种阜。用放大镜观察，种阜内侧有一小突起，即种脐。种阜和种脐下面有一纵向隆起，即种脊。种孔被种阜遮盖，一般看不见。小心剥去种皮，可见白色胚乳。用刀片对胚乳宽面进行纵切，于放大镜下观察，可见叶脉清晰的子叶，同时可见胚根、极小的胚芽和很短的胚轴。

（2）无胚乳种子　观察经水泡胀的大豆，呈扁卵圆形，种皮革质，淡黄白色，光滑。一端有白色隆起的种阜，去皮后可见凹陷疤痕即种脐，在种脐附近可见种孔，用手挤压种脐两侧，可见水珠自种孔溢出。种脐的另一端有短而隆起的部分为种脊。种子去皮后可见2肥厚的子叶。用手慢慢掰开子叶，还可看到子叶着生在胚轴上，胚轴上端为胚芽，胚轴下端有一尾状胚根。

【实训提示】

1. 无限花序　油菜或芥菜（总状花序），车前或知母（穗状花序），杨树或柳树（葇荑花序），半夏或马蹄莲（肉穗花序），苹果或山楂（伞房花序），五加或三七（伞形花序），向日葵或菊花（头状花序），无花果（隐头花序）。

2. 有限花序　唐菖蒲（单歧聚伞花序），石竹或卫矛（二歧聚伞花序），猫眼草（多歧聚伞花序），益母草或薄荷（轮伞花序）。

【实训思考】

果实由哪几部分构成？什么叫真果？什么叫假果？

【实训报告】

1. 写出根、茎、叶的变态类型。

2. 写出油菜花的花程式。

3. 列表说明所观察的花序类型及主要特征。

4. 列表说明所观察的果实类型及主要特征。

5. 绘制蓖麻种子和大豆种子的外形图和纵切面图，注明各部分名称。

【实训评价】

教师随机抽查学生操作辨认情况，检查实训报告完成的情况。

实训项目二　光学显微镜的使用及植物细胞观察

【实训目标】

1. 通过本实训项目使学生了解光学显微镜的构造，学会正确使用光学显微镜；学会用表面制片法制作临时标本片。

2. 能在光学显微镜下观察植物细胞的基本结构，并绘出细胞结构图。

【实训准备】

1. 器具　光学显微镜、双面刀片、载玻片、盖玻片、镊子、吸水纸、解剖针等。

2. 试剂　蒸馏水试剂、碘化钾 – 碘试剂等。

3. 材料　洋葱。

【实训内容】

1. 光学显微镜的各部件识别。

2. 光学显微镜的使用。

3. 光学显微镜的养护和注意事项。

4. 表面制片法制作洋葱鳞叶表皮细胞临时标本片，观察洋葱鳞叶表皮细胞。

【实训步骤】

1. 光学显微镜各部件认识

（1）机械部分　镜座、镜柱、镜臂、镜筒、物镜转换器、载物台、标本压片夹、粗调节螺旋、细调节螺旋、聚光器调节螺旋等。

（2）光学部分　目镜（一般用 10×）、物镜（一般低倍镜用 10×、高倍镜用 40×）、聚光器（分为聚光镜、虹彩光圈）、反光镜（有平面镜、凹面镜）。

2. 光学显微镜的使用　取镜和放镜→对光→放置标本片→使用低倍镜观片→使用高倍镜观片→取片→各部分还原。

3. 光学显微镜的养护方法和使用注意事项

（1）显微镜是精密仪器，必须严格按照操作规程进行操作。

（2）使用显微镜时要轻拿轻放，避免碰撞，如遇机件不灵应立即报告老师请求解决。

（3）临时标本片必须盖上盖玻片。要用吸水纸吸干净或擦干净盖玻片和载玻片外面的试液后，方可显微镜下观察。

（4）显微镜要随时保持清洁，使用完毕，各个部件要清点齐全，归还原位。

4. 表面制片及洋葱鳞叶表皮细胞观察

（1）洋葱鳞叶标本片制作　①取洋葱鳞叶一片，以左手持材料，然后右手持尖嘴镊子撕取洋葱内表皮，用刀片切取表皮面积约 $4mm^2$ 大小备用；②在载玻片的中央滴加一滴蒸馏水，将分割好的洋葱内表皮置于水滴中，用镊子轻压表皮，使其充分润湿、展平；③用镊子夹住盖玻片的一边，使其另一边接触水滴，慢慢放下盖玻片（注意不要产生气泡），即制成水装片。

（2）低倍镜下观察，可见洋葱内表皮为一层细胞，排列紧密，多呈长方形。取下装片，从盖玻片的一侧加入 $1\sim2$ 滴碘化钾–碘试液，从另一侧用吸水纸将清水吸去，使试剂浸入装片，放置几分钟后观察，可见细胞壁染成黄色，细胞核染成深黄色。

【实训提示】

1. 显微镜对光　一般可用由窗口进入的散射光，或用日光灯做光源，避用阳光直射。对光时用手旋转转换器（不能用手推物镜，防止物镜光轴偏离，形成彗星图像）把低倍镜转到中央，对准载物台上的通光孔，然后用眼睛从目镜向下注视，同时转动反光镜，使镜面向着光源，光弱时可用凹面镜。当在镜筒内见到一个圆形而明亮的视野时，再利用聚光镜或虹彩光圈调节光的强度，使视野内的光线均匀而明亮。

2. 低倍镜的使用　观察任何标本，都必须先用低倍镜，因低倍镜的视野大，工作距离长，容易发现目标，确定要观察的部位，同时不易损坏物镜。

（1）放置切片　转动粗调焦螺旋升高镜筒（或降低载物台），用压片夹压住载玻片的两端，转动标本助推器使材料正对通光孔。

（2）调焦　两眼从侧面注视物镜，并慢慢按顺时针方向转动粗调焦螺旋，使镜筒徐徐下降（斜筒式显微镜是使载物台上升）至物镜离玻片约 5mm 处。用左眼或双目注视镜筒内，同时按反时针方向转动粗调焦螺旋使镜筒上升（斜筒式显微镜是使载物台下降），直到看见清晰的物像为止（注意不可在调焦时边观察边下降镜筒，否则会使物镜和玻片触碰，压碎玻片，损伤物镜）。如一次看不到物像，应重新检查材料是否放在光轴线上，重新移正材料，再重复上述操作过程，直至物像出现和清晰为止。为了使物像更加清晰，此时可轻微转动细调焦螺旋使物像达到最清晰。当细调焦螺旋向上或向下转不动时，即表明已达极限，切勿再硬拧，而应重新调节粗调焦螺旋，拉开物镜与标本间的距离，再反拧细调焦螺旋，约 10 圈左右（一般可动范围为 20 圈）。有的显微镜可把微调基线拧到指示微调范围的两条白线之间，再重新调整焦点至物像清晰为止。

（3）低倍镜的观察　焦点测好后，可根据需要，移动玻片使要观察的部分在最佳位置上。找到物像后，再根据材料的厚薄、颜色、成像反差强弱是否合适等再调节，如视野太亮，可降低聚光器或缩小虹彩光圈，反之则升高聚光器或开大光圈。

3. 高倍镜的使用

（1）移动目标　转换物镜。因高倍镜只能将低倍镜视野中心的一部分加以放大，故在使用高倍镜前，应在低倍镜中选好目标并移至视野的中央，转动物镜转换器，把低倍物镜移开，换上高倍物镜（因高倍镜工作距离只有 0.53mm，操作时要小心，防止镜头碰击玻片）。

（2）调焦　正常情况下，显微镜出厂时，已被设计成等高调焦，即由观察状态的低倍物镜转换到高倍物镜下，在视野中即可见模糊物像，所以只要稍微转动细调焦螺旋，即可见到清晰的物像。

（3）调节亮度　在换用高倍镜观察时，视野变小变暗。所以要重新调节视野的亮度，此时可以升高聚光器或放大虹彩圈。

4. 显微镜还原 观察结束，需还原显微镜。步骤为：①先升高镜筒（或降下载物台），取下玻片；②再转动物镜转换器，使物镜镜头离开通光孔；③再降下镜筒（或降下载物台），并使反光镜与桌面垂直；④用纱布擦净镜体，用擦镜纸擦净镜头，罩上防尘罩；⑤仍用右手握住镜臂，左手托镜体，按号放回镜箱中。

【实训思考】

如何在制片过程中避免气泡的产生？

【实训报告】

1. 绘制洋葱鳞叶细胞简图，并注明放大倍数。
2. 归纳光学显微镜的使用方法及其使用注意事项。

【实训评价】

教师随机抽查学生制备临时装片观察洋葱表皮细胞情况，检查实训报告的完成情况。

实训项目三　细胞后含物显微观察

【实训目标】

1. 通过本实训项目使学生学会粉末临时标本片的制备。
2. 熟悉淀粉粒和草酸钙晶体的鉴别特征和类型。

【实训材料准备】

1. 器具 光学显微镜、载玻片、盖玻片、镊子、吸水纸、酒精灯、牙签等。
2. 试剂 水合氯醛、蒸馏水、稀甘油、甘油醋酸试剂等。
3. 材料 半夏粉末、黄柏粉末、大黄粉末、地骨皮粉末等。

【实训内容】

1. 半夏粉末水或甘油醋酸制片及淀粉粒的观察。
2. 大黄、黄柏、半夏、地骨皮粉末水合氯醛透化制片及草酸钙晶体的观察。

【实训步骤】

1. 半夏粉末水或甘油醋酸制片及淀粉粒的观察

（1）制片 ①用牙签挑取少许半夏粉末置洁净的载玻片中央，滴加2~3滴蒸馏水或甘油醋酸试剂拌匀，盖上盖玻片；②用吸水纸吸取多余液体及粉末。

（2）观察 置显微镜下，观察淀粉粒的形态及类型。

2. 大黄、黄柏、半夏、地骨皮粉末水合氯醛透化制片及草酸钙晶体的观察

（1）制片 ①用牙签挑取大黄（黄柏、半夏、地骨皮）粉末少许，置于洁净的载玻片中央，滴加水合氯醛试液2~3滴，用牙签搅拌均匀，置酒精灯上加热透化（即沸腾），重复一次；②滴加稀甘油2~3滴，搅拌均匀，盖上盖玻片；③用吸水纸吸取多余液体及粉末。

（2）观察 置显微镜下，观察大黄的草酸钙簇晶、黄柏的草酸钙方晶、半夏的草酸钙针晶、地骨皮的草酸钙砂晶。

【实训提示】

1. 水合氯醛试液 取水合氯醛50g，加蒸馏水15ml与甘油10ml使溶解，即得。其是显微镜制片常用的透化剂，能使细胞形态结构组织透明清晰（增加细胞壁的折光率），能溶解淀粉、蛋白质、挥发油、树脂、叶绿素，但不溶解草酸钙晶体，亦可使皱缩的细胞膨胀而恢复原状。

2. 蒸馏水 用于淀粉粒的观察，但易引起淀粉粒膨胀变形，欲测定淀粉粒大小时不宜用。

3. 甘油醋酸试液 取甘油、50%醋酸与蒸馏水各等份，混合，即得。用于淀粉粒的观察与测量。

4. 稀甘油 取甘油33ml，加蒸馏水使成100ml，再加樟脑一小块或液化苯1滴，即得。为临时制片常用的封藏剂，与水合氯醛试液配合使用，可防止水合氯醛析出结晶。

【实训思考】

1. 怎样识别显微制片气泡？

2. 简述水合氯醛透化制片的作用。观察哪些显微特征不能用水合氯醛透化制片？

【实训报告】

1. 绘制半夏粉末的淀粉粒。

2. 绘制观察大黄、黄柏、半夏、地骨皮粉末的草酸钙晶体。

【实训评价】

教师随机抽查学生制备粉末临时装片观察显微镜下结构，检查实训报告的完成情况。

实训项目四　保护组织、分泌组织

【实训目标】

1. 通过本实训项目使学生学会在显微镜下识别气孔轴式、毛茸类型、油细胞、油室的主要特征。

2. 学会徒手切片法。

【实训准备】

1. 器具 光学显微镜、双面刀片、载玻片、盖玻片、镊子、吸水纸、酒精灯、解剖针等。

2. 试剂 水合氯醛、蒸馏水、稀甘油等。

3. 材料 薄荷叶、生姜、橘皮、胡萝卜等。

【实训内容】

1. 表面制片制作薄荷叶的临时标本片及气孔和毛茸的观察。

2. 徒手片制作姜、橘皮临时标本片及油细胞和油室的观察。

【实训步骤】

1. 薄荷叶临时标本片制作及观察

（1）制片　①取一片新鲜的薄荷叶，下表皮朝上，置于左手示指上绷紧；②用镊子撕取薄荷叶下表皮一小片，使其内表面向下，置于载玻片上的蒸馏水滴中，展平，加盖玻片；③用吸水纸吸取多余液体。

（2）观察　置显微镜下，观察薄荷叶气孔、腺毛、腺鳞、非腺毛形态特征。

2. 姜、橘皮临时标木片制作及观察

（1）制片　①将姜、橘皮切成2~3cm的小段，以左手的拇指、示指及中指夹住材料，材料横切面高出示指1~2mm，拇指略低于示指；②右手的拇指和示指捏住刀片；③刀片片身平行于材料的横切面，刀口向内，与左手示指上的材料接触，自左向右沿平面牵拽切片，切片的厚度一般不超过30μm；④切片用毛笔移入盛水的培养皿中；⑤重复操作，挑薄片装片置于载玻片中央，滴加稀甘油2~3滴，盖上盖玻片直接观察或透化处理后观察。

（2）观察　置显微镜下，观察姜的油细胞和橘皮的油室结构。

【实训提示】

1. 薄荷叶的气孔轴式为直轴式。毛茸有三种：腺毛较小，由单细胞的腺头和单细胞的腺柄构成，腺头细胞常含有黄色挥发油；腺鳞的腺头大而明显，扁圆形，常由 4~8 个细胞呈橘瓣状排列，内含有黄色的挥发油，单细胞腺柄极短；非腺毛较大，顶端尖锐，多由 3~8 个细胞单列而成，也有单细胞的，细胞壁较厚。

2. 姜根茎油细胞类球形，充满淡黄色油滴，散在于薄壁组织中。

3. 橘皮油室为溶生式分泌囊，略呈卵圆形的腔隙，其中散布着一些油状物及细胞碎片，腔隙周边的细胞多有破碎。

【实训思考】

双子叶植物的气孔轴式有哪些类型？

【实训报告】

绘制薄荷的气孔、腺毛、腺鳞和非腺毛结构及姜的细胞、橘皮的油室结构。并注明显微镜放大倍数。

【实训评价】

教师随机抽查学生制备临时装片观察显微镜下组织结构，检查实训报告的完成情况。

实训项目五　机械组织与输导组织

【实训目标】

通过本实训项目使学生学会在显微镜下识别石细胞和导管，会区分导管类型。

【实训准备】

1. 器具　光学显微镜、双面刀片、载玻片、盖玻片、镊子、吸水纸、酒精灯、解剖针等。

2. 试剂　水合氯醛、蒸馏水、稀甘油、间苯三酚、浓盐酸等。

3. 材料　梨、黄豆芽等。

【实训内容】

1. 梨果实石细胞临时标本片制作及观察。

2. 黄豆芽的导管临时标本片制作及观察。

【实训步骤】

1. 梨果实石细胞临时标本片制作及观察

（1）制片　①用镊子挑取少许梨果肉中淡黄色的硬粒，置于载玻片的中央；②用镊子柄下压至粉碎；③滴加水合氯醛试液 2~3 滴，并加热透化；④滴加间苯三酚和浓盐酸进行染色，装片。

（2）观察　置显微镜下观察石细胞。

2. 黄豆芽的导管临时标本片制作及观察

（1）制片　①切取约 5mm 长的黄豆芽胚轴，使用镊子将其固定在载玻片上；②用刀片纵切，取中央的最薄片置于载玻片上；③加水合氯醛试液一滴，用镊子柄加压使其薄而平展；④滴加间苯三酚和浓盐酸进行染色，装片。

（2）观察 置显微镜下观察导管及导管类型。

【实训提示】

1. 梨果实石细胞成团或散在，大小不一，形状为椭圆形、类圆形、类方形等，细胞壁显著增厚，细胞腔明显，可见层纹，纹孔道分支或不分支，相邻石细胞还可见纹孔对。

2. 黄豆芽的导管可见较多的环纹导管、螺纹导管、梯纹导管和网纹导管。

【实训思考】

1. 用间苯三酚和浓盐酸进行染色后，石细胞和导管的细胞壁会呈现什么颜色？

2. 常见的机械组织和输导组织有哪些类型？

【实训报告】

绘制梨果实石细胞图和黄豆芽的导管图，并且注明显微放大倍数。

【实训评价】

教师随机抽查学生制备临时装片观察显微镜下组织结构，检查实训报告的完成情况。

实训项目六　植物的观察及检索表的使用

【实训目标】

1. 通过本实训项目使学生了解植物检索表的制定原则，并初步掌握其使用方法。

2. 掌握十字花科、豆科、唇形科及菊科的主要特征及主要药用植物。

3. 熟悉植物形态描述及分类鉴定的主要方法。

【实训准备】

1. 器具 解剖镜、镊子、刀片、解剖针、载玻片、盖玻片、培养皿、吸水纸、擦镜纸。

2. 材料 菘蓝、槐、益母草（或一串红）、向日葵。

3. 植物分类检索表。

【实训内容】

1. 观察解剖十字花科、豆科、唇形科、菊科的代表药用植物。

2. 植物分类检索表的使用。

【实训步骤】

1. 菘蓝植株观察与检索

（1）植株观察 观察植株的形态、根的形状、叶的着生情况及花序类型；花解剖观察花萼、花冠、雄蕊、雌蕊的数目及位置；果实观察形状、色泽及类型。

（2）检索 利用植物检索表将菘蓝检索到科。

2. 槐植株观察与检索

（1）植株观察 观察茎的类型、叶序、叶的类型、托叶的有无及叶片的特征；花解剖观察对称性、萼片、花瓣的数目、形状及颜色，花冠的类型，雄蕊的数目及类型，雌蕊的类型，子房位置；果实观察种子数目及着生位置、果实类型。

（2）检索 利用植物检索表将槐检索到科。

3. 益母草植株观察与检索

（1）植株观察 观察茎的形状、叶序、叶的类型、叶片的分裂、基生叶、中部叶、顶部叶的形态、花序类型；花的解剖观察刺状小苞片、花萼、花冠的类型，雄蕊的数目及类型，雌蕊的类型，子房位置；果实观察种子数目及着生位置、果实类型。

（2）检索　利用植物检索表将益母草检索到科。

4. 向日葵植株观察与检索

（1）植株观察　观察茎折断是否有乳汁，叶序类型，花序类型；花的解剖观察假舌状花（边缘的黄色花瓣，只有退化子房，无雌蕊、雄蕊）、管状花、雄蕊数目、着生位置，花丝是否分离，花药挑开后见雌蕊的柱头、花柱；纵剖一朵花观察子房、胚珠与胎座；果实及种子注意观察连萼瘦果，无冠毛，种子无胚乳。

（2）检索　利用植物检索表将向日葵检索到科。

【实训提示】

1. 植物分类检索表编制原理　是根据二歧分类的原理、以对比的方式把植物类群的特征进行比较，相同的归在一项，不同的归在另一项，在相同的项下又以不同点分开，依此下去，直到把植物类群区分出来为止。

2. 植物分类检索表的使用方法

（1）根据植物的分布地理位置，选择合适的植物检索表。

（2）最好采摘具有花、果的标本，因为许多检索的性状是依据花、果的性状而编制。

（3）检索时，首先仔细观察植物体的外形，着重解剖和观察花、果的结构。需要时，可在放大镜和解剖镜下进行解剖观察，并写出花程式。要根据植物的特征，按顺序逐项往下查。要全面核对两对相对性状，对比哪一性状更符合所鉴定植物的特征，顺着符合的性状往下查，直至查出为止。若能直接判断出所检索植物属于哪一科、属时，可直接由此往下检索，而不必从头开始检索。

（4）在核对了两项相对的性状后仍不能作出选择或手头的标本缺少检索表中所要求的特征时，可分别从两方面检索，比较两个检索结果的描述再作出判断。

【实训思考】

唇形科的科特征是什么？

【实训报告】

1. 写出十字花科、唇形科、豆科和菊科所观察代表植物的主要特征及花程式。

2. 写出 4 种植物检索到科的检索线路。

【实训评价】

教师随机检查学生 4 种植物检索到科的检索线路，检查实训报告的完成情况。

实训项目七　水分测定仪的使用与药材水分测定

【实训目的】

1. 通过本实训项目使学生掌握 SHIOA 型快速水分测定仪的操作方法。

2. 学会用 SHIOA 型快速水分测定仪熟练测定药材水分。

【实训准备】

1. 器具　SHIOA 型快速水分测定仪、天平。

2. 材料　黄连、半夏等药材。

【实训内容】

1. 仪器认识。

2. 样品破碎处理。

3. 样品称重。

4. 用SHlOA型快速水分测定仪药材黄连、半夏的含水量。

【实训步骤】

1. SHlOA型快速水分测定仪的各部件识别 由单盘上皿式天平、红外线干燥箱和电器控温三大部件组成。

2. 样品处理 将药材黄连、半夏等药材捣碎成颗粒。

3. 样品称重 精确称取黄连、半夏样品各10g，放入样品皿中，摊平。

4. 样品测定 用SHlOA型水分测定仪测定药材黄连、半夏的含水量。

（1）仪器干燥处理 把需用的秤盘全部放进干燥箱内，斜靠在两边的壁上进行加热，去除吸附的水分；冷却至常温，用10g砝码校正天平零位。

（2）天平预热调零 在加码盘内加上10g砝码，按下红外线灯电源开关约20分钟后再开启天平，观察投影屏上的刻线不再移动时即可校正天平零位。

（3）加热测试 取下10g砝码，把预先称好的黄连或半夏均匀地倒在秤盘内，并在加码盘内加适量的平衡砝码，使天平平衡；按下红外线灯电源开关对其进行加热。

（4）读数 随着水分的挥发，样品质量减少，天平发生倾斜，平衡指针发生偏移。当水分充分挥发后，指针指向某刻度不再移动（恒重点），此时水分指针的读数即为所测得的含水量。

【实训提示】

1. SHlOA型快速水分测定仪根据称重法和烘干法的原理设计，将物质在烘干前后的质量进行比较，以得到物质内所含水分的百分比。本仪器由单盘上皿式天平、红外线干燥箱及电器控温三大部件组成。天平的秤盘置于红外线干燥箱内，当试样物质受到穿透力强的红外线的辐射后，游离水分迅速蒸发，当试样物中的游离水分充分蒸发后，通过天平的光学投影装置，可直接读出试样物质含水率的百分比。

2. 由于该仪器天平是不等臂上皿式，工作时秤盘在干燥箱内上下运动，时间一长，干燥箱内秤架热量会传到横梁一端，使横梁一臂受热产生膨胀伸长，改变常温下平衡力矩，使天平零位改变产生天平误差，因此需预热调零消除误差。

3. 加热测试中，若加温很长时间仍达不到恒重点，一般有两种可能：①试样温度偏低，水分蒸发缓慢；②试样温度偏高使试样中游离水蒸发的同时，试样物质本身被挥发或分解，甚至被熔化。因此，测试的温度和时间是测定水分正确性的关键。

4. 若测试样品的含水量小于1g，可在投影屏内直接读取试样的含水率。若样品的含水量大于1g，应关闭天平，在加码盘上添加1g砝码后，继续测试，此时含水量为读数加所添加砝码数量之和。

5. 当使用10g或5g的定量测定时，10g含水率小于10%或5g含水率小于20%均可直接在微分标尺显示上读取。当10g含水率超过10%或5g超过20%，应在加码盘上加上1g砝码。此时，加码盘上添加砝码应与微分标尺显示的百分比相加。

6. 测试样品重10g以下水分计算方法

$$M = \frac{W_1 - W_2}{W_1} \times 100\%$$

式中，M为含水率（%）；W_1为烘干前样品重量（g）；W_2为烘干后样品重量（g）。

7. 衡量完毕，应将被测物质或砝码取下，不可留置盘中。

8. 仪器的主件，横梁上各个零件除平衡母外，不可任意旋动、拆卸，以免仪器损坏。

9. 仪器应经常保持清洁，避免灰尘及棉毛纤维等物粘在天平上，以免影响天平的准确性，使用完毕后应套上防尘罩，仪器暂不使用时应放硅胶干燥剂。当光学零件上有灰尘时，应先用软毛刷刷去灰尘，然后用擦镜纸揩拭，严禁用手触摸光学零件。

【实训思考】

含挥发油的药材能否用此仪器测定水分？

【实训报告】

记录黄连、半夏含水量测试结果。

【实训评价】

1. 对 SHIOA 型快速水分测定仪使用的熟练程度。

2. 实训报告的完成情况。

实训项目八　炒法与炙法

【实训目的】

1. 通过本实训项目使学生熟悉炒法与炙法的操作方法。

2. 熟悉炒法与炙法的炮制作用。

【实训准备】

1. 器具　煤气灶、铁锅、铁铲、台秤、筛子、量筒。

2. 材料　大米、黄酒、食盐水、王不留行、山楂、苍术、大蓟、当归、黄柏。

【实训内容】

练习炒黄、炒焦、麸炒、炒炭、酒炙、盐炙炮制操作。

【实训步骤】

1. 炒王不留行

（1）操作步骤　取净王不留行，称重，置热锅内，用文火加热，不断翻炒至大多数爆开花，迅速出锅，放凉，称重。清洗炒锅和铲子。

（2）成品性状　本品呈类球形爆花状，表面白色，质松脆。

2. 炒焦山楂

（1）操作步骤　取净山楂，称重，分档置热锅内，用中火不断翻炒至表面焦褐色，内部焦黄色，有焦香气逸出时，取出放凉。筛去碎屑，称重。清洗炒锅和铲子。

（2）成品性状　本品形如山楂片，表面焦褐色，内部黄褐色。有焦香气。

3. 炒苍术

（1）操作步骤　取麦麸撒在热锅内，加热至冒烟时，加入净苍术，迅速均匀翻动，炒至药材表面呈黄色或色变深时取出，筛去麦麸，放凉。清洗炒锅和铲子（每100g苍术用麸皮10g）。

（2）成品性状　本品形如苍术片，表面深黄色，散有多数棕褐色油室。有焦香气。

4. 炒炭大蓟

（1）操作步骤　取净大蓟段，称重，置热锅内，用武火不断翻炒至表面焦黑色、内部焦黄色时，喷淋少许清水，熄灭火星，略炒干，取出，晾干，称重。清洗炒锅和铲子。

（2）成品性状　本品呈不规则的段。表面黑褐色。质地疏脆，断面棕黑色。气焦香。

5. 酒炙当归

（1）操作步骤　取净当归片，用黄酒拌匀，闷透，置热锅内，用文火炒至深黄色，略有焦斑，取出，放凉，干燥。筛去碎屑。清洗炒锅和铲子（每100g净当归用黄酒10ml）。

（2）成品性状　本品形如当归片。切面深黄色或浅棕黄色，略有焦斑。香气浓郁，并略有酒香气。

6. 盐炙黄柏

（1）操作步骤　取净黄柏丝，加盐水拌匀，闷透，置锅内，用文火加热，炒至黄柏丝颜色变深时，取出，放凉，干燥。筛去碎屑。清洗炒锅和铲子（每100g净黄柏用食盐2g）。

（2）成品性状　本品形如黄柏丝，表面深黄色，偶有焦斑。味极苦，微咸。

【实训提示】

1. 在操作过程中，采用"八字法"翻炒，要亮锅底，使药物受热均匀。炭药要注意防火。制炭时应"存性"，并防止灰化。

2. 炙法中，液体辅料一定要将生药润透，才可以进行炒制；在炒制过程中，火力不可过大，翻炒宜勤，一般炒至近干，即可出锅摊晾。

【实训思考】

炙法与炒法的区别是什么？

【实训报告】

列表说明各种实训药材的炮制方法、火力、辅料用量、炮制时的关键环节、成品规格，并对炮制品是否合格进行分析。

【实训评价】

教师可根据学生实训情况及实训报告完成情况评定。

实训项目九　根类药材鉴定

【实训目标】

1. 通过本实训项目，使学生初步掌握常用根类药材性状鉴定知识与技能。识别何首乌、附子、板蓝根、黄芪、何首乌、牛膝、川牛膝、附子（黑顺片、白附片）、白芍、赤芍、防己、甘草、苦参、葛根、人参、三七、当归、防风、柴胡、北沙参、丹参、黄芩、地黄、熟地、党参、麦冬等常用根类药材。

2. 掌握甘草粉末的显微特征。

3. 熟悉甘草的理化鉴定操作方法。

【实训准备】

1. **器具**　显微镜、紫外分析仪、载玻片、盖玻片、镊子、解剖针、擦镜纸、吸水纸、白瓷板等。

2. **试剂**　水合氯醛试液、稀甘油、蒸馏水、80%（v/v）硫酸、稀盐酸。

3. **药材**　细辛、何首乌、附子、板蓝根、黄芪、何首乌、牛膝、川牛膝、附子（黑顺片、白附片）、白芍、赤芍、防己、甘草、苦参、葛根、人参、三七、当归、防风、柴胡、北沙参、丹参、黄芩、地黄、熟地、党参、麦冬等常用根类药材。

4. 粉末 甘草粉末。

【实训内容】

1. 常用根类药材识别。

2. 甘草粉末的显微鉴定。

3. 甘草的理化鉴定。

【实训步骤】

1. 常用根类药材识别 取常用根类药材标本，注意观察其形状、大小、色泽、表面特征、质地、断面、气味等。

2. 甘草粉末的显微鉴定

（1）制片 取甘草粉末少许，分别用蒸馏水制片、水合氯醛透化制片。

（2）观察 置显微镜下观察，水合氯醛透化制片注意观察具缘纹孔导管、网纹导管的特征，木栓细胞、棕色块状物的特点；蒸馏水制片注意观察淀粉粒的形状、脐点有无等。

3. 甘草理化鉴定

（1）甘草泡沫反应 取甘草粉末少许，置于试管中，加蒸馏水 3～5ml，用力振摇，观察现象。

（2）甘草甜素反应 取甘草粉末少量，置于白瓷板上，加80%（v/v）的硫酸溶液数滴，观察颜色变化。

【实训提示】

1. 常用根类药材识别要点归纳

（1）细辛 根的形状、颜色及着生方式、质地、气味，特别注意体会辛辣与麻舌感。

（2）何首乌 块根形状、表皮颜色、质地、横切面与纵切面异常构造、粉性等。

（3）附子（黑顺片、白附片） 黑顺片与白附片注意形状、颜色、切面颜色与筋脉、透光性、气味等。

（4）防己 形状（弯曲处深陷横沟而成的结节状的瘤块样）、质地、断面（颜色、粉性、排列较稀疏的放射状纹理）、气味等。

（5）板蓝根 形状、根头部（大小、叶柄残基、疣状突起）、根的断面、气味等。

（6）黄芪 表面颜色、韧性、断面（纤维性、皮部与木部颜色）、特殊气味等。

（7）甘草 外皮颜色、断面（颜色、粉性、"菊花心"）、特殊气味等。

（8）苦参 药材表面栓皮（厚度、颜色、形状）及脱落后所显颜色与光滑程度、质地、折断面粗纤维状、切面环状年轮、苦味程度等。

（9）葛根 形状、质地、断面（横切面同心性环纹、纵切面数条纵纹、颜色、粉性、纤维性）、气味等。

（10）人参 注意仔细观察生晒参与红参在形状、"芦头""芦碗"、外表面颜色、横环纹、质地、断面、气味等异同点，尤其注意体会其特异的"参味"。

（11）三七 形状、顶端茎痕及周围有瘤状突起、表面的颜色、质地、断面、特异气味等。

（12）当归 形状、根头环纹及叶鞘的残基、颜色、质地、断面（颜色、裂隙、棕色点状分泌腔、形成层环）、气味（浓郁的甜香气、味甘、辛、微苦）。

（13）防风 根头部环纹及密集程度、残存的棕褐色毛状叶基、表面皮孔样突起及，点状的细根痕、质地、断面（皮部颜色、裂隙情况、木部颜色）、特异气味等。

（14）柴胡 北柴胡注意根头大小及其顶端残留的茎基或短纤维状叶基、下部分枝情况；南柴胡注意根顶端枯叶纤维形状与数量、靠近根头处细密环纹。二者均注意质地、断面、气味等。

（15）北沙参　表面（颜色、粗糙程度、残存外皮颜色、细纵皱纹及纵沟、棕黄色点状细根痕）、质地、断面、气味等。

（16）丹参　根茎及根的形状、表面（颜色、粗糙程度、老根外皮疏松及鳞片状剥落）、质地、断面皮部与木部颜色及导管颜色与排列方式等。

（17）黄芩　形状、表面（颜色、疣状细根痕、上部粗糙情况、下部纵皱与网纹、下部顺纹和细皱）、质地、断面（断面及中心的颜色差异、老根断面特征）、气味等。

（18）地黄　形状、表面（颜色、皱缩、横曲纹）、质地、断面（颜色、光泽、黏性）、气味。

（19）熟地　形状、表面（颜色、皱缩、横曲纹）、质地、断面（颜色、光泽、黏性）、气味。注意与地黄比较鉴别。

（20）党参　根头部（膨大情况、疣状突起的茎痕和芽）、颜色、环状横纹、质地断面（裂隙及菊花心、皮部与木部颜色、形成层环）、特异气味等。

（21）麦冬　形状、表面颜色、质地、断面、气味等。

2. 甘草粉末特征　淡棕黄色，味甜。纤维成束，壁厚，周围薄壁细胞含草酸钙方晶，形成晶纤维。具缘纹孔导管较大。草酸钙方晶多见。木栓细胞黄棕色，多角形。淀粉粒多为单粒。

3. 理化鉴定现象

（1）甘草泡沫反应结果可产生持久的泡沫。

（2）甘草粉末遇80%（v/v）硫酸后溶液颜色由黄色渐变橙黄色。

【实训思考】

甘草中的主要有效成分？泡沫反应是鉴定哪种化学成分？

【实训报告】

1. 简述常用根类药材的主要鉴定特征。

2. 绘制甘草的晶纤维、淀粉粒、导管、草酸钙方晶等特征图。

3. 记录甘草理化鉴定结果。

【实训评价】

教师随机检查常用根类药材识别及学生粉末鉴定操作情况。

实训项目十　根茎类药材鉴定

【实训目标】

1. 通过本实训项目，使学生初步掌握常用根茎类药材性状鉴定知识与技能。识别狗脊、绵马贯众、大黄、黄连、延胡索、川芎、苍术、白术、天南星、半夏、川贝母、浙贝母、黄精、玉竹、山药、莪术、天麻等常用根茎类药材。

2. 掌握大黄粉末的显微特征。

3. 熟悉大黄的理化鉴定操作方法。

【实训准备】

1. 器具　显微镜、紫外分析仪、临时制片用具（载玻片、盖玻片、镊子、解剖针、擦镜纸、吸水纸等）、微量升华装置（金属片、石棉网、三脚架）、酒精灯、刀片、手持放大镜。

2. 试剂　水合氯醛试液、稀甘油、蒸馏水、滤纸片、氢氧化钠试剂。

3. 药材 狗脊、绵马贯众、大黄、黄连、延胡索、川芎、苍术、白术、天南星、半夏、川贝母、浙贝母、黄精、玉竹、山药、莪术、天麻等。

4. 粉末 大黄粉末。

【实训内容】

1. 常用根茎类药材识别训练。

2. 大黄粉末的显微鉴定。

3. 大黄的理化鉴定（微量升华、显色反应、荧光反应）。

【实训步骤】

1. 常用根茎类药材识别训练 取常用根茎类药材标本，注意观察其形状、大小、色泽、表面特征、质地、断面、气味等。

2. 大黄粉末的显微鉴定

（1）制片 ①取大黄粉末少许，制作水合氯醛透化片；②取大黄粉末少许，制作蒸馏水装片。

（2）观察 置显微镜下观察，水合氯醛透化片注意观察草酸钙簇晶、网纹导管；蒸馏水装片注意观察区分单粒与复粒淀粉，淀粉粒形状、脐点及复粒数目。

3. 大黄的理化鉴定

（1）大黄微量升华 取石棉网放在三角架上，取一金属片，放在的石棉网中心处，金属片上放一小金属圈（高度约0.8cm，直径约1cm），圈内加入大黄粉末少许，圈上放一干净载玻片。在石棉网下用酒精灯慢慢加热，观察有物质凝结于载玻片上，将载玻片取下反转，冷却，加盖玻片，在显微镜下观察结晶形状和颜色，然后在盖玻片一侧滴加1滴氢氧化钠试剂。显微镜下观察结晶变色溶解情况。

（2）显色反应 取少许大黄粉末放在滤纸上，滴加氢氧化钠试剂，观察颜色变化。

（3）荧光反应 取大黄饮片置紫外分析仪下，观察断面荧光。

【实训提示】

1. 常用根茎类药材识别观察重点

（1）狗脊 注意表面的长柔毛、切面近边缘处双面凸出的木质部环纹或条纹。

（2）绵马贯众 注意形状、颜色、叶柄残基及鳞片、质地、维管束数量及排列方式、叶迹维管束、鳞片、气味等。

（3）大黄 注意形状、表面及断面颜色、断面颗粒性、星点或木部放射状纹理、气味、嚼之口感及唾液颜色。

（4）黄连 注意形状、表面（颜色、不规则结节状隆起、过桥、残留的鳞叶）、质地、断面颜色、气味。

（5）延胡索 注意形状、表面（颜色、皱纹、茎痕）、质地、破碎面（颜须色、角质样、蜡样光泽）、气味。

（6）川芎 注意形状（结节状拳形团块）、表面多数平行隆起的环状轮节、凹窝状茎痕、切片形状（形似蝴蝶，习称蝴蝶片）、断面形成层形状与油室、气味。

（7）苍术 注意形状、表面颜色、质地、断面（朱砂点、暴露稍久起霜）、气味。

（8）白术 注意形状、表面颜色与瘤状突起、质地、断面、气味。

（9）半夏 注意形状、表面（颜色、茎痕、针眼）、断面（颜色、粉性）。注意生品有毒，勿尝。

（10）天南星 注意扁球形形状、表面（颜色、顶端凹陷茎痕及周围麻点状根痕、小扁球状侧芽、质地、断面（颜色与粉性）。注意生品有毒，勿尝。

（11）川贝母（松贝、青贝、炉贝）　注意三者的形状（如怀中抱月）区别、质地、断面、气味等。

（12）浙贝母　元宝贝注意一面凸出、一面凹入、表面白色粉末、颜色、气味等。

（13）黄精　注意形状、表面（颜色、环节、结节上侧茎痕）、质地、断面、气味。

（14）玉竹　注意形状、表面（颜色、纵皱纹及微隆起的环节、白色圆点状的须根痕和圆盘状茎痕）、透明度、质地、断面、气味、嚼之发黏口感。

（15）山药　注意形状、表面颜色、质地、断面（颜色、粉性）、气味。

（16）莪术（郁金、姜黄）　注意形状、表面（颜色、环节有无）、质地、断面色、气味等。

（17）天麻（冬天麻、春天麻、家天麻、野天麻）　注意形状、顶端（鹦哥嘴有无）、表面（凹肚脐、点轮环）、质地、断面（起镜面）、特殊气味等。同时注意冬天麻与春天麻、家天麻与野天麻的区别。

2. 大黄粉末特征　大黄粉末黄棕色。草酸钙簇晶大而多。具缘纹孔、网纹、螺纹及环纹导管非木化，淀粉粒其多，单粒类球形或多角形，脐点星状；复粒由 2～8 分粒组成。

3. 理化鉴定现象

（1）大黄微量升华可得到黄色羽毛状或棱针状结晶，加碱后溶解显红色。

（2）大黄粉末遇碱显红色。

（3）大黄紫外灯下显浓棕色荧光。

【实训思考】

大黄的根与根茎在断面上有什么不同？

【实训报告】

1. 简述常用根茎类药材的主要鉴定特征。

2. 绘制大黄粉末显微特征图。

3. 记录大黄理化鉴定结果。

【实训评价】

教师随机抽查学生显微标本片制作、显微观察情况、理化鉴定操作情况及检查实训报告完成情况。

实训项目十一　茎木类及树脂类药材鉴定

【实训目标】

1. 通过本实训项目，使学生能识别常用茎木类及树脂类药材苏木、鸡血藤、沉香、通草、钩藤、乳香、没药、血竭、川木通、大血藤、络石藤、桑枝、青风藤、海风藤、降香、灯芯草等药材。

2. 掌握乳香、没药水试方法及现象，血竭火试方法及现象。

【实训准备】

1. 器具　显微镜、投影器、紫外分析仪、显微及理化鉴定常用实验器具等。

2. 试剂　水合氯醛试液、稀甘油、蒸馏水、70%乙醇、乙醚、苯酚、四氯化碳、硝酸、盐酸、氢氧化钾试液、10%醋酸钠溶液等。

3. 药材　苏木、鸡血藤、沉香、通草、钩藤、乳香、没药、血竭、川木通、大血藤、络石藤、桑枝、青风藤、海风藤、降香、灯芯草等。

【实训内容】

1. 常用茎木类及树脂类药材的识别。

2. 水试法鉴别乳香、没药。

3. 火试法鉴别血竭。

【实训步骤】

1. 常用茎木类及树脂类药材的识别 取茎木类及树脂类药材标本，注意观察其形状、大小、色泽、表面特征、质地、断面、气味等。

2. 水试法鉴别乳香、没药

（1）取乳香与水共研。

（2）取没药与水共研。

3. 火试法鉴别血竭 取血竭粉末，置白纸上，用火隔纸烘烤。注意外表颜色、粉末颜色、质地、粉末火烤与火烧时产生的现象、气味等。

【实训提示】

1. 常用茎木类及树脂类药材识别要点

（1）川木通 注意外表纵棱、茎节膨大、断面（菊花形、导管孔排列方式、髓部大小与形状）等。

（2）鸡血藤 注意形状、栓皮脱落处颜色、横切面（韧皮部与木部颜色、半圆形偏心性同心环、髓部位置）等。

（3）大血藤 注意形状、栓皮脱落处颜色、横切面（木质部颜色，导管呈细孔状，髓射线棕红色，放射状排列）等。

（4）沉香 注意形状、表面（刀削痕、棕黑色树脂与黄白色木部相间的斑纹）、气味（火烧）等。

（5）降香 注意形状、表面颜色、切面致密纹理、质地、油性、气味、水试等。

（6）通草 注意形状、颜色、质地、断面（色泽、中部有空心或半透明的薄膜）、纵切面梯状排列的薄膜等。

（7）小通草 注意形状、颜色、质地、断面（色泽、无空心）。

（8）钩藤 注意表面颜色、钩的形状及着生位置等。

（9）乳香 注意形状、表面颜色、质地、气味、水试等。

（10）没药 注意形状、表面颜色、质地、气味、水试等。

（11）血竭 注意外表颜色、粉末颜色、质地、粉末火烤与火烧时产生的现象、气味等。

2. 乳香与水共研生成白色或黄白色乳状液；没药与水共研生成黄棕色乳状液。

3. 血竭粉末，用火隔纸烘烤即熔化，但无扩散的油迹，对光照视呈鲜艳的血红色。以火燃烧则产生呛鼻的烟气。

【实训思考】

如何鉴别乳香和没药？

【实训报告】

1. 简述常用茎木类与树脂类药材的主要鉴定特征。

2. 记录乳香、没药、血竭实训结果。

【实训评价】

教师随机抽查学生掌握情况，实训报告完成情况。

实训项目十二　皮类药材鉴定

【实训目标】

1. 通过本实训项目使学生识别常用皮类药材黄柏、关黄柏、白鲜皮、秦皮、苦楝皮、香加皮、地骨皮等。

2. 掌握黄柏粉末的显微鉴定特征。

3. 掌握秦皮水试现象。

【实训准备】

1. 器具　显微镜、紫外分析仪、放大镜、刀片。

2. 试剂　水合氯醛试液、甘油试液、盐酸试液、蒸馏水、三氯甲烷、盐酸、氨试液、1%三氯化铁试液等。

3. 药材　黄柏、关黄柏、白鲜皮、秦皮、苦楝皮、香加皮、地骨皮、五加皮。

4. 粉末　黄柏、秦皮粉末。

【实训内容】

1. 常用皮类药材识别训练。

2. 黄柏粉末显微鉴定。

3. 水试秦皮。

【实训步骤】

1. 常用皮类药材识别训练　取常用皮类药材标本，注意观察其形状、大小、色泽、表面特征、质地、断面、气味等。

2. 黄柏粉末的显微鉴定

（1）制片　取黄柏粉末少许，制作水合氯醛透化片。

（2）观察　置于显微镜下观察，注意观察黄柏纤维与石细胞颜色、壁厚、层纹与孔沟的情况，草酸钙方晶形状，晶纤维特征等。

3. 秦皮水试　取秦皮少许，加热水浸泡，浸出液在紫外灯下（或阳光下）观察。

【实训提示】

1. 常用皮类药材观察要点

（1）厚朴　注意干皮形状、外表面颜色、内表面颜色与划之显油痕、断面（外层颗粒性，内层纤维性及颜色）、特异气味等；枝皮和根皮注意形状、质地、断面纤维性、气味等。

（2）黄柏　注意内外表面及断面颜色、断面（纤维性、裂片状分层）、气味等。

（3）肉桂　注意形状、外表面颜色、内表面（颜色，划之显油痕）、断面两层间有黄棕色线纹、气味等。

（4）杜仲　注意形状、内外表面颜色、折断面橡胶丝（颜色、细密程度、弹性）等。

（5）牡丹皮　注意形状、原丹皮与刮丹皮颜色差异、内表面结晶、质地、断面、气味等。

（6）秦皮　注意形状（呈卷筒状或槽状）、外表面（灰白色，并有灰白色圆点状皮孔）、浸出液（在日光下可见碧蓝色荧光）等。

（7）香加皮　注意栓皮松软（常呈鳞片状，易剥落）、断面（黄白色）、有特异香气等。

2. 黄柏的粉末特征　粉末鲜黄色。纤维鲜黄色，常成束，周围细胞含草酸钙方晶，形成晶纤维；

含晶细胞壁木化增厚。石细胞鲜黄色，类圆形，有的呈分枝状，枝端锐尖，壁厚，层纹明显；有的可见大型纤维状的石细胞。草酸钙方晶众多。

3. 秦皮水试现象　秦皮水浸液在日光下显碧蓝色荧光。

【实训思考】

比较黄柏、甘草粉末晶纤维的特征。

【实训报告】

1. 描绘皮类药材的主要鉴定特征。

2. 绘制关黄柏粉末特征图。

3. 记录秦皮荧光反应结果。

【实训评价】

教师随机检查学生显微鉴定，检查实训报告完成情况。

实训项目十三　叶类药材鉴定

【实训目标】

1. 通过本实训项目，使学生能够识别常用叶类药材石韦、大青叶、番泻叶、紫苏叶、侧柏叶、枇杷叶、罗布麻叶、艾叶等。

2. 掌握显微鉴定番泻叶粉末。

3. 熟悉番泻叶的理化鉴定特征。

【实训准备】

1. 器具　显微镜、紫外灯、载玻片、盖玻片、镊子、吸水纸、酒精灯、解剖针等。

2. 试剂　水合氯醛试液、稀甘油、盐酸试液、蒸馏水、70％乙醇等。

3. 药材　石韦、大青叶、番泻叶、紫苏叶、侧柏叶、枇杷叶、罗布麻叶、艾叶、荷叶等。

4. 粉末　番泻叶粉末。

【实训内容】

1. 常用叶类药材识别。

2. 番泻叶粉末的显微鉴定。

3. 番泻叶理化鉴定。

【实训步骤】

1. 常用叶类药材识别　取常用叶类药材标本，注意观察其形状、大小、色泽、表面特征、质地、断面、气味等。

2. 番泻叶粉末的显微鉴定

（1）制片　取番泻叶粉末少许，制作水合氯醛透化片。

（2）观察　置于显微镜下，注意观察晶纤维、非腺毛、表皮细胞、气孔及簇晶等。

3. 番泻叶的理化鉴定　取番泻叶粉末的稀乙醇浸出液，滴于滤纸上，干后置紫外灯下观察颜色。

【实训提示】

1. 常用叶类药材观察要点

（1）银杏叶　注意形状、颜色、二叉状平行叶脉、质地、气味等。

（2）桑叶　注意叶片形状、叶缘锯齿或钝锯齿、颜色、质地等。

（3）枇杷叶　注意形状、基部、叶缘、上表面颜色与光滑程度、下表面黄色绒毛。

（4）番泻叶　注意形状、颜色、叶基不对称、气味等。

（5）紫苏叶　注意形状、叶缘圆锯齿、上下表面颜色、质地、气味等。

（6）艾叶　注意形状、羽状深裂、上表面（颜色、柔毛及腺点）、下表面密生灰白色绒毛、柔软质地、清香气、苦味等。

（7）紫苏叶　注意形状、叶缘圆锯齿、上下表面颜色、质地、气味等。

2. 番泻叶的粉末显微特征　粉末黄绿色。①晶纤维：含草酸钙方晶；②非腺毛：单细胞，壁厚，有疣状突起；③草酸钙簇晶：存在于叶肉薄壁细胞中，草酸钙簇晶小且棱角尖锐，注意与大黄的草酸钙簇晶区别；④气孔：主要为平轴式。

3. 番泻叶的粉末　稀乙醇浸出液，显棕红色荧光（检查蒽醌类）。

【实训思考】

番泻叶的草酸钙簇晶和大黄的草酸钙簇晶有什么区别？

【实训报告】

1. 描绘叶类药材的主要鉴定特征。

2. 绘制番泻叶粉末特征图。

3. 记录番泻叶理化鉴定结果。

【实训评价】

教师随机抽查学生掌握情况，实训报告完成情况。

实训项目十四　花类药材鉴定

【实训目标】

1. 通过本实训项目，使学生能够识别常用花类药材辛夷、丁香、洋金花、金银花、红花、西红花、菊花等。

2. 掌握金银花粉末的显微鉴定特征。

3. 熟悉丁香的理化鉴定。

【实训准备】

1. 器具　显微镜、临时制片用具（包括酒精灯、镊子、解剖针、载玻片、盖玻片、吸水纸）。

2. 试剂　水合氯醛试液、稀甘油、盐酸试液、蒸馏水、70%乙醇等。

3. 药材　金银花、红花、西红花、菊花、旋覆花、蒲黄、款冬花、野菊花等药材标本。

4. 粉末　金银花、丁香粉末。

【实训内容】

1. 常用花类中药材识别。

2. 金银花粉末的显微鉴定。

3. 丁香的显微化学反应。

【实训步骤】

1. 常用花类中药材识别　取常用花类药材标本，注意观察其形状、大小、色泽、表面特征、质地、断面、气味等。

2. 金银花粉末显微鉴定

（1）制片　取金银花粉末少许，制作水合氯醛透化片。

（2）观察　注意观察腺毛、非腺毛、花粉粒等。

3. 丁香的显微化学反应　取丁香粉末 0.8g，置小试管中，加三氯甲烷 2ml，浸渍约 5min。吸取三氯甲烷浸液 2～3 滴于载玻片上，速加 3% 氢氧化钠的氯化钠饱和溶液 1 滴，加盖玻片，稍待，镜检可见丁香酚钠结晶（检查丁香酚）。

【实训提示】

1. 常用花类药材观察要点

（1）辛夷　注意形状、苞片内外表面被毛情况与颜色、花被片数量及排列方式、雄蕊和雌蕊数量与排列方式、气味等。

（2）丁香　注意整体形状、花冠（形状、花瓣数量与排列方式）、萼筒（形状、颜色、萼片形状与排列方式）、质地、油性、气味等。

（3）洋金花　注意形状、花萼（形状、与花冠的长度比、先端分裂情况）、花冠（形状、颜色、浅裂）、雄蕊（数量、花丝着生位置、长度）、质地等。有毒，勿尝。

（4）金银花　注意形状、颜色、被毛、气味等。

（5）红花　注意表面颜色、花冠筒细长、先端 5 裂等。

（6）番红花　注意形状、表面颜色、气味、水试等。

（7）菊花　注意呈不规则球形、总苞盘状、舌状花与管状花数量及位置、气味等。

（8）野菊花　注意呈类球形、舌状花与管状花数量及位置、气味等。

（9）槐花　注意花萼形状与颜色、花瓣数量与黄色。槐米注意观察呈卵形或椭圆形，萼的上方为黄白色未开放的花瓣等。

（10）蒲黄　注意颜色、形状、体轻、手捻有滑腻感等。

2. 金银花显微特征　粉末浅黄色。①腺毛有两种：一种头部呈倒圆锥形，顶部平坦，由 10～33 个细胞排列成 2～4 层；另一种头部近圆形，由 4～20 个细胞组成。二者腺头细胞均含黄棕色分泌物，腺柄由多细胞组成。②非腺毛大多为单细胞，一种壁较厚，较短，具壁疣，有的具角质螺纹；另一种壁薄，长且弯曲，表面有微细疣状突起。③花粉粒多，黄色，类球形，表面具细密短刺及圆颗粒状雕纹，萌发孔 3 个。④薄壁细胞中含细小草酸钙簇晶。⑤柱头顶端表皮细胞呈绒毛状。

3. 丁香酚钠结晶为簇状针形。

【实训思考】

1. 如何鉴别是否为去油丁香？

2. 花粉粒在药材鉴定中意义。

【实训报告】

1. 简述花类药材的主要鉴定特征。

2. 绘制金银花粉末特征图。

3. 绘制丁香显微化学反应晶体形态。

【实训评价】

教师随机抽查学生掌握情况，实训报告完成情况。

实训项目十五　果实和种子类药材鉴定

【实训目标】

1. 通过本实训项目使学生能够识别常用果实和种子类药材五味子、葶苈子、木瓜、苦杏仁、芥、补骨脂、枳壳、陈皮、吴茱萸、巴豆、小茴香、山茱萸、连翘、马钱子、枸杞子、槟榔、砂仁、肉豆蔻等。

2. 掌握小茴香的显微鉴定特征。

3. 熟悉槟榔的理化鉴定。

【实训准备】

1. 器具　显微镜、酒精灯、镊子、解剖针、载玻片、盖玻片、吸水纸、放大镜、刀片等。

2. 试剂　水合氯醛试液、稀甘油、5%硫酸、蒸馏水、碘化铋-钾试液等。

3. 药材　五味子、葶苈子、木瓜、苦杏仁、芥、补骨脂、枳壳、陈皮、吴茱萸、巴豆、小茴香、山茱萸、连翘、马钱子、枸杞子、槟榔、砂仁、肉豆蔻等药材标本。

4. 粉末　小茴香、槟榔粉末。

【实训内容】

1. 常用果实和种子类中药材识别。

2. 小茴香粉末的显微鉴定。

3. 槟榔的显微化学反应。

【实训步骤】

1. 常用果实和种子类中药材识别　取常用果实和种子类药材标本，注意观察其形状、大小、色泽、表面特征、质地、断面、气味等。

2. 小茴香粉末的显微鉴定

（1）制片　取小茴香粉末少许，制作水合氯醛透化片。

（2）观察　置于显微镜下，注意观察镶嵌状细胞、油管碎片、分泌细胞、网纹细胞、内胚乳细胞、簇晶等。

3. 槟榔的显微化学反应　取槟榔粉末0.5g，加水3~4ml，加5%硫酸1滴，微热数分钟，滤过。取滤液1滴于载玻片上，加碘化铋-钾试液1滴，即显混浊，放置后，置显微镜下观察，重点看结晶的颜色和形状。

【实训提示】

1. 常用果实种子类药材观察要点

（1）五味子　注意北五味子与南五味子的大小、果皮颜色、表面有无白色粉霜、种子数目与形状、气味及其差异等。

（2）山楂　注意形状、大小、外果皮颜色及有无灰白小斑点，气味及其差异等。

（3）苦杏仁　注意种子形状、基部、种皮（颜色、脉纹）、种仁颜色以及味等。

（4）桃仁　注意种子形状、基部、种皮（颜色、脉纹）、中部膨大等。

（5）决明子　注意形状、表面（颜色、光泽、突起棱线、线型凹纹）、子叶等。

（6）枳实　注意形状、外果皮（颜色、颗粒状突起和皱纹、果柄痕）、切面（中果皮颜色及隆起、边缘油室、瓤囊颜色、中果皮与瓤囊比例）、气味等。

（7）吴茱萸　注意形状、表面（点状突起或凹下的油点、顶端5角星形裂隙）、花萼、果柄被毛、特异气味、水试等。

（8）小茴香　注意形状、顶端残留的花柱基、分果（背面隆起的纵棱、接合面情况）、特异芳香气等。

（9）连翘　注意形状、表面（颜色、凸起的小斑点、纵沟）、顶端开裂情况、种子形状等。

（10）枸杞子　注意形状、表面（颜色、不规则皱纹、光泽）、果肉质地、种子数量及形状、气味等。

（11）栀子　注意形状、顶端残留萼片、表面（颜色、光泽、翅状纵棱）、断面（隆起假隔膜、红黄色种子团）、种子表面细小的疣状突起、水试等。

（12）槟榔　注意形状、表面网状浅沟纹、底部（中央圆形凹窝、旁边种脐形状）质地、断面棕色种皮与白色胚乳相间的大理石样花纹等。

2. 小茴香显微特征　粉末黄绿色或黄棕色。网纹细胞类长方形或类圆形，壁厚，木化，具网状壁孔。油管碎片呈黄棕色至深红棕色，常破碎。分泌细胞多角形，内含深色分泌物。内果皮细胞（镶嵌层细胞）由5~8个狭长细胞为一组，以其长轴相互作不规则方向嵌列。内胚乳细胞类多角形，壁稍厚，含多数糊粉粒，糊粉粒中有细小草酸钙簇晶。

3. 槟榔显微化学反应　结晶为石榴红色的球晶或方晶（本反应检查槟榔碱）。

【实训思考】

思考苦杏仁、桃仁、郁李仁性状异同点。

【实训报告】

1. 描绘果实和种子类药材的主要鉴定特征。

2. 绘制小茴香粉末及槟榔显微化学反应特征图。

【实训评价】

教师随机抽查学生掌握情况，实验报告完成情况。

实训项目十六　全草类药材鉴定

【实训目标】

1. 通过本实训项目使学生能够识别常用全草类药材薄荷、麻黄、淫羊藿、广金钱草、广藿香、荆芥、益母草等。

2. 掌握麻黄粉末的显微鉴定特征。

3. 熟悉麻黄的荧光反应。

【实训准备】

1. 器具　显微镜、放大镜、刀片、酒精灯、镊子、解剖针、载玻片、盖玻片、吸水纸等。

2. 试剂　水合氯醛试液、甘油试液、蒸馏水等。

3. 药材　薄荷、麻黄、淫羊藿、广金钱草、广藿香、荆芥、益母草等。

4. 粉末　麻黄粉末。

【实训内容】

1. 常用全草类药材识别。

2. 麻黄粉末的显微鉴定。

3. 麻黄的荧光反应。

【实训步骤】

1. 常用全草类药材识别 取常用全草类药材标本，注意观察其形状、大小、色泽、表面特征、质地、断面、气味等。

2. 麻黄粉末的显微鉴定

（1）制片 取麻黄粉末少许，制作水合氯醛透化片。

（2）观察 置于显微镜下，注意观察表皮细胞的形状，气孔特征，纤维的形状特征，导管、棕色块等特征。

3. 麻黄的荧光反应 取麻黄药材纵剖面，置紫外光灯（365nm）下观察，边缘显亮白色荧光，中心显亮棕色荧光。

【实训提示】

1. 常用全草类及其他类药材性状鉴别要点

（1）麻黄 注意形状、茎表面细纵棱、节上膜质鳞叶（裂片形状、颜色）、断面红棕色髓部等。

（2）鱼腥草 注意茎（扁圆、颜色、纵棱、节）、叶（形状、基部与托叶合生成鞘状）、顶生的穗状花序、搓揉后鱼腥气等。

（3）广金钱草 注意形状、茎纵纹、叶（形状、着生方式、主侧脉明显与否、有无毛）、花的数量与着生方式、叶片用水浸泡透视等。

（4）广藿香 注意嫩茎与老茎形状、被毛情况、断面、叶（叶形、叶缘、着生方式、叶柄，被毛情况）、特异气味等。

（5）薄荷 注意茎（形状、颜色、断面）、叶（叶形与着生方式、颜色、被毛情况）、轮伞花序腋生、特异气味等。

（6）穿心莲 注意茎（形状、颜色、分枝对生、节稍膨大）、叶（叶缘及着生方式、颜色）、气味等。

（7）青蒿 注意茎（形状、颜色、纵棱）、叶（三回羽状深裂、小裂片形状、被毛）、特异气味等。

2. 草麻黄的显微特征 粉末呈棕色或绿色。表皮组织碎片多，外壁有颗粒晶体，具条块状或乳头状角质层。气孔特异内陷，保卫细胞侧面观呈哑铃形或电话听筒状。皮层纤维多且厚，微木化，壁上附有细小众多的草酸钙砂晶和方晶，形成嵌晶纤维。髓部薄壁细胞常含红棕色或棕黄色色素块。螺纹，具缘纹孔导管，导管分子斜面相接，交接面具多数圆形穿孔，形成特殊的麻黄式穿孔板。

【实训思考】

思考唇形科植物茎的主要性状特征。

【实训报告】

1. 简述全草类药材的主要鉴定特征。

2. 绘制麻黄粉末的显微结构图。

3. 记录麻黄的理化鉴定结果。

【实训评价】

教师随机抽查学生掌握情况，检查完成实训报告的情况。

实训项目十七　藻菌类药材鉴定

【实训目标】

1. 通过本实训项目，使学生能够识别常用藻菌类药材海藻、冬虫夏草、灵芝、茯苓、猪苓等。
2. 掌握茯苓、猪苓的显微鉴定特征。
3. 熟悉茯苓的理化鉴定。

【实训准备】

1. 器具　显微镜、放大镜、刀片、紫外分析仪、解剖针、载玻片、盖玻片、吸水纸等。

2. 试剂　蒸馏水、5%氢氧化钾溶液、碘化钾－碘试液等。

3. 药材　海藻、冬虫夏草、灵芝、茯苓、猪苓、昆布、云芝、马勃、雷丸、松萝等。

4. 粉末　茯苓、猪苓粉末。

【实训内容】

1. 常用藻菌类药材的识别。
2. 茯苓、猪苓粉末的显微鉴定。
3. 茯苓的理化鉴定。

【实训步骤】

1. 常用藻菌类药材的识别　取常用藻菌类药材标本，注意观察其形状、大小、色泽、表面特征、质地、断面、气味等。

2. 茯苓、猪苓粉末的显微鉴定

（1）取茯苓粉末观察其颜色、气、味。然后用5%氢氧化钾溶液制片，并置于显微镜下观察。重点观察菌丝形状和颜色、菌丝团块特征等。

（2）取猪苓粉末观察其颜色、气、味。然后用5%氢氧化钾溶液制片，并置于显微镜下观察。重点观察菌丝、菌丝团块、草酸钙结晶等。

3. 茯苓的理化鉴定　取茯苓粉末少许，加碘化钾－碘试液数滴，显色，观察。

【实训提示】

1. 易混药材茯苓与猪苓的鉴别　观察茯苓、猪苓各商品药材的性状特征，注意其形状、颜色、质地及断面特征的观察。

2. 灵芝　注意菌盖（形状、质地、外表颜色、光泽、环状棱纹和辐射状皱纹，下表面密布的菌管孔）、菌柄的着生方式与漆样光泽等。

3. 茯苓　用5%氢氧化钾溶液装片，可见菌丝细长，稍弯曲，有分枝，内层菌丝无色或棕色的外层菌丝，横隔偶见。

4. 猪苓　用5%氢氧化钾溶液装片，团块部分溶化，菌丝细长、弯曲，有分枝。草酸钙方晶多种形状，八面体棱晶众多。

5. 茯苓　加碘化钾－碘试液数滴，显深红色。

【实训思考】

1. 如何用显微镜鉴定方法区别茯苓和猪苓粉末。
2. 思考冬虫夏草在目前市场上出现的代用品、伪品类型及鉴别。

【实训报告】

1. 绘制茯苓、猪苓粉末显微结构图。

2. 记录茯苓的理化鉴定结果。

【实训评价】

教师随机抽查学生掌握情况,实训报告完成情况。

实训项目十八　其他类药材鉴定

【实训目标】

1. 通过本实训项目使学生能够识别常用其他类药材青黛、五倍子、冰片、海金沙、麦芽、谷芽、芦荟、六神曲等。

2. 熟悉青黛、五倍子、海金沙的理化鉴定。

【实训准备】

1. 器具　放大镜、紫外分析仪、刀片、烧杯、试管、量筒、酒精灯、火柴等。

2. 试剂　蒸馏水、碘化钾－碘试液、硝酸溶液、蒸馏水、三氯化铁溶液、10%酒石酸锑钾试液等。

3. 药材　青黛、五倍子、冰片、海金沙、儿茶、天竺黄、六神曲、麦芽、谷芽、芦荟。

4. 粉末　青黛、海金沙、五倍子。

【实训内容】

1. 常用其他类药材的识别。

2. 青黛、海金沙、五倍子的理化鉴定。

【实训步骤】

1. 常用藻菌类药材的识别　取常用其他类药材标本,注意观察其形状、大小、色泽、表面特征、质地、断面、气味等。

2. 青黛的理化鉴定

(1) 取青黛粉末少许,用火灼烧,有紫红色的烟雾产生。

(2) 取青黛粉末少许,滴加硝酸适量,产生气泡并显棕红色或黄棕色。

(3) 取青黛粉末0.5g,加水10ml,振摇后放置片刻,水层不得显深蓝色(检查水性色素)。

3. 海金沙的理化鉴定　取海金沙粉末少许,用火燃烧,发生爆鸣声且有闪光,无灰渣残留。

4. 五倍子的理化鉴定　取五倍子粉末0.5g于试管中,加蒸馏水4ml,时时振摇,浸渍2h,滤过。

(1) 取滤液1ml,加三氯化铁试液1滴,即产生蓝黑色沉淀(鞣质的一般反应)。

(2) 取滤液1ml,加10%酒石酸锑钾试液2滴,即产生白色沉淀(五倍子鞣质反应)。

【实训提示】

1. 青黛　注意形状、颜色、质地、水试时的现象等。

2. 海金沙　注意形状、颜色、质地、水试与火试时产生的现象等。

3. 五倍子　注意形状、外表面(颜色、毛茸)、质地、断面(角质样及光泽、内壁平滑、内有死蚜虫及排泄物)及气味等。

4. 冰片(合成龙脑)　注意形状、颜色、气味等。

5. 芦荟　注意形状、颜色、气味等。

6. 六神曲 注意形状、颜色、表面、气味等。

7. 麦芽与谷芽 注意二者的形状、颜色、表面、气味的区别。

【实训思考】

1. 天然冰片与人工合成冰片的区别。

2. 思考海金沙、蒲黄、松花粉三者之间的区别。

【实训报告】

1. 简述其他类药材的主要鉴定特征。

2. 记录青黛、海金沙、五倍子的理化鉴定结果。

【实训评价】

教师随机抽查学生掌握情况，实训报告完成情况。

实训项目十九　动物类及矿物类药材鉴定

【实训目标】

1. 通过本实训项目使学生能够识别常用动物类及矿物类药材水蛭、珍珠、蟾酥、蛤蟆油、全蝎、僵蚕、蜂蜜、石决明、牡蛎、蜈蚣、土鳖虫、朱砂、雄黄、石膏、芒硝、赭石、龙骨等。

2. 熟悉蜂蜜、石膏的理化鉴定。

【实训准备】

1. 器具 显微镜、紫外分析仪、试管、量筒、烧杯、铁丝等。

2. 试剂 盐酸溶液、硝酸溶液、氢氧化钠试液、碘化钾试液、铵盐试液、氯化钡试液、醋酸铅试液、醋酸铵溶液、氧化钡溶液等。

3. 药材 水蛭、珍珠、蟾酥、蛤蟆油、全蝎、僵蚕、蜂蜜、地龙、石决明、牡蛎、蜈蚣、土鳖虫、斑蝥、海马、海螵蛸、海龙、桑螵蛸、蝉蜕。

4. 粉末 朱砂、石膏。

【实训内容】

1. 常用动物类药材识别。

2. 常用矿物类药物识别。

3. 蜂蜜的理化鉴定。

4. 石膏的理化鉴定。

【实训步骤】

1. 常用动物类药材识别 取常用动物类药材标本，注意观察其形状、大小、色泽、表面特征、质地、断面、气味等。

2. 常用矿物类药物识别 取常用矿物药材标本，注意观察其形状、色泽、硬度、相对密度、解理、断口、光泽、条痕、气味、有无磁性等。

3. 蜂蜜的理化鉴定

（1）取本品2g，加水10ml，煮沸后放冷，加碘试液1滴，不得显蓝色、绿色或红褐色（检查淀粉和糊精）。

（2）测相对密度应在1.349以上。

（3）取本品 10g，加新沸过的冷水 50ml，混匀，加酚酞指示液 2 滴与 0.1mol/L 氢氧化钠液 4ml，应显粉红色，10s 内不褪色（检查酸度）。

（4）取本品 1 份，加水 4 份，再缓慢加入 95% 乙醇溶液，不得出现白色絮状沉淀。

（5）取烧红的光滑铁丝，插入蜜中即拿起，铁丝上不得有附着物；取供试品加水稀释，搅匀，静置，不得有漂浮物或下沉物。

4. 石膏的理化鉴定

（1）取本品小块约 2g，置具有小孔软木塞的试管内，灼烧，管壁有水生成，小块变为不透明体。

（2）取本品粉末约 2g，于 140℃烤 20min，加水 1.5ml 搅拌，放置 5min，呈黏结固体。

（3）取本品粉末约 0.2g，加稀盐酸溶液 10ml，加热使溶解，取溶液加入醋酸铵溶液，有白色沉淀；或取溶液，加入氧化钡溶液，生成白色沉淀。

【实训提示】

1. 常用动物类药材性状鉴定

（1）珍珠　注意形状、颜色、透明度、光洁度、光泽、质地、破碎面层纹等特征。

（2）全蝎　区分头、胸、腹部三部分。注意头胸部与前腹部及后腹部形状、颜色、螯肢、蟹螯、后腹（颜色、节数、末节锐钩状毒刺）、气味等特征。

（3）阿胶　注意形状、色泽、光泽、质地、断面（光亮，碎片对光照视呈棕色半透明状）、气味等特征。

（4）羚羊角　注意形状、"血丝""水波纹""骨塞""通天眼"、色泽、透明度等特征。

（5）鹿茸　区分花鹿茸、马鹿茸。注意表面茸毛、锯口、切片颜色及"蜂窝眼"、气味等特征。

2. 常用矿物类药材性状鉴定

（1）朱砂　注意形状、颜色、条痕、光泽、体重质脆、粉末者有闪烁的光泽。有一定毒性，勿尝。

（2）滑石　注意形状、颜色、质地、手摸滑润感、无吸湿性、置水中不崩散。

（3）石膏　注意形状、颜色、质地、纵断面绢丝样光泽等。

（4）白矾　注意形状、颜色、透明度、质地、玻璃样光泽、口试（味酸、微甘而极涩）等。

【实训思考】

思考理化鉴定方法应用于矿物类中药鉴定的优势。

【实训报告】

1. 简述常用动物类药材和矿物类药材的主要鉴定特征。

2. 记录蜂蜜的理化鉴定结果。

3. 记录石膏的理化鉴定结果。

【实训评价】

教师随机抽查学生掌握情况，实训报告完成情况。

实训项目二十　常见商品药材识别技能

【实训目的】

通过训练，要求学生熟练掌握常用商品药材识别技能。

【实训准备】

联系当地药材经营单位、药材仓库或专门药材市场；调查实训单位经营品种；布置学生预习任务及进行校外安全、纪律教育。

【实训内容】

学生根据所掌握的药材鉴别知识实地对商品药材进行观察识别，强化其药材识别技能。

【实训步骤】

1. 教师提前做好学生实训地点的联系工作，并制订切实可行的商品药材识别实训方案（具体品种各校可根据当地情况进行调整）；提前向学生提供重点训练的药材品种清单。

2. 学生根据实训要求，对常用商品药材进行识别技能强化训练。

【实训提示】

细辛：根细而味辛。

何首乌：横切面有云锦花纹。

牛膝：质硬而脆、易折断，受潮则变软。断面中心维管束木部较大，其外围散有 2~4 轮点状筋脉点。

川牛膝：较粗，质韧，不易折断。断面筋脉点排列成 4~11 轮同心环。

黑顺片：外皮黑褐色，切面暗黄色，半透明。

白附片：无外皮，黄白色，半透明。

白芍：表面类白色或淡红棕色，较光洁，质坚实；气微。

赤芍：表面棕褐色，较粗糙，质脆，气香。

防己：呈结节状的瘤块样，富粉性，横断面有"车轮纹"。

板蓝根：根头略膨大，有密集的疣状突起。

黄芪：质硬而韧，断面"金井玉栏"，嚼之微有豆腥味。

甘草：断面"菊花心"，味甜而特殊。

苦参：栓皮很薄，破裂向外卷曲，味极苦。

葛根：质韧，纤维性强，横断面由纤维形成的浅棕色同心性环纹，纵切面由纤维形成的数条纵纹。

人参：状如人形，具有特异的"参味"。

三七：顶端有茎痕，周围有瘤状突起，习称"铜皮铁骨狮子头"。体重，质坚实。

当归：质柔韧，有浓郁的甜香气。

防风："蚯蚓头"，体轻，质松，气特异。

柴胡：北柴胡顶端残留数个茎基或短纤维状叶基，质硬而韧，不易折断，断面显纤维性；南柴胡顶端有多数细毛状枯叶纤维，靠近根头处多具细密环纹，质稍软，易折断，断面不显纤维性。

北沙参：表面略粗糙，质脆，易折断，气特异，味微甘。

丹参：长圆柱形，表面棕红色或暗棕红色。

黄芩：表面棕黄色或深黄色，上部较粗糙，断面黄色，中心红棕色；老根中心枯朽状或中空。

地黄：不规则的团块，表面棕黑色或棕灰色，极皱缩，味微甜。

熟地黄：表面乌黑色，黏性大。味甜，

桔梗：质硬脆，断面"金井玉栏"，味微甜后苦。

党参："狮子盘头"。

木香：体重质坚，具特异浓烈香气。

川木香：外皮脱落处可见丝瓜络状细筋脉，体轻质脆，气清香。

麦冬：纺锤形，质柔韧，中心有细小圆形中柱。

狗脊：未去毛者全体密被光亮金黄色的长柔毛，切片近边缘 1~4mm 处有一棕黄色隆起的木质部环纹或条纹。

大黄：黄棕色，断面颗粒性，根茎髓部有"星点"；气清香，味苦而微涩，嚼之粘牙，有沙粒感。

黄连：味连形如鸡爪，雅连形如蚕状，云连形如蝎尾，断面木部鲜黄色，味极苦。

延胡索：扁球形，黄色，顶端有略凹陷的茎痕，断面黄色，角质样。

川芎：结节状拳形团块，环状轮节，饮片形似蝴蝶。香气浓郁特异。

苍术：连珠状，断面"朱砂点"，香气浓郁特异。

白术："云头鸡腿"状，气清香。

半夏：类球形，凹陷的茎痕周围密布麻点状须根痕。

川贝母：松贝怀中抱月；青贝外层鳞叶 2 瓣，大小相近，相对抱合，顶部开裂；炉贝长圆锥形，"虎皮斑"。

黄精：肥厚肉质的结节块状，味甘，嚼之黏性。

山药：粉性，断面无裂隙、无木心、无纤维，味淡、微酸，嚼之发黏。

莪术：环节突起，气味辛辣。

天麻："鹦哥嘴"（冬麻）、"肚脐眼"，表面"点轮环"、断面"起镜面"。

木通：具突起的皮孔，皮部较厚，可见淡黄色颗粒状小点，木部射线呈放射状排列。

鸡血藤：切面数个偏心性半圆形环，髓部偏向一侧。

通草：断面中部有半透明的薄膜，纵剖面薄膜呈梯状排列。

钩藤：带钩茎枝。

牡丹皮：内表面常见"亮银星"，气芳香，有麻舌感。

厚朴：断面外层颗粒性，内层纤维性；气香，味辛辣。

肉桂：断面颗粒性，内外层间有一条黄棕色的线纹（石细胞环带），气香浓烈，味甜辣。

杜仲：折断面有细密、银白色、富弹性的胶丝。

黄柏：板片状或浅槽状，内外表面、断面色黄。

秦皮：浸出液在日光下可见碧蓝色荧光。

五加皮：断面可见淡黄棕色的点状树脂道，气微香，味微辣而苦。

银杏叶：二叉分支脉。

侧柏叶：小枝扁平，叶细小鳞片状，交互对生，贴伏于小枝上。

桑叶：边缘有锯齿，气微。

枇杷叶：下表面被黄色绒毛，革质而脆。

番泻叶：浅黄绿色，全缘，叶基不对称，气微而特异。

艾叶：下表面密生灰白色绒毛，柔软，搓之可成绒团，气清香，味苦。

辛夷：毛笔头状，气芳香。

槐花：花萼钟状，5 浅裂，花瓣 5，黄白色。

丁香：研棒状，气芳香浓烈，味辛辣，有麻舌感。

金银花：上粗卜细，呈棒状，多被毛，气清香。

红花：不带子房管状花，红黄色或红色，以水浸泡，水呈黄色而花不褪色。

菊花：气清香，形状因不同规格而异。

野菊花：类球形，较小，黄色，气芳香。

蒲黄：黄色粉末，手捻有滑腻感，易附着在手指上。

五味子：五味俱全。北五味子肉厚，显油润，有的可见"白霜"；南五味子肉薄，干瘪。

山楂：外皮红色，有灰白色小斑点，味酸微甜。

苦杏仁：扁心形，肥厚，味苦。

决明子：两端平行倾斜，背腹面各有1条突起的棱线。

枳实：小半球形，切面皮部占2/3以上。

枳壳：半球形，切面皮部较窄，稍隆起，"青皮白口"。

吴茱萸：球形，气芳香浓郁，味辛而苦。

小茴香：背面有纵棱5条，有特异香气。

连翘：表面有多数凸起的小斑点，两面各有1条纵沟。

枸杞子：红色，柔润，味甜。

栀子：具6条翅状纵棱，顶端残存萼片。

槟榔：断面大理石样花纹。

麻黄：细有粗糙感，髓部红棕色。

鱼腥草：叶心形，叶柄基部与托叶合生，鞘状，鱼腥气。

金钱草：叶主脉明显，侧脉不明显，无毛，花单生于叶腋。

广藿香：老茎圆柱形，被柔毛。叶柔软，皱缩成团，被灰白色茸毛。气香特异。

薄荷：特异清凉香气，味辛凉。

穿心莲：深绿色至墨绿色，味极苦。

青蒿：叶三回羽状深裂，气香特异。

茵陈：全体密被白色茸毛，绵软如绒。

石斛：黄色，有光泽，具细纵纹或纵沟。

冬虫夏草：足8对，中部4对明显，子座与虫体等长或稍长。

灵芝：菌盖有光泽。

茯苓：肥满，棕黑色，体重。

猪苓：干瘪，黑色，体轻。

血竭："外色黑如铁，研粉红如血"。

海金沙：粉末状，棕黄色，手捻有光滑感。火试有爆鸣声。

五倍子：断面角质样，有光泽，有粉状排泄物。肚倍纺锤形囊状，角倍具不规则角状分枝。

珍珠：彩色光泽，断面呈层状。

全蝎：前腹部7节，后腹部6节，末节有锐钩状毒刺。

阿胶：有光泽，半透明。

羚羊角："通天眼""水波纹"。

鹿茸：密生茸毛的幼角。

朱砂：红色，具光泽，条痕红色。

滑石：滑润感，条痕白色，无吸湿性。

石膏：体重，手捻则碎，纵断面见纤维纹，显绢丝样光泽。

芒硝：无色透明或类白色半透明。

炉甘石：粉性，无光泽，表面多孔，似蜂窝状。条痕白色，有吸湿性。

白矾：透明或半透明。表面有玻璃样光泽，附有白色细粉。

【实训思考】

商品药材与日常教学用药材有无差异？如何克服由此带来的药材鉴别困难？

【实训报告】

1. 归纳实训药材性状鉴别的要点。

2. 比较商品药材与日常教学用药材异同点。

【实训评价】

检查实训过程中学生学习态度、遵守纪律情况，实训报告完成情况。

附　　录

附录一　天然药物学实训技能考试

考试项目一　药材识别技能考试

本项考试重点考核学生对常用天然药物的快速识别能力，要求每种药材的识别及名称书写在 20 秒钟内完成。

【考前准备】

1. 在天然药物实训所要求的常用药材中，抽取 40 种易混或难以鉴别且特征明显的药材，作为药材识别技能考试品种，并编上序号。

2. 将序号填写在答卷上。

3. 将条桌首尾相接，摆放成封闭式的"Z"字形，并将已编上序号的药材摆放在桌面上，每个药品不低于 1.5 米的间距摆放在桌面上。

4. 监考教师不少于 4 人。

【考试实施】

1. 开考前，将试卷发放给学生并集中说明考试注意事项。

2. 学生依次站在指定序号药材位置。

3. 考试以哨声为令，哨声一响，正式开考。此后每次哨声一响，必须统一右移到下一个品种。

4. 考试结束后，立即上交答卷。

【成绩评定】

以答卷为依据计算成绩。错别字不得分。满分 50 分。

考试项目二　药材粉末临时装片与显微镜操作技能考试

本项考试重点考核学生的粉末临时标本片制作技能、显微镜使用操作技能、显微鉴别特征观察技能等。考试限 20 分钟内完成。

【考前准备】

1. 设备材料：显微镜、载玻片、盖玻片、镊子、解剖针、擦镜纸、吸水纸、水合氯醛试液、稀甘油、蒸馏水、酒精灯、药材粉末（如大黄、甘草等）。

2. 考试单人独立进行，每个教师负责 6~7 人的评分。

【考试步骤】

1. 药材粉末水合氯醛透化制片。

2. 显微镜操作与显微特征观察。

【成绩评定】

1. 考核要求　制作方法正确，步骤合理，外观整洁，无大气泡，视野清晰；能正确使用显微镜，能看到清晰的图像，指针指向主要显微鉴别特征。满分50分。

2. 评分标准

（1）制作临时装片的方法正确（10分）。

（2）外观整洁（2分）。

（3）镜检视野内无明显的大气泡，小气泡不超过2个（5分）。

（4）水合氯醛透化制片处理彻底，便于显微观察（5分）。

（5）显微镜提取和安放操作正确（5分）。

（6）调光置片操作规范（10分）。

（7）能看到清晰的图像，指针指向主要显微鉴别特征（10分）。

（8）显微镜还原、装箱操作正确（3分）。

附录二 常见药用植物彩图

灵芝 *Ganoderma lingzhi* Sheng H. Wu，Y. Cao et Y. C. dai

松萝 *Usnea diffracta* Vain.

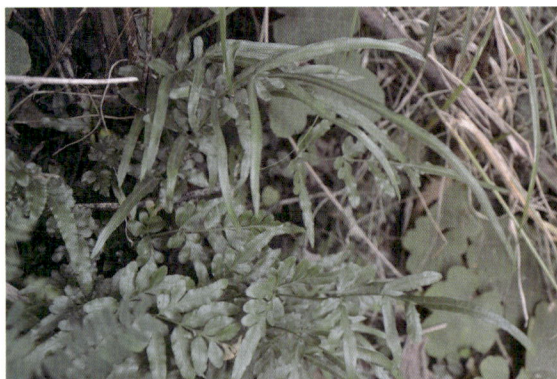

风尾草 *Pteris multifida* Poir

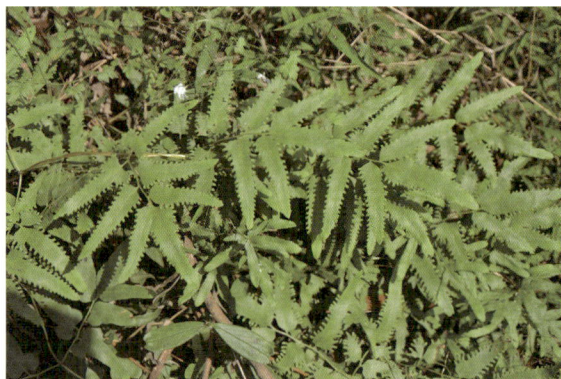

海金沙 *Lygodium japonicum*（*Thunb.*）Sw.

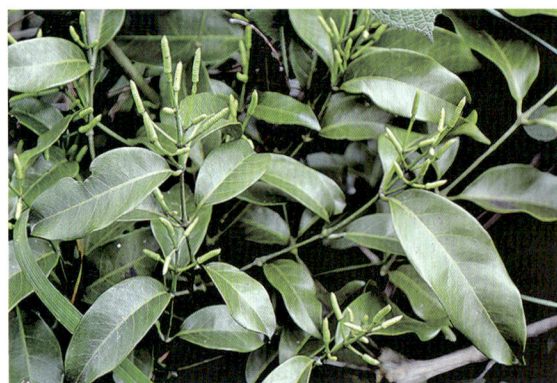

小叶买麻藤 *Gnetum parvifolium*（Warb.）
C. Y. Cheng ex Chun

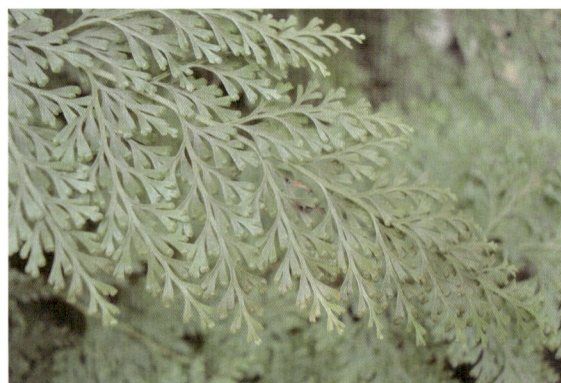

野鸡尾 *Onychium japonicum* Thunb. Kunze

贯众 *Cyrtomium fortunei* **J. Sm**

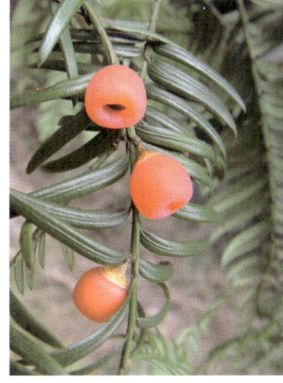

南方红豆杉 *Taxus chinensis*（*Pilger*）**Rehd.**

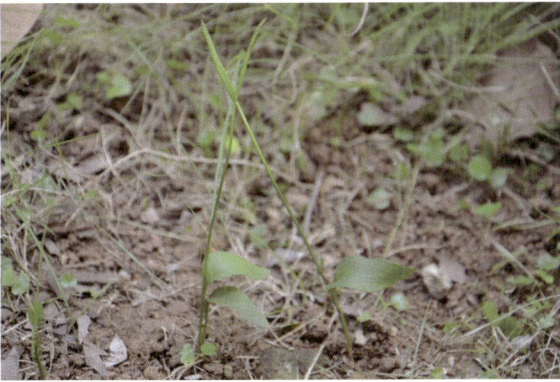

瓶尔小草 *Ophioglossum vulgatum* **L.**

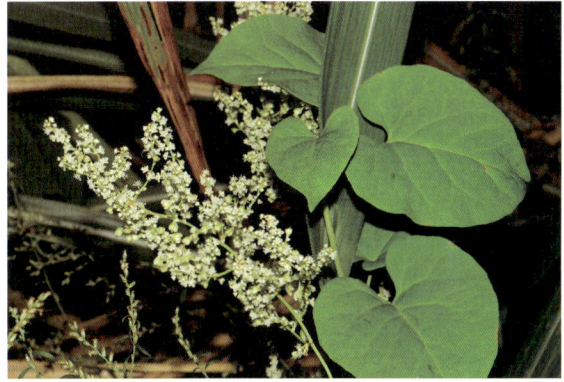

何首乌 *Polygonum multiflorum* **Thunb**

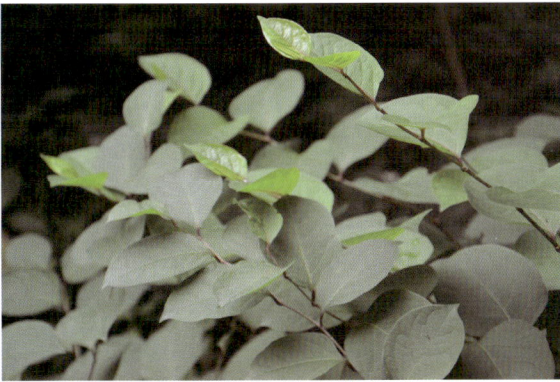

虎杖 *Polygonum cuspidatum* **Sieb. et Zucc.**

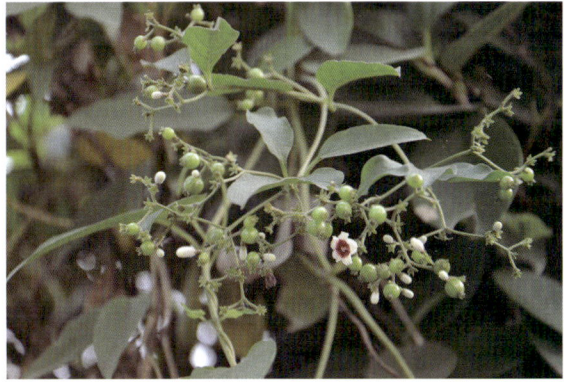

鸡矢藤 *Paederia scandens*（Lour.）**Merr.**

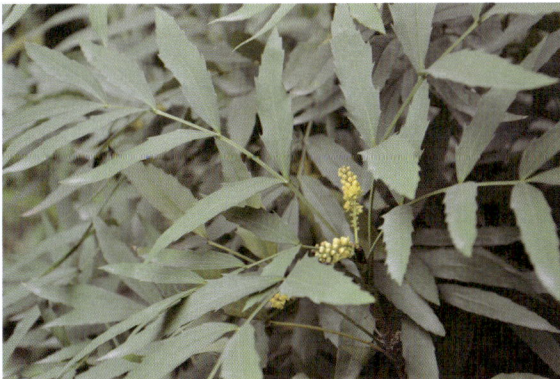

十大功劳 *Mahonia fortunei*（Lindl.）**Fedde**

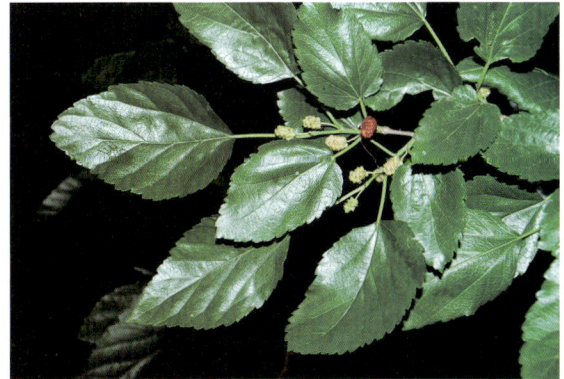

桑 *Morus alba* **L.**

五指毛桃 *Ficus hirt* Vahl

青葙 *Celosia argentea* L.

蕺菜（鱼腥草）*Houttuynia cordata* Thunb.

长春花 *Catharanthus roseus*（L.）G. Don

粉防己 *Aristolochia fangchi* Y. C. Wu ex L. D. Chow et S. M. Hwang

鸡冠花 *Celosia Cristata* L.

南板蓝根 *Baphicacanthus cusia*（Nees）Bremek

天胡荽 *Hydrocotyle sibthorpioides* Lam.

马齿苋 *Portulaca oleracea* L.

使君子 *Quisqualis indica* L.

皂荚 *Gleditsia sinensis* Lam.

牛大力 *Millettia specisoa* Champ

两面针 *Zanthoxylum nitidum*（Roxb.）DC.

三叉苦 *Evodia lepta*（Spreng.）Merr.

鳢肠（旱莲草）*Eclipta prostrata* L.

爵床 *Rostellularia procumbens*（L.）Nees.

排钱树 *Phyllodium pulchellum*（L.）Desv

草决明 *Cassia obtusifolia* L.

佛手 *Citrus medica* Linn. var. *sarcodactylis*（Noot.）Swingle

假鹰爪 *Desmos chinensis* Lour.

铁冬青（救必应）*Ilex rotunda* Thunb

女贞子 *Ligustrum lucidum* Ait

蒲公英 *Taraxacum mongolicum* Hand. – Mazz.

牛蒡 *Arctium lappa* L.

毛叶地瓜儿苗（泽兰）*Lycopus lucidus*
Turcz. var. *hirtus Regel*

山楂 *Crataegus pinnatifida* Bge.

石榴 *Punica granatum* L.

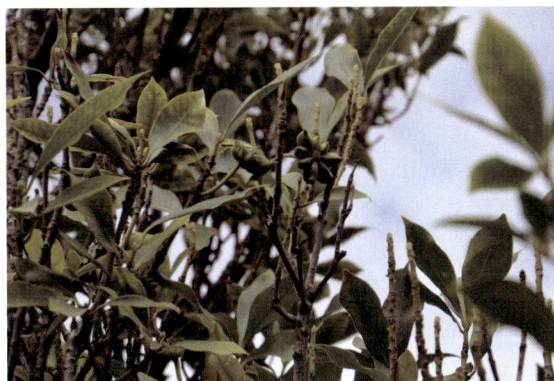

八角茴香 *Illicium verum* Hook. f.

木芙蓉 *Hibiscus mutabil* is Linn.

白英 *Solanum lyratum* Thunb

喜树 *Camptotheca Acuminata* Decne

博落回 *Macleaya cordata*（Willd.）R. Br.

凤仙花 *Impatiens balsamina*

桑寄生 *T. Danseraxillus sutchuenensis*（Lecomte）

蓖麻 *Ricinus communis* L.

罗布麻 *A. venetum* L.

鸡骨草（广州相思子）*Abrus cantoniensis* Hance

石菖蒲 *Acorus tatarinowii* Schott

茶枝柑（广陈皮）*Citrus reticulata* cv. Chachiensis

络石（络石藤）*Trachelospermum jasminoides*（Lindl.）Lem.

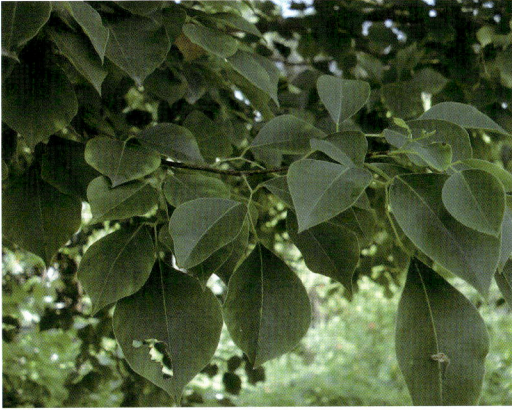

降香檀 *Dalbergia odorifera* T. Chen

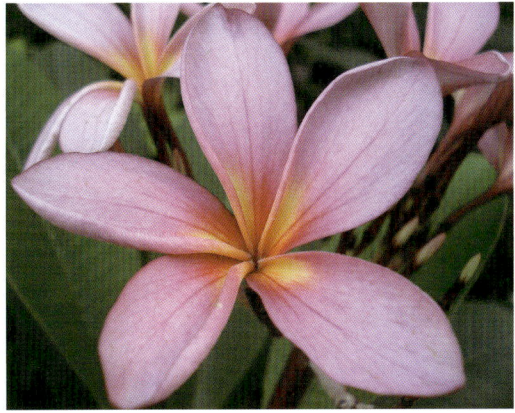

鸡蛋花 *Plumeria rubra* L.

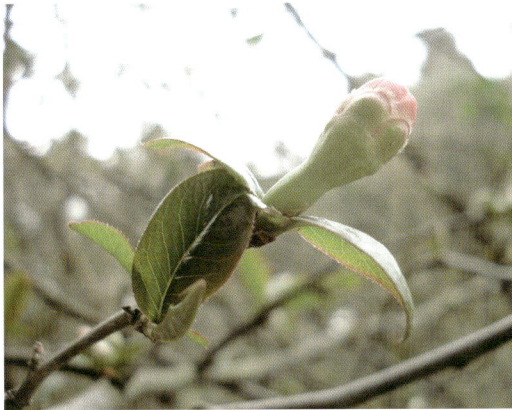

贴梗海棠 *Chaenomeles speciosa*（Sweet）Nakai

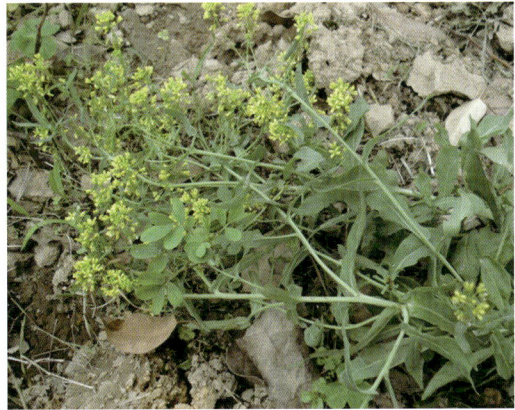

菘蓝 *Isatis indigotica* Fortune

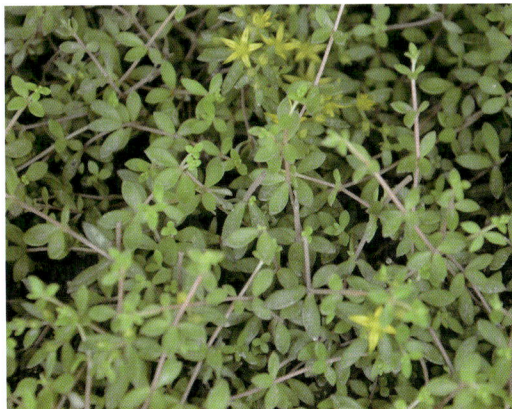

垂盆草 *Sedum sarmentosum* Bunge

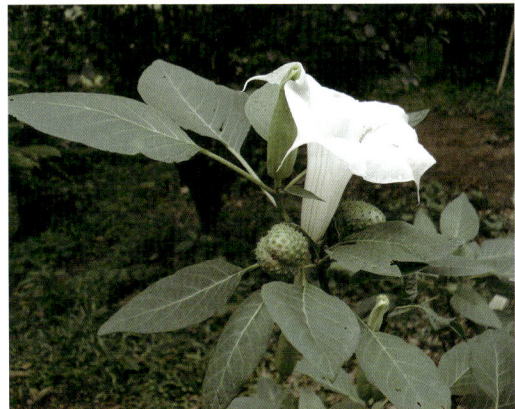

白花曼陀罗（洋金花）*Datura metel* L.

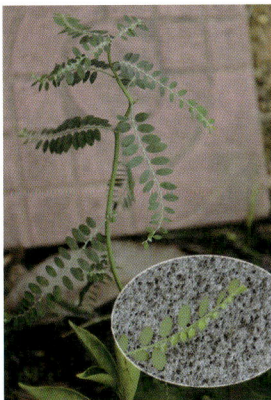

叶下珠 *Phyllanthus urinaria* L.

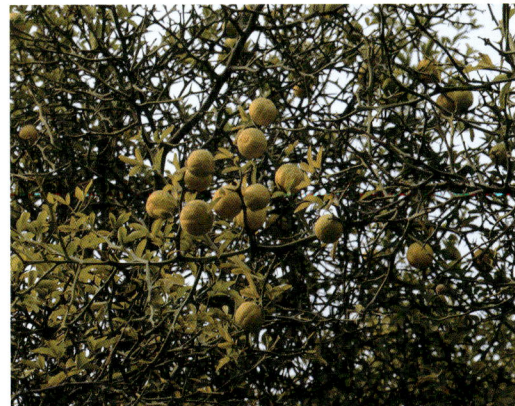

酸橙 *Citrus aurantium* L.

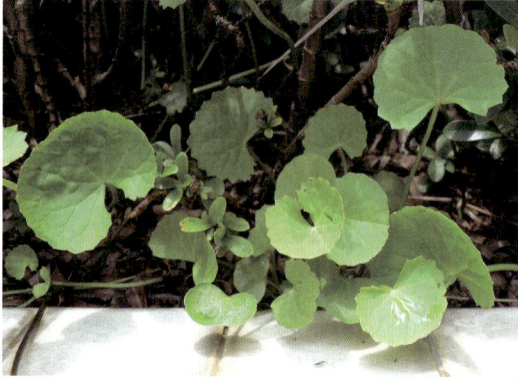

积雪草（崩大碗）*Centella asiatica*（L.）Urb.

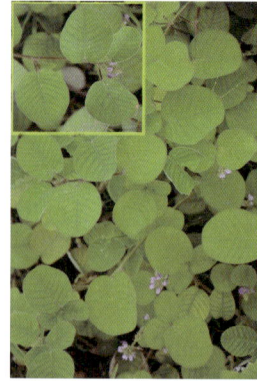

广金钱草 *Desmodium styracifolium*（Osbeck）Merr.

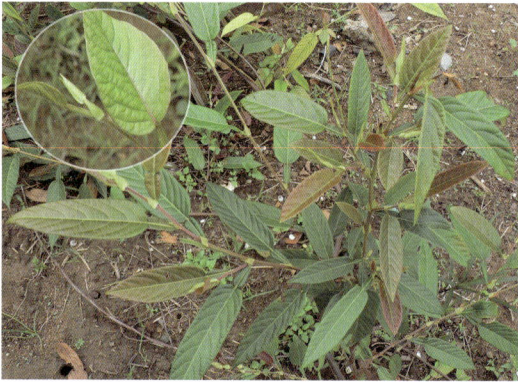

葫芦茶 *Tadehagitriquetrum*（L.）H. Ohashi

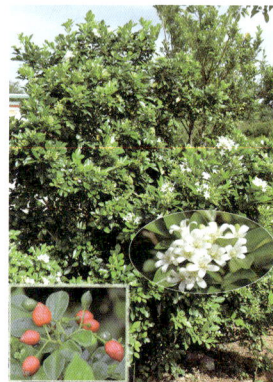

九里香 *Murraya exotica* L.

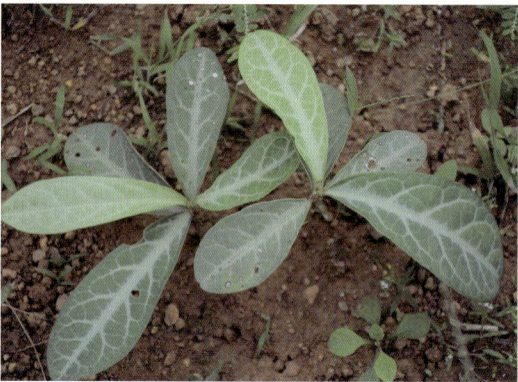

龙脷叶 *Sauropus spatulifolius* Beille

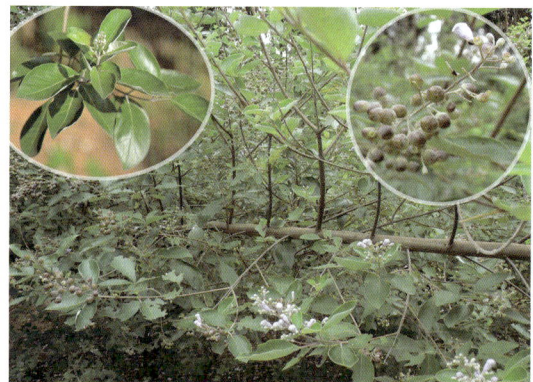

蔓荆 *Vitex trifolia* L.

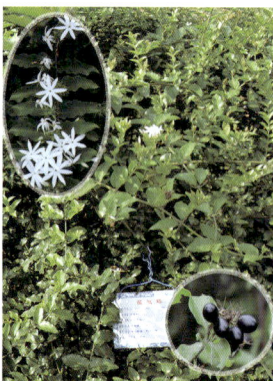

扭肚藤 *Jasminum elongatum*（Bergius）Willd.

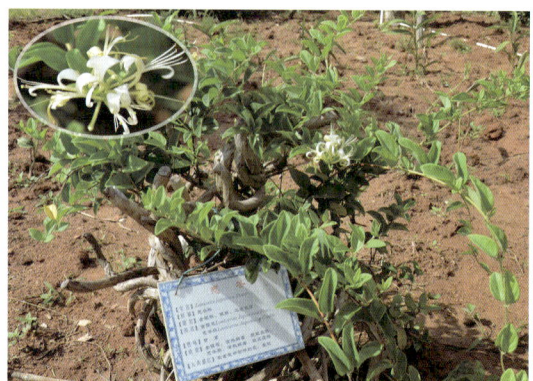

忍冬 *Lonicera japonica* Thunb.

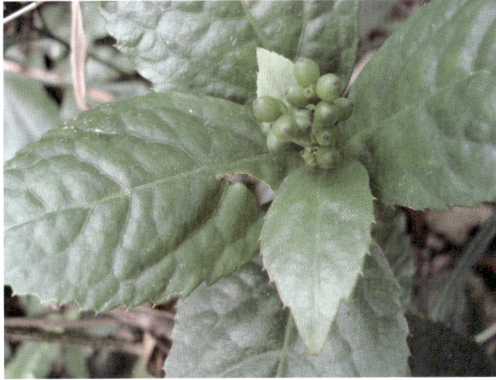

草珊瑚 *Sarcandra glabra*（Thunb.）Nakai

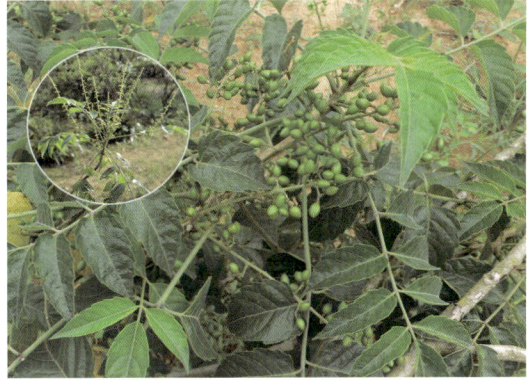

鸦胆子 *Brucea javanica*（L.）Merr.

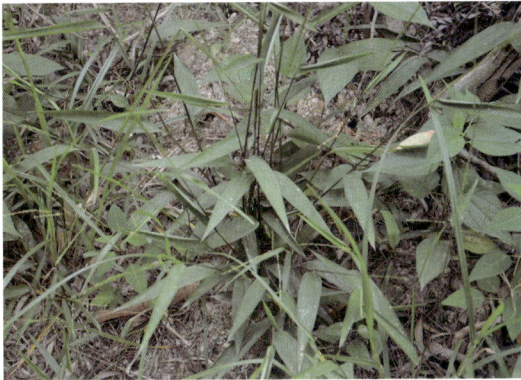

淡竹叶 *Lophatherum gracile* Brongn.

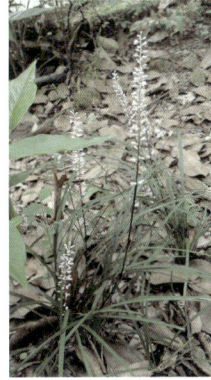

山麦冬 *Liriope spicata*（Thunb.）Lour.

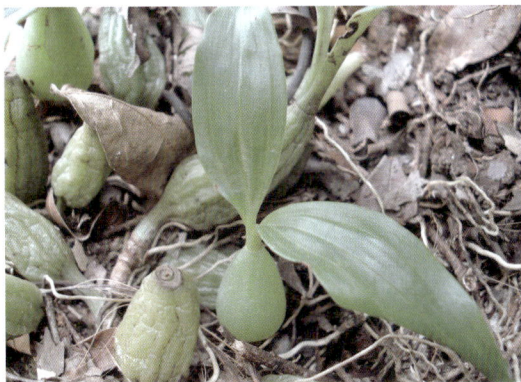

石仙桃 *Pholidota chinensis* Lindl.

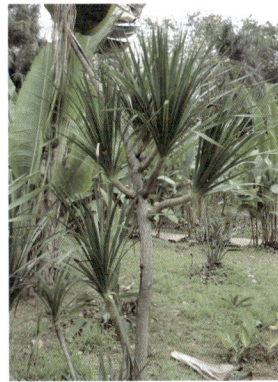

剑叶龙血树 *Dracaena co chinchinensis*（Lour.）S. C. Chen

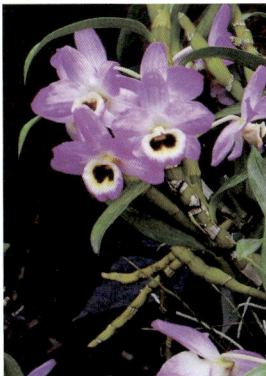

石斛（金钗石斛）**Dendrobium nobile**

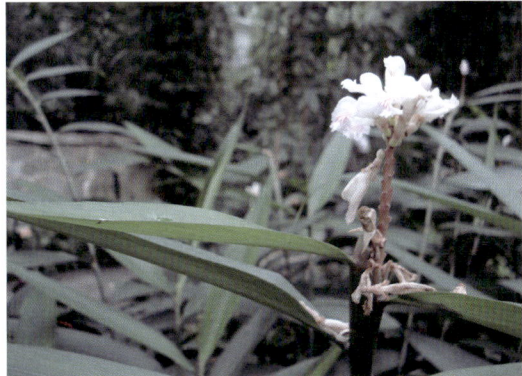

益智 *Alpinia oxyphylla* Miq.

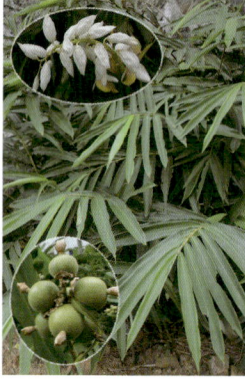

白豆蔻 *Amomum kravanh* Pierre ex Gagnep.

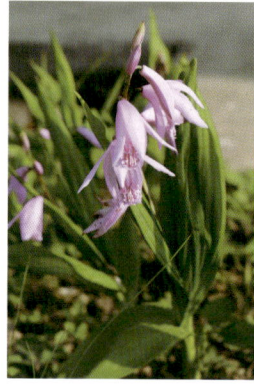

白及 *Bletilla striata* （Thunb.） **Reichb. f.**

附录三 天然药物图谱选

1. 根茎类中药

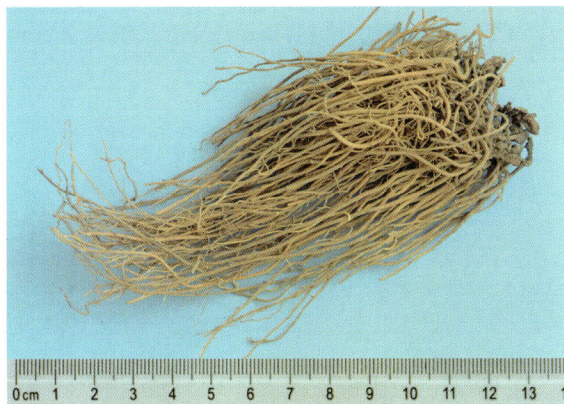
细辛

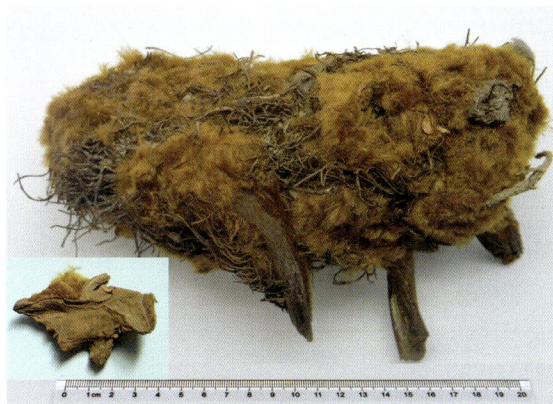
狗脊

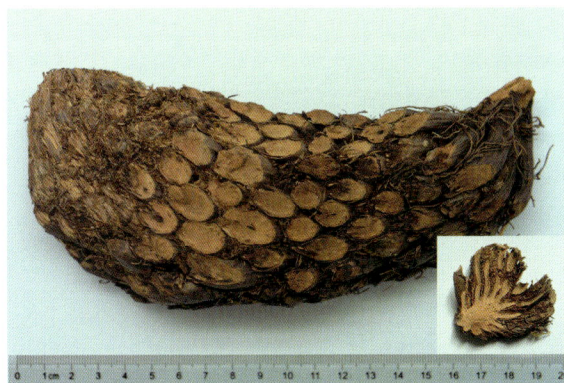
绵马贯众

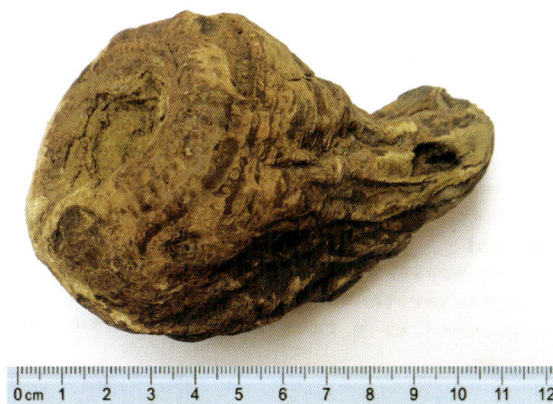
大黄

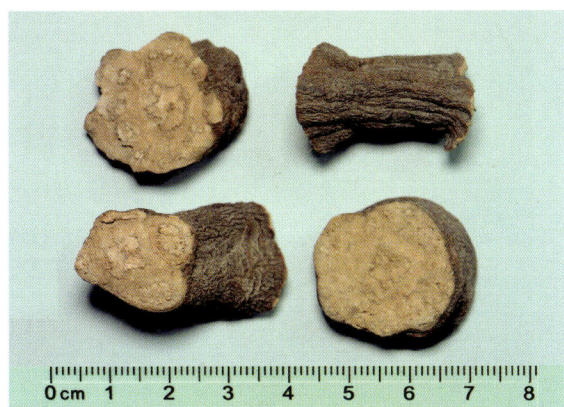
何首乌

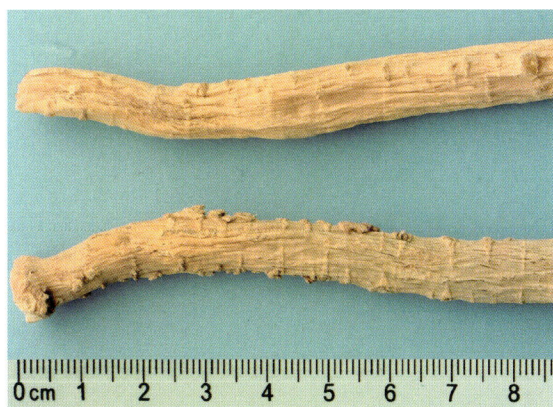
牛膝

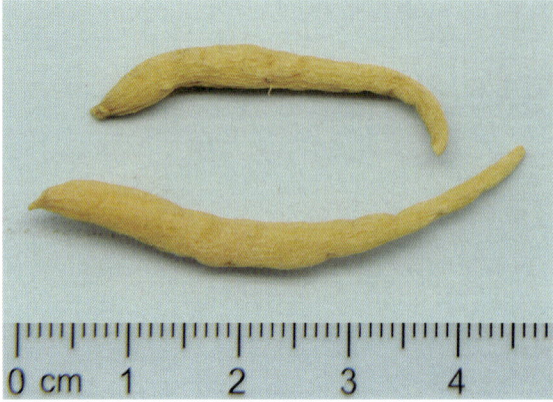

太子参

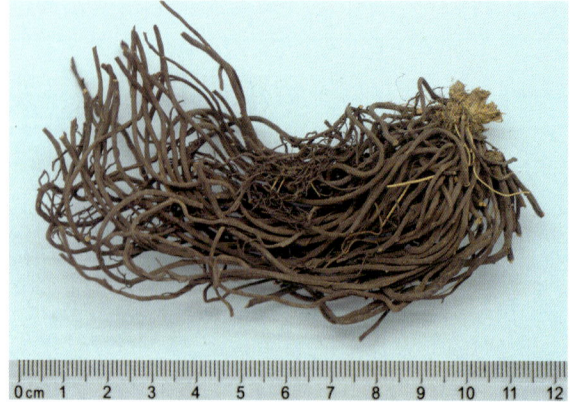

威灵仙

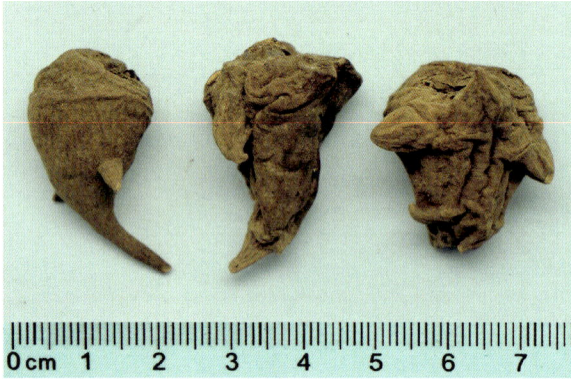

川乌

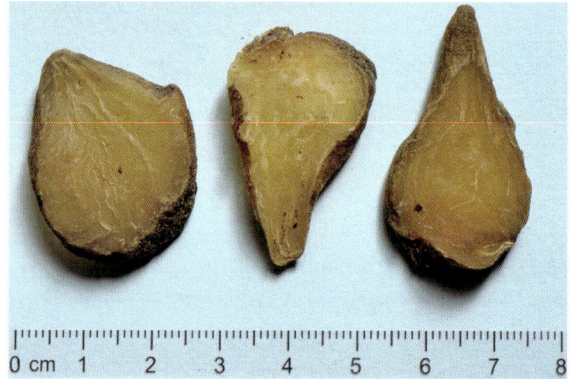

附子

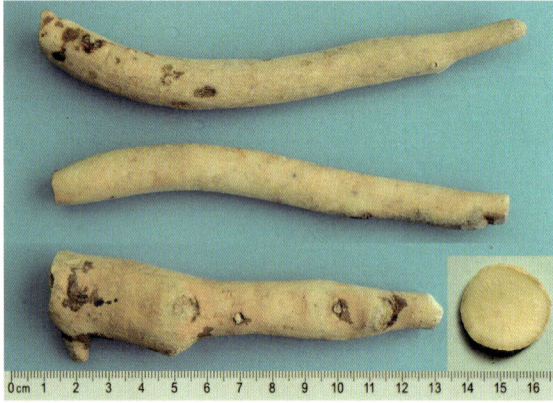

白芍

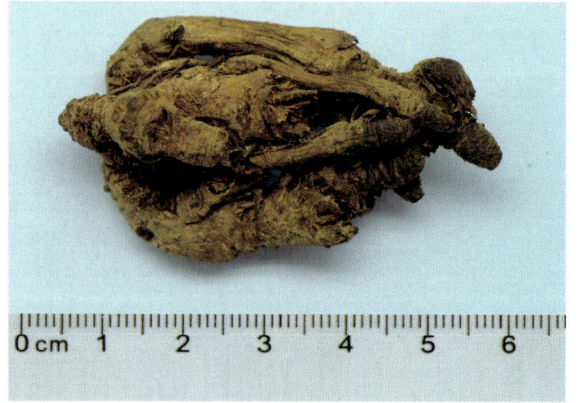

黄连

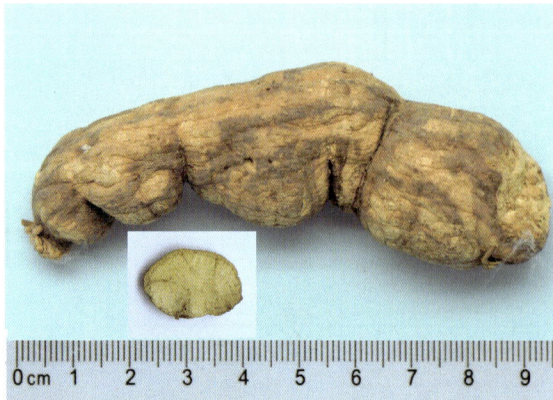

防己

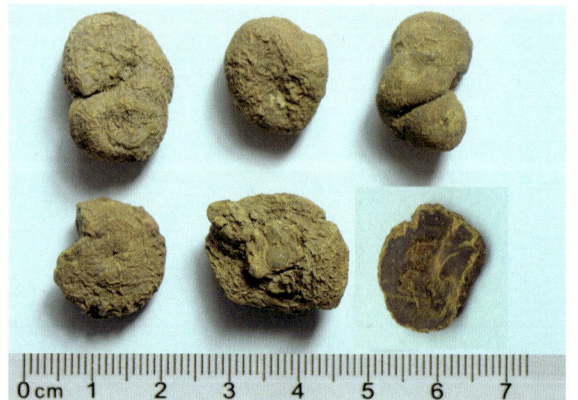

延胡索

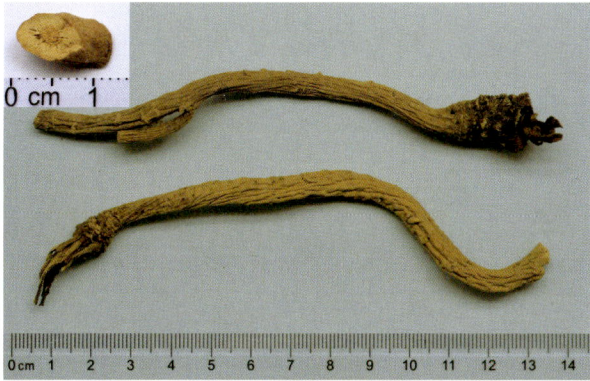

板蓝根

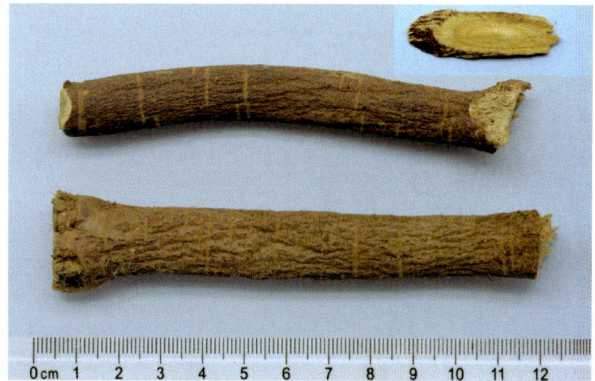

甘草

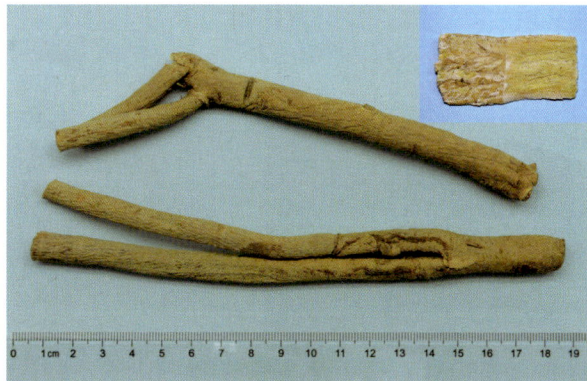

黄芪

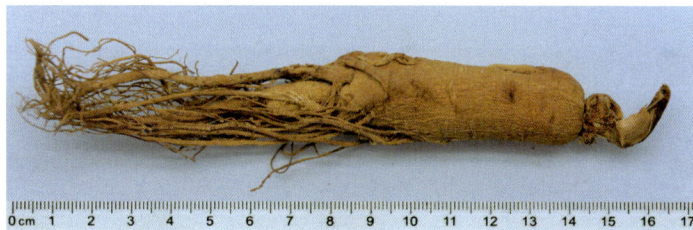

生晒参

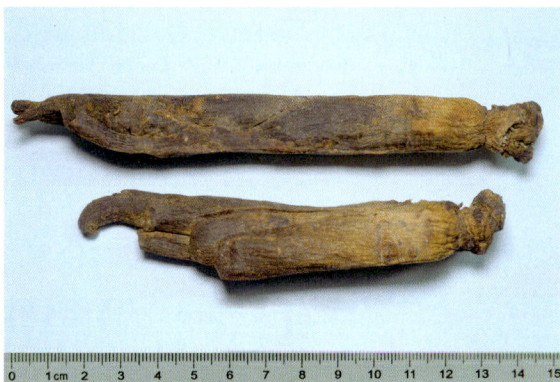

红参

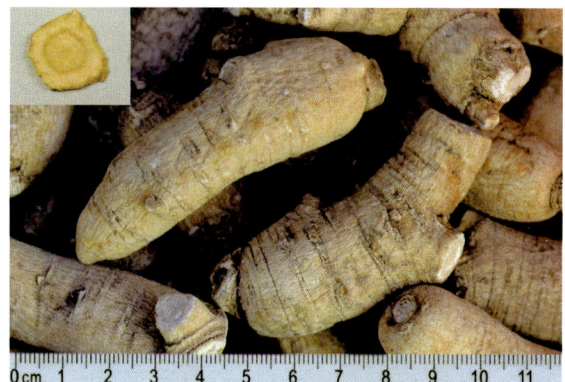

西洋参

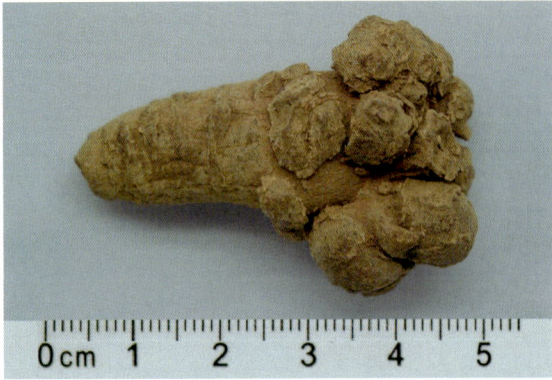

三七

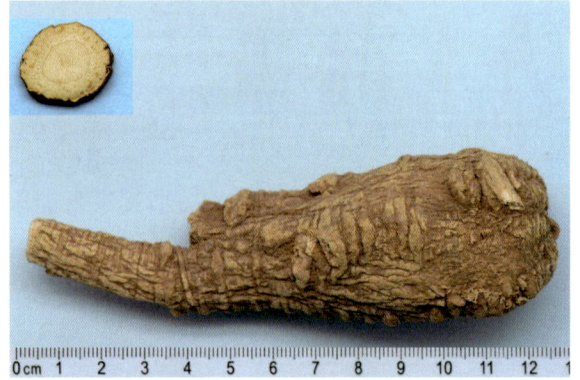

白芷

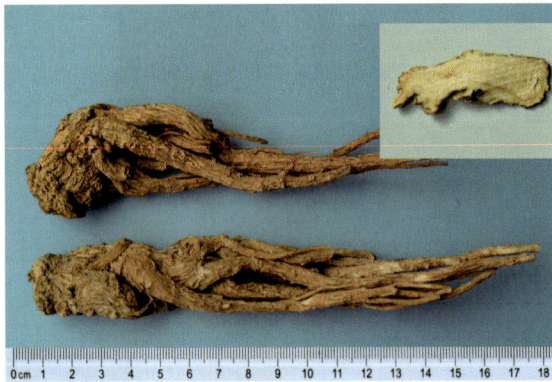

当归

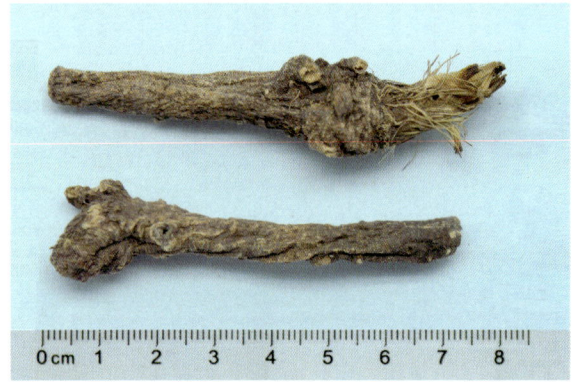

前胡

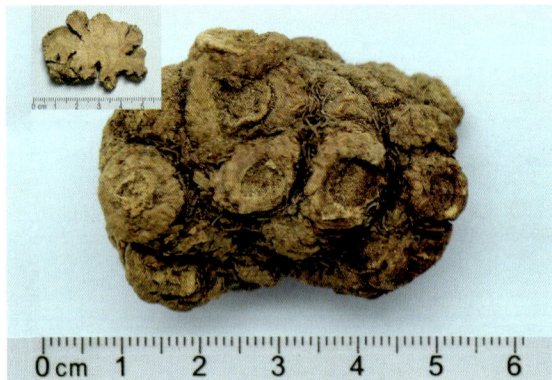

川芎

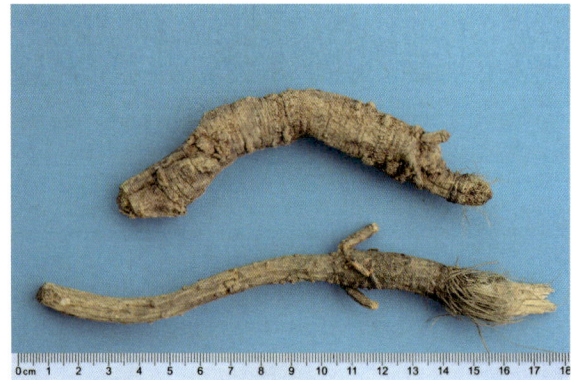

防风

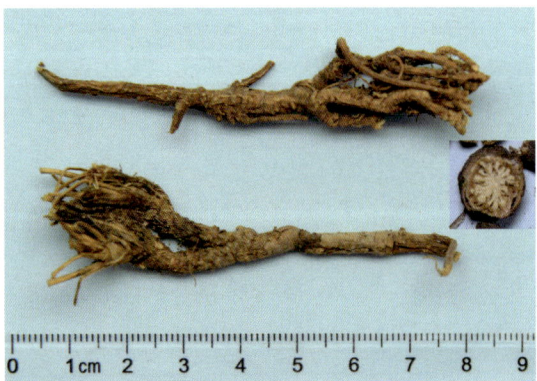

柴胡

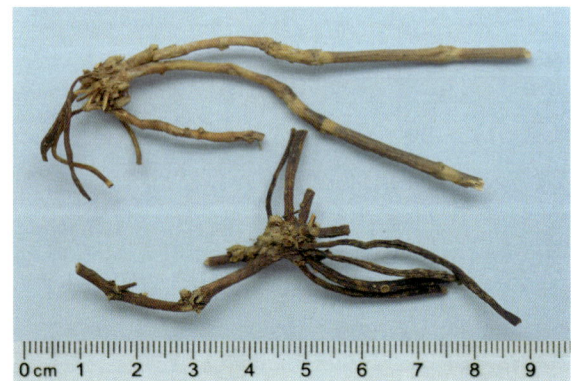

龙胆

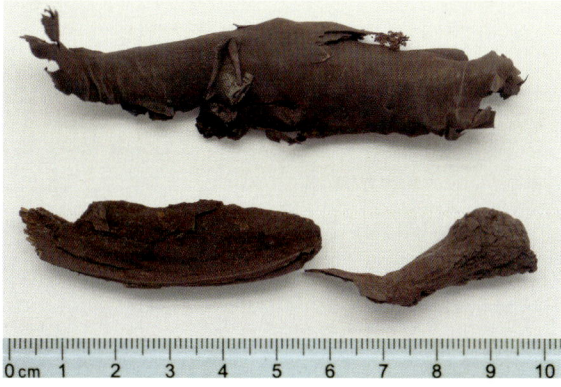

紫草

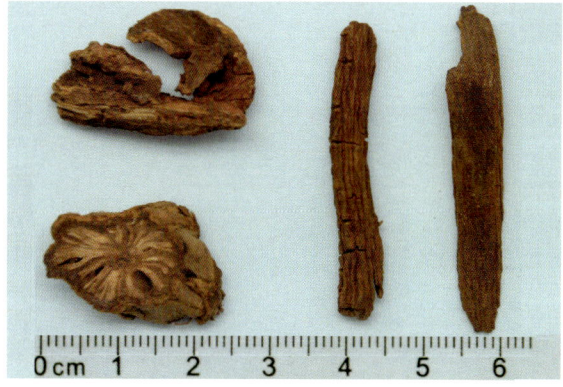

丹参

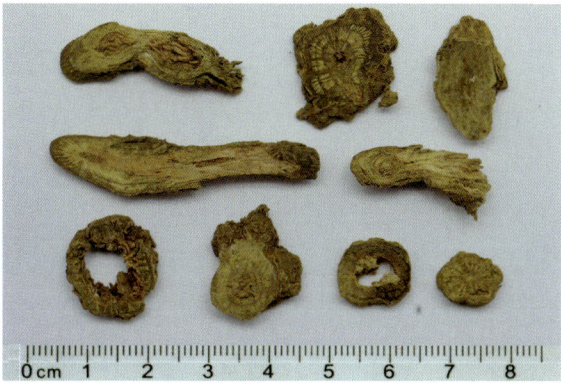

黄芩

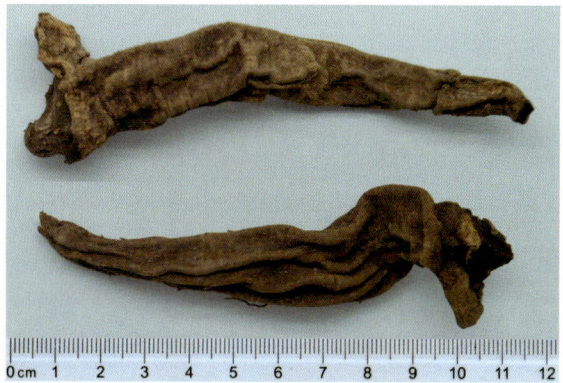

玄参

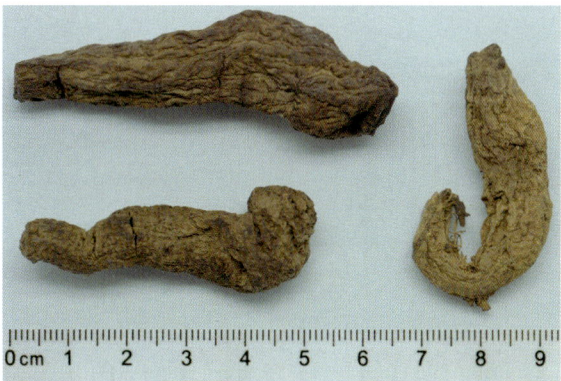

地黄

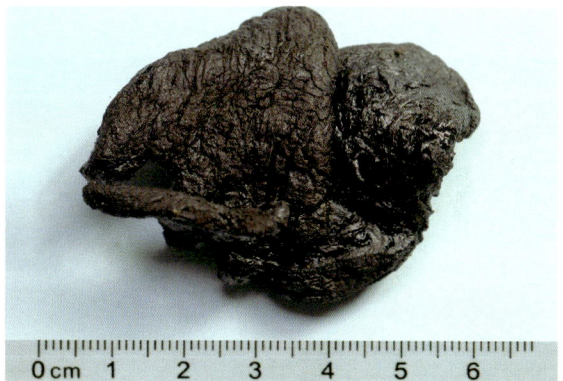

熟地黄

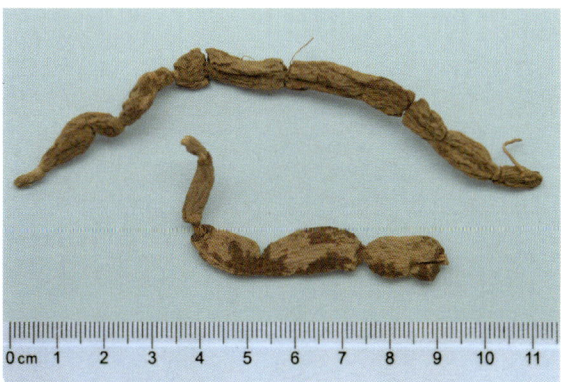

巴戟天

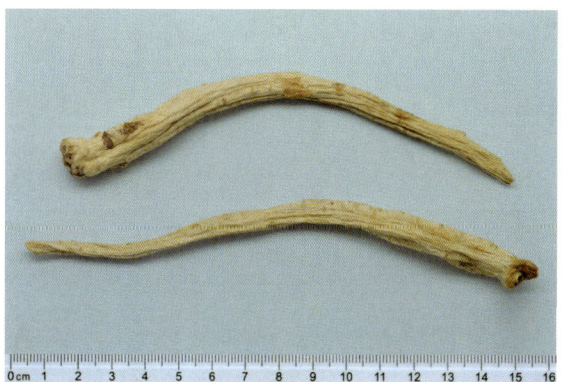

桔梗

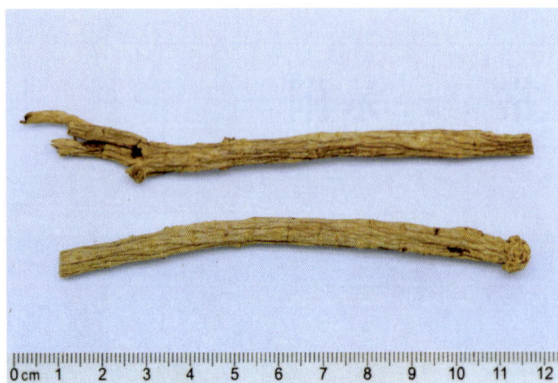

党参

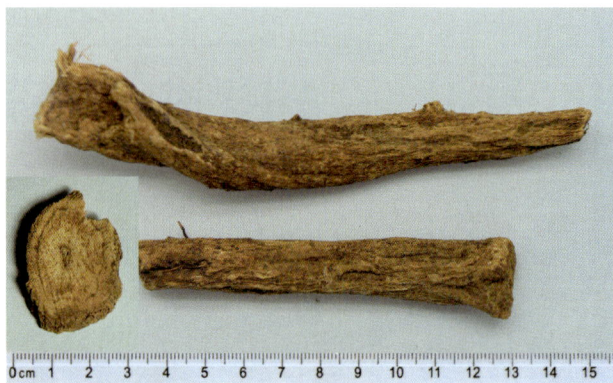

木香

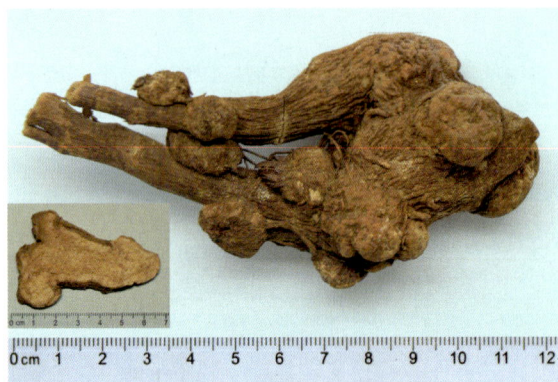

白术

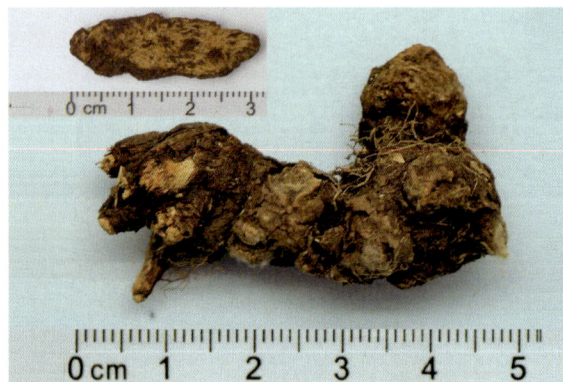

苍术

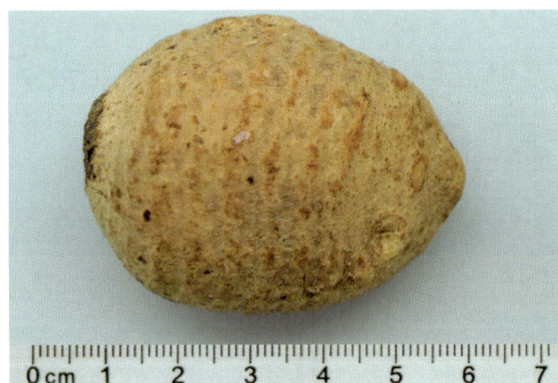

泽泻

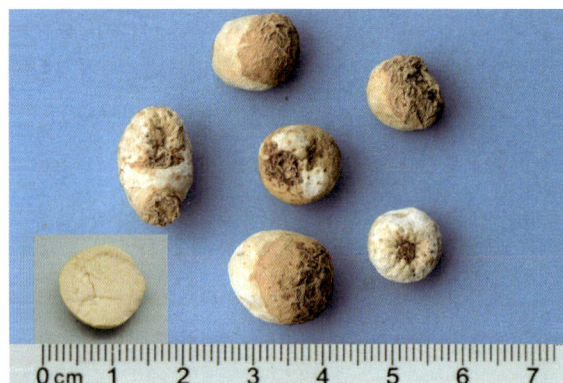

半夏

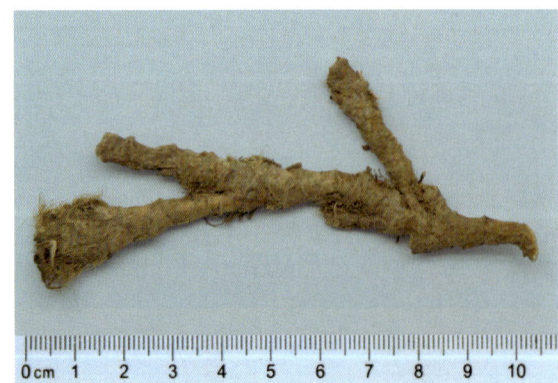

石菖蒲

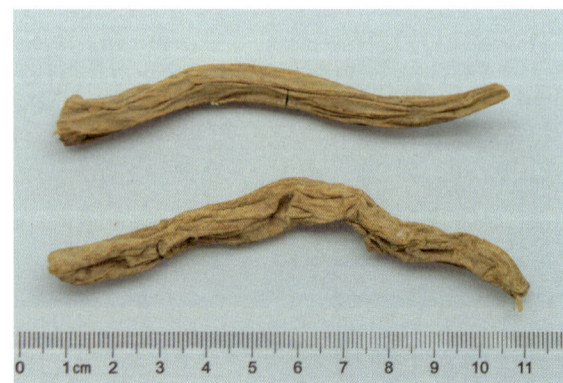

百部

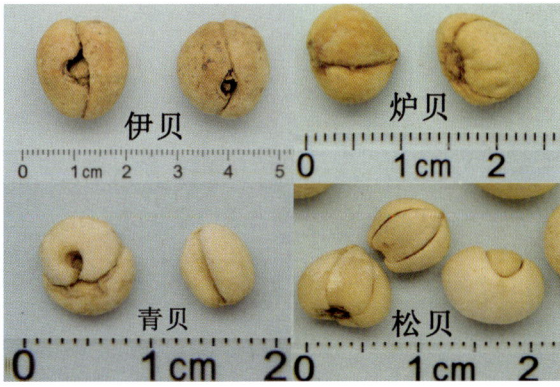

川贝母

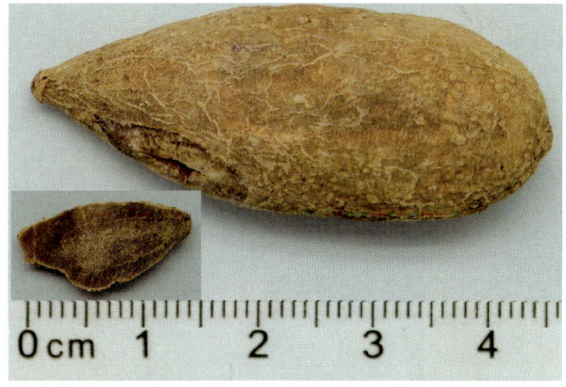

郁金

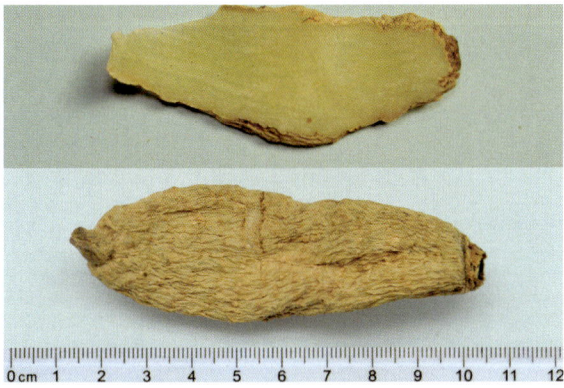

天麻

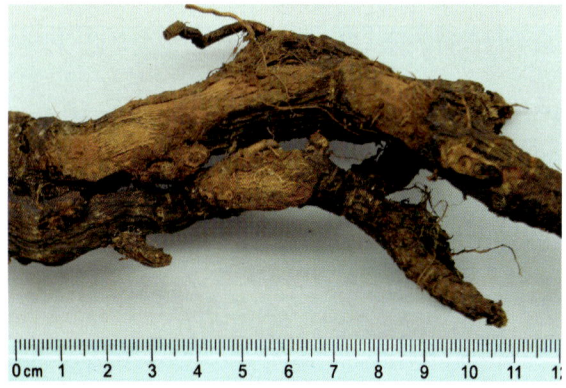

虎杖

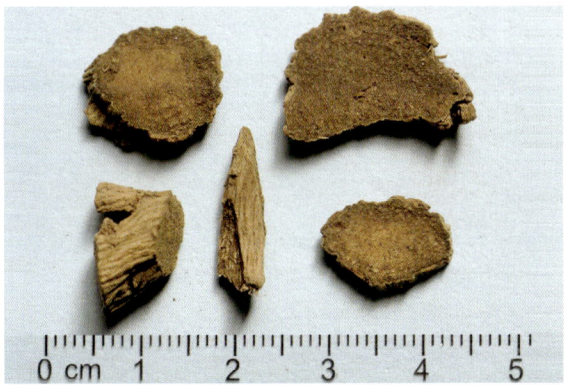

川牛膝

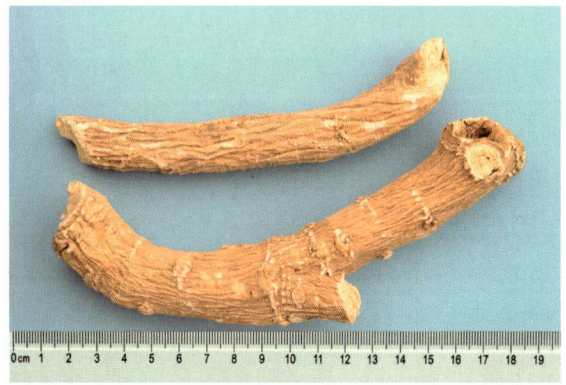

银柴胡

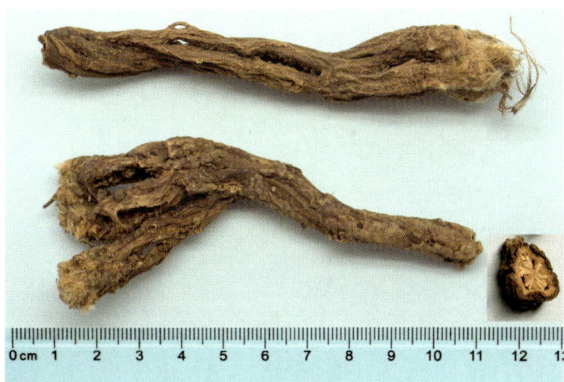

白头翁

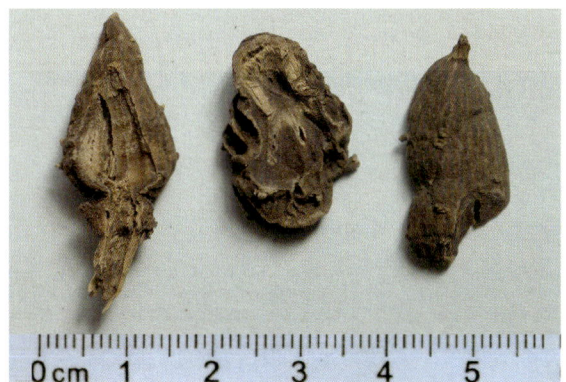

草乌

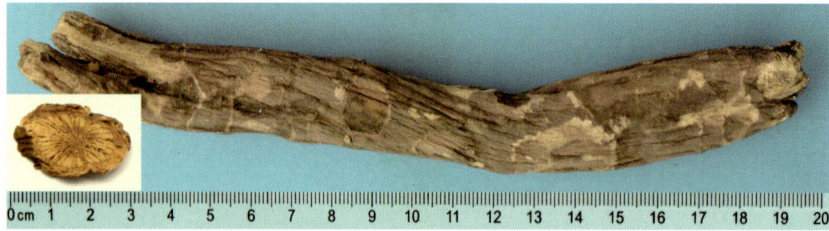

赤芍

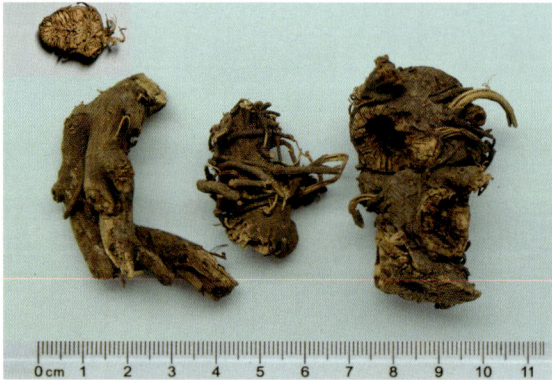

升麻

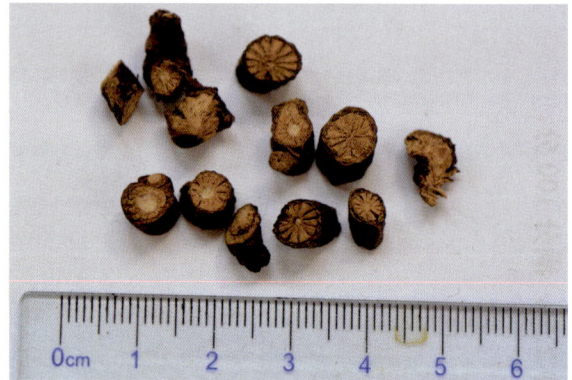

北豆根

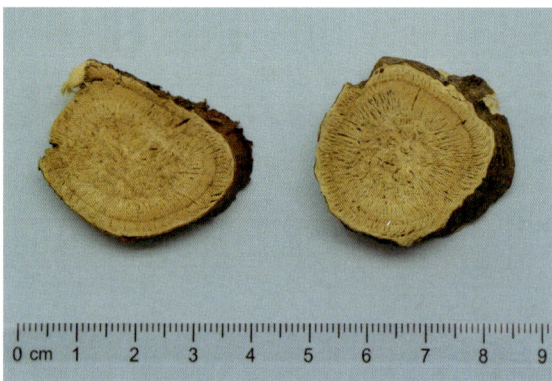

苦参

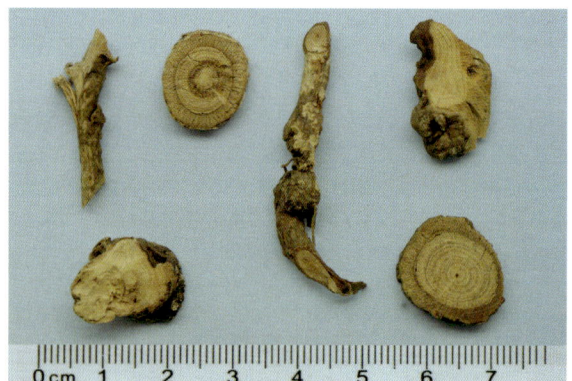

山豆根

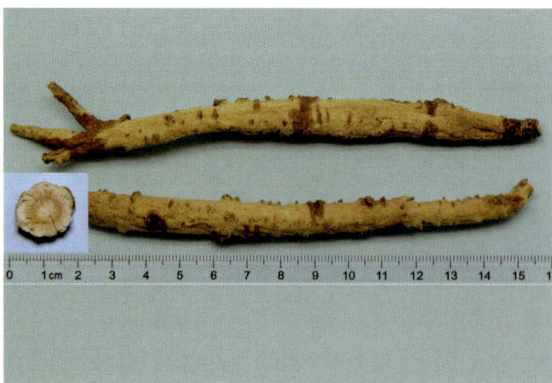

北沙参

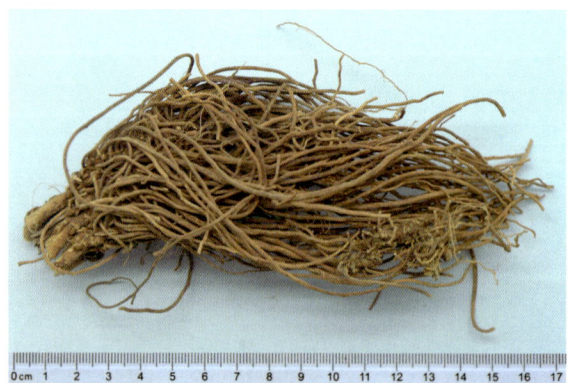

白薇

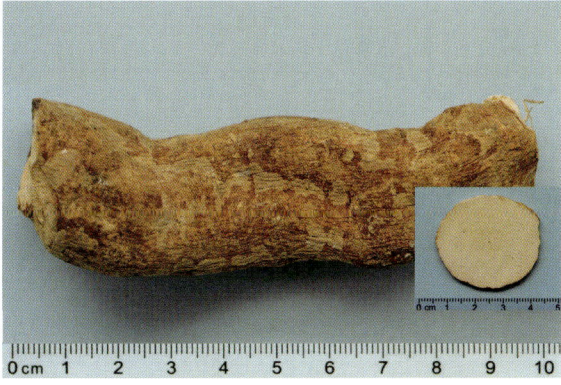

天花粉

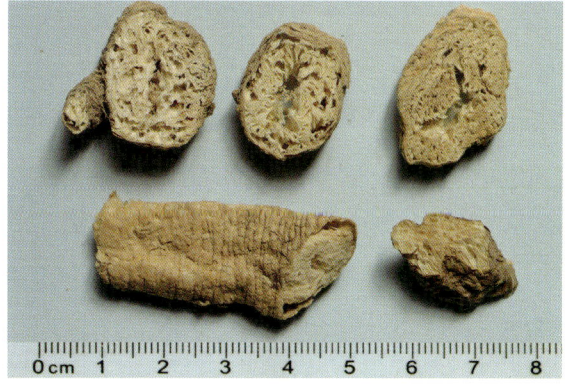

南沙参

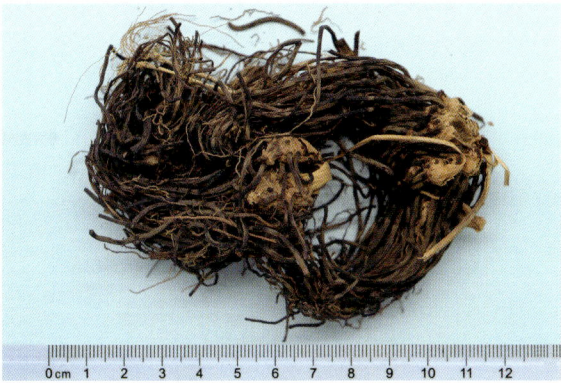

紫菀

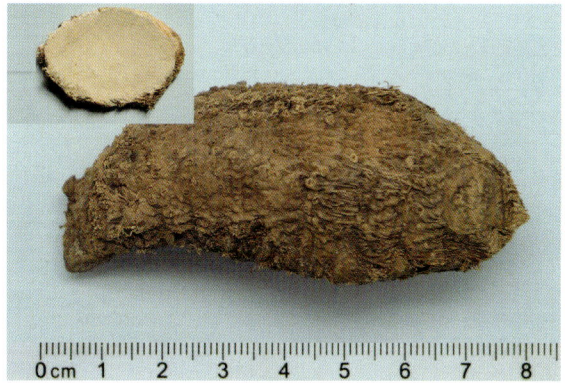

三棱

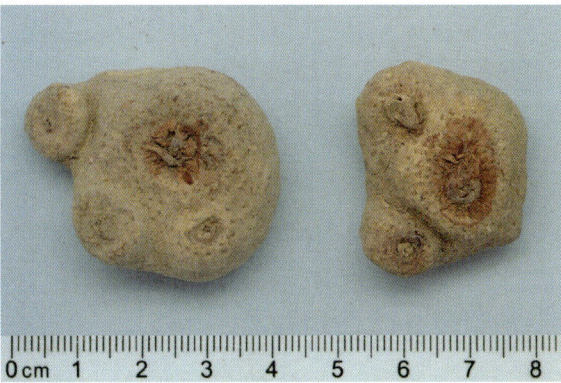

天南星

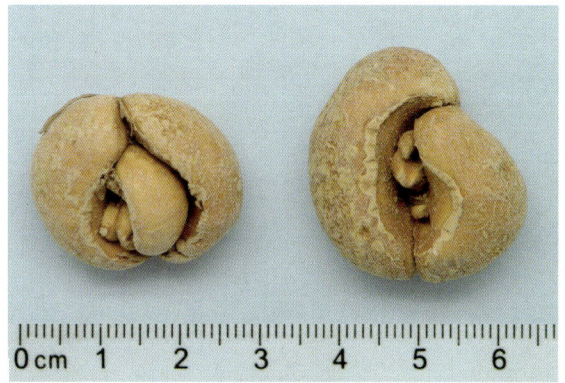

浙贝母

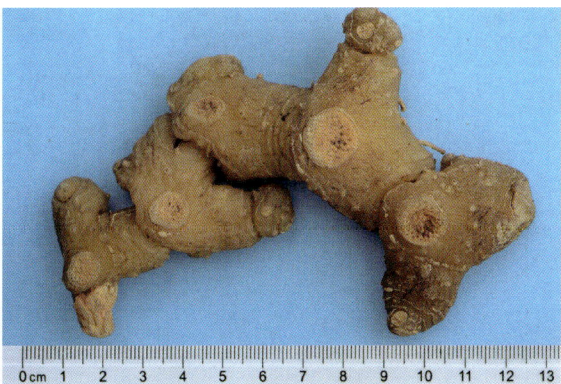

黄精

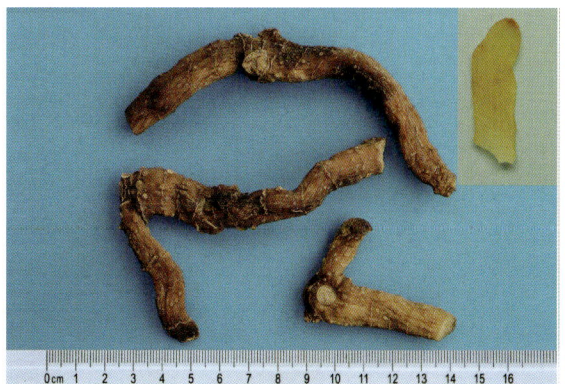

玉竹

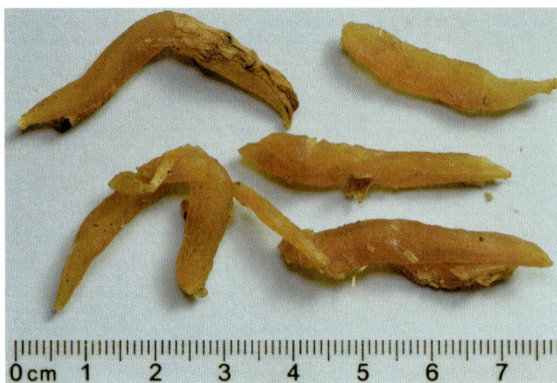

天冬

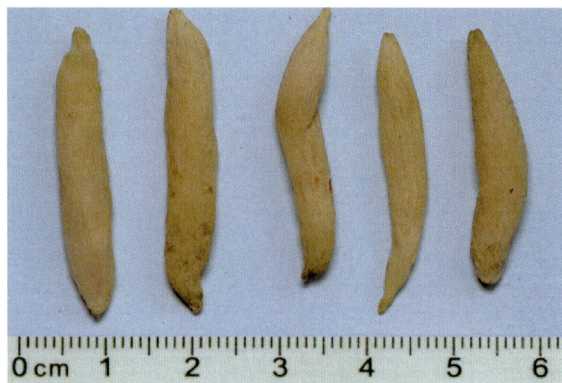

麦冬

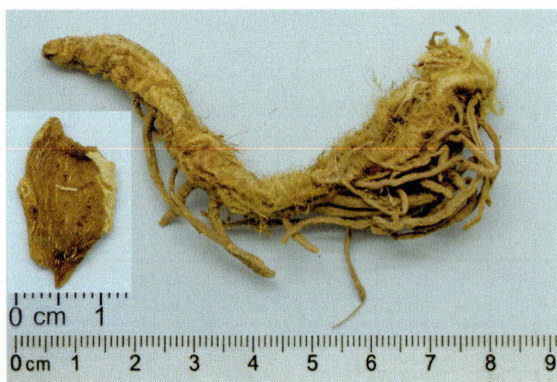

知母

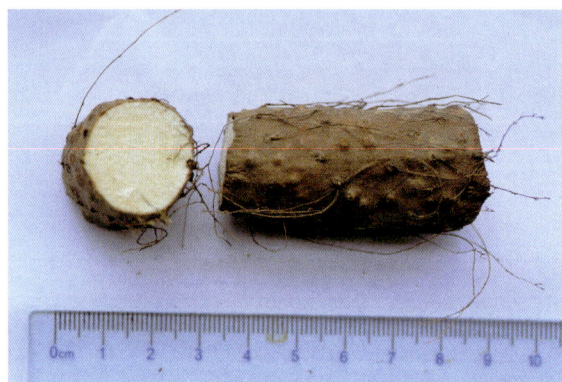

山药

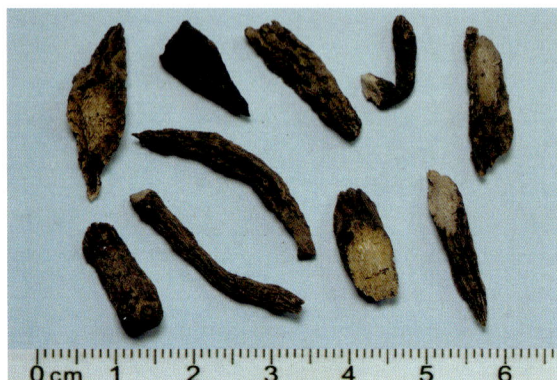

仙茅

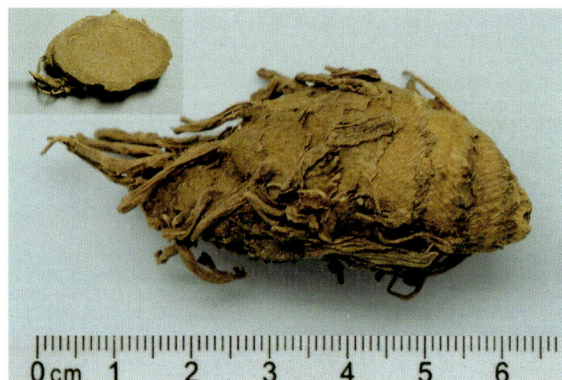

莪术

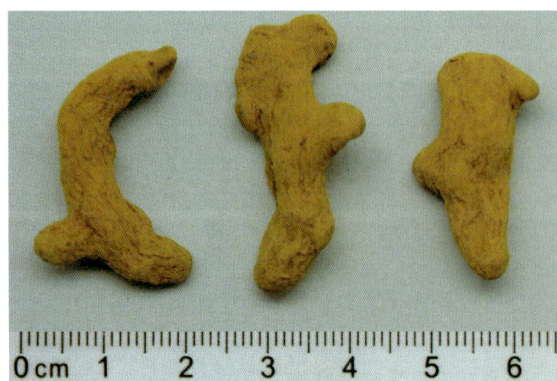

姜黄

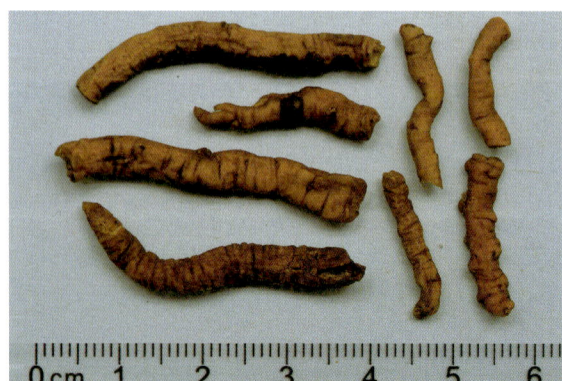

远志

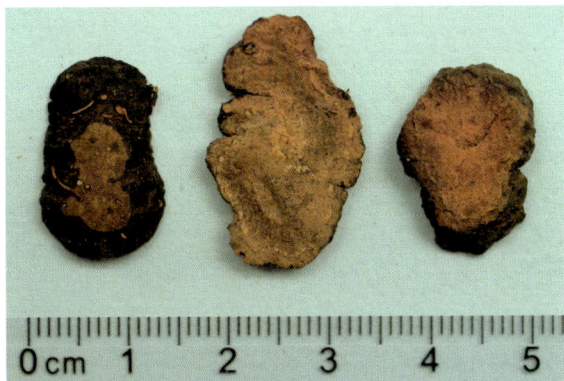

拳参

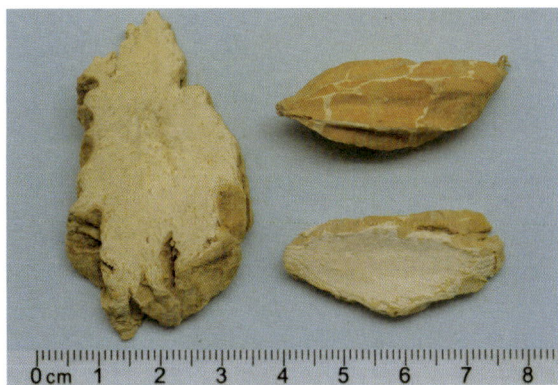

白蔹

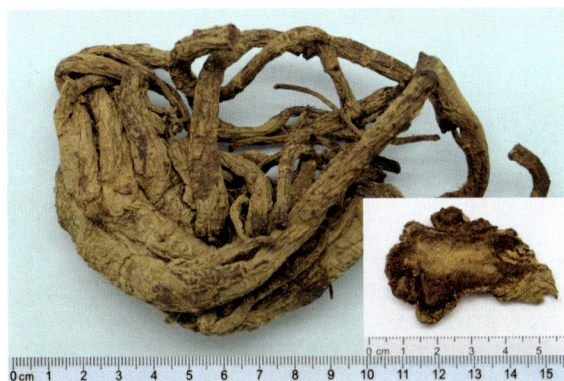

独活

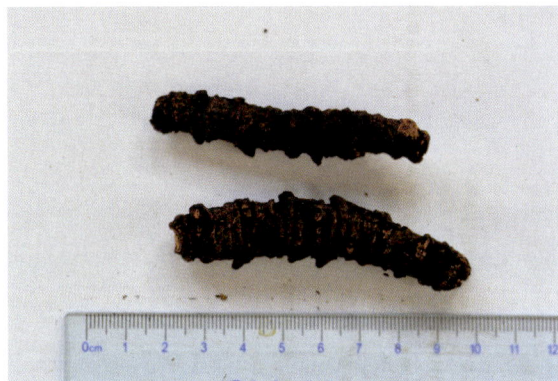

羌活

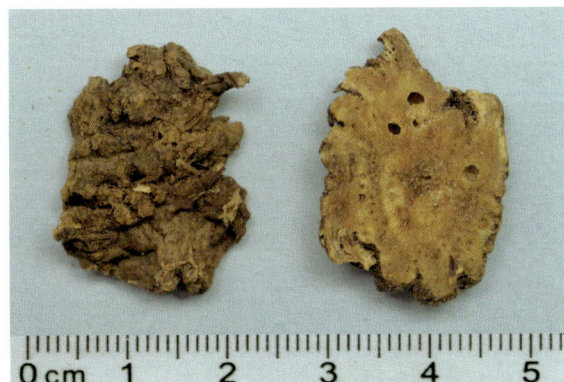

藁本

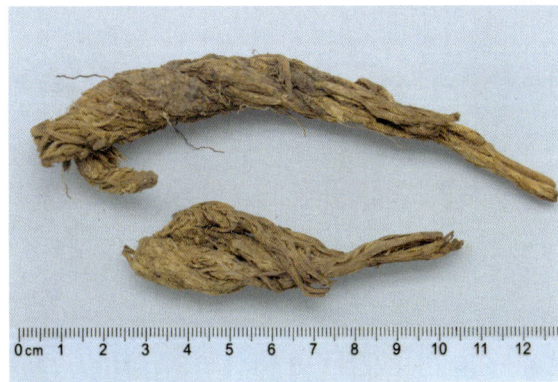

秦艽

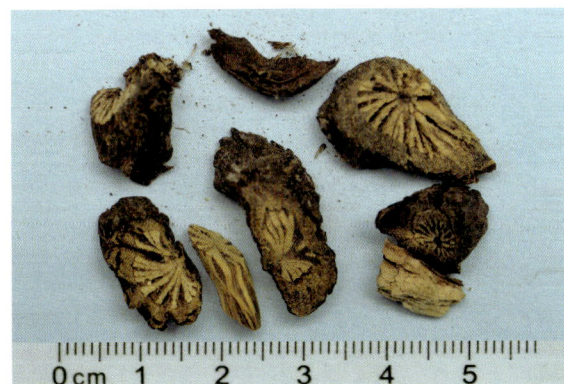

漏芦

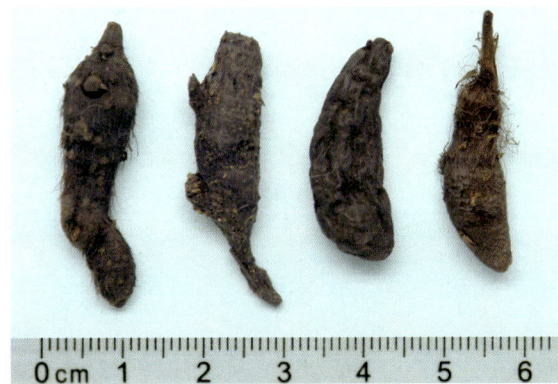

香附

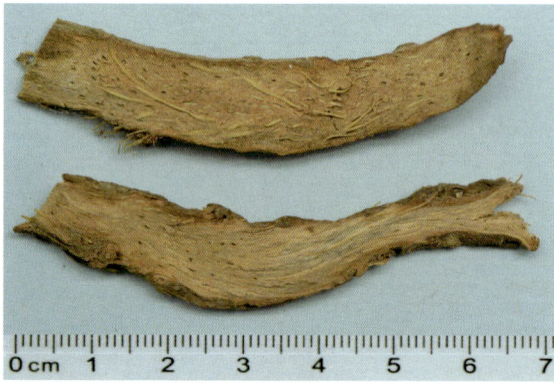

千年健

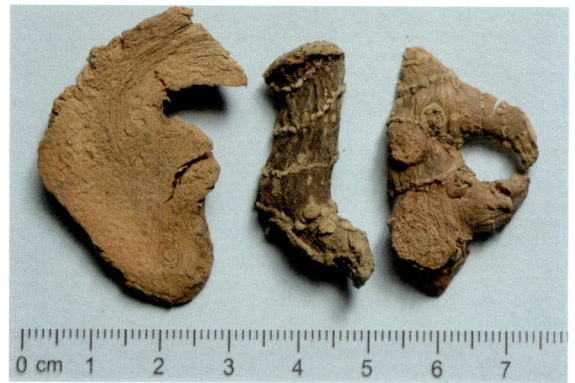

高良姜

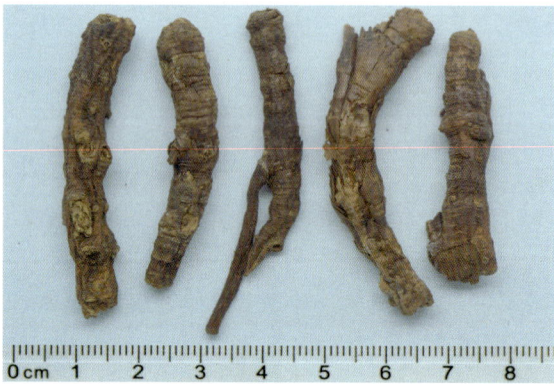

胡黄连

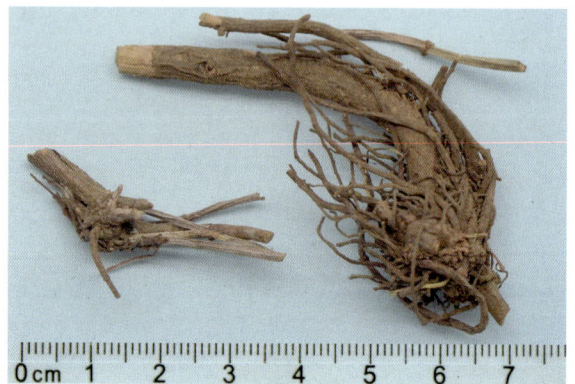

茜草

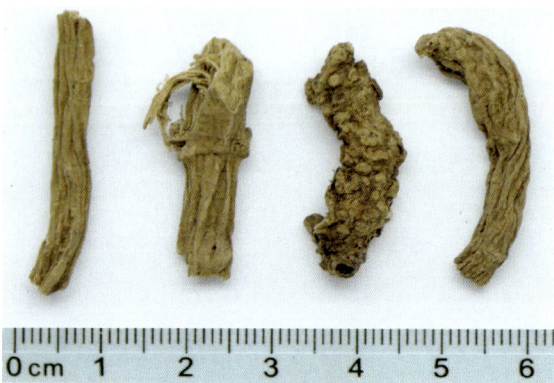

续断

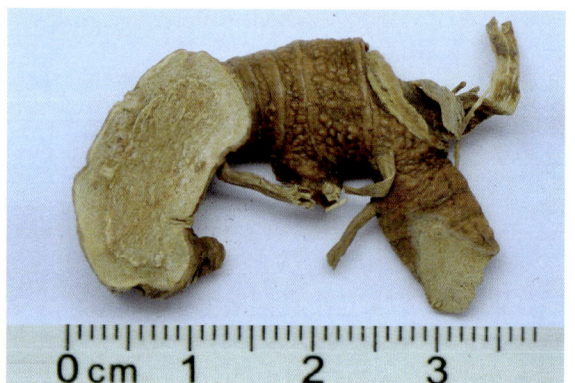

射干

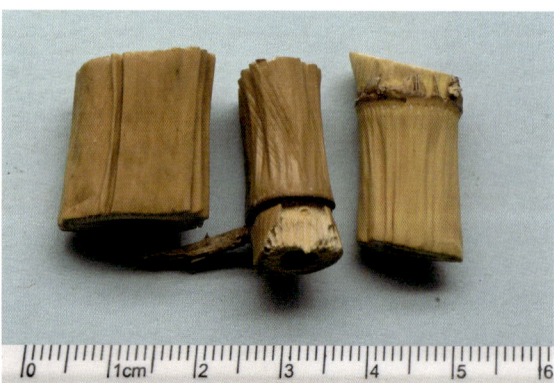

芦根

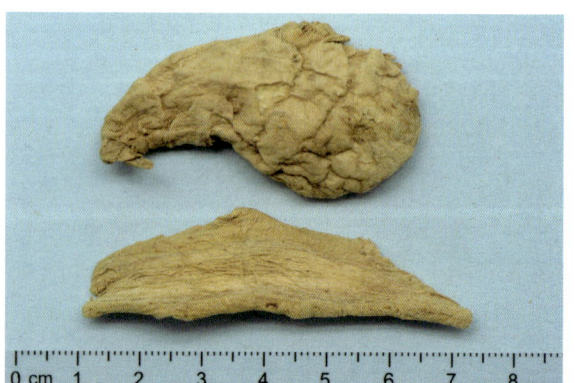

干姜

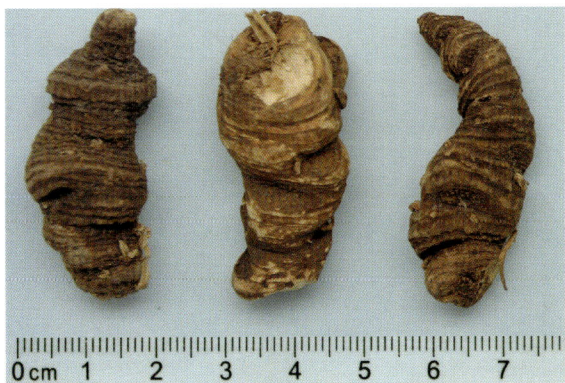

重楼

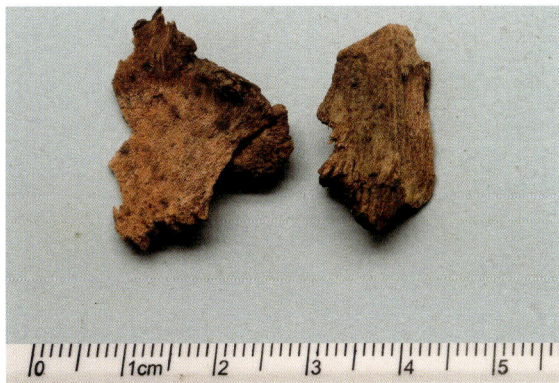

土茯苓

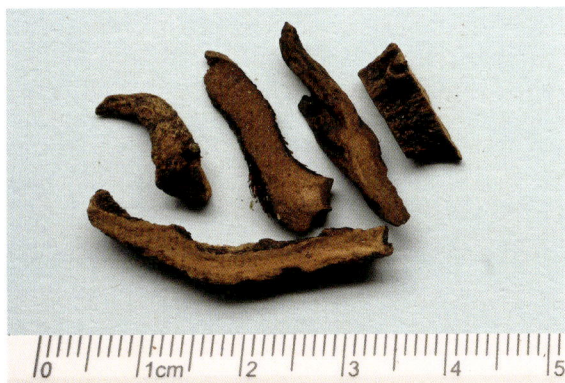

骨碎补

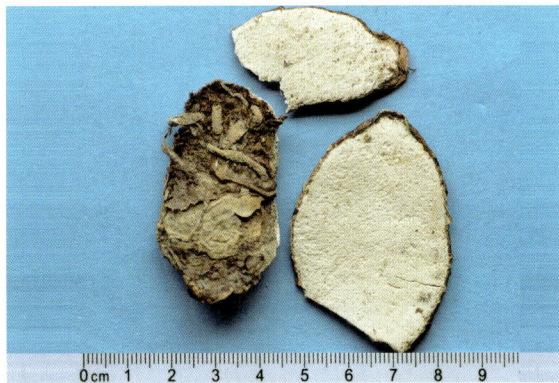

白附子

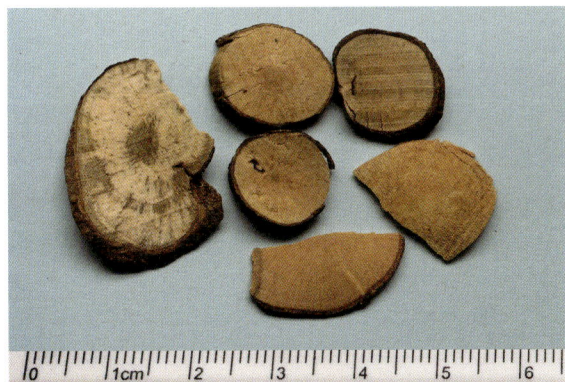

乌药

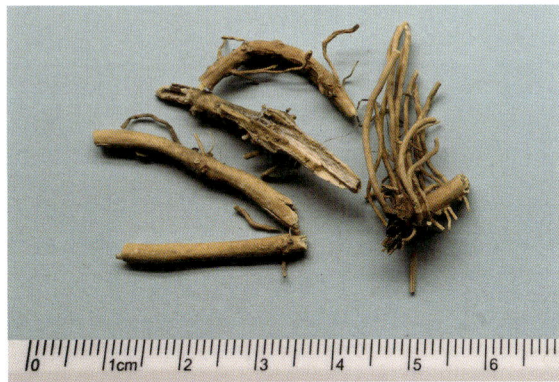

白前

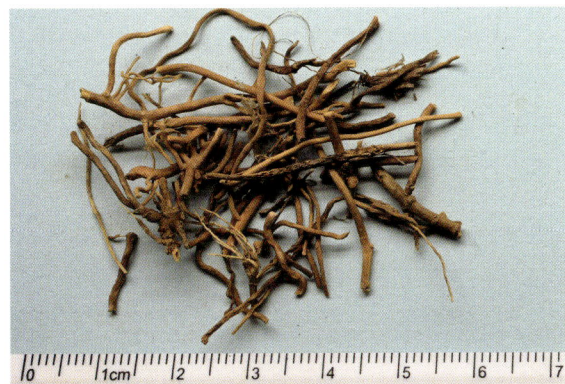

徐长卿

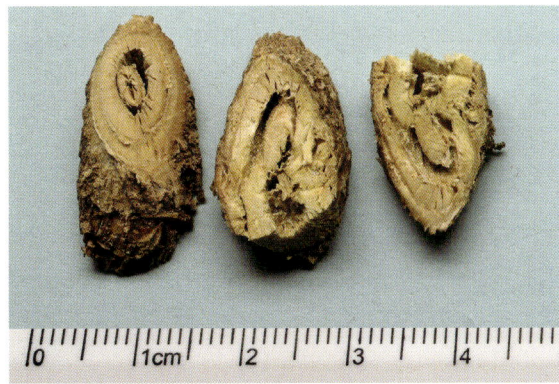

商陆

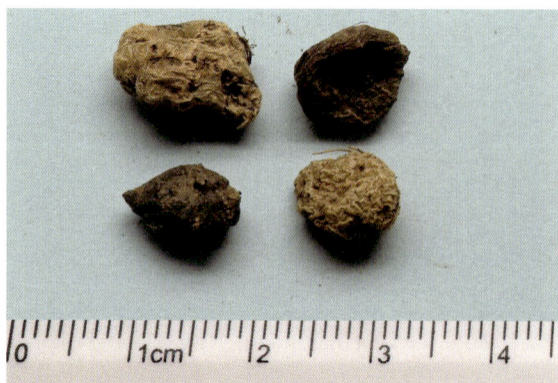

山慈菇

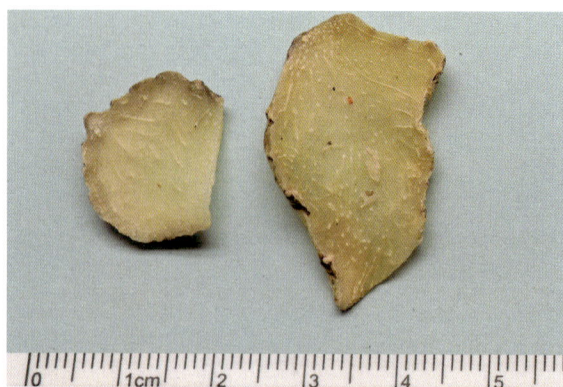

白及

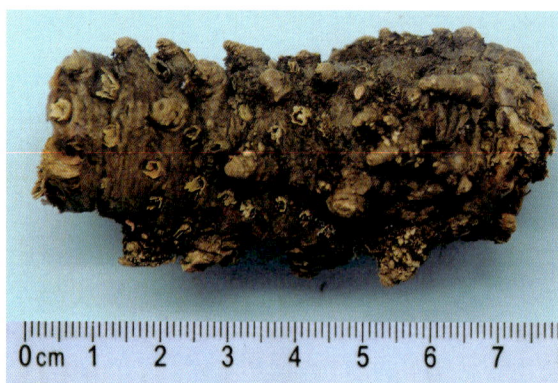

红景天

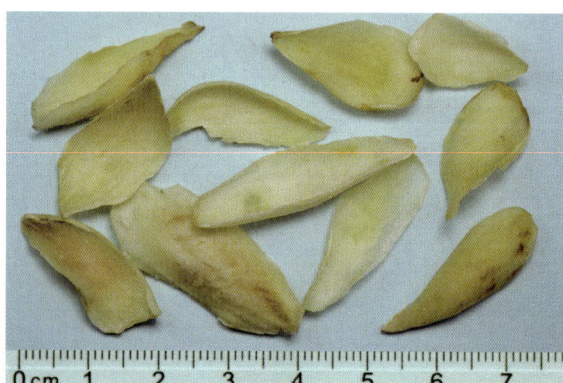

百合

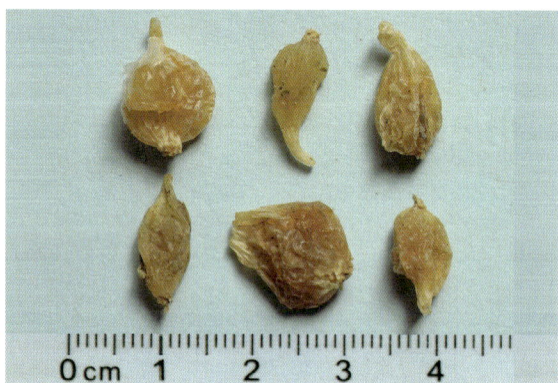

薤白

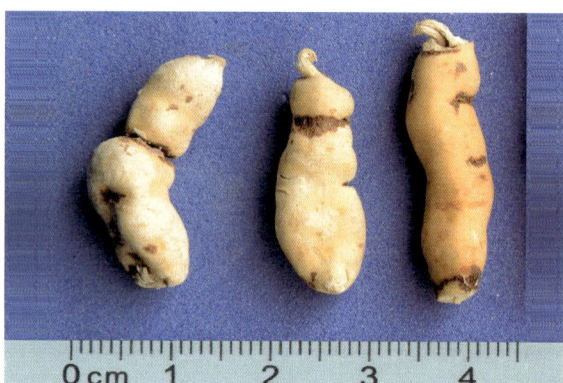

甘遂

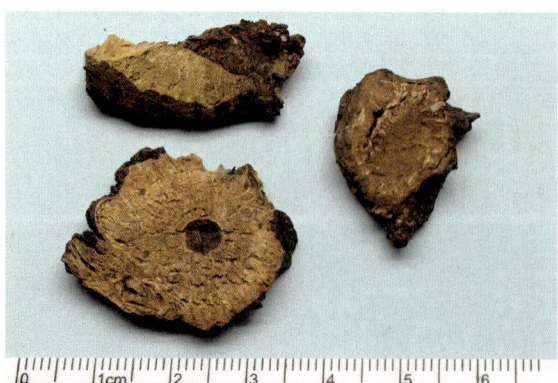

地榆

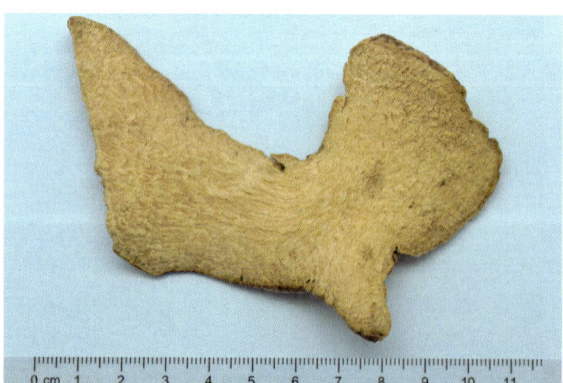

萆薢

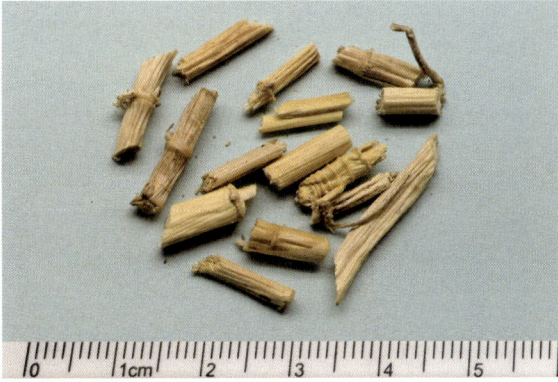

白茅根

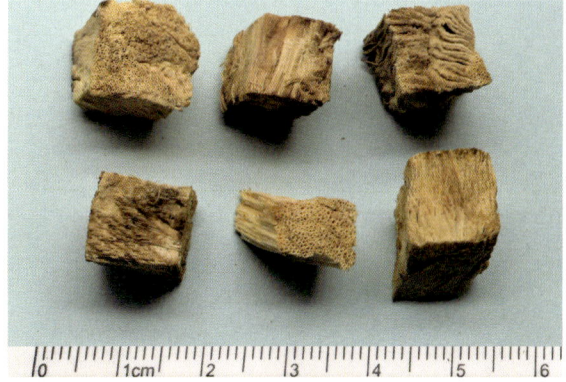

葛根

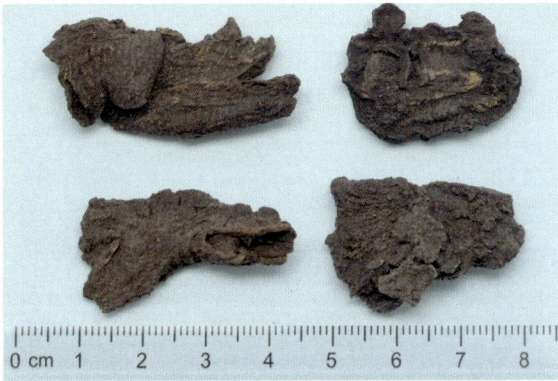

制川乌

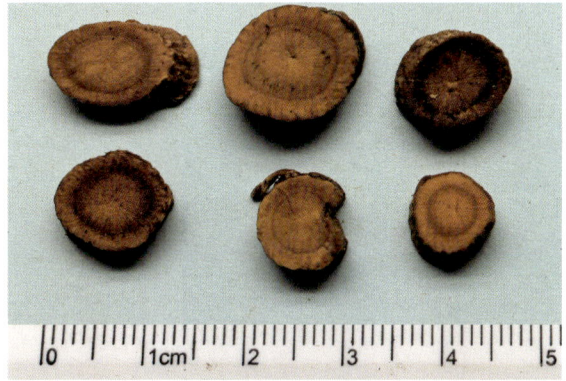

炙甘草

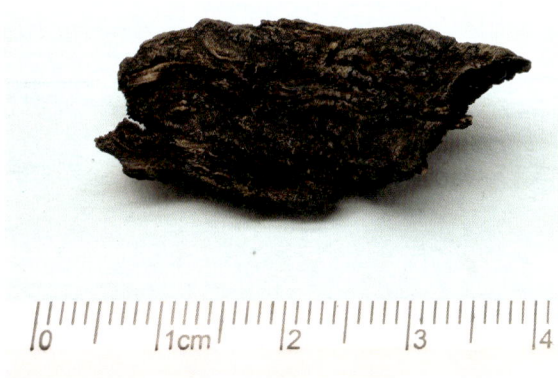

制何首乌

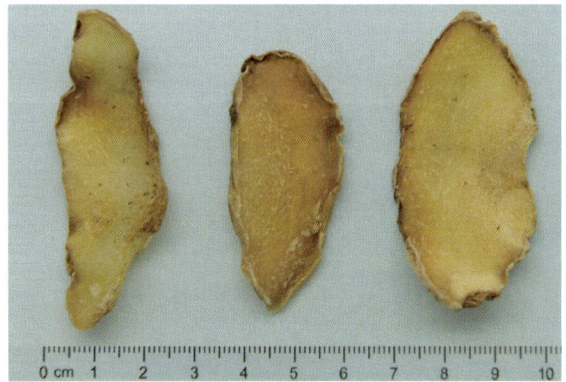

制天南星

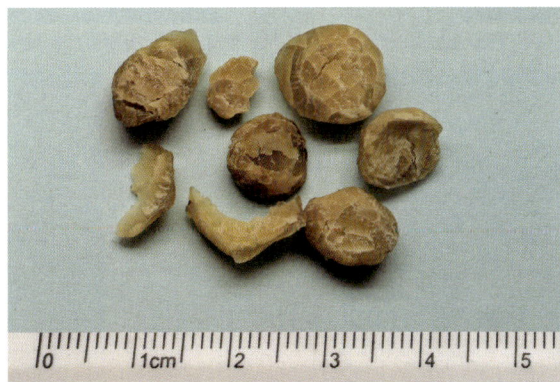

姜半夏

2. 茎木类中药

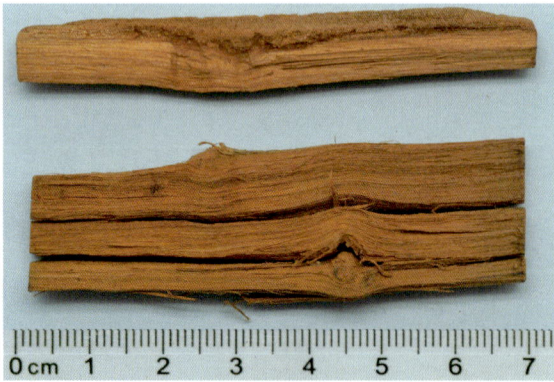
苏木

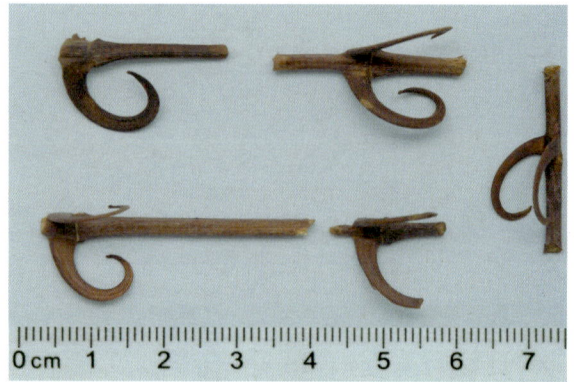
钩藤

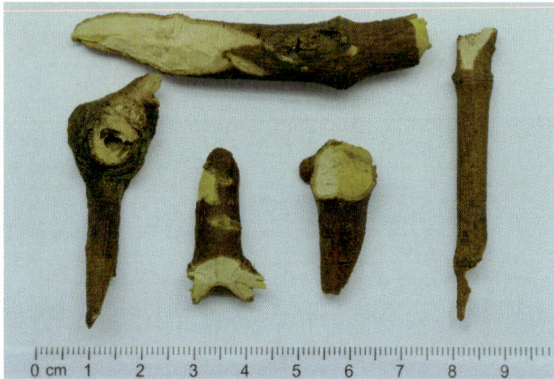
槲寄生

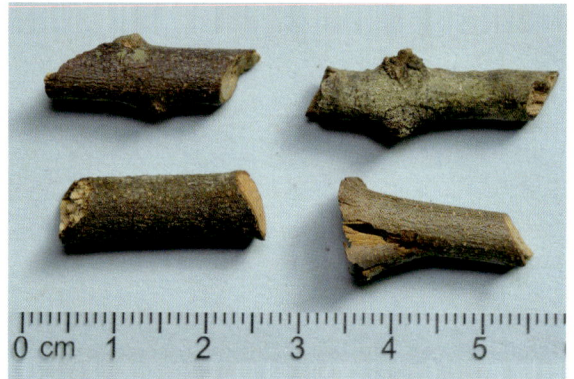
桑寄生

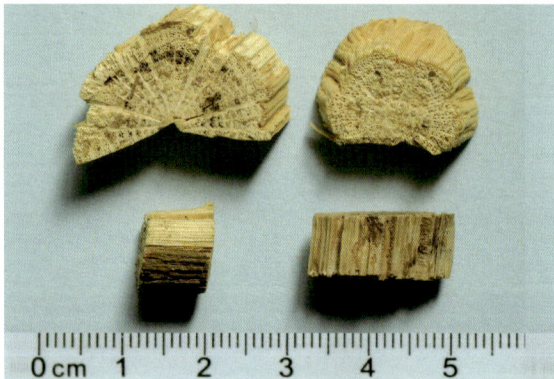
川木通

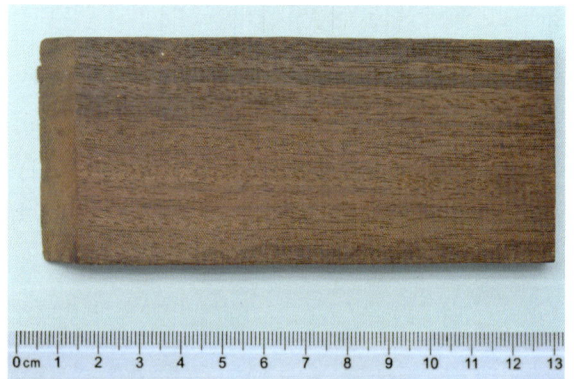
降香

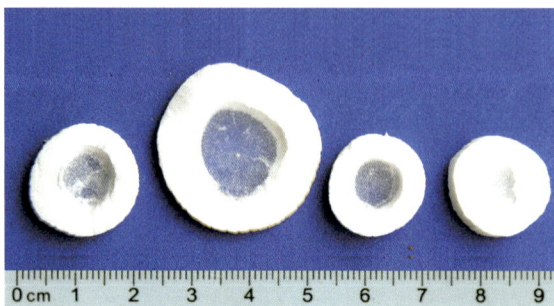
通草

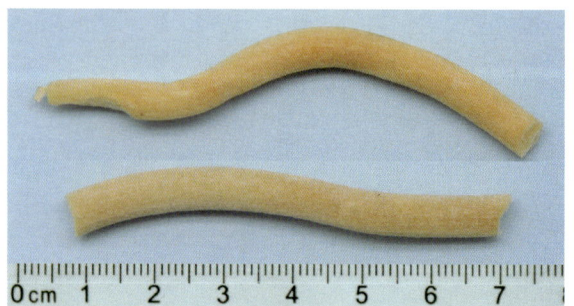
小通草

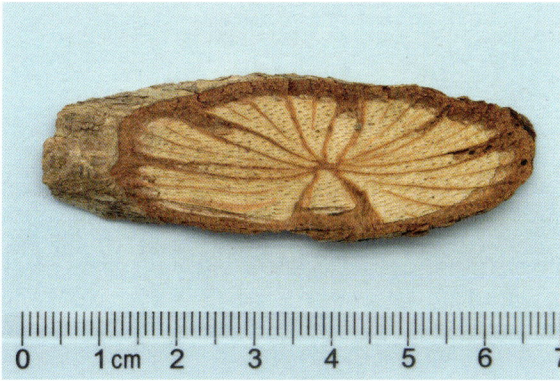

大血藤

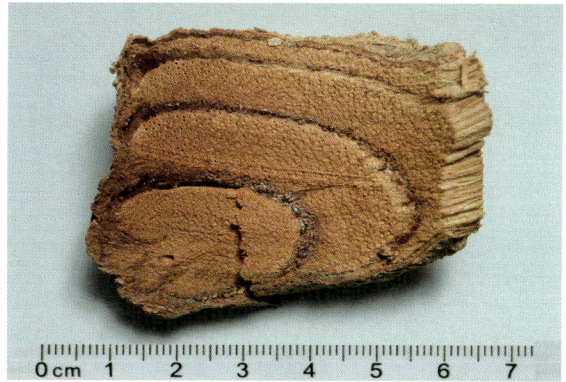

鸡血藤

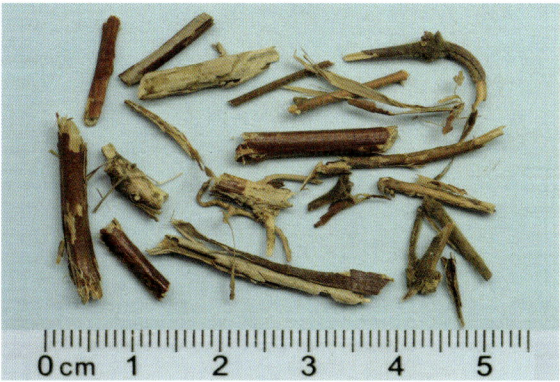

忍冬藤

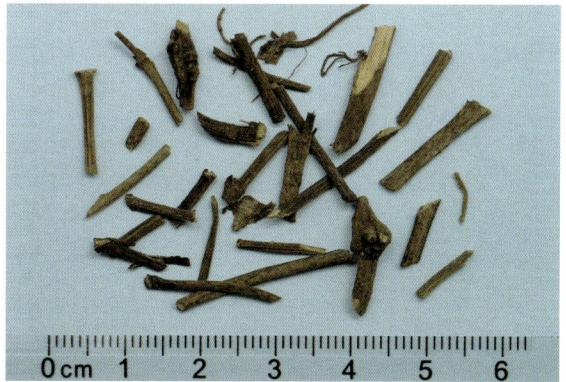

海风藤

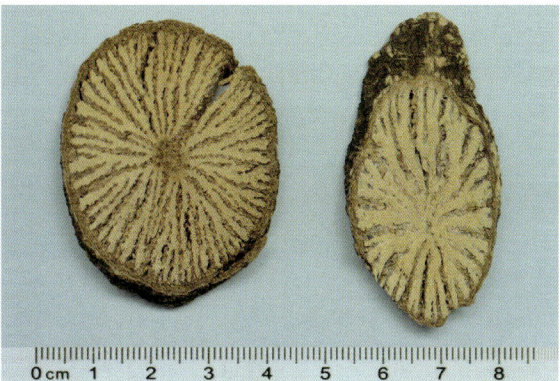

青风藤

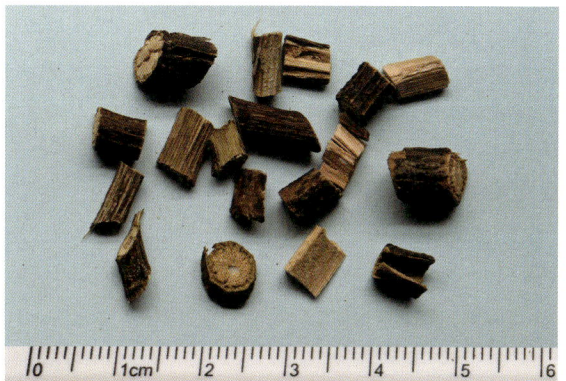

首乌藤

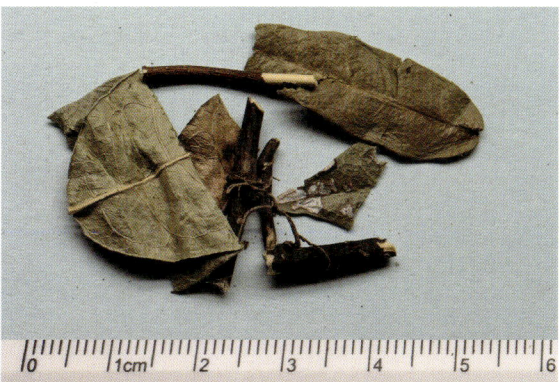

络石藤

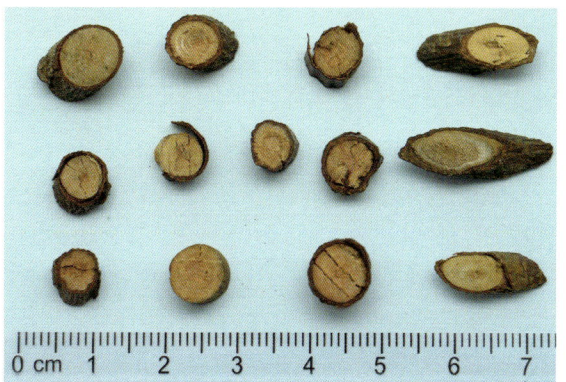

桂枝

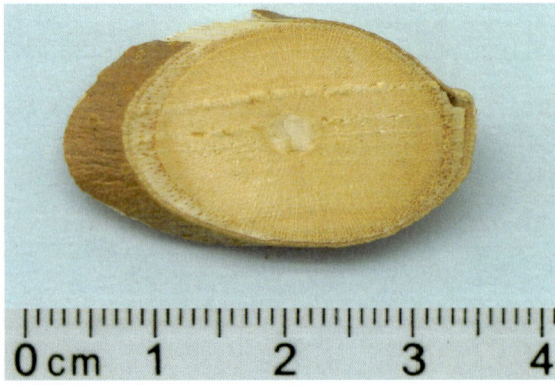

桑枝

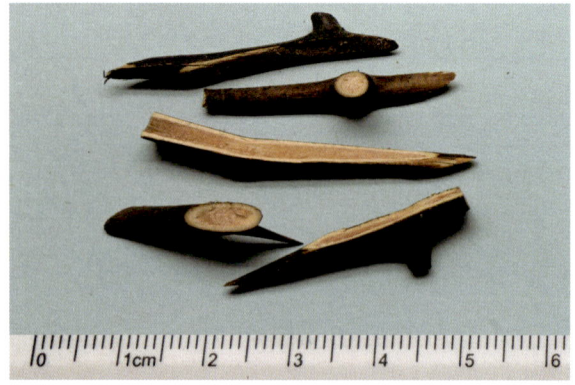

皂角刺

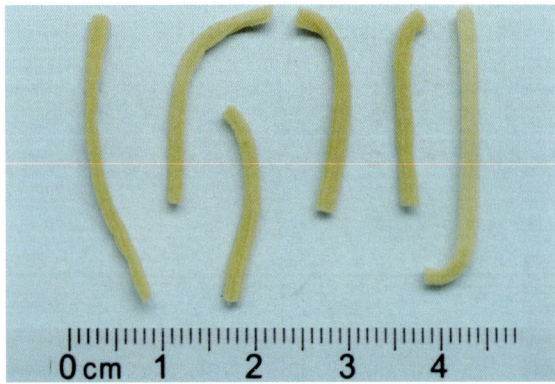

灯心草

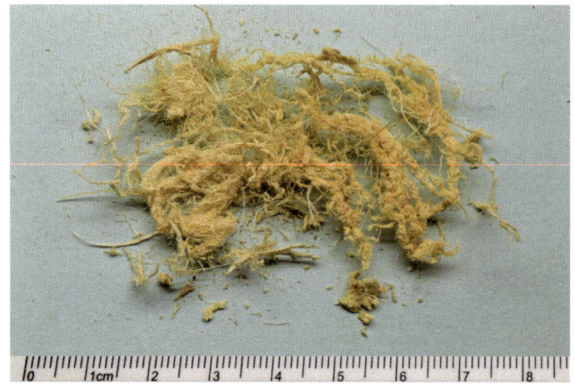

竹茹

3. 皮类中药

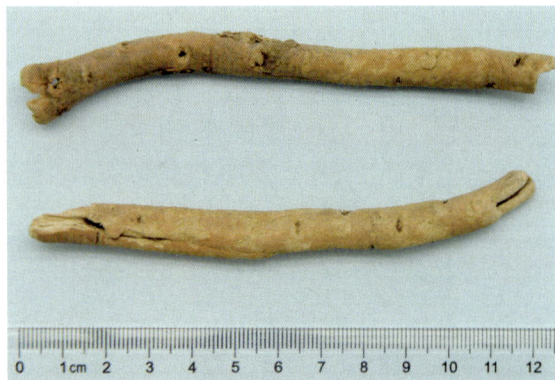

牡丹皮

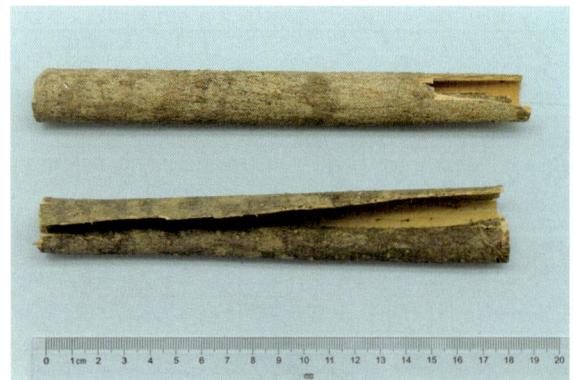

厚朴

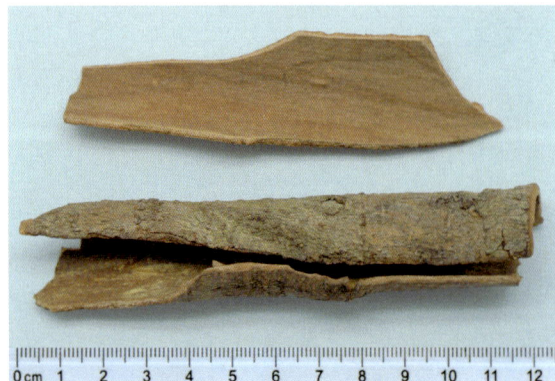

肉桂

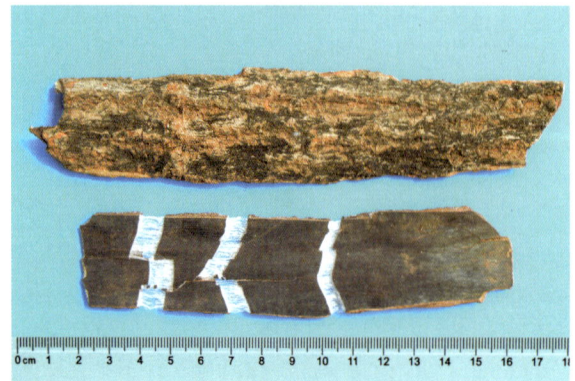

杜仲

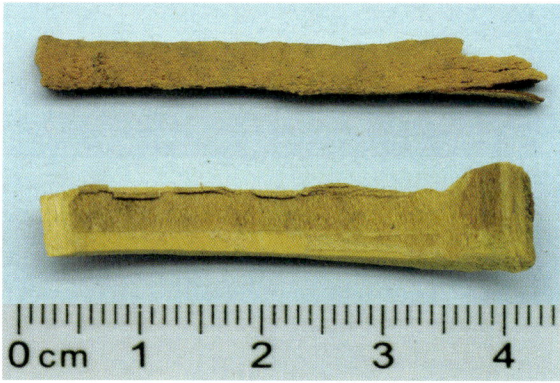

黄柏

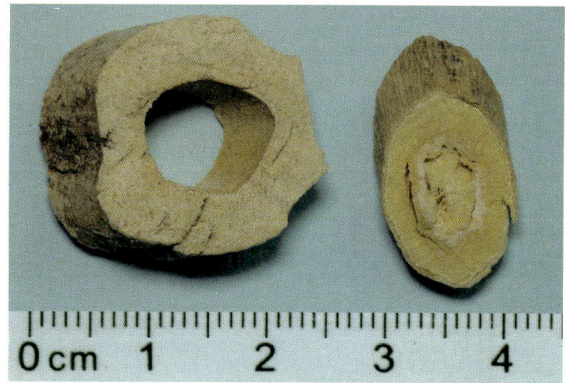

白鲜皮

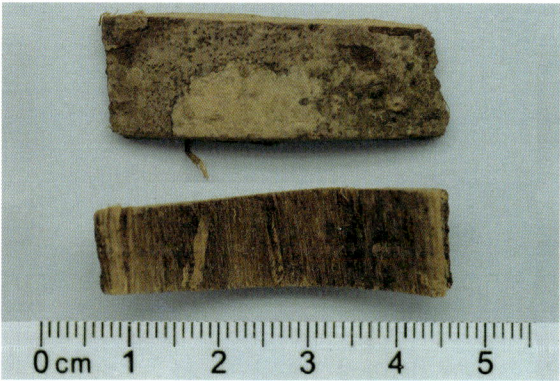

秦皮

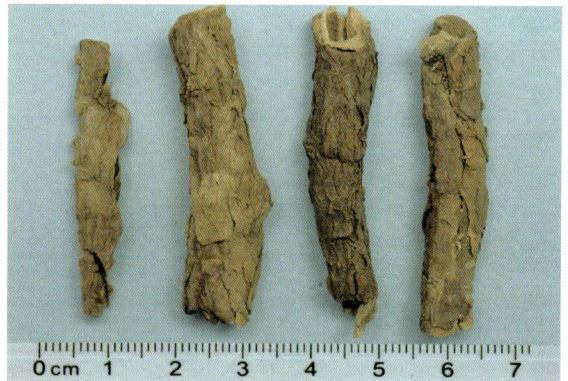

香加皮

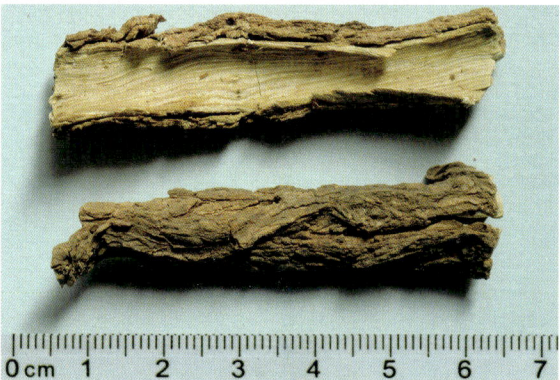

地骨皮

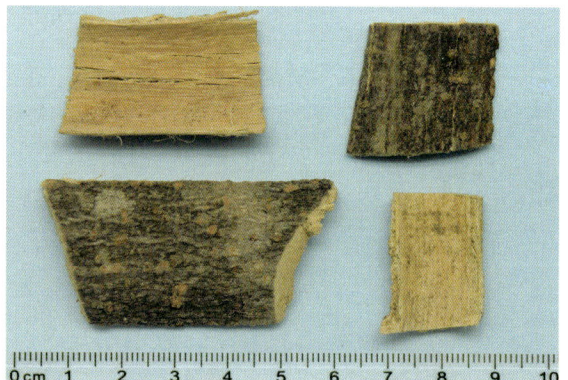

合欢皮

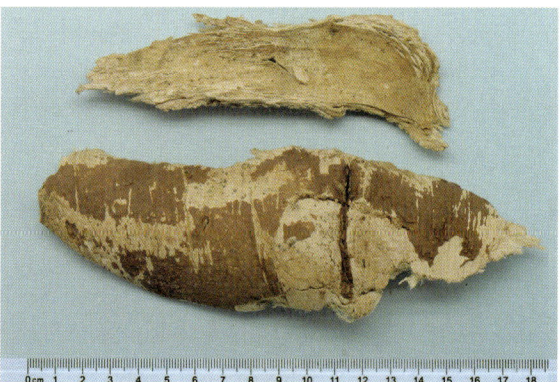

桑白皮

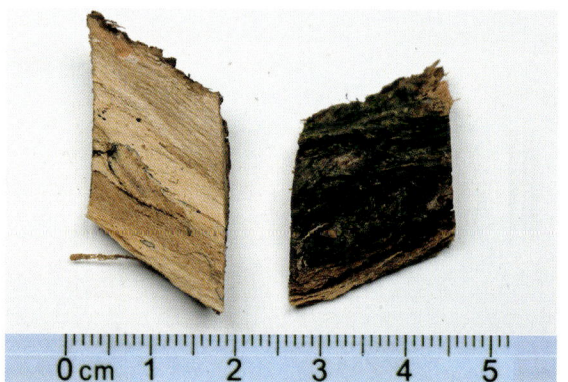

苦楝皮

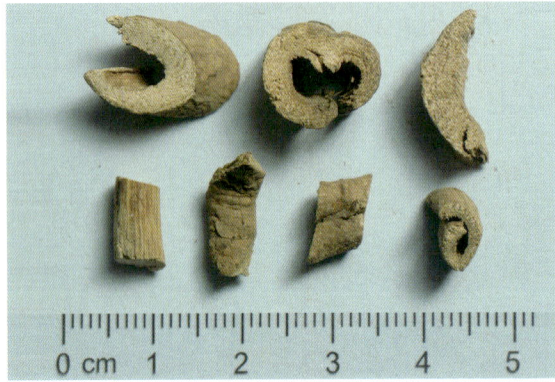

五加皮

4. 叶类中药

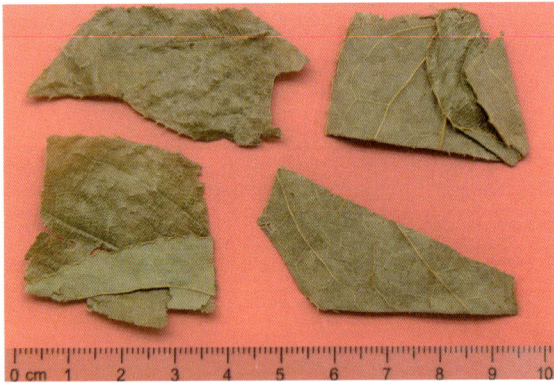

淫羊藿

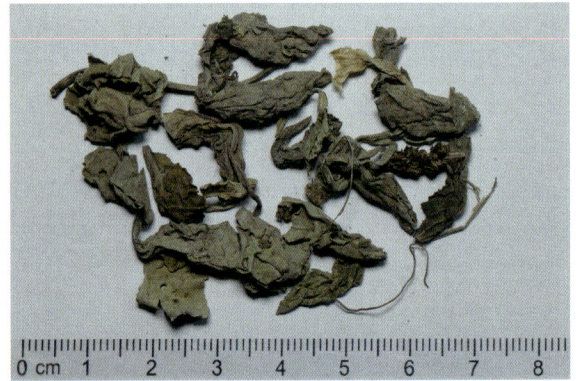

大青叶

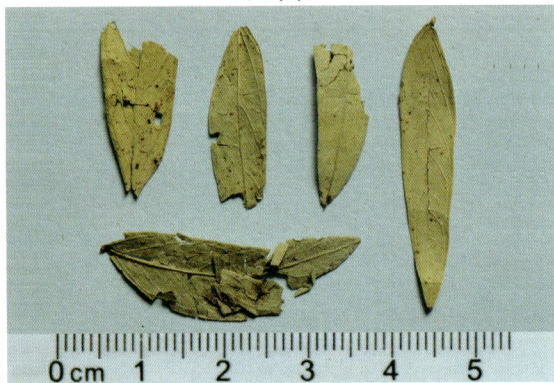

番泻叶

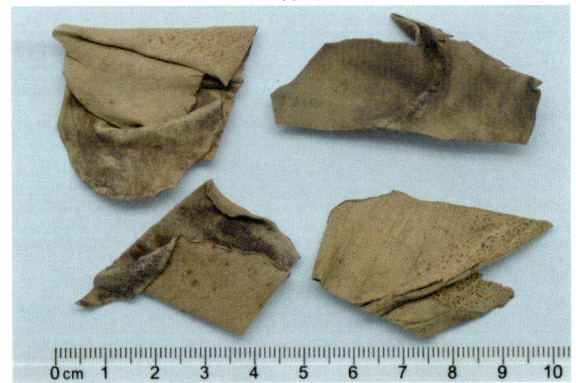

石韦

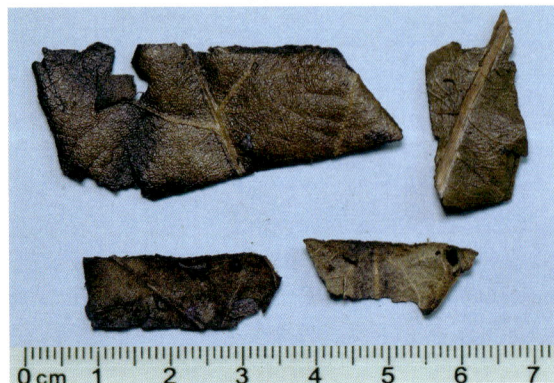

枇杷叶

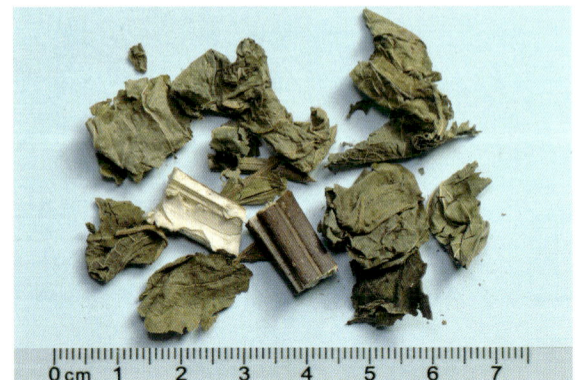

紫苏叶

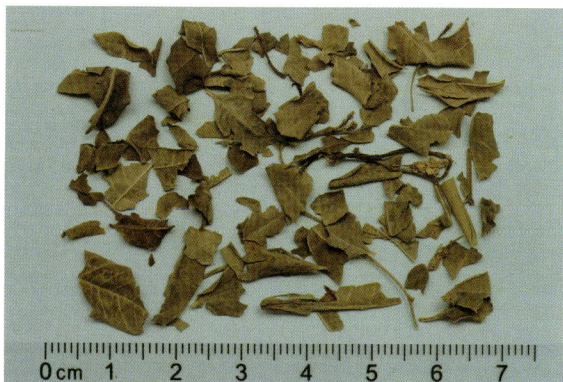

罗布麻叶

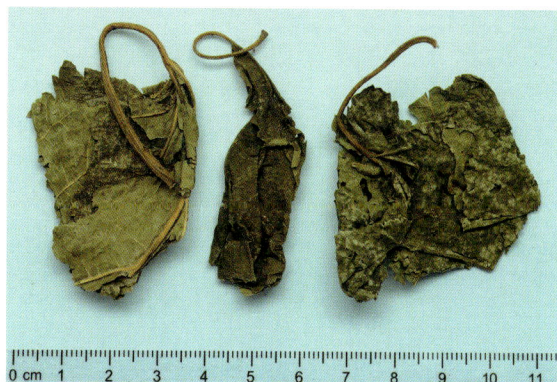

桑叶

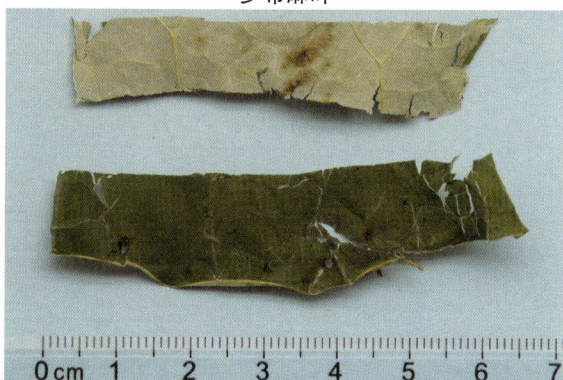

荷叶

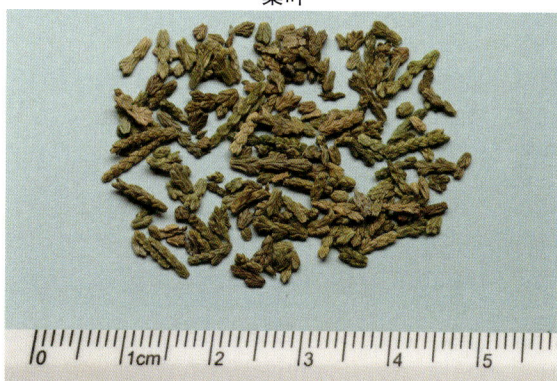

侧柏叶

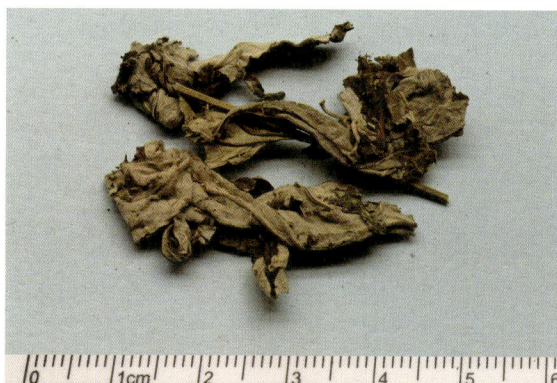

艾叶

5. 花类中药

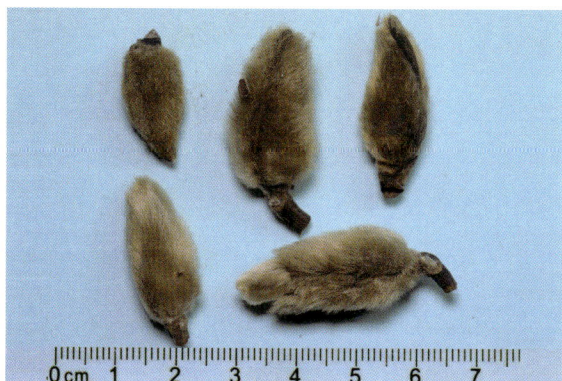

辛夷

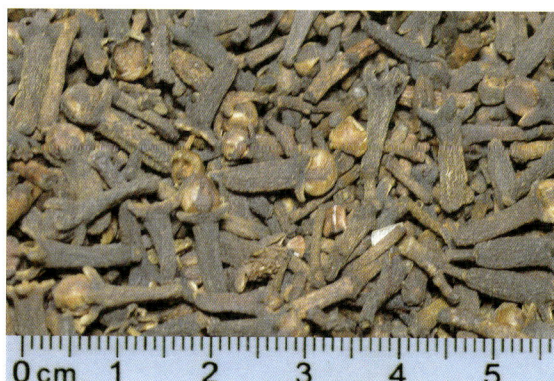

丁香

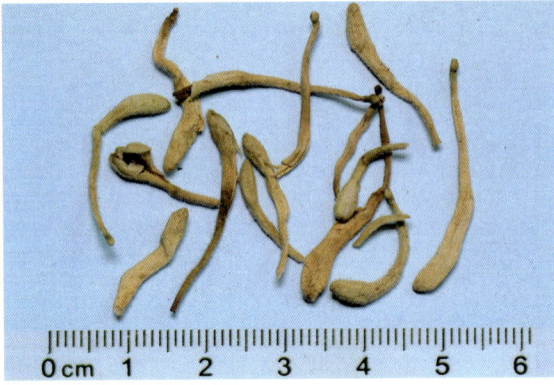

金银花

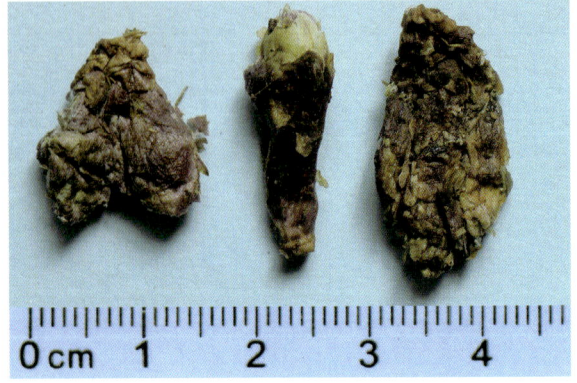

款冬花

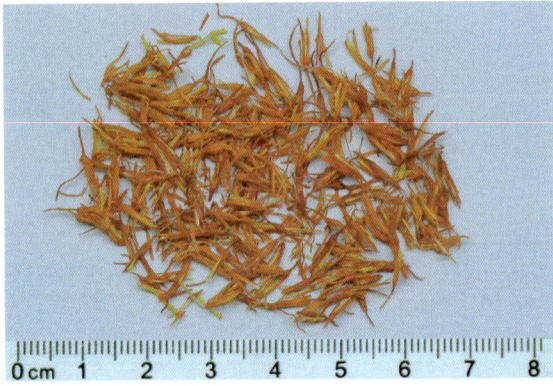

红花

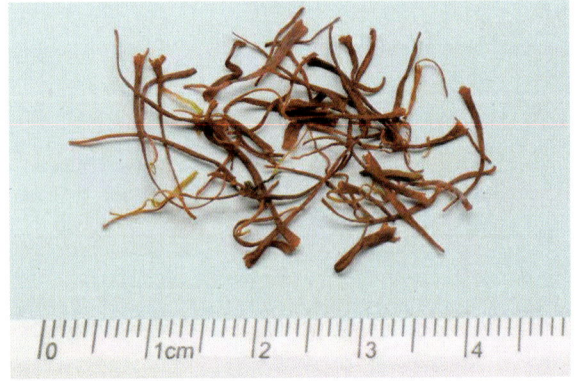

西红花

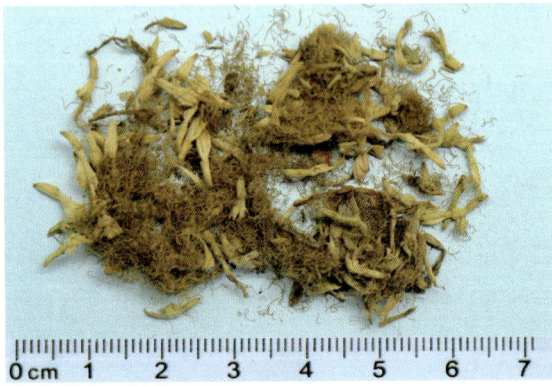

合欢花

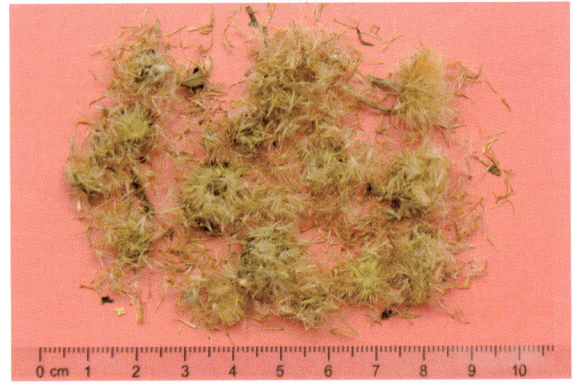

旋覆花

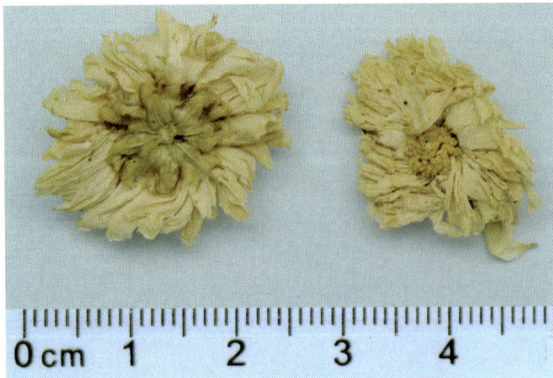

菊花

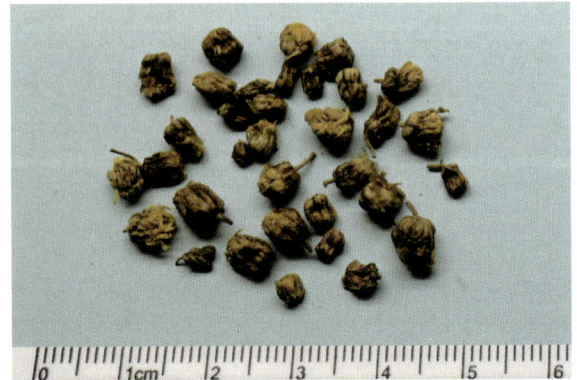

野菊花

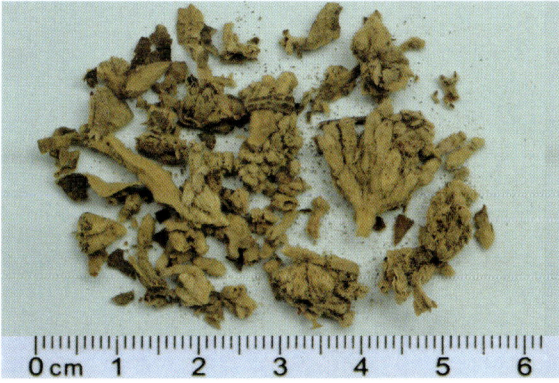

密蒙花

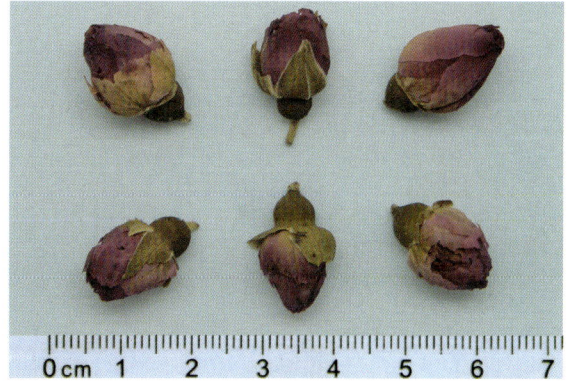

玫瑰花

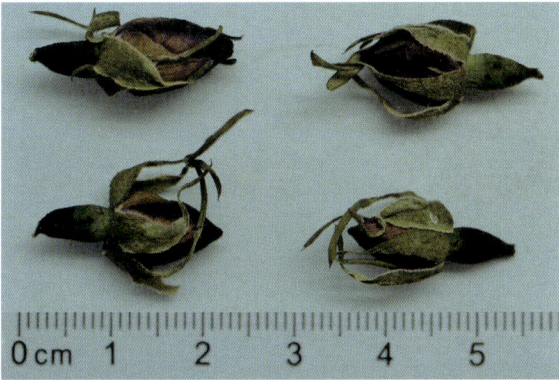

月季花

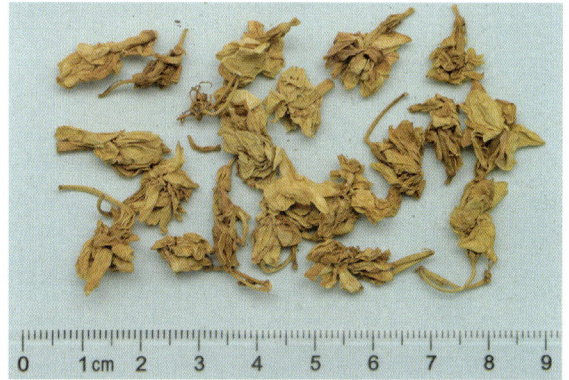

槐花

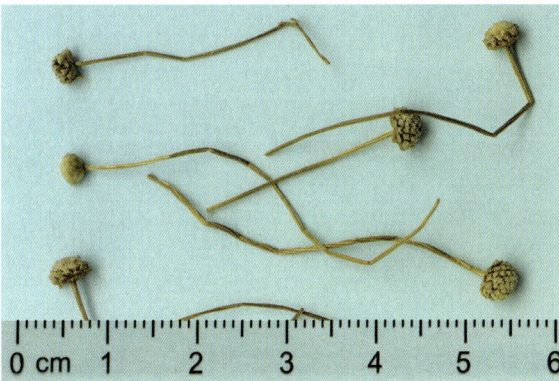

谷精草

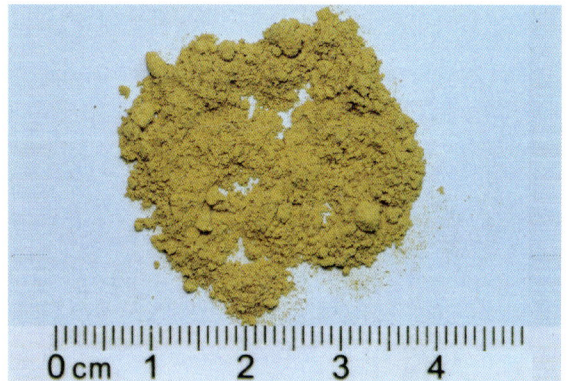

蒲黄

6. 果实、种子类中药

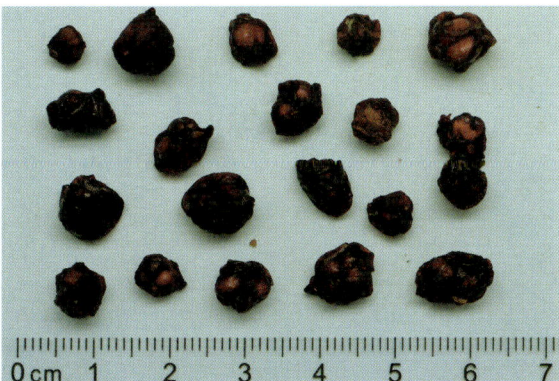

五味子

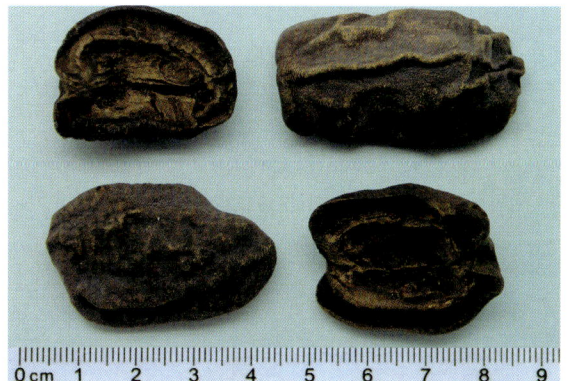

木瓜

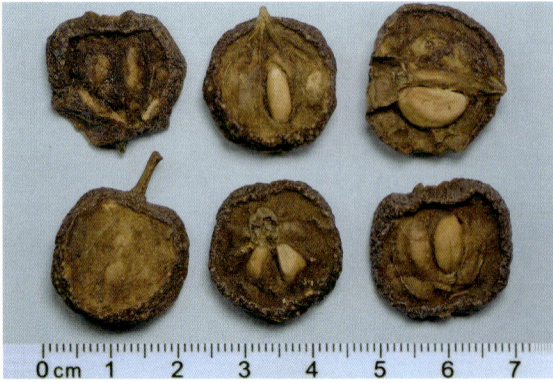

山楂

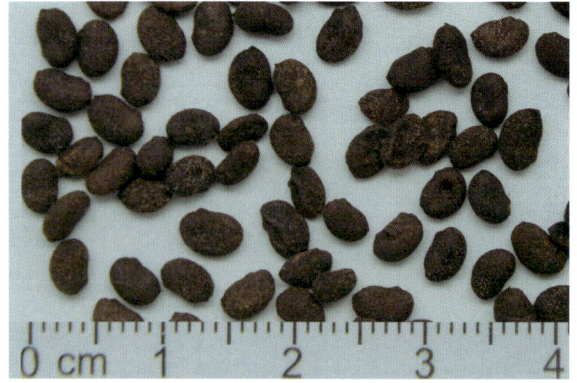

补骨脂

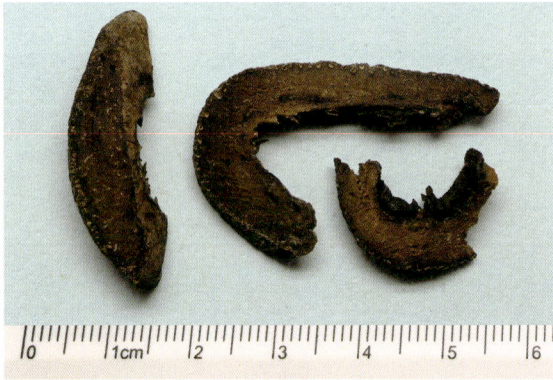

枳壳

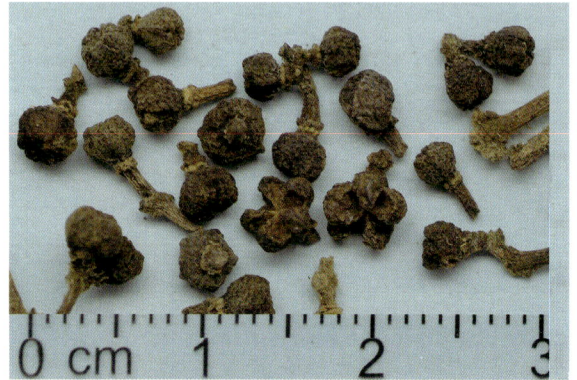

吴茱萸

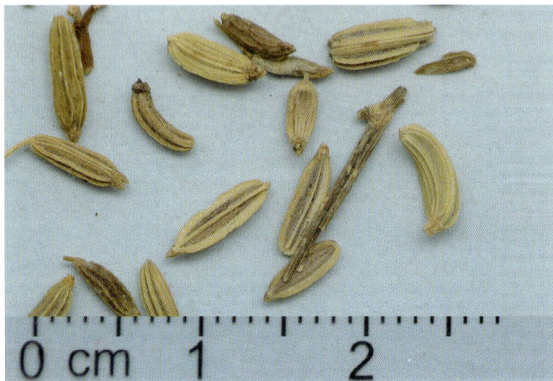

小茴香

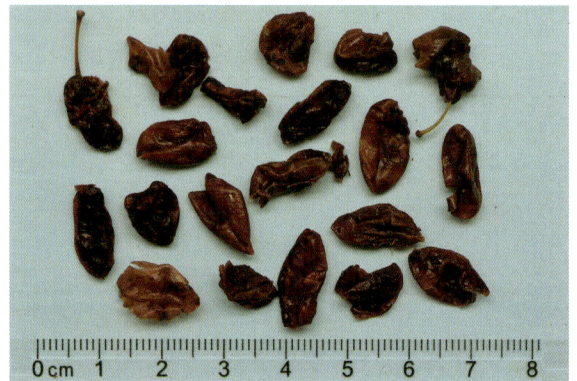

山茱萸

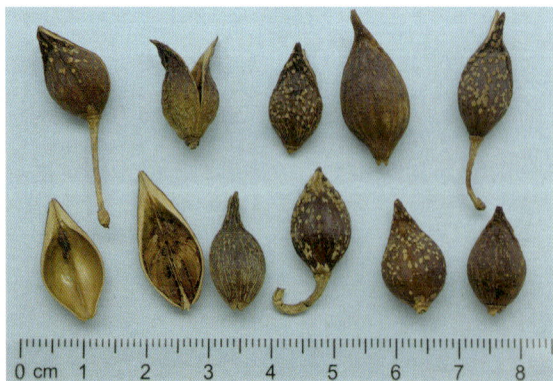

连翘

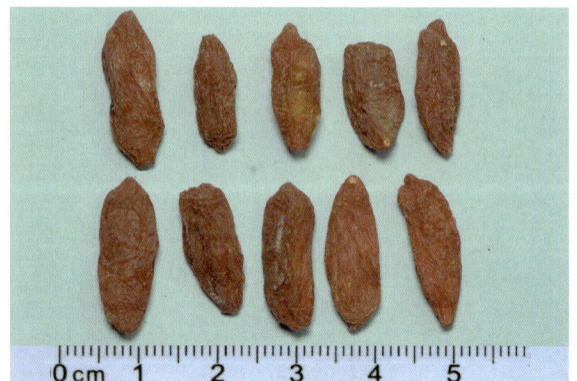

枸杞子

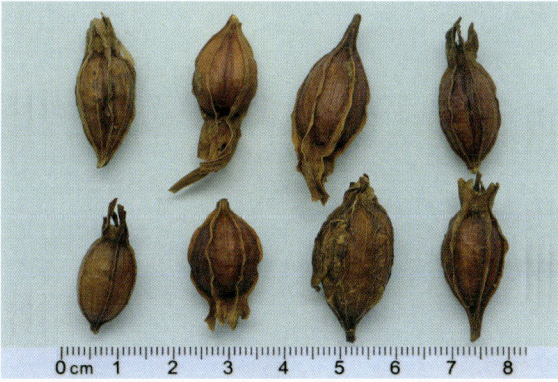

栀子

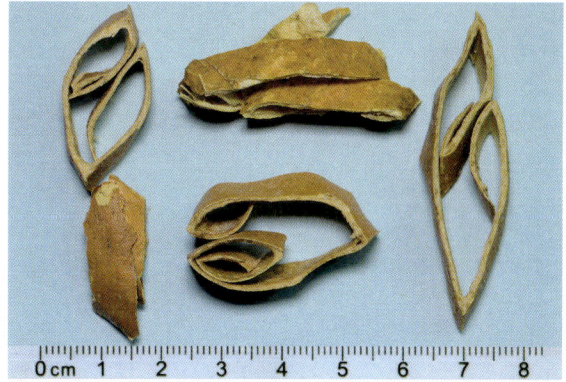

瓜蒌皮

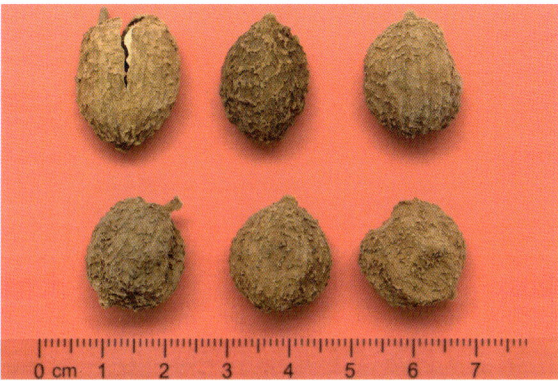

砂仁

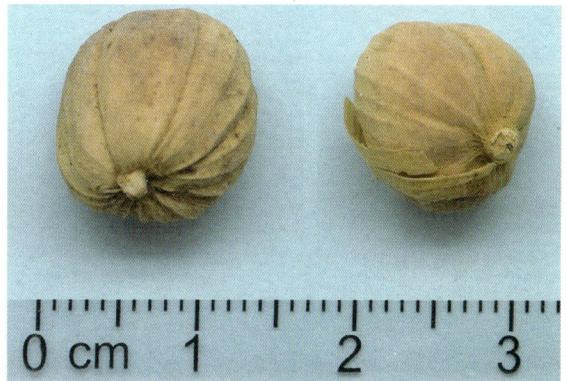

豆蔻

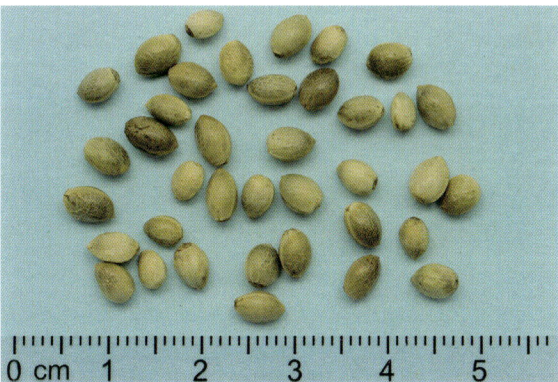

火麻仁

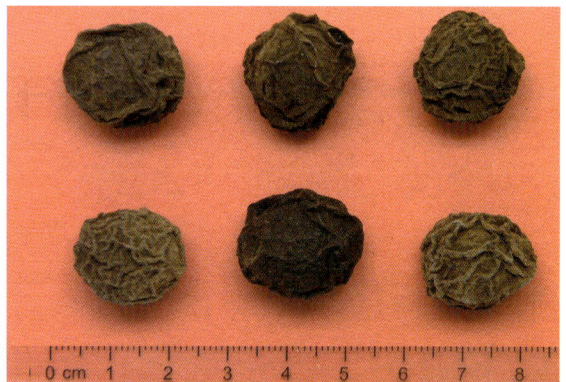

乌梅

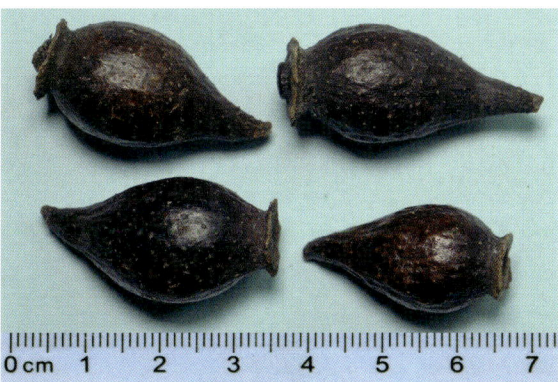

金樱子

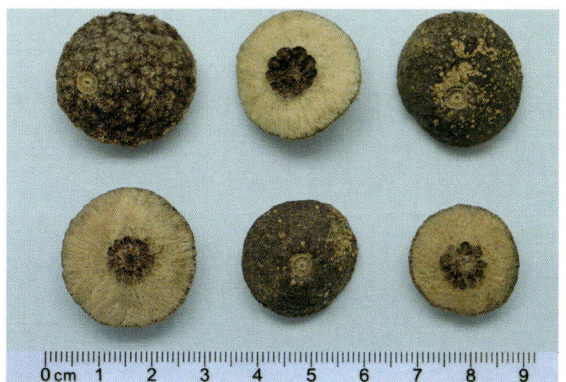

枳实

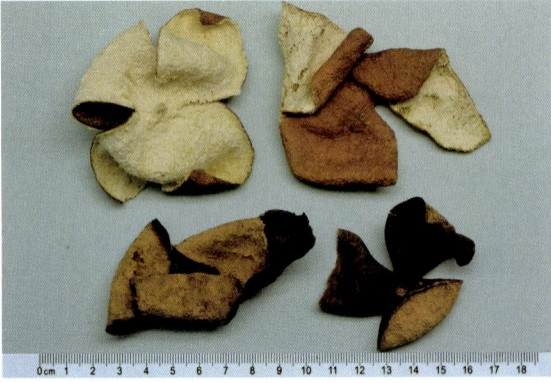

陈皮

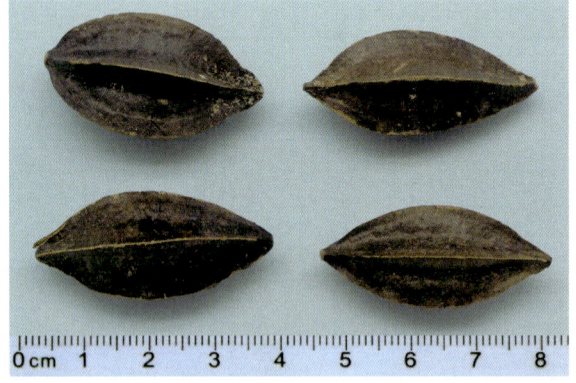

使君子

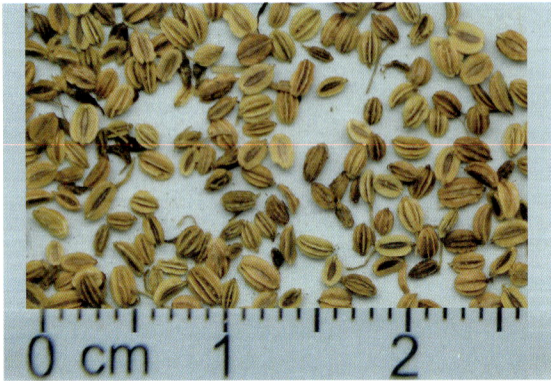

蛇床子

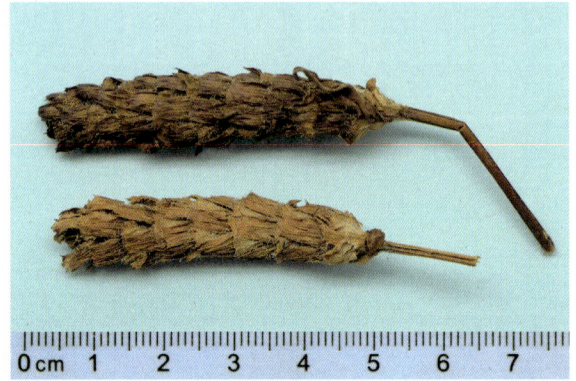

夏枯草

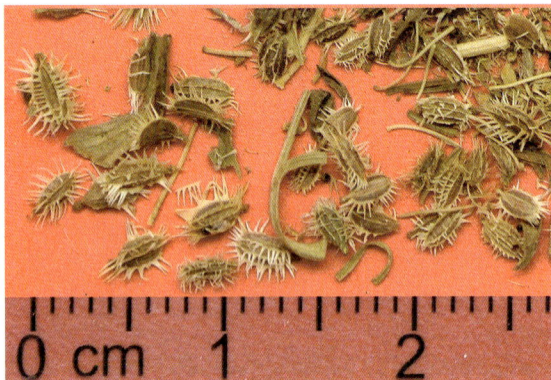

鹤虱

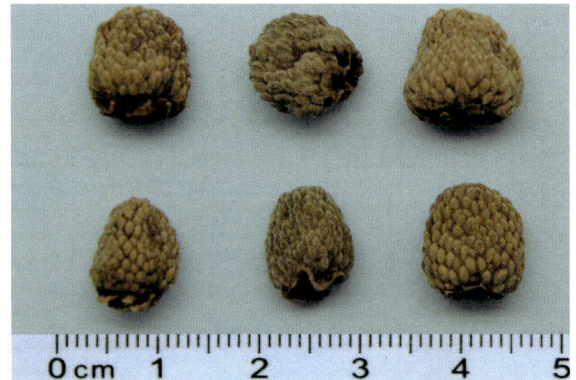

覆盆子

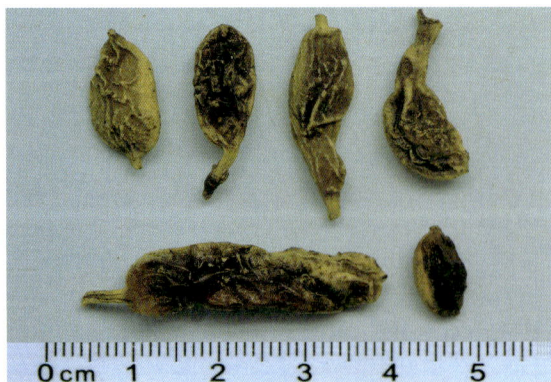

槐角

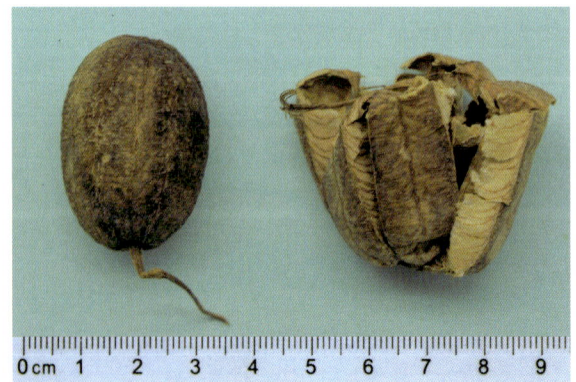

马兜铃

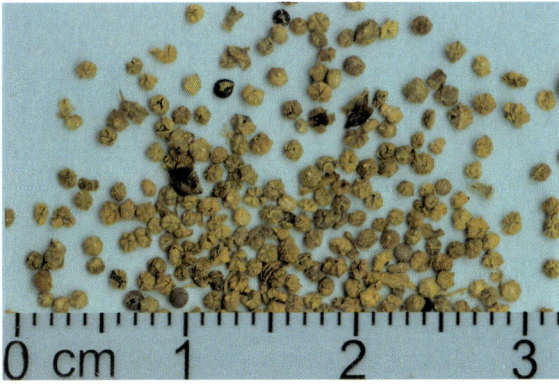
地肤子

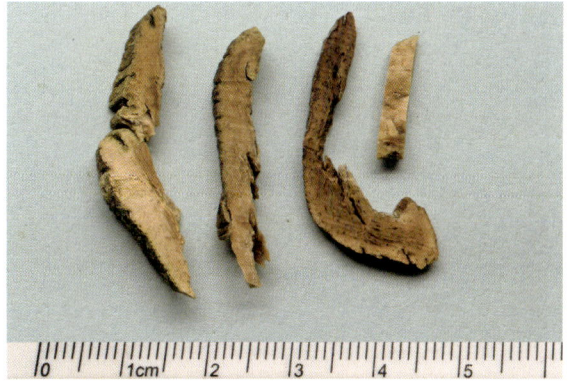
化橘红

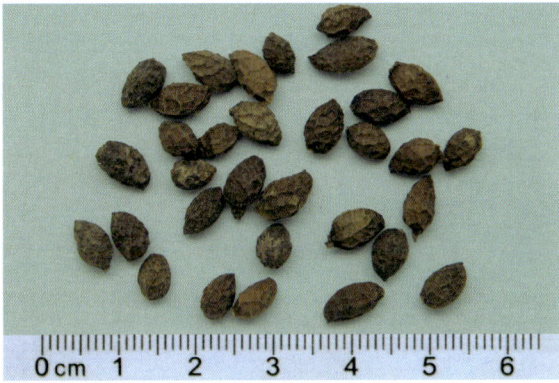
鸦胆子

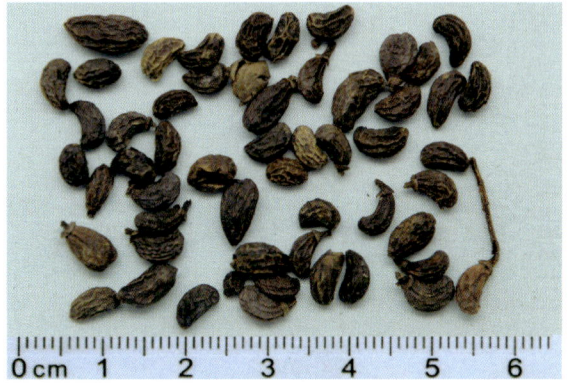
女贞子

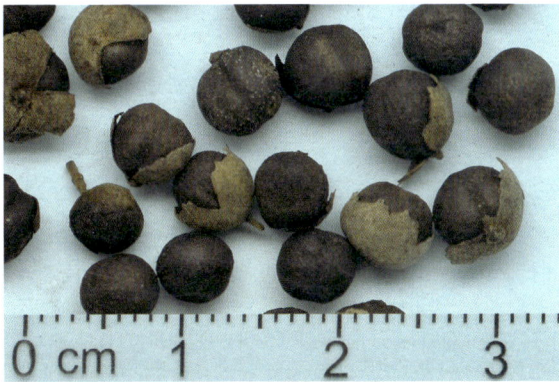
蔓荆子

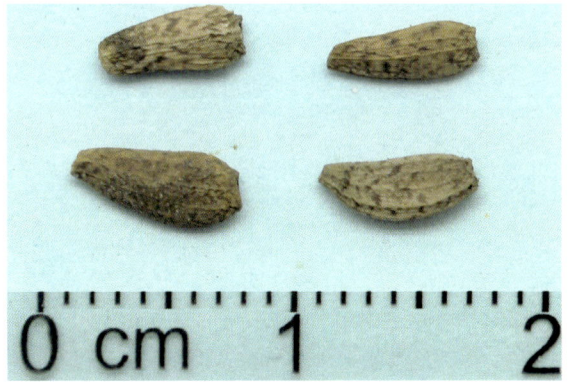
牛蒡子

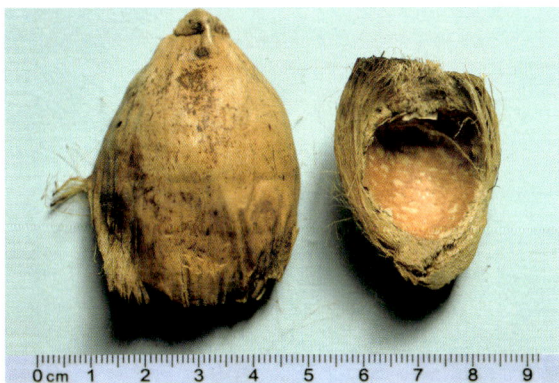
大腹皮

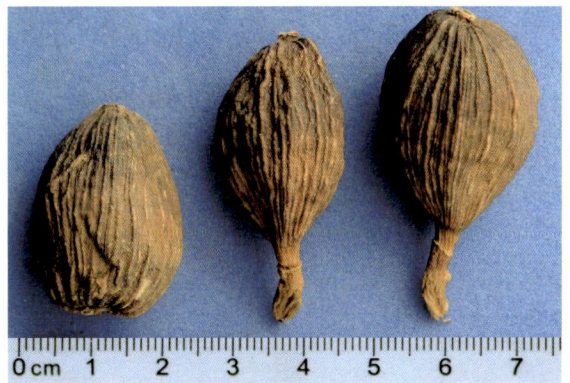
草果

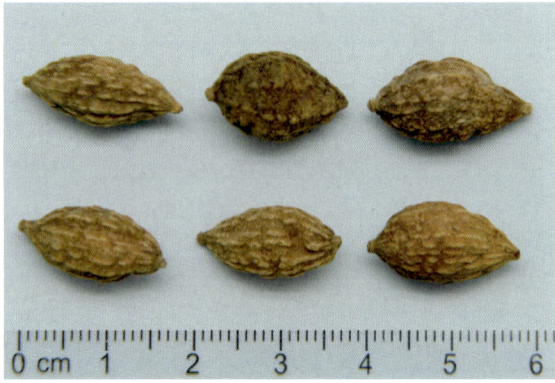

益智

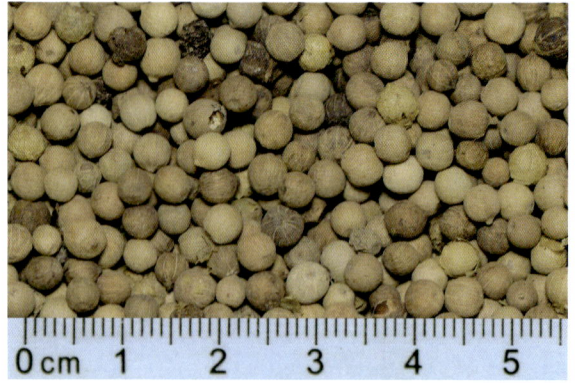

胡椒

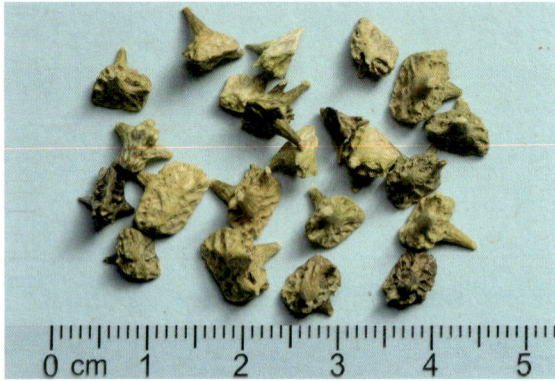

蒺藜

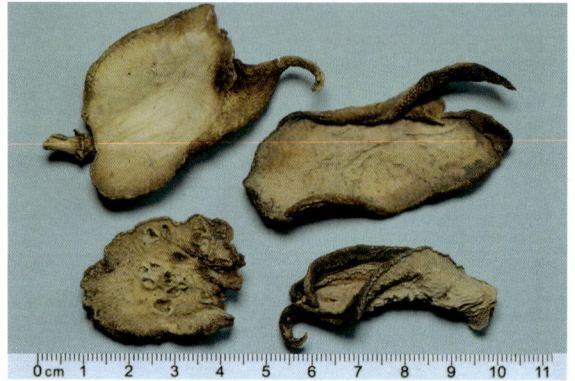

佛手

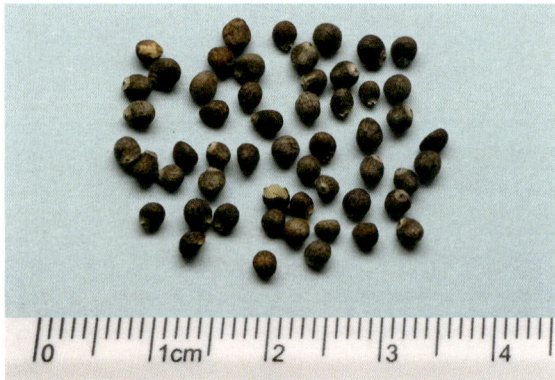

紫苏子

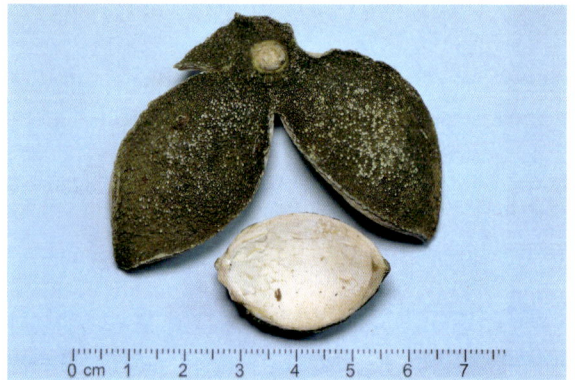

青皮

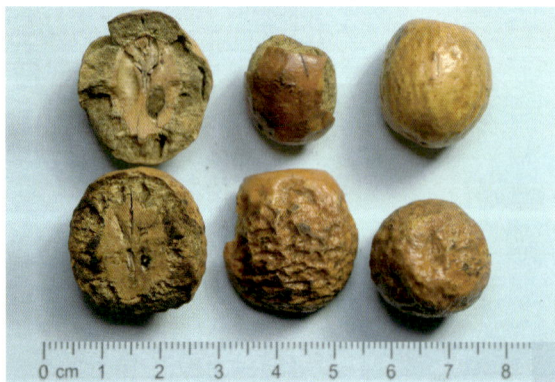

川楝子

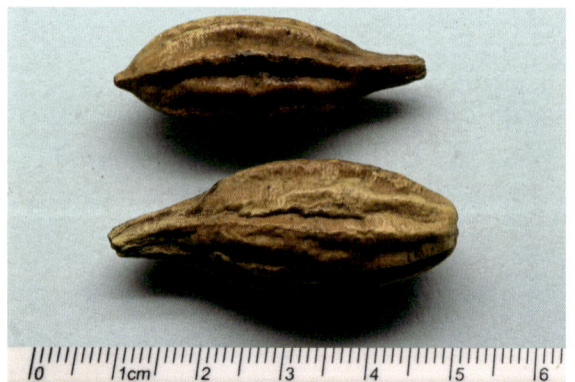

诃子

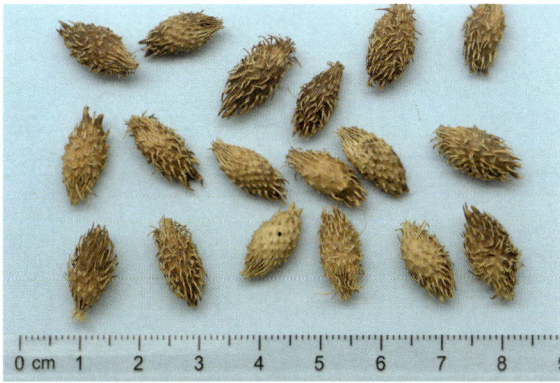

苍耳子

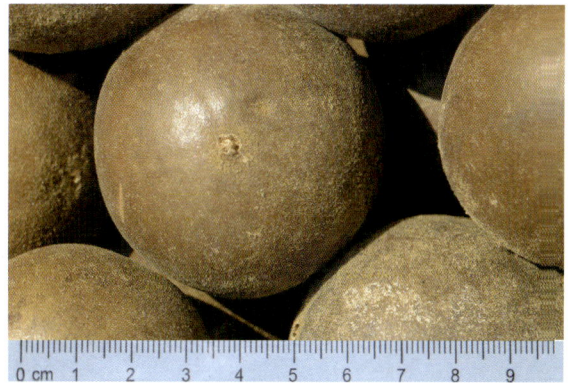

罗汉果

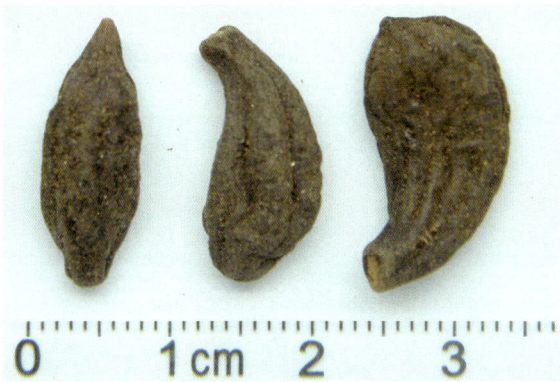

青果

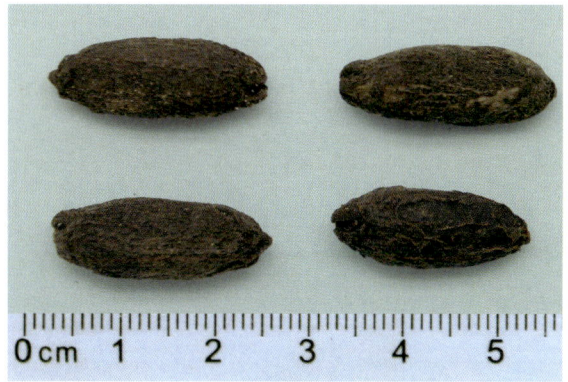

母丁香

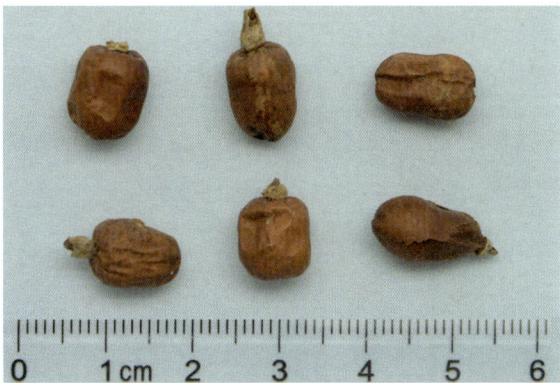

红豆蔻

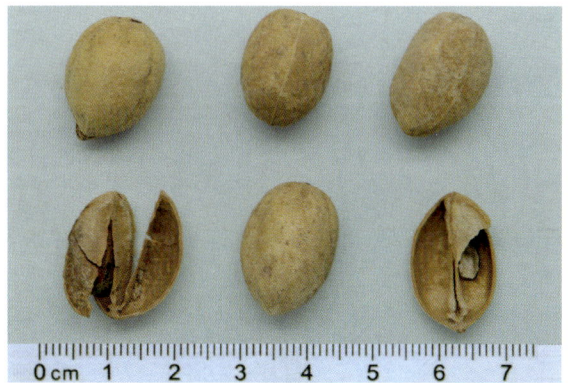

巴豆

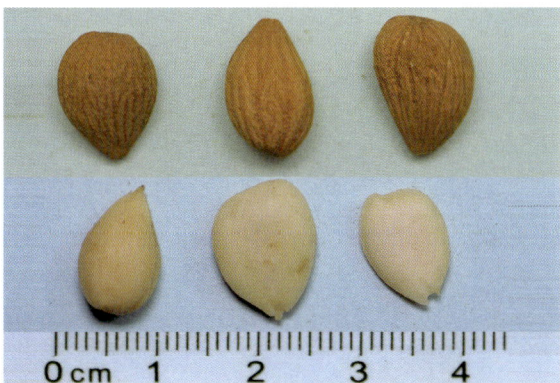

苦杏仁

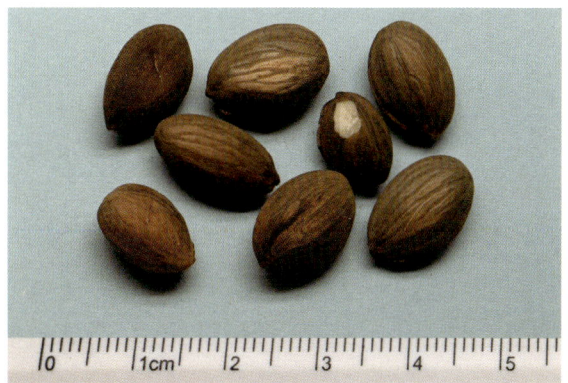

桃仁

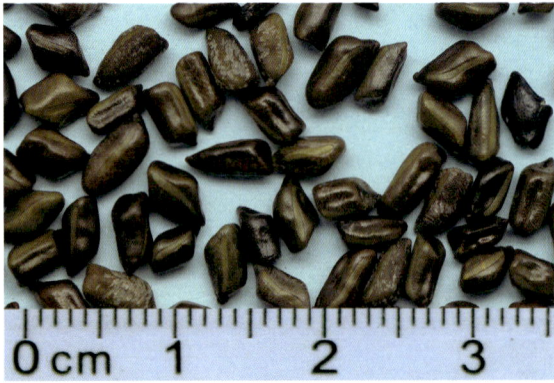

决明子

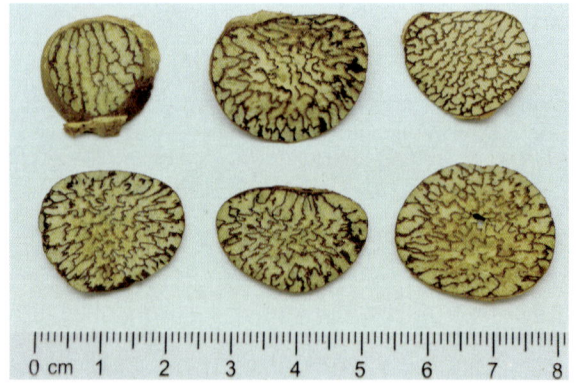

槟榔

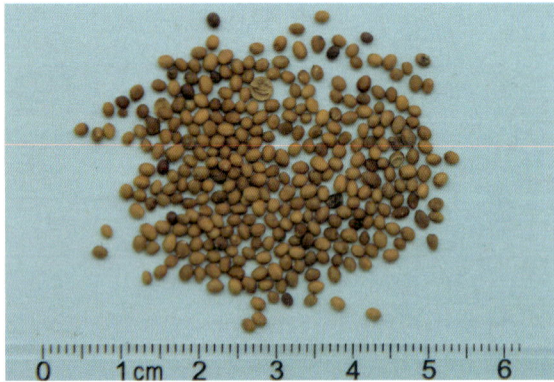

葶苈子

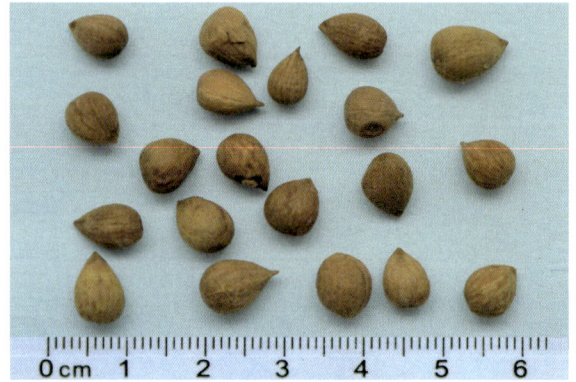

郁李仁

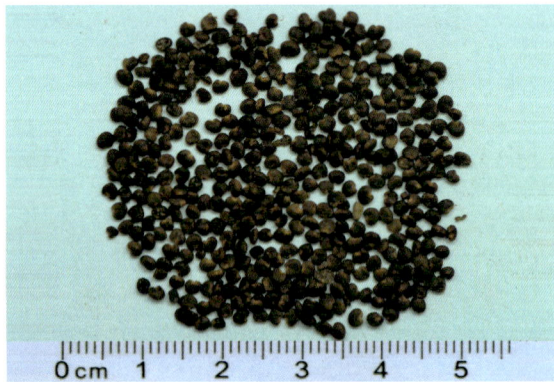

沙苑子

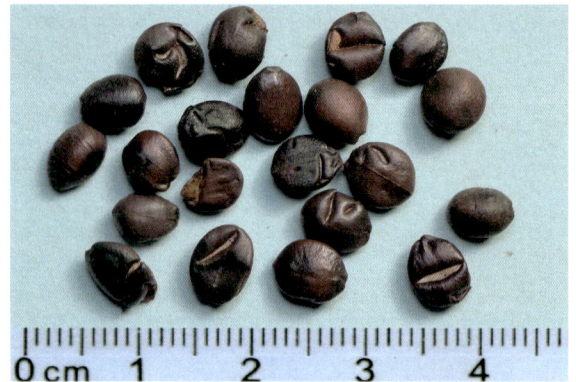

酸枣仁

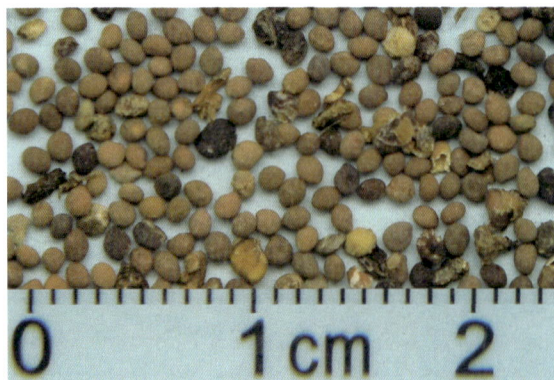

菟丝子

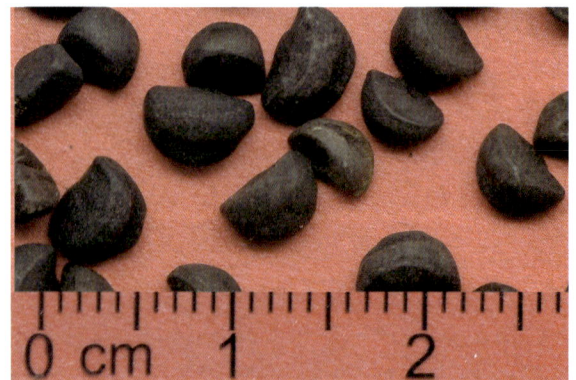

牵牛子

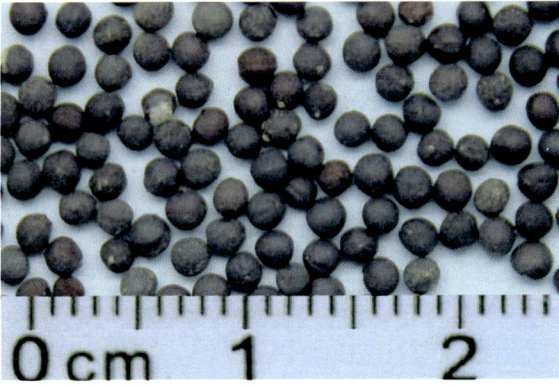

王不留行

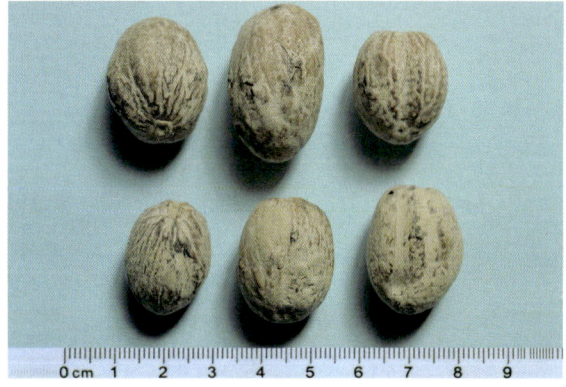

肉豆蔻

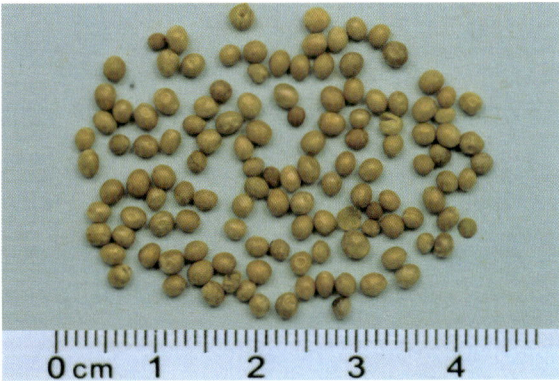

芥子

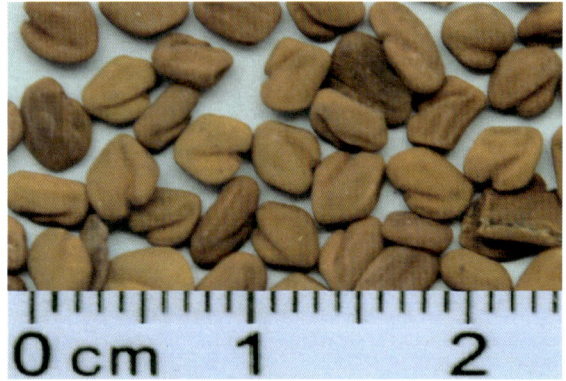

胡芦巴

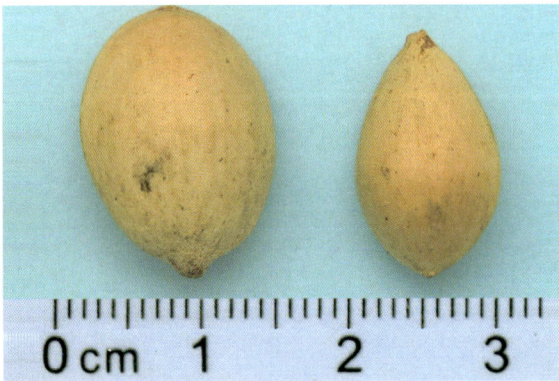

白果

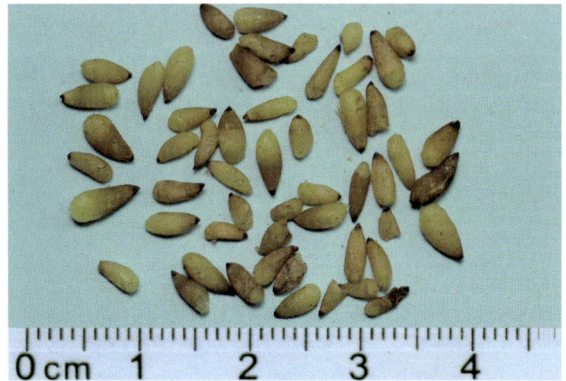

柏子仁

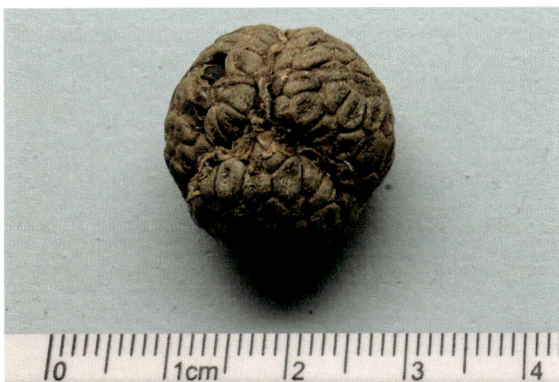

草豆蔻

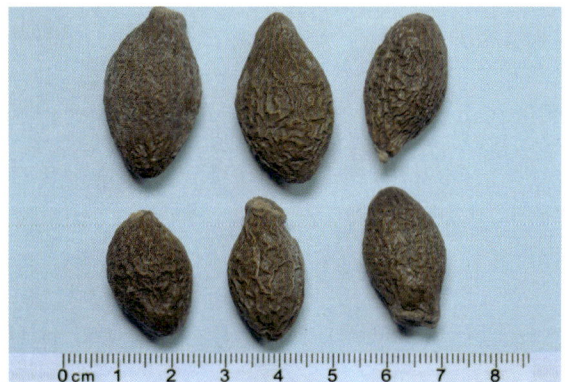

胖大海

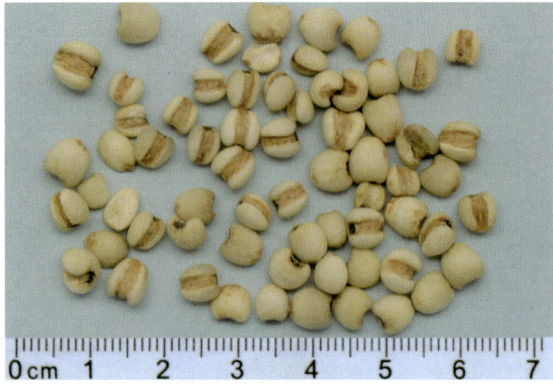

薏苡仁

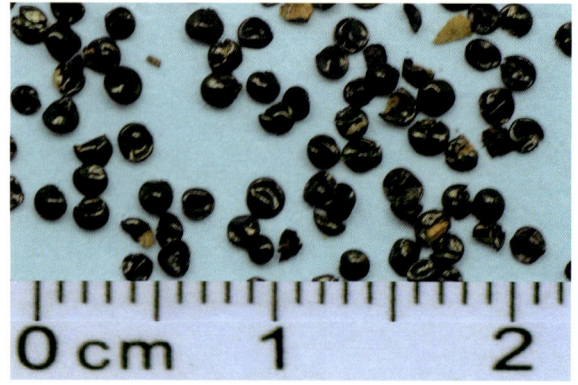

青葙子

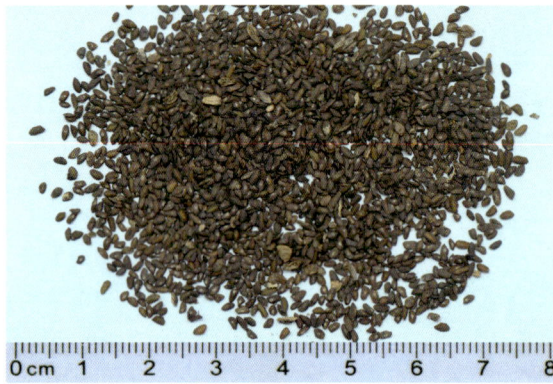

车前子

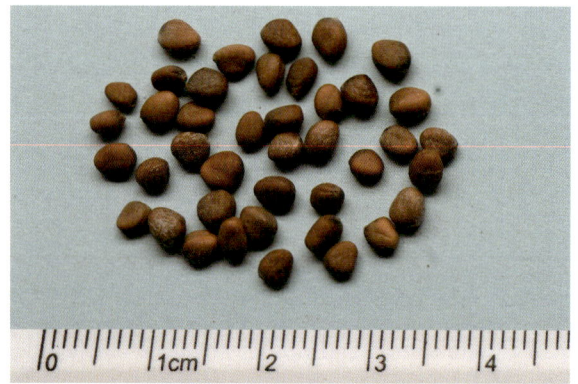

莱菔子

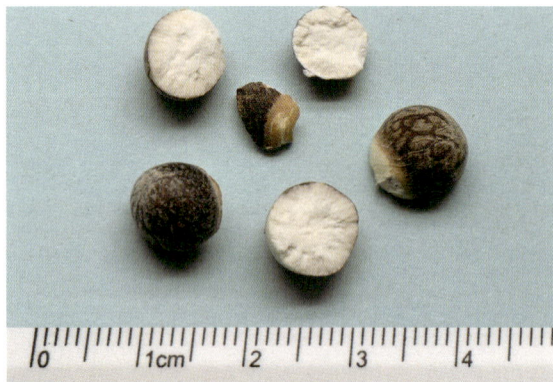

芡实

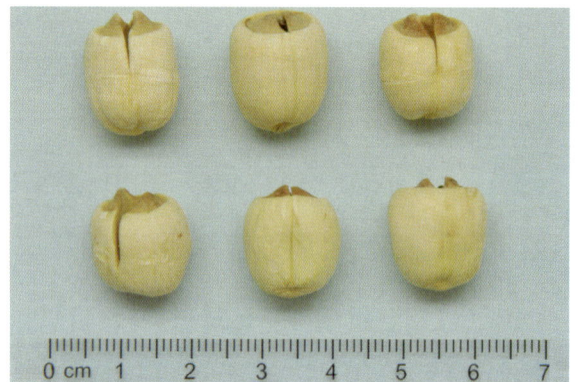

莲子

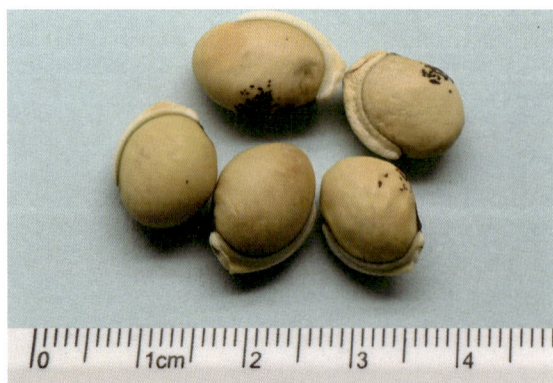

白扁豆

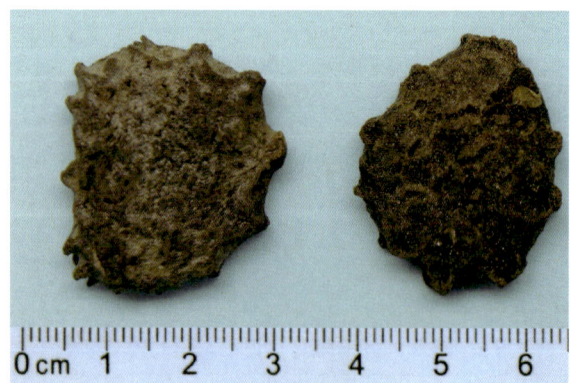

木鳖子

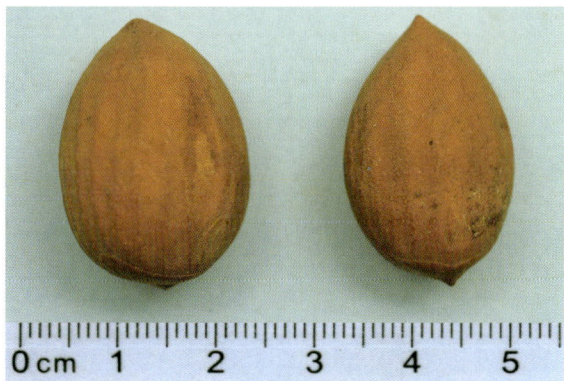

榧子

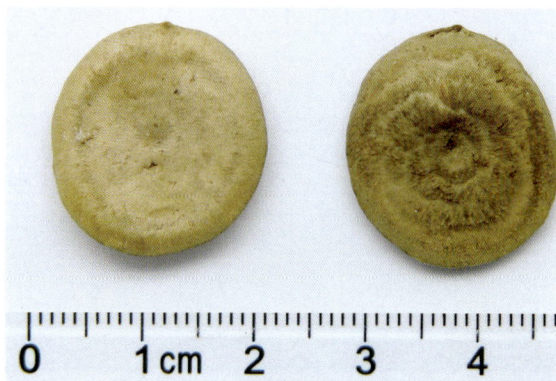

马钱子

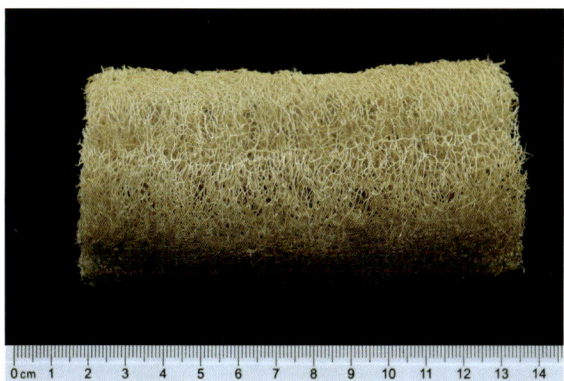

丝瓜络

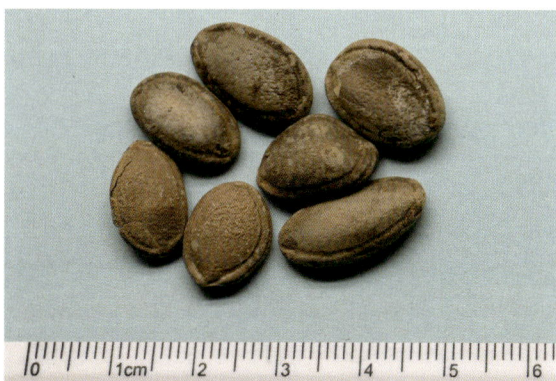

瓜蒌仁

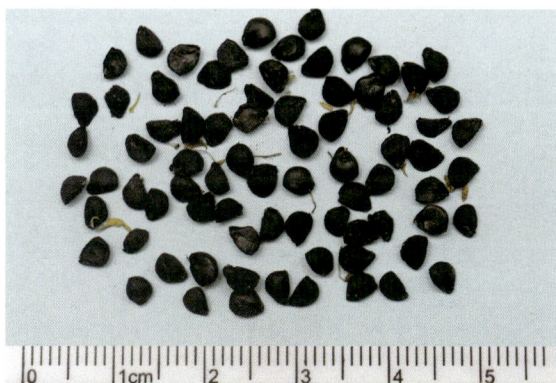

韭菜籽

7. 全草类中药

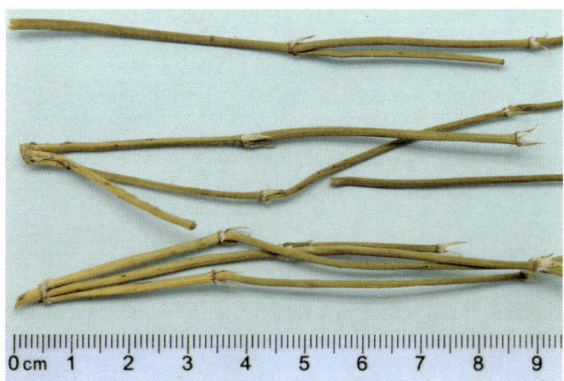

麻黄

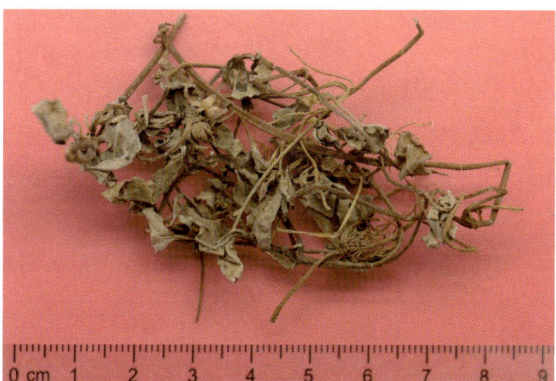

金钱草

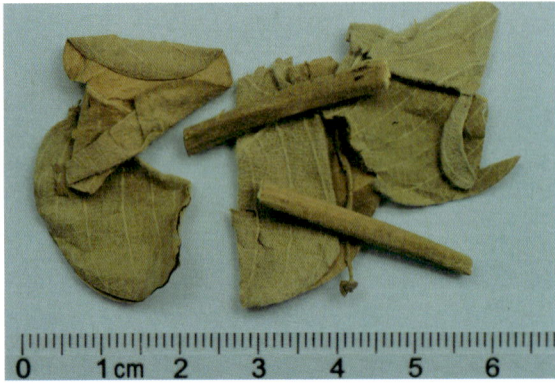

广金钱草

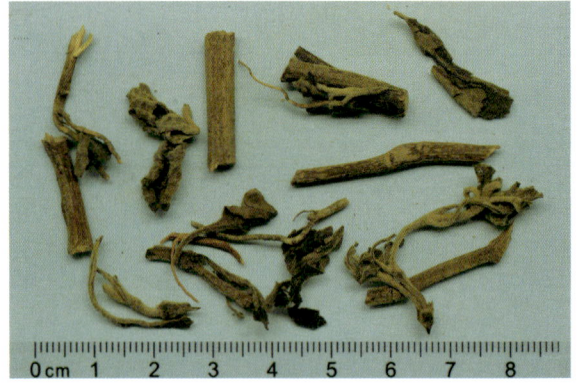

藿香

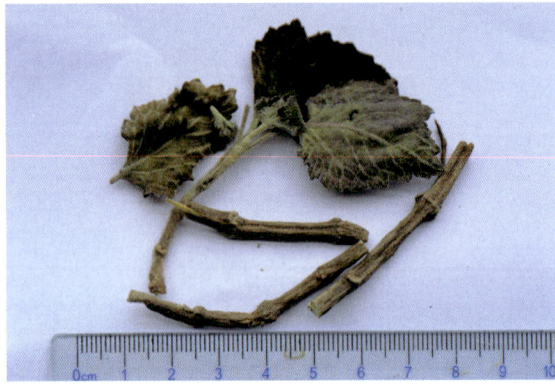

广藿香

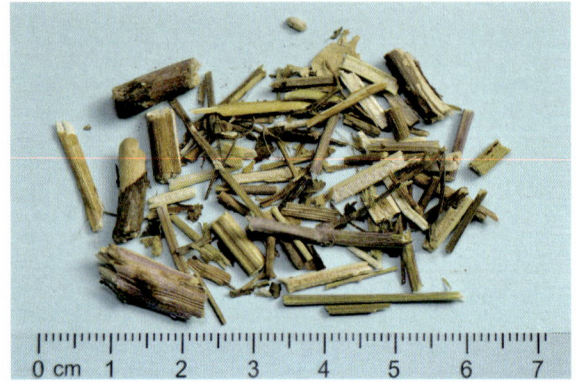

荆芥

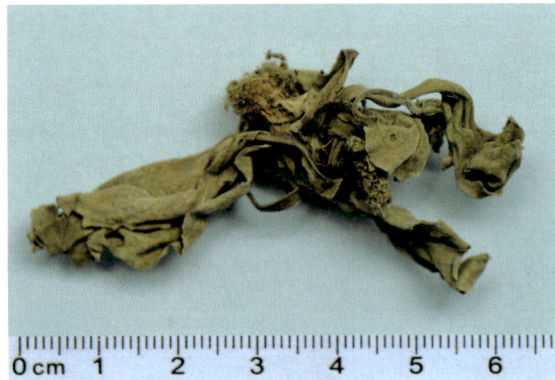

车前草

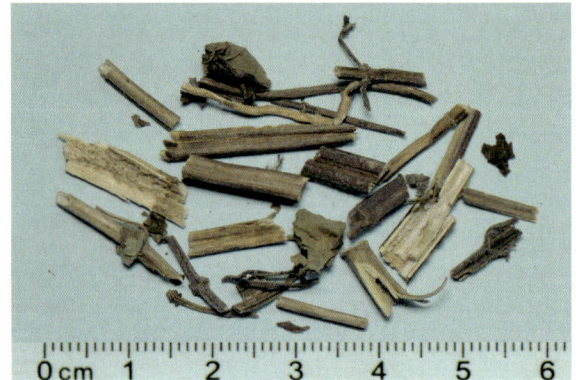

薄荷

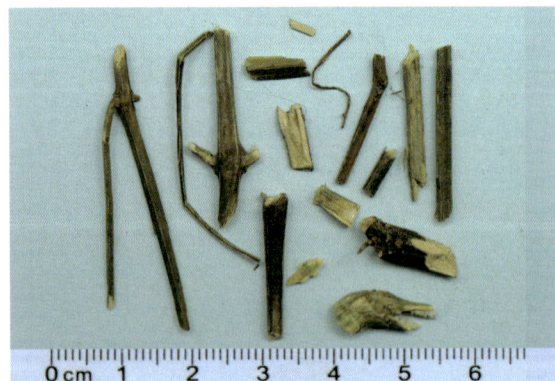

穿心莲

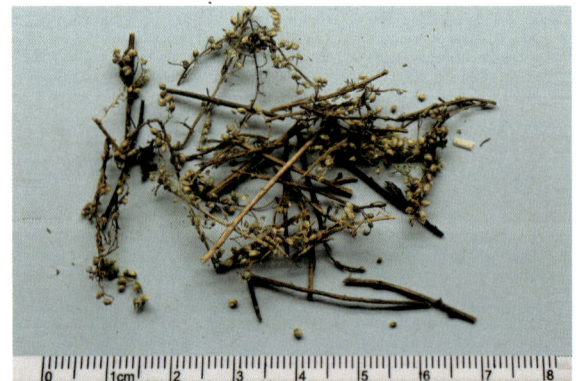

青蒿

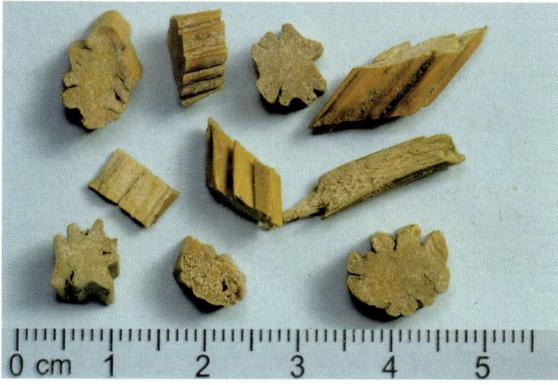

石斛

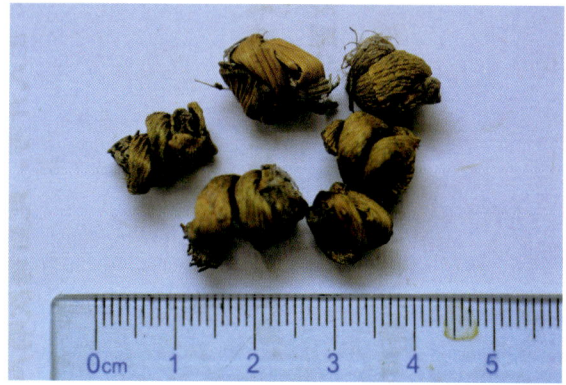

石斛

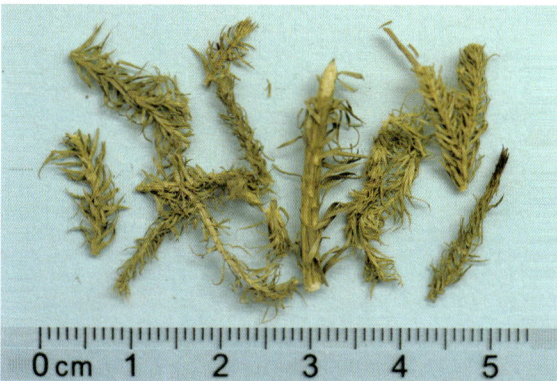

伸筋草

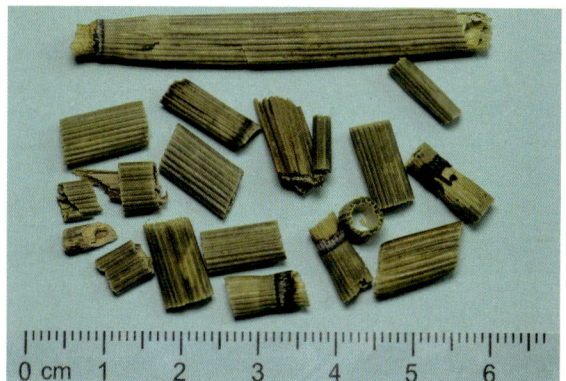

木贼

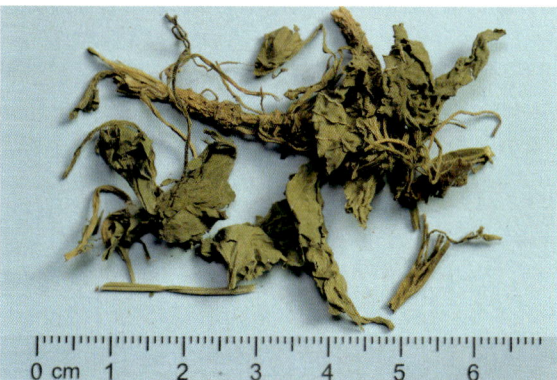

紫花地丁

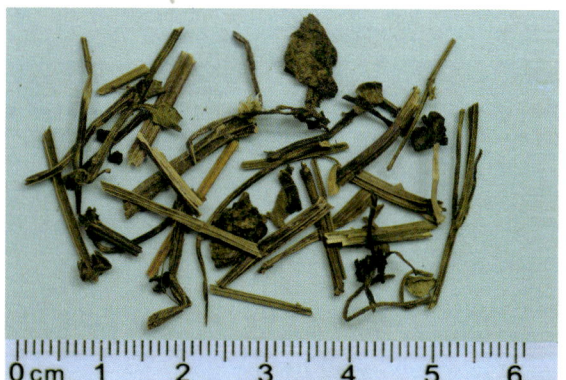

半枝莲

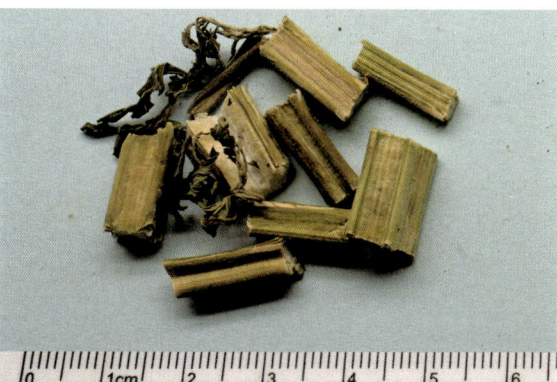

益母草

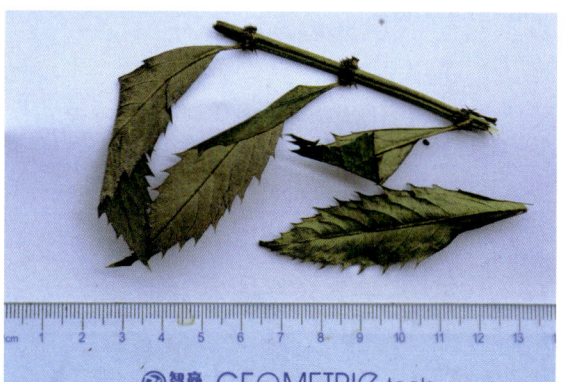

泽兰

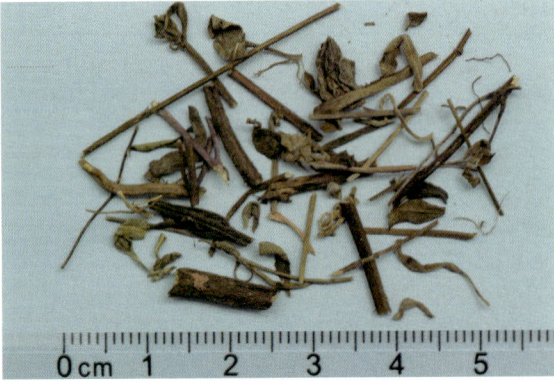

香薷

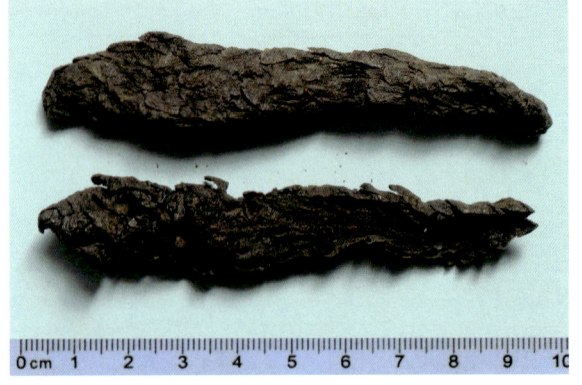

肉苁蓉

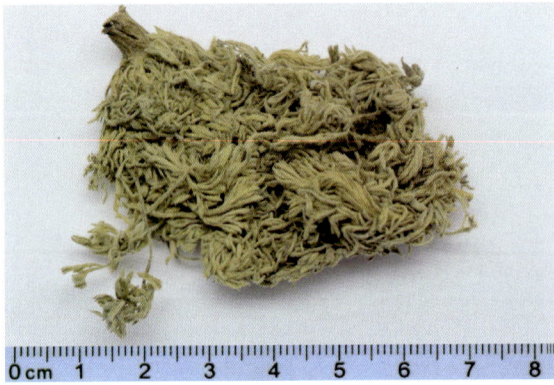

茵陈

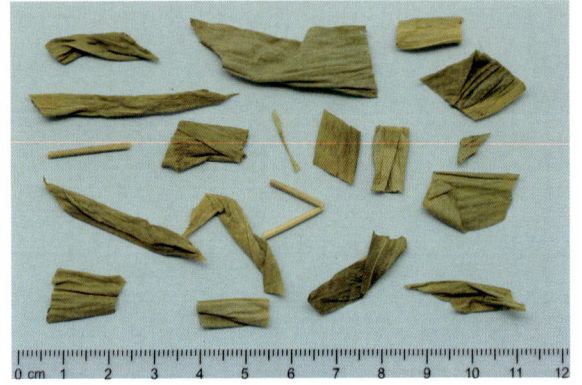

淡竹叶

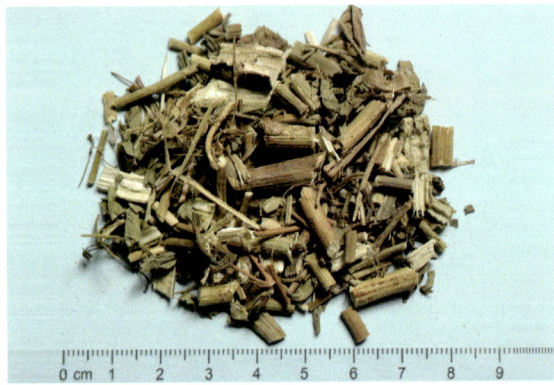

佩兰

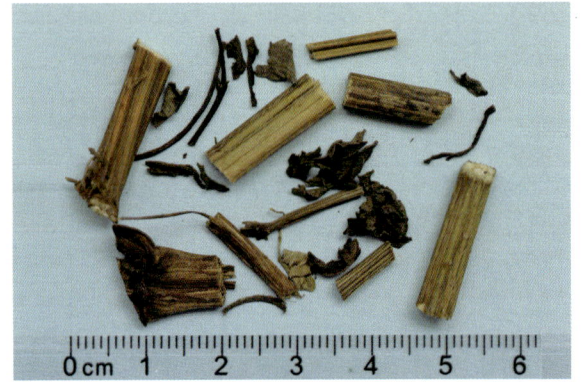

豨莶草

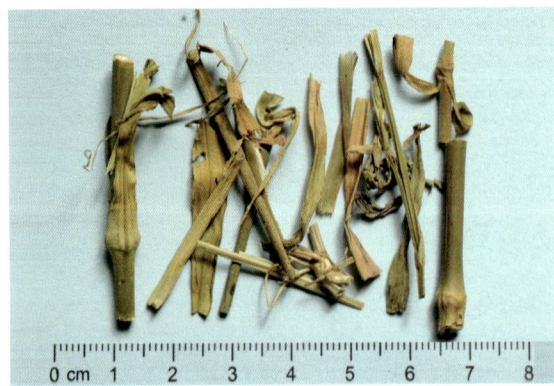

瞿麦

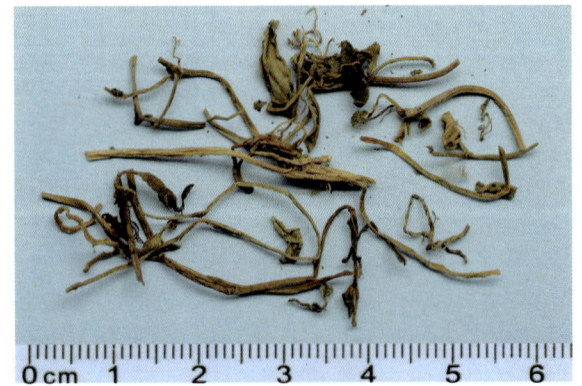

半边莲

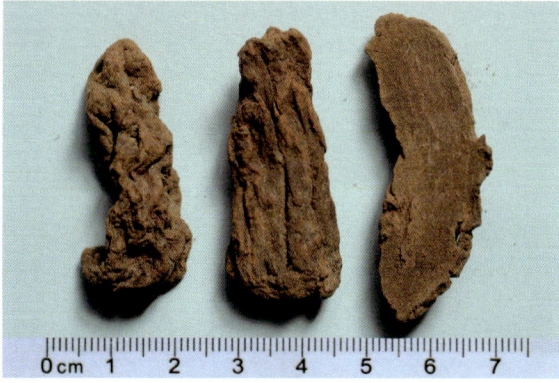

锁阳

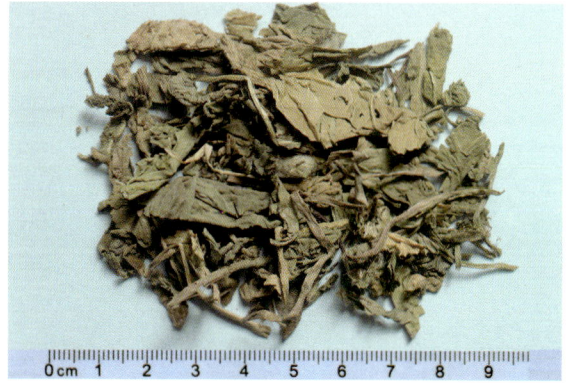

蒲公英

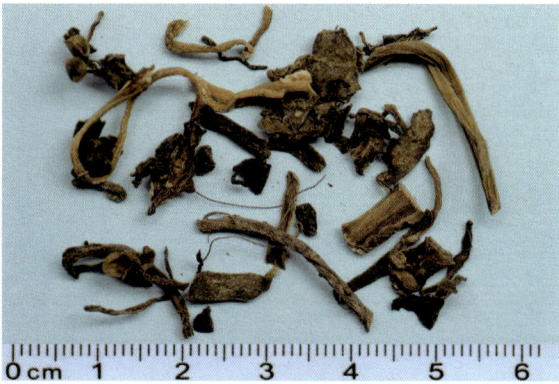

马齿苋

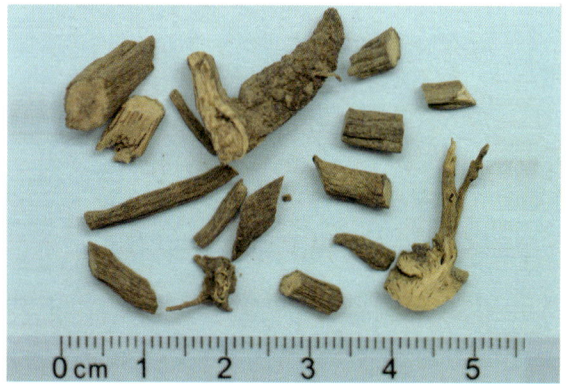

小蓟

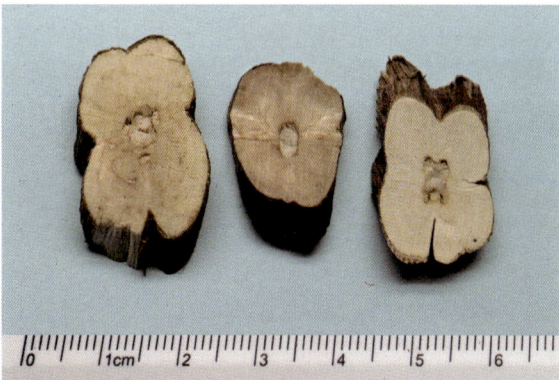

紫苏梗

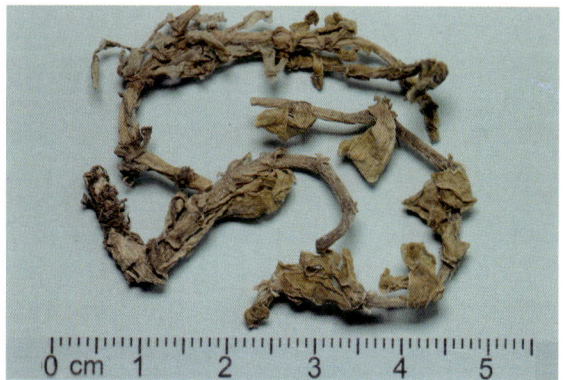

垂盆草

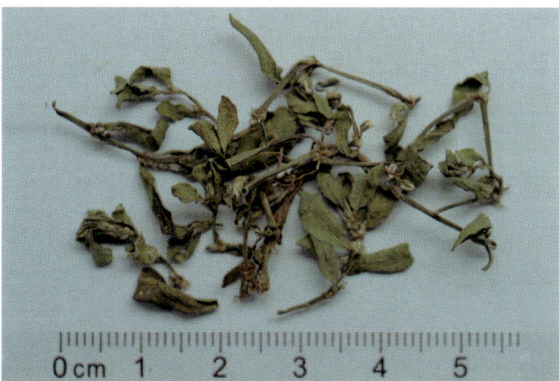

萹蓄

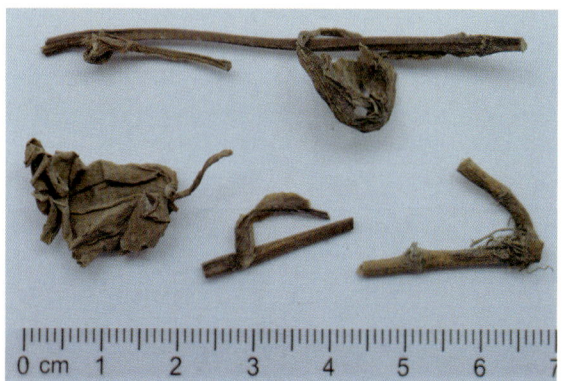

鱼腥草

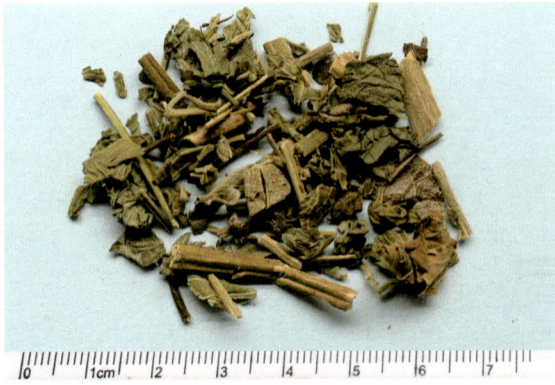

仙鹤草

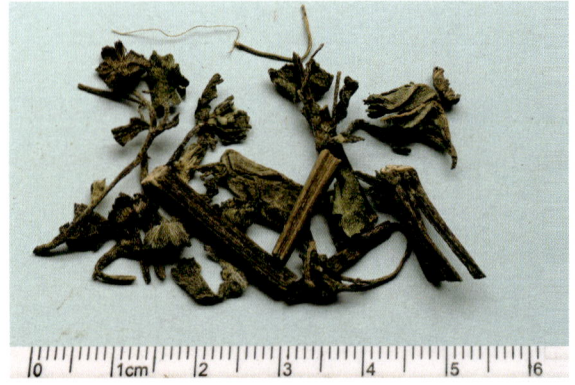

墨旱莲

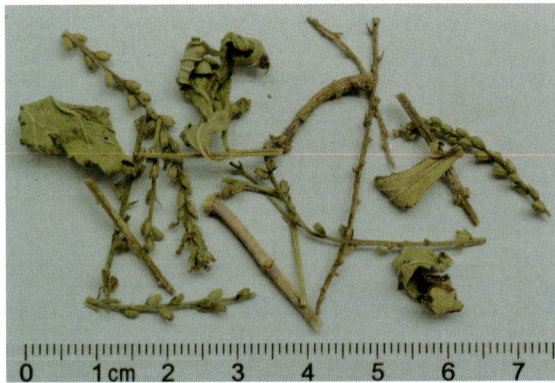

马鞭草

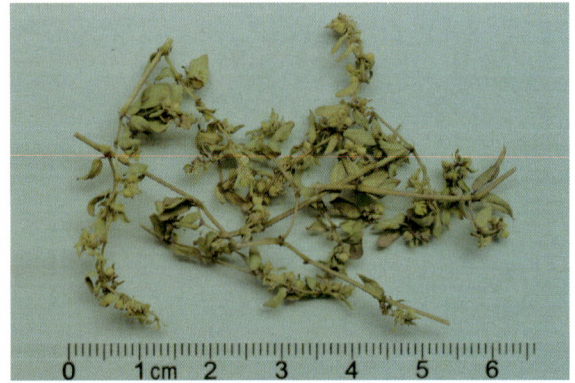

地锦草

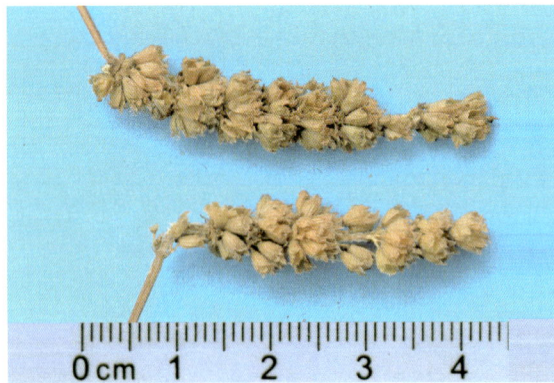

荆芥穗

8. 藻、菌、地衣类中药

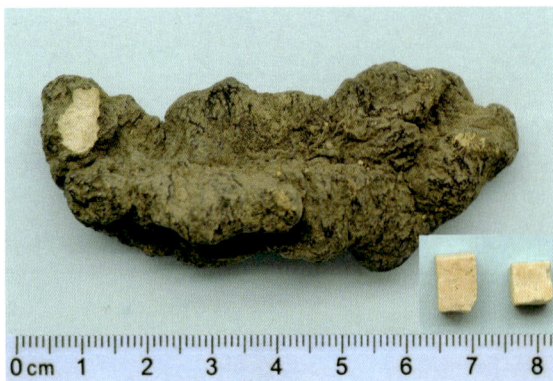

茯苓

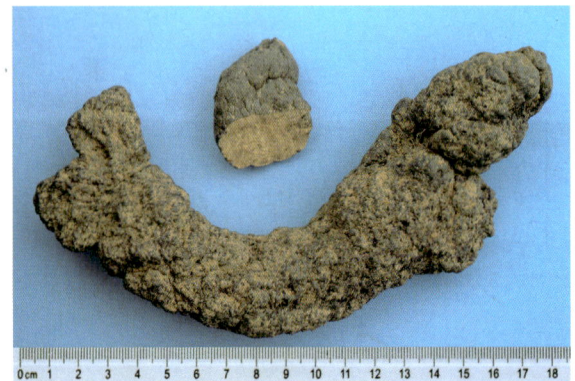

猪苓

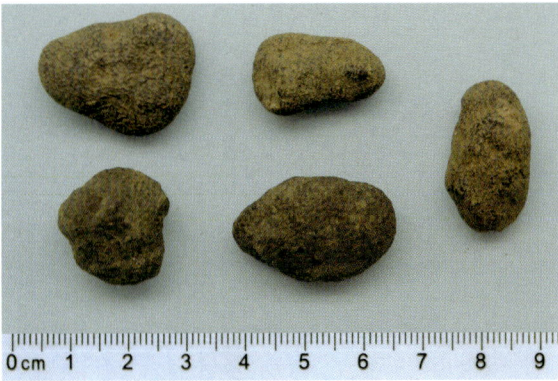

雷丸

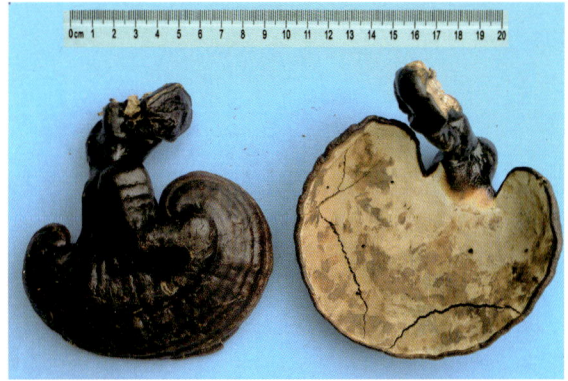

灵芝

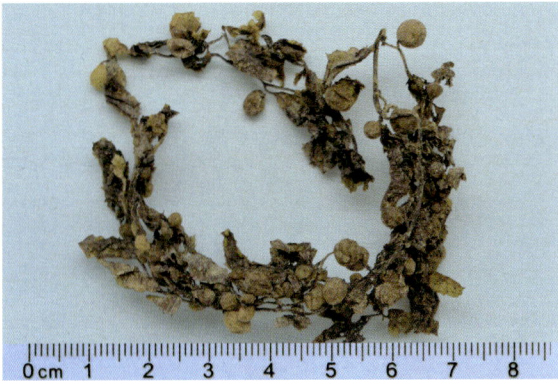

海藻

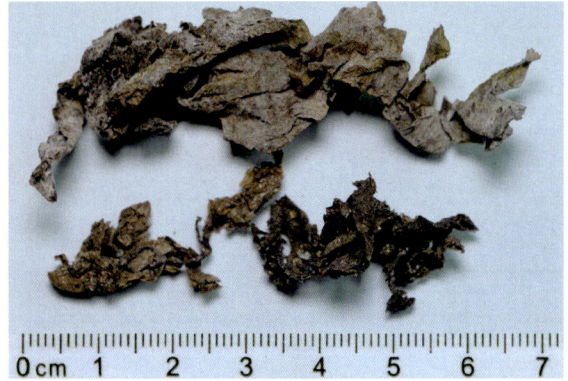

昆布

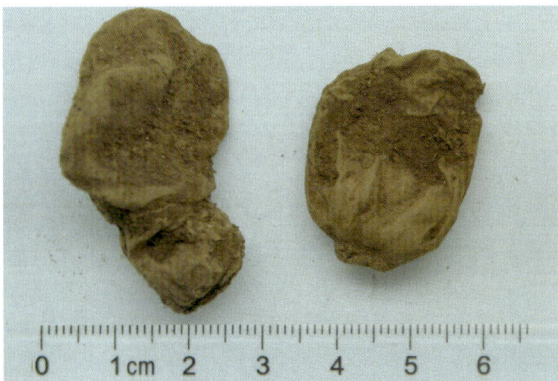

马勃

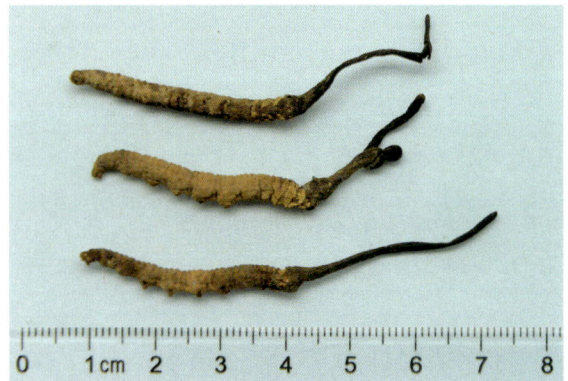

冬虫夏草

9. 树脂类中药

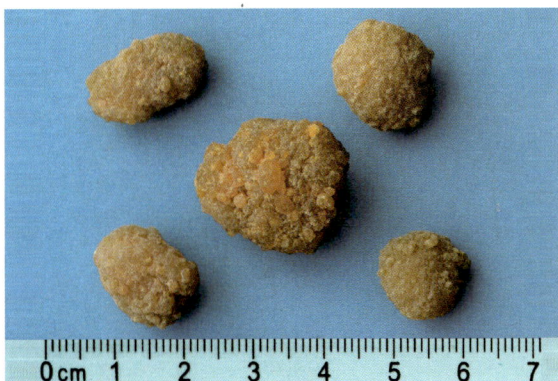

乳香

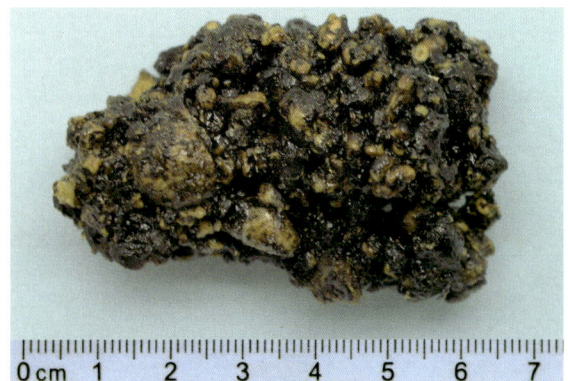

没药

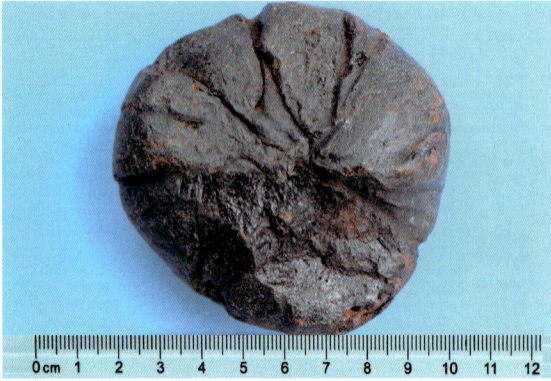
血竭

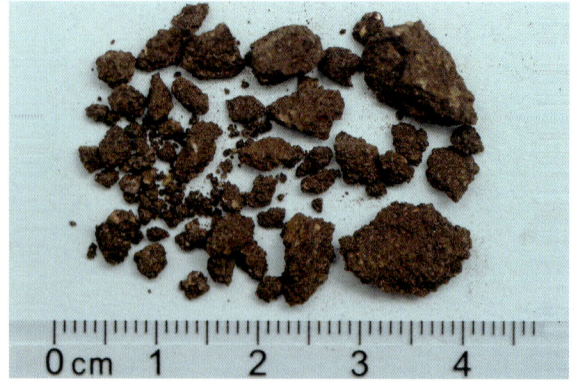
儿茶

10. 其他类中药

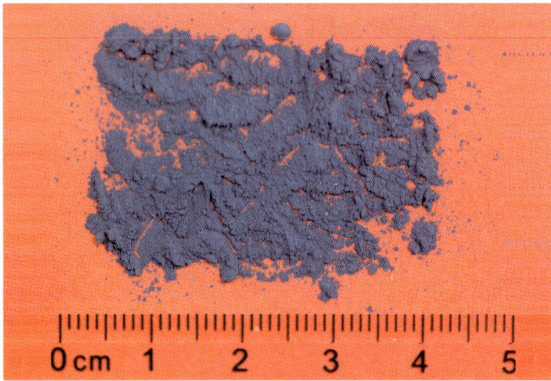
青黛

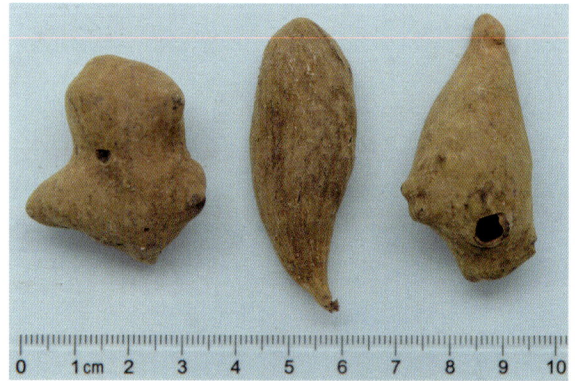
五倍子

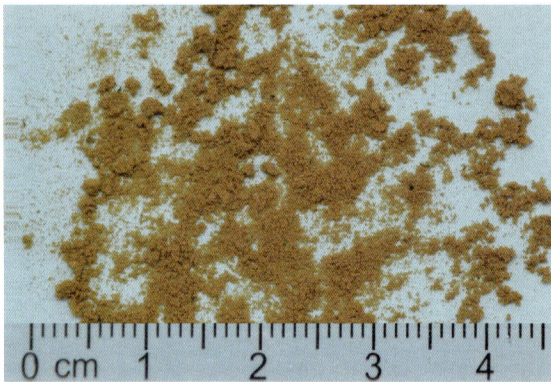
海金沙

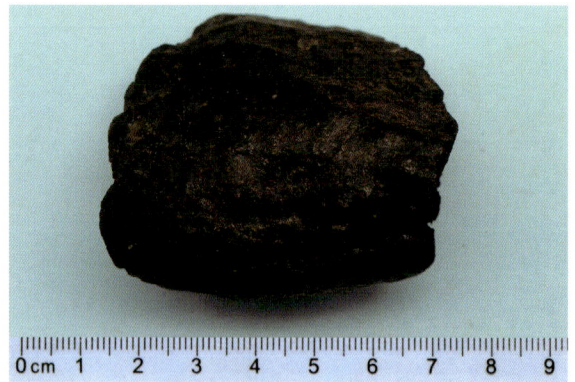
芦荟

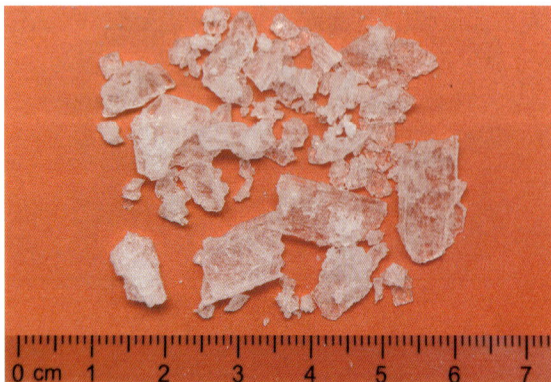
冰片

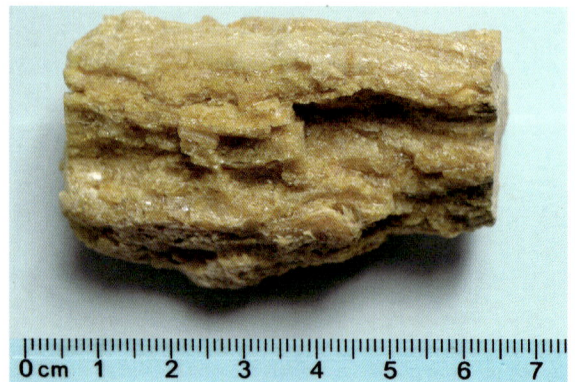
琥珀

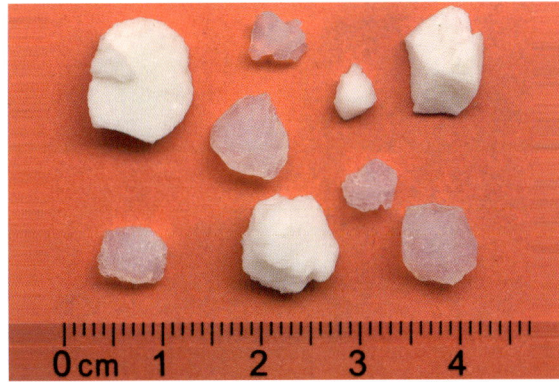

天竺黄

11. 动物类中药

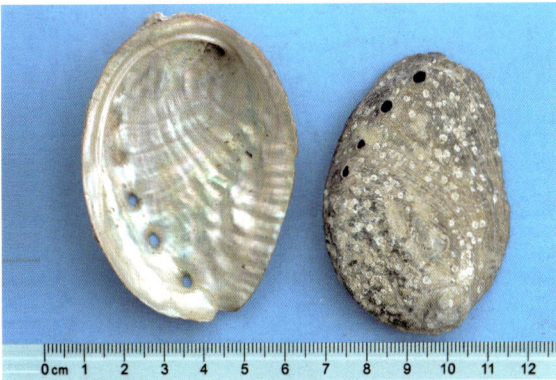

石决明

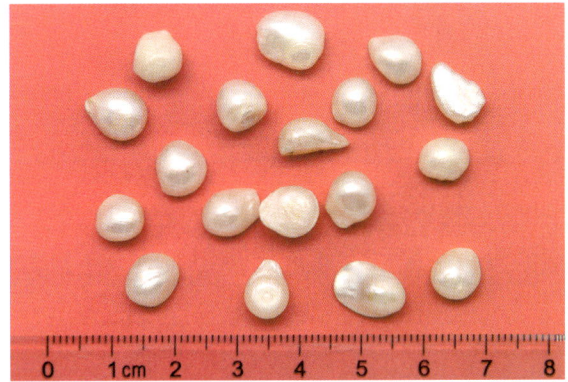

珍珠

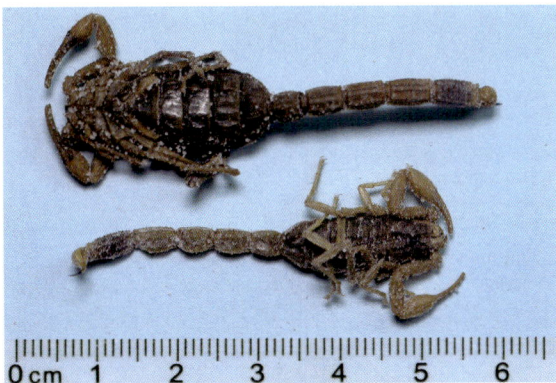

全蝎

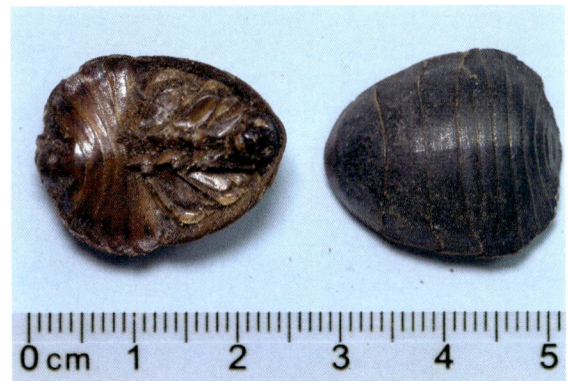

土鳖虫

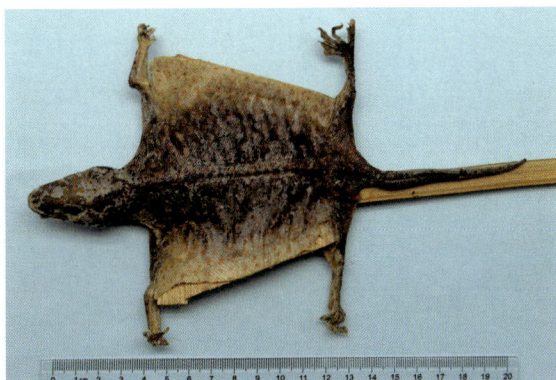

蛤蚧

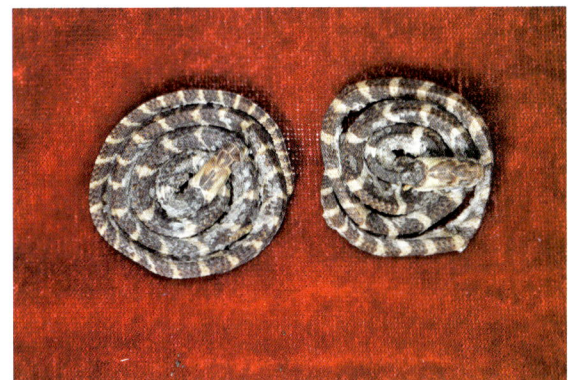

金钱白花蛇

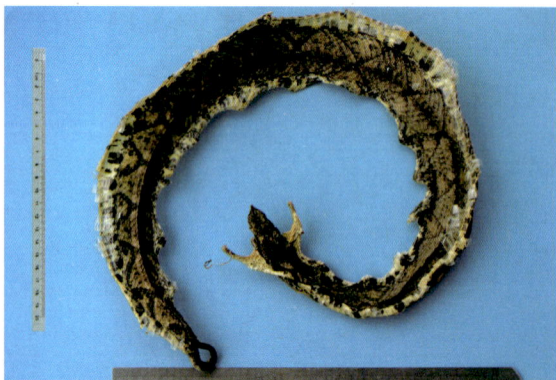

蕲蛇

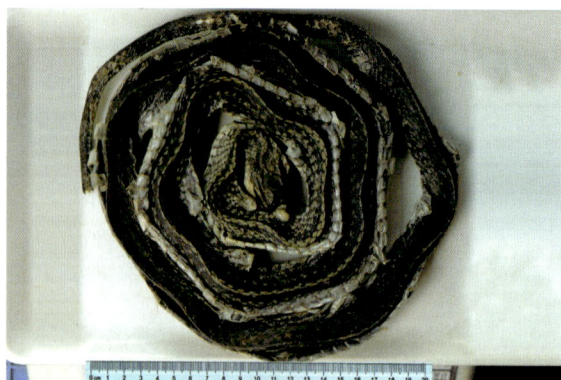

乌梢蛇

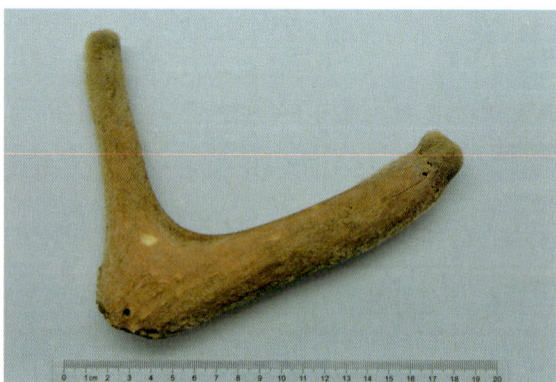

鹿茸

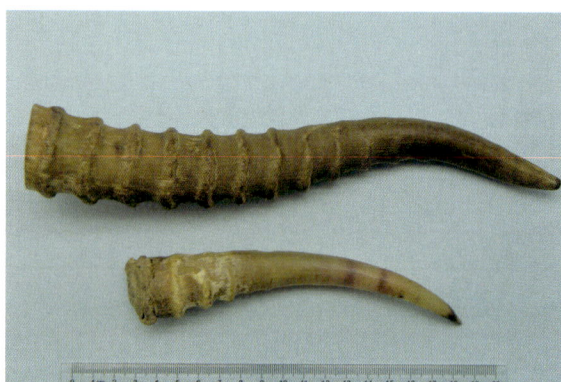

羚羊角

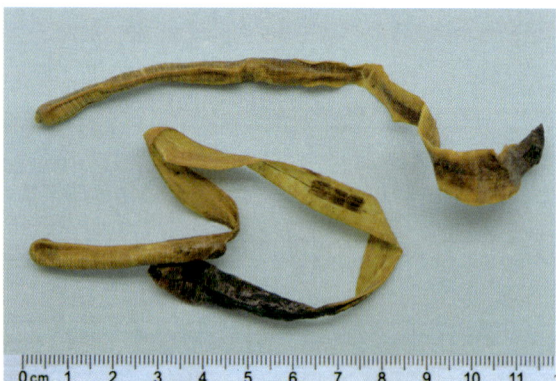

地龙

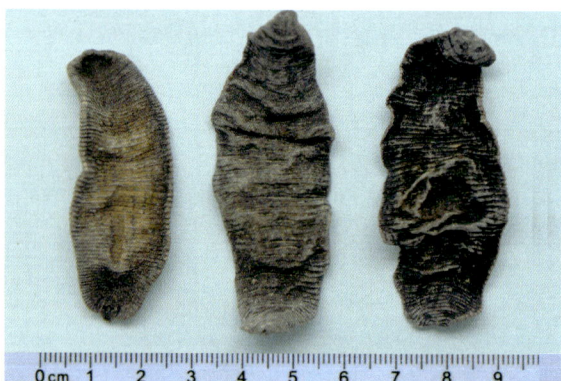

水蛭

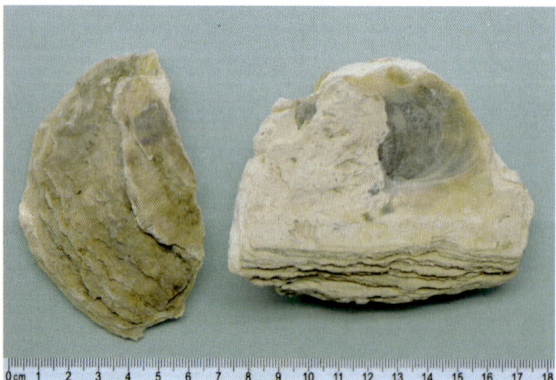

牡蛎

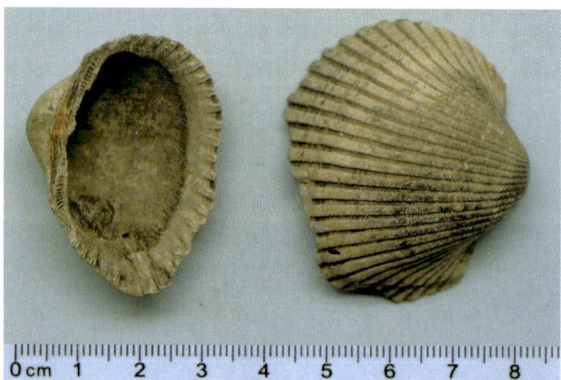

瓦楞子

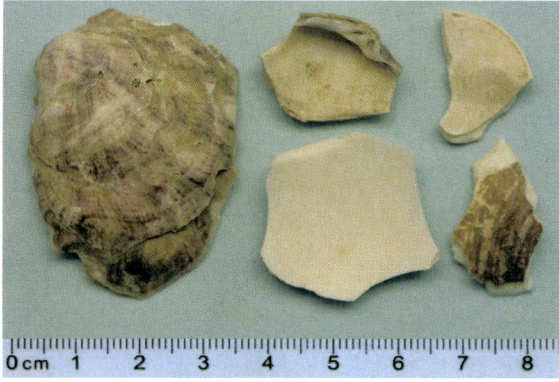

蛤壳

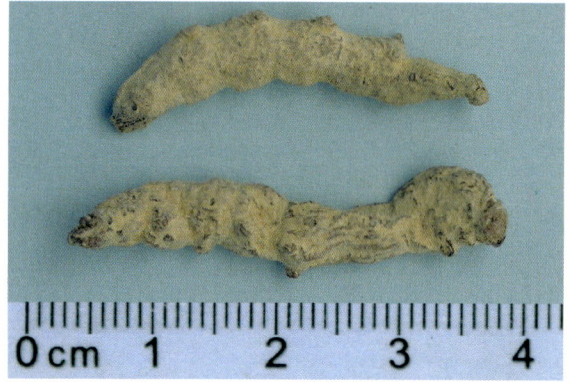

僵蚕

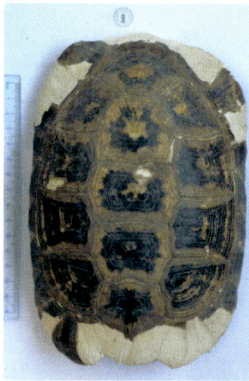

龟甲

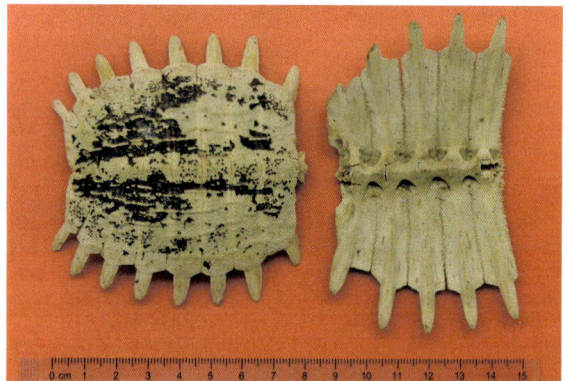

鳖甲

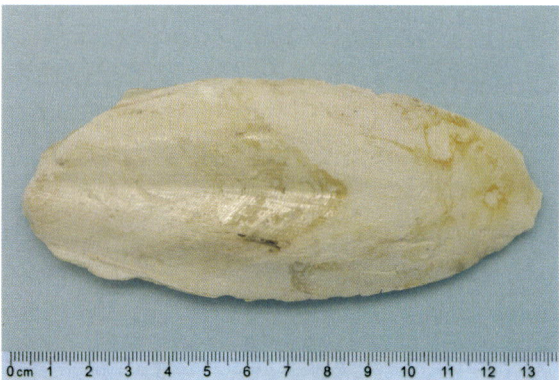

海螵蛸

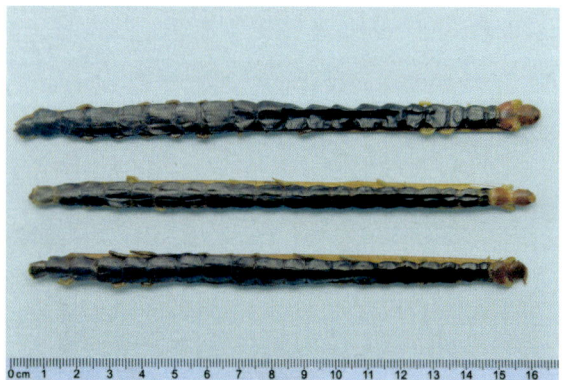

蜈蚣

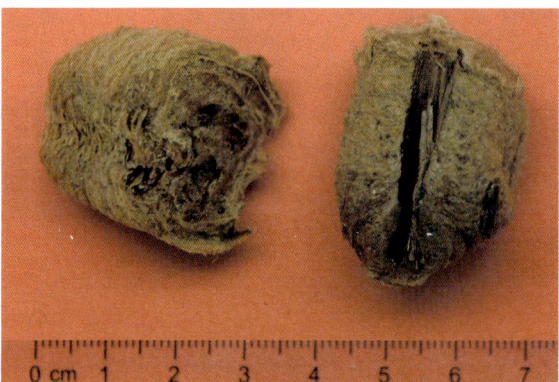

桑螵蛸

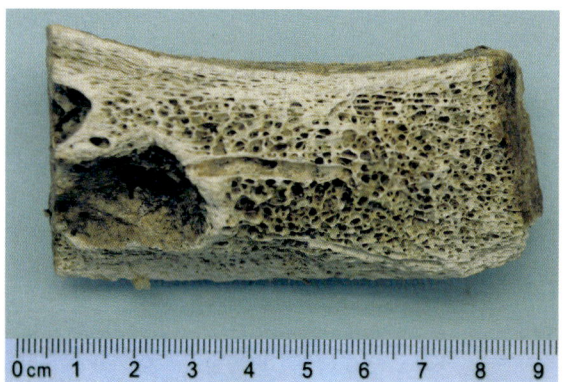

鹿角

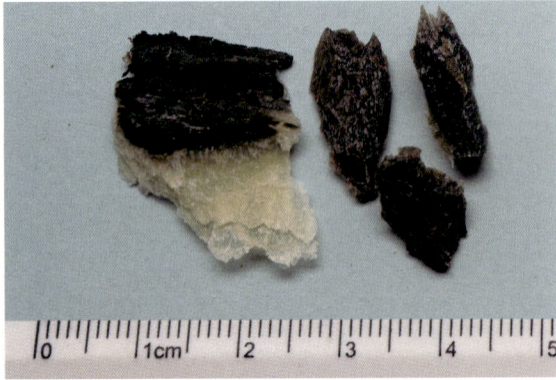

水牛角

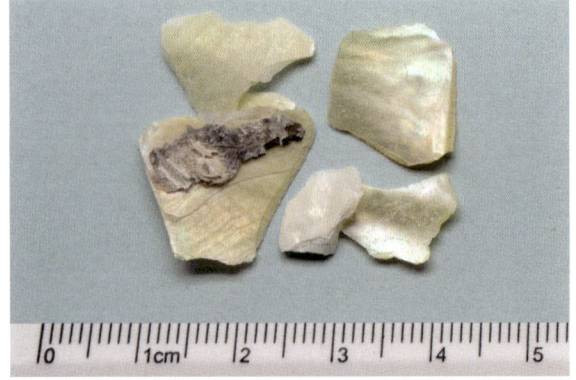

珍珠母

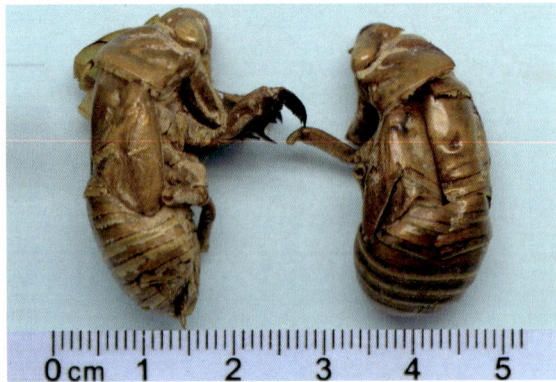

蝉蜕

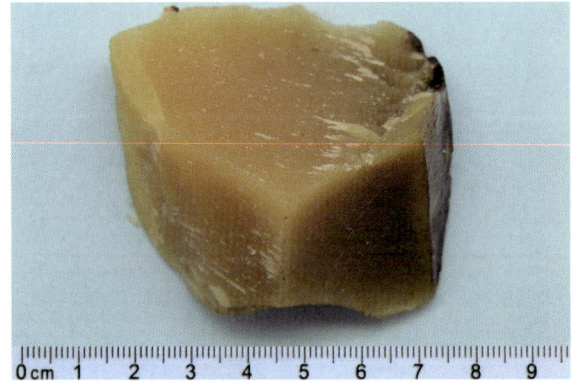

蜂蜡

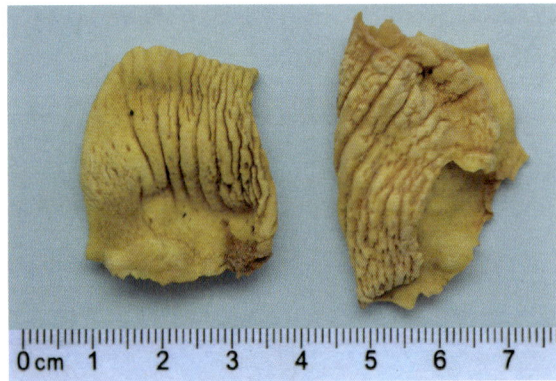

鸡内金

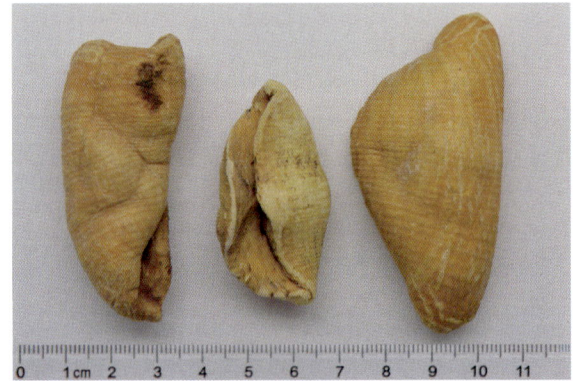

穿山甲

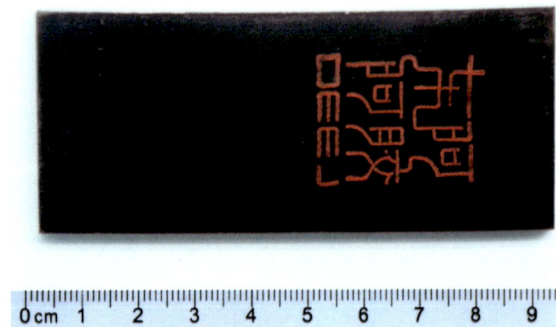

阿胶

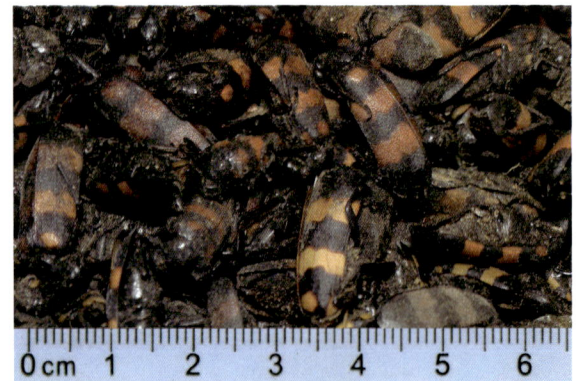

斑蝥

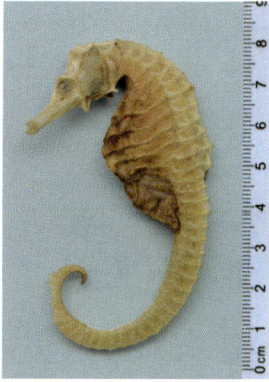

海马

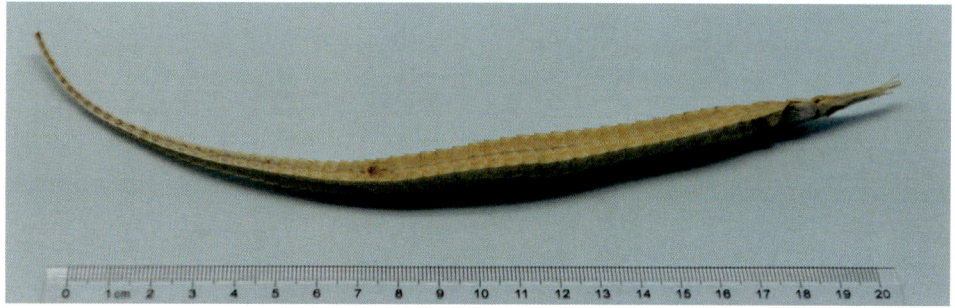

海龙

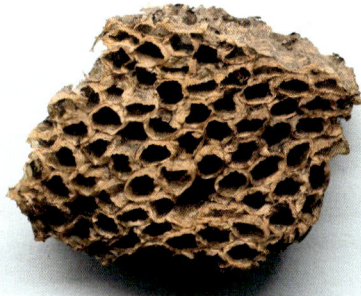

蜂房

12. 矿物类中药

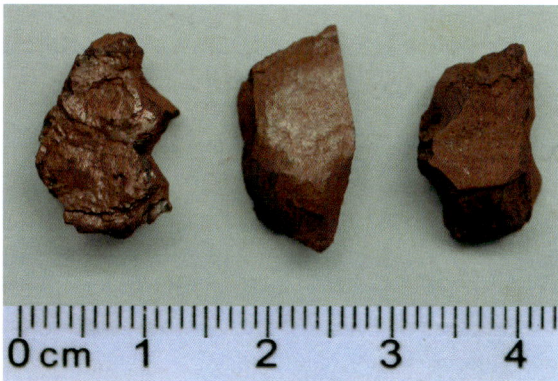

自然铜

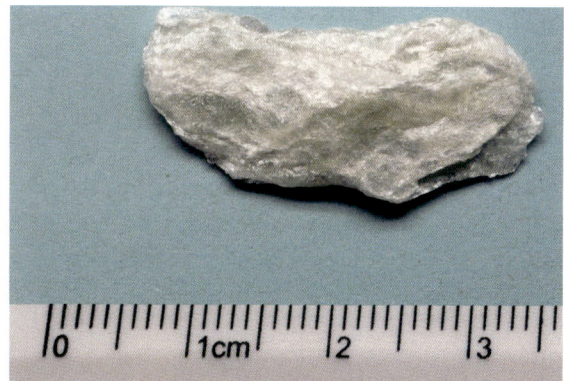

滑石

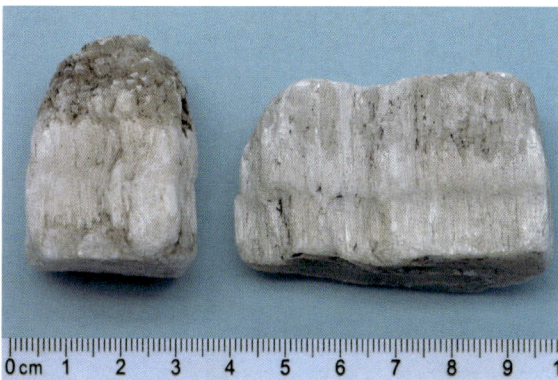

石膏

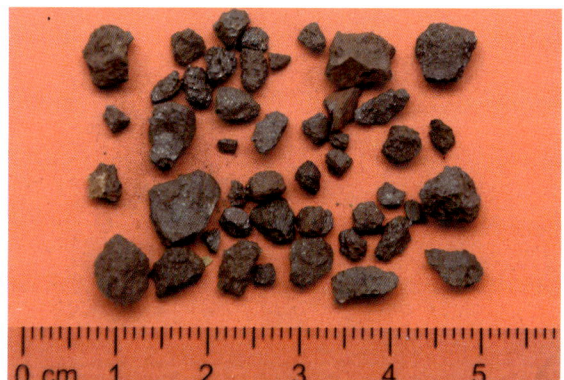

磁石

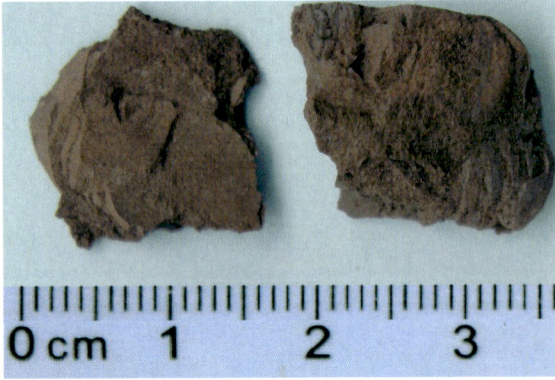

赭石

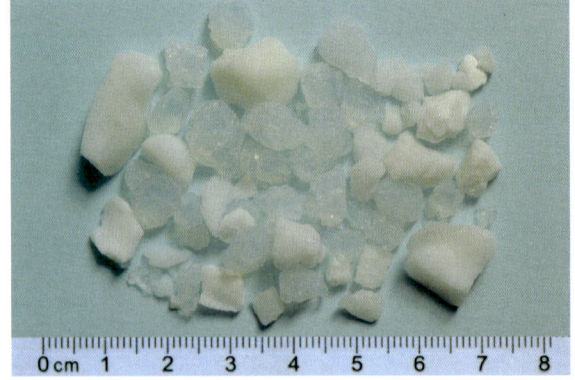

芒硝

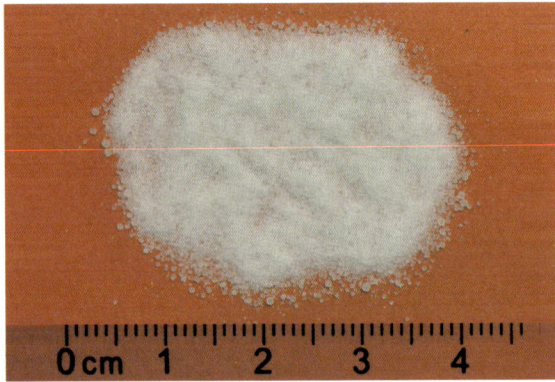

玄明粉

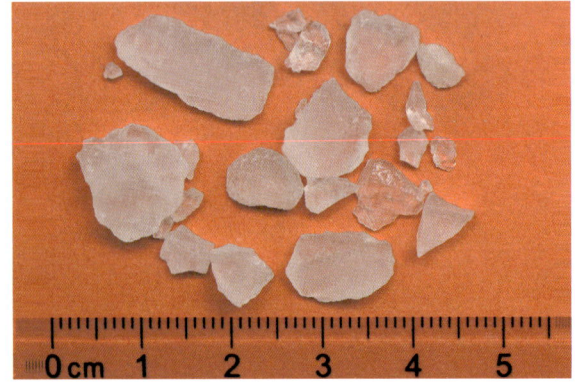

白矾

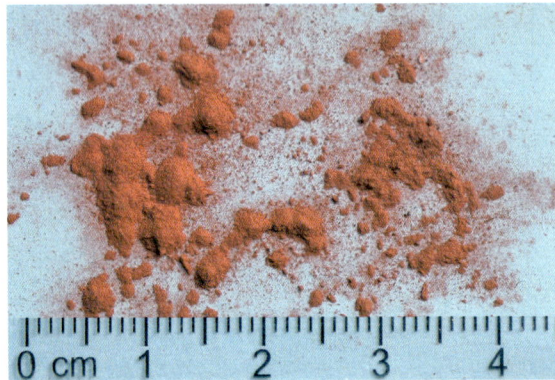

朱砂

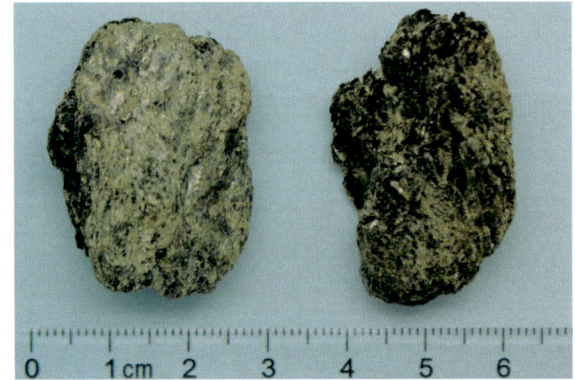

青礞石

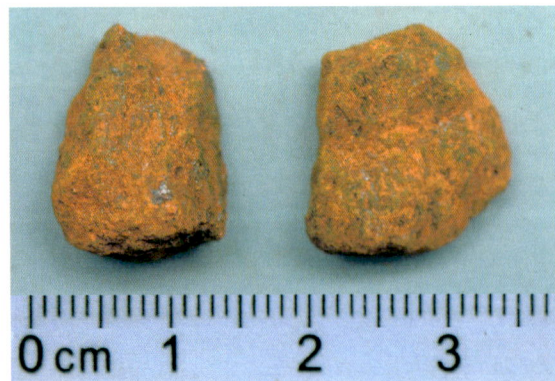

雄黄

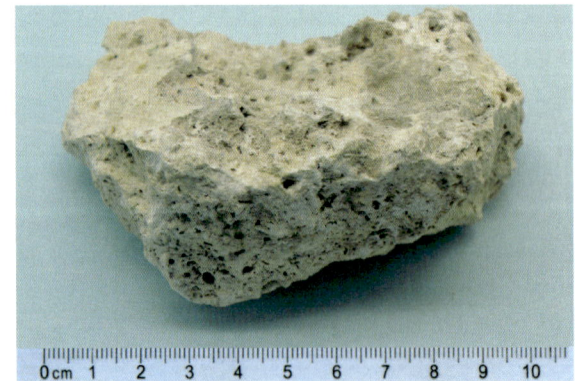

炉甘石

参考文献

1. 国家药典委员会.中华人民共和国药典［M］.2020 年版.北京：中国医药科技出版社，2020.

2. 郑小吉.天然药物学［M］.北京：中国医药科技出版社，2018.

3. 林美珍，张建海，药用植物学［M］.北京：中国医药科技出版社，2017.

4. 国家食品药品监督管理局执业药师资格认证中心.国家执业药师资格考试应试指南《中药学专业知识（二)》［M］.北京：中国医药科技出版社，2017.

5. 路金才.药用植物学［M］.北京：中国医药科技出版社，2016.

6. 郑小吉，饶军，林伟波.岭南中草药图谱［M］.北京：中国医药科技出版社，2016.

7. 张钦德.中药鉴定技术［M］.北京：人民卫生出版社，2014.

8. 金世元.金世元中药材传统鉴别经验［M］.北京：中国医药科技出版社，2010.